Neuro-Kardiologie

Jens Litmathe

Neuro-Kardiologie

Herz und Hirn in der klinischen Praxis

Mit 267 Abbildungen

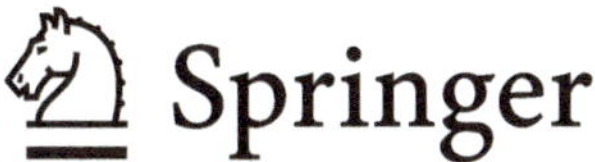

Jens Litmathe
RWTH Aachen
Klinik für Neurologie
Aachen, Germany

ISBN 978-3-662-57643-4 ISBN 978-3-662-57644-1 (eBook)
https://doi.org/10.1007/978-3-662-57644-1

Die Deutsche Nationalbibliothek verzeichnet diese Publikation in der Deutschen Nationalbibliografie; detaillierte bibliografische Daten sind im Internet über http://dnb.d-nb.de abrufbar.

Springer

Umschlaggestaltung: deblik Berlin
Fotonachweis Umschlag: © iStock.com/Shidlovski

Springer ist ein Imprint der eingetragenen Gesellschaft Springer-Verlag GmbH, DE
und ist ein Teil von Springer Nature
Die Anschrift der Gesellschaft ist: Heidelberger Platz 3, 14197 Berlin, Germany

Vorwort

Je nach Versorgungsauftrag und geographischer Region macht der Anteil neurologischer Patienten in der Akutmedizin über 50% aus. Bei einer Vielzahl neurologischer Erkrankungen besteht eine enge Verzahnung mit dem Herz-Kreislauf-System. Besonders prominent ist in diesem Kontext das Teilgebiet der vaskulären Neurologie: Gerade bei dem Krankheitsbild Schlaganfall ist in vielen Fällen eine kardioemboligene Quelle anzunehmen, was im sog. Stroke-Workout der sorgsamen Aufarbeitung bedarf. Diesem ersten Kapitel ist daher im vorliegenden Buch auch mit Abstand der größte Umfang zugedacht worden. Aber auch bei vielen anderen neurologischen Erkrankungen sind kardiologische Aspekte von besonderem Interesse: Die Stresskardiomyopathie bei Patienten mit hirnorganischen Anfallsleiden oder die Frequenzautonomie beim Guillain-Barré-Syndrom sind hier nur einige Beispiele. Zudem wurden einige Aspekte von kardiologisch-intensivmedizinischer Relevanz, etwa die Kreislauflage beim SIRS-Sepsis-Syndrom neurologischer Patienten oder mögliche Zusammenhänge zwischen ARDS und einem neurogenen Trigger angesprochen. Wo immer möglich, wurden die Leitlinien beider Fachgesellschaften sowie aktuelle Studien berücksichtigt.

So sieht sich der klinisch tätige Arzt aus beiden Fachgebieten oder immer wieder mit einem hohen Bedarf an interdisziplinärer Zusammenarbeit konfrontiert, was im Alltag oft zu einer regelrechten Flut von Konsilanfragen führt. Der Allgemein-Internist ist darüber hinaus gefordert, ein besonders breites Spektrum abzudecken, das oft auch neurologische Probleme umfasst.

Das vorliegende Werk versucht vor diesem Hintergrund, eine bisher wenig beachtete Schnittstelle zu bedienen. Es ist dabei weder ein am Gegenstandskatalog orientiertes Standardlehrbuch der Kardiologie noch der Neurologie, sondern hat seinen Platz in der Überlappungszone der beiden Disziplinen. Die Inhalte beruhen auf dem gegenwärtigen Stand der wissenschaftlichen Literatur sowie auf der eigenen, langjährigen Erfahrung in einem Berührungspunkt zweier bedeutender klinischer Kernfächer. Es soll dazu beitragen, Unsicherheiten in der Patientenbehandlung auf beiden Seiten zu nehmen, und führt systematisch durch alle wichtigen Bereiche der Schnittstelle Neurologie/Kardiologie.

Prof. Dr. med. Jens Litmathe
Aachen, im Juni 2018

Inhaltsverzeichnis

Über den Autor

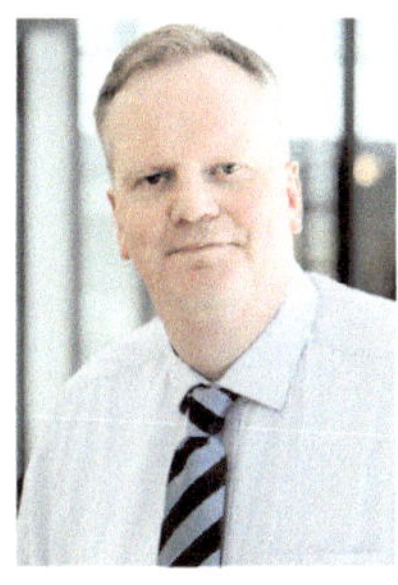

Prof. Dr. med. Jens Litmathe, EDIC, MHBA
ist Facharzt für Herzchirurgie mit den Zusatzbezeichnungen Intensivmedizin und Notfallmedizin. Seit 2012 ist er Oberarzt an der Neurologischen Klinik der RWTH Aachen und für die Bereiche kardiovaskuläre Funktionsdiagnostik und Intensivmedizin sowie die innerklinische Notfallmedizin zuständig. Zuvor war er als ärztlicher Leiter der operativen Intensivstation am Herzzentrum Oldenburg, heute Campus der European Medical School Oldenburg, tätig. Seine intensiv- und notfallmedizinische sowie kardiovaskuläre Weiterbildung absolvierte er am Herzzentrum Duisburg und am Klinikum der Heinrich-Heine-Universität Düsseldorf. Im Jahre 2006 wurde er an der dortigen medizinischen Fakultät habilitiert. Seit 2008 ist er im Besitz des „European Diploma of Intensive Care Medicine" (EDIC) der „European Society of Intensive Care Medicine" (ESICM). Er ist Autor zahlreicher wissenschaftlicher Publikationen in Büchern und Zeitschriften mit hoher intensiv- und notfallmedizinischer Relevanz. Ferner ist er seit vielen Jahren an der Fachweiterbildung der jüngeren ärztlichen Kollegen sowie der curriculären studentischen Lehre beteiligt.

Kardiogene Quellen des ischämischen Schlaganfalls

J. Litmathe, *Neuro-Kardiologie*
https://doi.org/10.1007/978-3-662-57644-1_1

1.1 Allgemeines zum ischämischen Schlaganfall

1.1.1 Definition

Ein ischämischer Schlaganfall (engl. ischemic stroke) stellt definitionsgemäß ein akutes, fokal-neurologisches Defizit als Folge einer regionalen zerebralen Durchblutungsstörung dar. Der Begriff „Hirninfarkt" bezeichnet das morphologische Korrelat der ischämiebedingten Hirnparenchymnekrose. Ursache ist zumeist der Verschluss eines arteriellen zerebralen Versorgergefäßes. Sonderfälle stellen hämodynamische („Grenzzonen-") Ischämien durch vorgeschaltete proximale Strömungshindernisse (z. B. hochgradige Abgangsstenosen der A. carotis interna) und Stauungsinfarkte durch venöse Abflussbehinderungen (z. B. im Rahmen einer Sinusthrombose) dar.

Die zeitlichen und klinischen Verläufe hängen von der individuellen Gefäßkollateralisation, neuronalen Kompensation und zellulären Vulnerabilität ab und spiegeln das Ausmaß der morphologischen Veränderungen (reversibler neuronaler Funktionsverlust versus irreversibler neuronaler Zelltod) oft nicht zuverlässig wider. Daher gehört zur modernen Definition des Schlaganfalls der bildmorphologische Nachweis. Die Definition einer **transitorisch ischämischen Attacke (TIA)** bezieht sich auf eine Symptomdauer von <1 Stunde (Albers et al. 2002) und das Fehlen eines MR-tomografischen Infarktnachweises (Easton et al. 2009). Diagnostisch schwierig einzuordnen ist das Vorkommen einerseits subklinischer, andererseits bildmorphologisch negativer zerebraler Ischämien.

Mit Blick auf mögliche therapeutische Interventionen werden eine Akutphase, d. h. wenige bis mehrere Stunden nach Symptombeginn, in der potenziell Reperfusionsmaßnahmen durchgeführt werden können sowie eine übergangslos beginnende Post-Akutphase, in der die frühzeitige ätiologische Einordnung und Einleitung einer Sekundärprophylaxe erfolgen sollen, unterschieden.

1.1.2 Ätiologie und Klinik

Entsprechend der **TOAST-Kriterien** (Adams et al. 1993) werden ischämische Schlaganfälle allgemein ätiologisch folgendermaßen klassifiziert:

- Kardiale Emboliequelle (ca. 25%)
- Makroangiopathie (ca. 20%)
- Mikroangiopathie (ca. 20%)
- Andere identifizierbare Ursachen (ca. 10%), z. B. seltene Ursachen
- Kryptogene, d. h. ungeklärte Ätiologie (ca. 25%)

Klinisch stehen zumeist fokal neurologische Defizite (Aphasie, Paresen [z. B. armbetonte Hemiparese], Plegien, sensible Ausfälle oder Missempfindungen wie Parästhesien) im Vordergrund. Grundsätzlich gilt, dass jedes neu aufgetretene neurologische Symptom als Stroke- bzw. TIA-verdächtig gewertet werden kann.

Im Sinne des „Time-is-brain"-Konzeptes ist ein schnelles Verbringen des Patienten in ein geeignetes Zentrum von übergeordneter Bedeutung, da hier durch Lyse und/oder mechanische Thrombektomie so viel wie möglich an Hirngewebe gerettet werden kann, wenn noch keine endgültige Infarktdemarkierung eingesetzt hat. Ein allgemein anerkanntes Zeitfenster zum Beginn einer systemischen Lyse nach Symptombeginn wird mit 4,5 h angegeben (Wardlaw et al. 2014). Die Ausprägung der Schwere der Durchblutungsstörung wird im **NIHSS-Score** festgehalten, der in der Anfangsphase mehrfach täglich dokumentiert werden sollte (Abb. 1.1). Die Höhe der erreichten Punktzahl korreliert mit der Wahrscheinlichkeit eines Verschlusses eines größeren Gefäßastes; somit ergeben sich hieraus erhebliche Konsequenzen für die Therapie und Prognose.

Klinisch können typische von weniger typischen Schlaganfallsymptomen unterschieden werden, was sich auf die weitere Diagnostik und Therapie nachhaltig auswirkt. Zu den nicht typischen Symptomen zählen beispielsweise diffuse Erscheinungen wie Verwirrtheit und Desorientierung (vgl. auch Krankheitsbild TGA, transient globale Amnesie), dys- oder hy-

NIHSS-Score		
Bewusstseinslage	Wach	0
	Benommen, Reaktion auf Stimuli	1
	Stuporös, Reaktion nur auf wiederholte Stimuli	2
	Komatös	3
Orientierung (Alter, Monat)	Beide Antworten richtig	0
	Eine Antwort richtig	1
	Keine Antwort richtig	2
Aufforderungen (Augen schließen) (Hand drücken)	Beide Aufforderungen korrekt befolgt	0
	Eine Aufforderung korrekt befolgt	1
	Keine Aufforderung korrekt befolgt	2
Blickwendung	Normal	0
	Partielle Parese	1
	Komplette Parese	2
Gesichtsfeld	Normal	0
	Partielle Hemianopsie	1
	Komplette Hemianopsie	2
	Bilaterale Hemianopsie oder Blindheit	3
Mimik	Normal	0
	Geringe Asymmetrie	1
	Partiell, Parese der unteren Gesichtshälfte	2
	Komplette faziale Parese	3
Armmotorik (für beide Arme getrennt)	Kein Absinken	0
	Absinken innerhalb von 10 sec	1
	Sinkt auf Unterlage, Anheben gegen Schwerkraft	2
	Kein aktives Anheben gegen Schwerkraft	3
	Keine Bewegung	3
Beinmotorik (für beide Beine getrennt)	Kein Absinken	0
	Absinken innerhalb von 5 sec	1
	Sinkt ab, Anheben gegen Schwerkraft möglich	2
	Kein aktives Anheben gegen Schwerkraft	3
	Keine Bewegung	4
Ataxie	Fehlend oder nur paresebedingt	0
	In einer Extremität	1
	In 2 oder mehreren Extremitäten	2
Sensibilität	Normal	0
	Partialer Sensibilitätsverlust	1
	Schwerer bis vollständiger Sensibilitätsverlust	2
Sprache	Keine Aphasie	0
	Einschränkung von Wortflüssigkeit/ Sprachverständnis	1
	Schwere Aphasie, fragmentierter Ausdruck	2
	Globale Aphasie/stumm	3
Sprechen	Normal	0
	Verwaschene Sprache noch verständlich	1
	Unverständlich oder stumm	2
Auslöschung und Nichtbeachtung	Kein Neglect	0
	Partieller, halbseitiger Neglect einer Qualität	1
	Schwerer halbseitiger Neglect, mehrerer Qualitäten	2
	Summe:	

Abb. 1.1 NIHSS-Score

perkinetische Störungen (Syndrom der fremden Hand: „Körperteil gehört nicht zu mir"), peripher anmutende Symptome wie Läsionen der Hirnnerven III und VII, epileptische Anfälle oder auch isolierte Symptome wie ausschließlich visuelle Störungen oder eine singulär auftretende Dysphagie.

Typische Schlaganfallsymptome und ihre Zuordnung zu bestimmten Gefäßabschnitten sind in Tab. 1.1 zusammengefasst:

1.1.3 Akuttherapie

Prähospitalphase: „Stabilisierung der Penumbra"

- Intravenöser Zugang, Monitoring der Vitalparameter (Puls, RR, Temperatur, O_2-Sättigung, EKG), 30%-Oberkörperhochlagerung zur Aspirationsprophylaxe
- Blutdruckkontrolle
  - ≤220/120 mmHg → akzeptabel, keine forcierte RR-Senkung
  - >220/120 mmHg → kontrollierte Senkung, z. B. Urapidil 10–50 mg i.v., Captopril 6,25–12,5 mg p.o./i.v., Clonidin 0,15–0,30 mg i.v./s.c., Dihydralazin 5 mg i.v.
  - ≤100 mmHg sys → 1. Elektrolytlösung 500–1000 ml, 2. HAES 6%/10% 500 ml (cave Niereninsuffizienz), 3. Dobutamin, z. B. 5–20 µg/kg/min oder Noradrenalin z. B. bis 1 µg/kg/min je nach Kreislauflage und kardialer Funktion, ▶ Kap. 9)
- Vermeidung einer Hypo-/Hyperglykämie
  - BZ ≤80 mg/dl → 30 ml Glukose 40% i.v.
  - BZ ≥200 mg/dl → Insulingabe, cave Hypoglykämie bei bewusstseinsgetrübten Patienten → engmaschige BZ-Kontrollen
- Suffiziente Oxygenierung → O_2-Gabe 2–6 l/min über Nasensonde, ggf. Intubation oder Larynxmaske
- T >38°C → Fiebersenkung, ggf. Paracetamol
- Behandlung von Frühanfällen → Lorazepam-/Clonazepam-Gaben
- Kardiopulmonale Instabilität/Intensivpflichtigkeit → priorisierte Einleitung ent-

Tab. 1.1 Akute zerebrale Ischämie – Zuordnung der Klinik zur betroffenen Gefäßregion. (Nach Reich und Nikoubashman 2016)

Klassifikation	Territorial			Lakunär
Zirkulation	Vordere	Hintere		
		Infratentoriell	Supratentoriell	
Gefäße	A. carotis interna A. cerebri media	A. vertebralis A. basilaris	A. cerebri posterior	Perforierende, tiefe Marklagerarterien
Motorische Störung				
Hemiparese	+	+		++
Tetraparese		++++		
Monoparese				
Gesicht	+	++		+
Arm/Hand	+++			+
Bein/Fuß	+	+		+

1

Tab. 1.1 (Fortsetzung)

Klassifikation	Territorial			Lakunär
Zirkulation	Vordere	Hintere		
		Infra-tentoriell	Supra-tentoriell	
Gefäße	A. carotis interna A. cerebri media	A. vertebralis A. basilaris	A. cerebri posterior	Perforierende, tiefe Marklagerarterien
Gekreuzte[a] Paresen		++++		
Koordinationsstörung				
Extremitätenataxie		++		++
Gangataxie		+++		+
Sensibilitätsstörungen				
Hemisymptomatik	+		++	++
Monosymptomatik				
Gesicht	+	++	+	++
Arm/Hand	++		++	+
Bein/Fuß	+	+	+	+
Sog. gekreuzte Symptomatik[a]		++++		
Sehstörungen				
Visus/Gesichtsfelder				
Monokulär	++++			
Homonym-hemianop	+		+++	
Bilateral/kortikal		++	++	
Diplopie	+	++++		
Sprachstörungen				
Aphasie	++++		+	
Sprechstörungen				
Dysarthrie	+	++		++
Schluckstörungen				
Dysphagie		++		++
Bewusstseinsstörung (quantitativ)				
Schwindel, Vigilanzstörung	+	+++		

[a] Ipsilaterale Hirnstammsymptomatik und kontralaterale Extremitätensymptomatik.

sprechender intensivmedizinischer Maßnahmen schon auf dem Transport; wenn vertretbar, parallele oder zeitnahe Durchführung einer multimodalen Schlaganfall-CT-Diagnostik möglichst direkt in der Notaufnahme (CT im Schockraum oder durch sog. JIT, Just-in-time-Transport).

Intrahospitalphase: Reperfusionsmaßnahmen

In randomisierten, kontrollierten Studien wurde die Effektivität der systemischen Thrombolyse für rtPA (Wahlgren et al. 2016) seit 1995 und der mechanischen Neurothrombektomie (Tong 2011) seit 2014 nachgewiesen. Es handelt sich in der Regel um sich ergänzende Behandlungsmethoden, sodass –wenn möglich – kombinierte bzw. Bridging-Verfahren bevorzugt werden. Technisch anwendbar ist die systemische Lyse prinzipiell bei allen akuten zerebralen Gefäßverschlüssen, wohingegen die mechanische Thrombektomie (etwa mit Hilfe des Stent-Retrievers) nur bei bis zu 10% aller ischämischen Schlaganfälle zum Einsatz kommen kann. Das Zeitfenster zur Neuro-Thrombektomie ist weiter gefasst, jedoch spätestens bei vollständiger Demarkierung eines Infarktes abgelaufen. Hier scheint die Größe der Penumbra, also eher eine Art „Gewebefenster" von noch größerer Bedeutung als das Zeitfenster zu sein. Eine sofortige Bildgebung (Blutungsausschluss, Infarktdemarkation) möglichst noch in der Notaufnahme ist daher mit Blick auf die Rekanalisation in jedem Fall obligat!

rtPA (Alteplase)

Wirkmechanismus Indirekt; rtPA bindet Fibrinbestandteile des Thrombus und aktiviert Plasminogen zu thrombusspaltendem Plasmin; die thrombolytische Wirksamkeit von rtPA ist somit abhängig von einer Reihe nichtkontrollierbarer oder vorhersehbarer Faktoren (u. a. Plasminogen-, Plasminogen-Activator-Inhibitor-I[PAI-I]- und α_2-Anti-Plasmin-Spiegel).

Dosierung 0,9 ng/kg KG, maximal 90 mg, davon 10% als Bolus, Rest als Dauerinfusion über 1 Stunde.

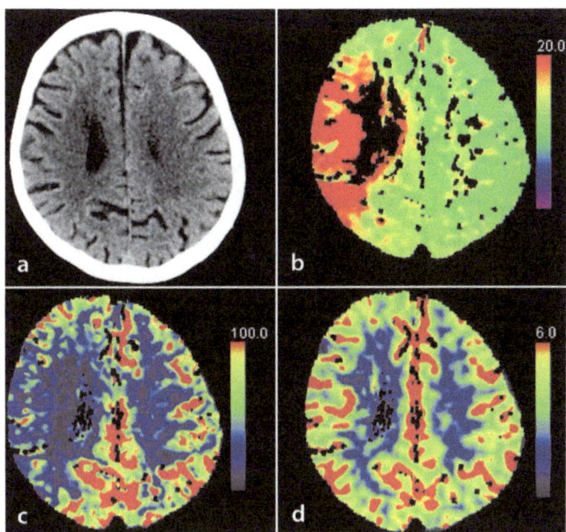

Abb. 1.2a–d CT-Perfusionsuntersuchung mit sog. Mismatch-Befund. In der nativen Computertomografie stellt sich die rechte Zentralregion unauffällig dar (**a**). Passend zum Befund eines Verschlusses des Hauptstamms der rechten Arteria cerebri media besteht jedoch eine Perfusionsverzögerung in nahezu dem gesamten Stromgebiet der Arteria cerebri media (**b**: Zeitparameter: „time to peak"). In dem betroffenen Areal besteht als Hinweis auf ein infarktbedrohtes, jedoch mutmaßlich nicht infarziertes Areal ein Mismatch zwischen einem erniedrigten zerebralen Blutfluss (**c**) und einem normalen zerebralen Blutvolumen (**d**)

Indikation Akuter ischämischer Schlaganfall innerhalb der ersten 4,5 Stunden nach Symptombeginn.

Motto „Je früher, desto besser" („golden hour[s] of stroke"). In diesem Zusammenhang ist besonders der Stellenwert der umgehenden Bildgebung zu betonen. Abb. 1.2 zeigt hierfür beispielhaft eine sich aus fehlender Infarktdemarkation im Nativbild, aber positivem Mismatch von CT-Perfusion und -Diffusion ergebende Lyseindikation.

Kontraindikation Vorliegen einer intrakraniellen Blutung (streng genommen: nicht Kontra-, sondern Fehldiagnose, da initiales CT obligat). Relevanz bei etwa 20% aller Schlaganfälle. Bereits eingetretene Demarkation im Ischämiegebiet, nachgewiesene/bekannte Koagulopathie bzw. effektive Antikoagulation (INR-Grenze 1,7 z. B. bei Vit.-K-Antagonisten), bekannte hämorrhagische Diathese, zurückliegende schwere/lebensbedrohliche Blutung (inkl. stattgehabte intrazerebrale [ICB] und subarachnoidale Blutung [SAB]), hämorrhagische Retinopathie, Z. n. ZNS-Schädigung (z. B. Tumor, Aneurysma), bakterielle Endokarditis, akute Pankreatitis, Neoplasie mit erhöhtem Blutungsrisiko, fortgeschrittene Leberinsuffizienz, größere OP oder Traumata <3 Monate; Herzdruckmassage, Entbindung oder Punktion eines nicht komprimierbaren Gefäßes <10 Tage, unklares Zeitfenster (inkl. „Wake-up Stroke"), ausgeprägte Symptome (NIHSS >25 Punkte), geringe oder rückläufige Symptome, initialer Krampfanfall, Hinweise auf eine SAB (auch cCT-negativ), Heparingabe <48 h, Schlaganfall und begleitender Diabetes in der Anamnese, Thrombozytenzahl <100.000/µl, unkontrollierbarer RR (systolisch >180 mmHg oder diastolisch >110 mmHg), BZ-Entgleisung (<50 mg/dl oder >400 mg/dl).

■ Stroke-Workout

In der nachfolgenden Schlaganfallaufarbeitung (sog. Stroke-Workout) sollten folgende Untersuchungen als Basisdiagnostik durchgeführt werden:

- Ausführliche Anamnese (Risikofaktoren, familiäre Anamnese) und klinische Untersuchung
- Echo (transthorakale Echokardiografie – TTE/transösophageale Echokardiografie – TEE je nach Fragestellung, s. unten)
- Holter-Monitoring (mind. 24 h, ggf. bis zu 7 Tagen)
- Langzeit-RR
- Farbkodierte Duplexsonografie der Karotiden
- Laborchemische Basisuntersuchungen (HDL, LDL, HbA1c), ggf. Thrombophilie-Screening, Vaskulitis-Screening

Zusammenfassung

Die Ursachen von Stroke und TIA sind vielgestaltig. Die Prognose beim ischämischen Schlaganfall hängt wesentlich von einer umgehenden Diagnostik mit einer unmittelbar folgenden adäquaten Therapie ab. Die Umsetzung des „Time-is-brain-Konzeptes" beginnt mit Alarmierung des Rettungsdienstes und endet erst mit vollständigen Umsetzung von systemischer Lyse und/oder mechanischer Thrombektomie. Die Symptomatik kann hierbei typisch oder auch untypisch ausgeprägt sein und zeigt je nach betroffener Gefäßregion verschiedene Muster.

1.2 Vorhofflimmern (VHF)

1.2.1 Prävalenz und Risikofaktoren

Je älter ein Mensch wird, desto höher ist das Risiko an Vorhofflimmern zu erkranken. So wird Vorhofflimmern praktisch gar nicht bei Kindern oder Jugendlichen beobachtet, allenfalls im Zusammenhang mit schwerwiegend strukturellen Herzerkrankungen. In der ATRIA-Studie konnte der Zusammenhang zwischen Alter und Inzidenz nachgewiesen werden: Während die Gesamtprävalenz in den USA bei 1% liegt, sind hiervon 70% über 65 Jahre und 45% über 75 Jahre alt. Bei unter 55-Jährigen beträgt die Prävalenz von VHF lediglich 0,1% und steigert sich auf 9% bei über 80-Jährigen (Go et al. 2001). Männer sind etwas häufiger betroffen. ◘ Abb. 1.3 zeigt die Verhältnisse aus einigen westlichen Industrienationen.

Als **Risikofaktoren**, an Vorhofflimmern zu erkranken, sind insbesondere strukturelle Herzerkrankungen von Bedeutung, die mit einer Überdehnung und einem strukturellen Umbau des linken Vorhofs, einer sog. atrialen Fibromyopathie (z. B. im Rahmen von Mitralvitien) einhergehen (◘ Abb. 1.4 und ◘ Abb. 1.5). Grundsätzlich können aber fast alle Strukturerkrankungen, insbesondere auch die koronare Herzerkrankung (KHK) das Auftreten von VHF begünstigen. Ferner sind die Schilddrüsenüberfunktion, Genuss von Alkohol und Drogen sowie körperliche und psychische Überbelastung zu nennen. Auch im Rahmen von schwerer Sepsis oder – weiter gefasst – bei kritischer Erkrankung kann sich VHF oft als einmaliges Ereignis manifestieren. Patienten, bei denen auch nach sorgfältiger Untersuchung keine erkennbare Ursache nachgewiesen wer-

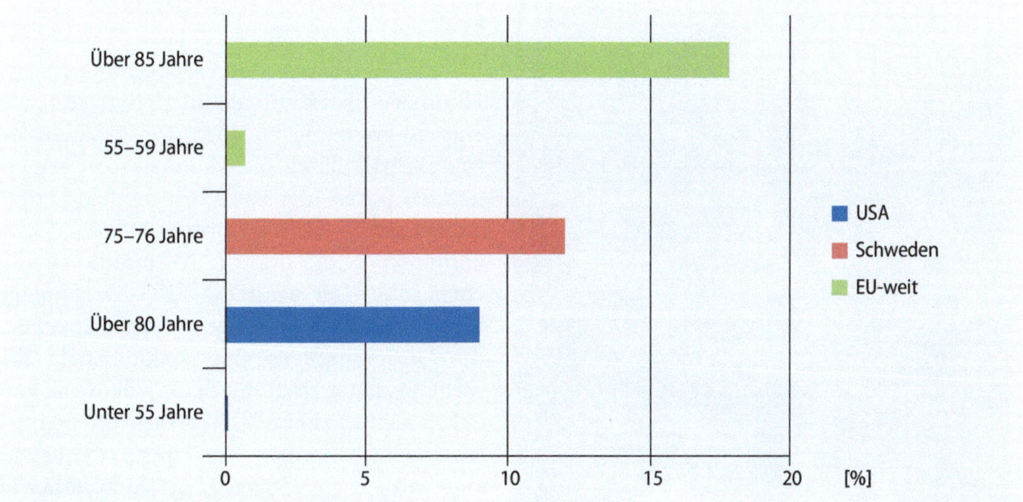

Abb. 1.3 Prävalenz von Vorhofflimmern in einigen westlichen Industrienationen (Daten aus Go et al. 2001; Svennberg et al. 2015; Heeringa et al. 2006)

den kann, kann ein **„lone atrial fibrillation"**, häufig paroxysmal auftretend, bescheinigt werden. Ferner besteht nach herzchirurgischen Eingriffen, insbesondere unter Verwendung der extrakorporalen Zirkulation (EKZ, i.d.R. Kanülierung des rechten Vorhofs zur venösen Drainage und häufige Elektrolytdysbalance), mit bis zu 60% eine erhöhte Inzidenz von postoperativem Vorhofflimmern oder Vorhofflattern (Wasmer und Eckardt 2015).

1.2.2 Begriffsdefinitionen

- **Neu aufgetretenes VHF:** Erstmaliges Ereignis aus einer zuverlässig zu erhebenden Patientenanamnese (wichtige Information für etwaige Kardioversionsstrategien).
- **Erstmalig diagnostiziertes VHF:** Erstmalig nachgewiesenes VHF mit anamnestischen Hinweisen für bereits vorhergehende Ereignisse (wichtige Information für etwaige Kardioversionsstrategien).
- **Paroxysmales VHF:** Anfallsartig auftretendes VHF, meist spontan limitierend.
- **Persistierendes VHF:** Länger als 7 Tage anhaltendes VHF oder durch ärztliche Maßnahme beendet.
- **Permanentes VHF:** Länger als ein Jahr bestehendes VHF.
- **Akzeptiertes VHF:** Länger als ein Jahr bestehend und aufgrund von strukturellen Gegebenheiten (z. B. Vorhofgröße über 50 mm Durchmesser) ohne Aussicht auf Kardioversion. Oft schon mehrere frustrane Kardioversionsversuche.
- **Valvuläres und non-valvuläres VHF:** Diese Differenzierung ist nach heutiger Definition nicht mehr gebräuchlich. Bereits früher wurde unter valvulärem VHF das Vorhandensein einer relevanten Mitralklappenstenose und Mitralklappenprotheseenträger verstanden. In den allermeisten Fällen dürfte es sich um Patienten mit non-valvulärem VHF handeln, inkl. derjenigen mit einer – evtl. rekonstruierten – Mitralklappeninsuffizienz.

Die beiden EKG-Beispiele zeigen die morphologischen Kriterien des VHF: In der Regel imponiert diese Rhythmusstörung als absolute Arrhythmie mit tachykarder Ventrikelantwort. Die Grundlinie lässt keine P-Wellen erkennen und zeigt grob- oder feinschlägige Flimmerwellen (Abb. 1.6 und Abb. 1.7).

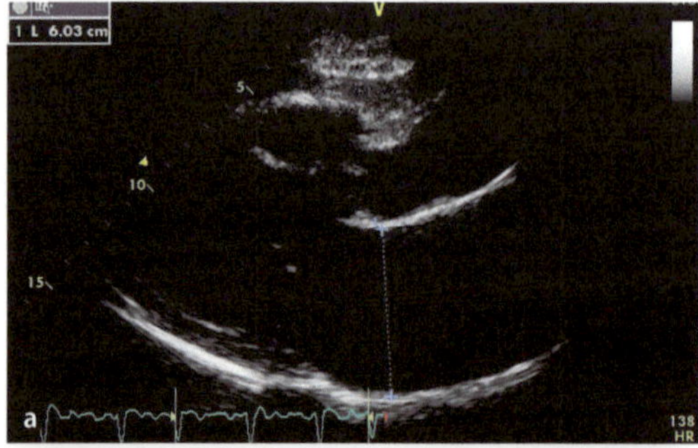

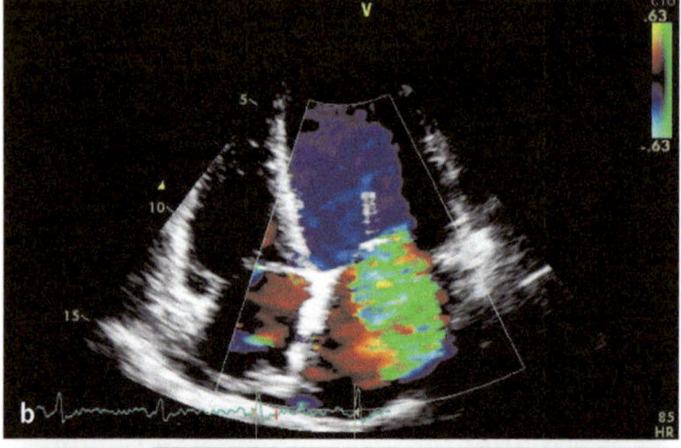

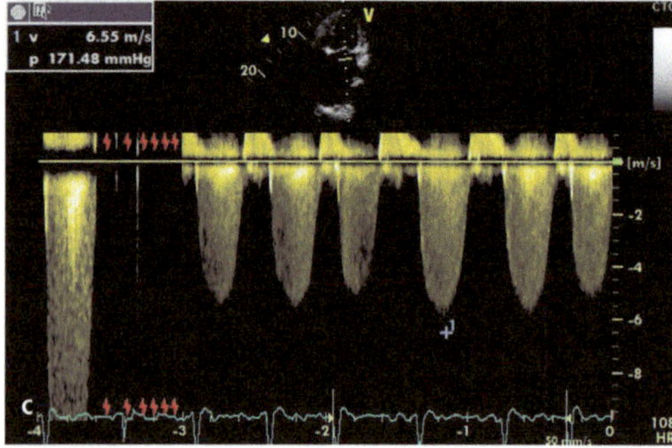

Abb. 1.4 **a** Deutlich dilatierter linker Vorhof (TTE) bei einer Patientin mit chronischem VHF. **b,c** Zugrunde liegende hochgradige Mitralklappeninsuffizienz (Farbdoppler in **b**; maximale pathologische Flussgeschwindigkeit, die durch die MI provoziert wird in **c**)

1.2.3 Differenzialdiagnose

Insbesondere, wenn in der Grundlinie die Flimmerwellen kaum identifizierbar sind, wird eine Abgrenzung zu sonstigen Formen der supraventrikulären Tachykardien schwierig. Zu nennen wären hier vor allem die fokal atriale Tachykardie, die AV-Knoten-Reentry-Tachykardie (AVNRT) und die AV-junktionale Tachykardie. Hier weist die EKG-Morphologie keine Flimmerwellen in der Grundlinie auf und die QRS-Komplexe sind stakkatoartig und nicht absolut arrhythmisch. In jedem Fall handelt es sich wie beim VHF primär um Schmalkomplextachykardien. Die Kammerfrequenzen sind mit ca. 150–180/min oft auch höher als beim VHF. Abzugrenzen hiervon wiederum sind SV-Tachykardien bei Präexzitationssyndromen. Hier ergibt sich oftmals eine Diagnosesicherung aus dem Ruhe-EKG (z. B. Deltawelle beim Wolf-Parkinson-White[WPW]-Syndrom). Supraventrikuläre Tachykardien (SVT), die kein Vorhofflimmern darstellen, reagieren zumeist besser auf vagale Manöver. Klärung bei der Differenzierung zwischen Vorhofflimmern, Vorhofflattern und sonstigen Formen der supraventrikulären Schmalkomplextachykardien bietet der Adenosin-Test: Hier werden 6–10 mg Adenosin schnell injiziert. Eine AVNRT wir hierdurch i.d.R. terminiert. Aber auch der kurzfristig induzierte Herzstillstand zeigt im Falle von Vorhofflimmern oder Vorhofflattern erst jetzt die typischen Flimmer- bzw. Flatterwellen in der Grundlinie, die u. U. vorher bei hohen Ventri-

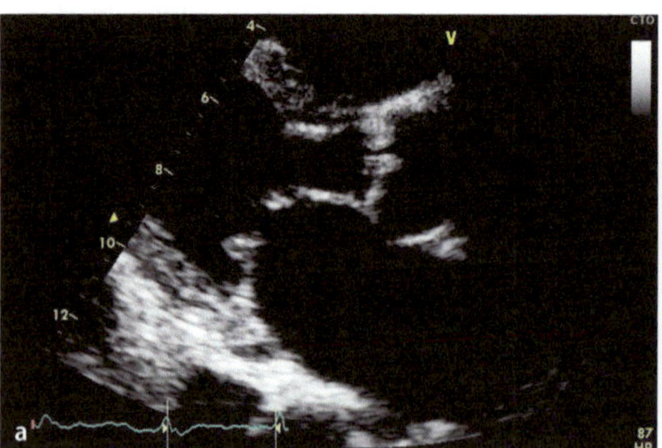

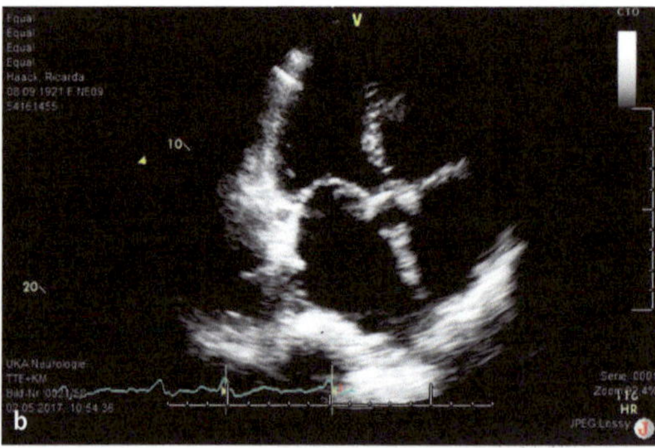

Abb. 1.5a,b Mäßig dilatierter linker Vorhof (TTE) bei einer Patientin mit intermittierend auftretendem VHF

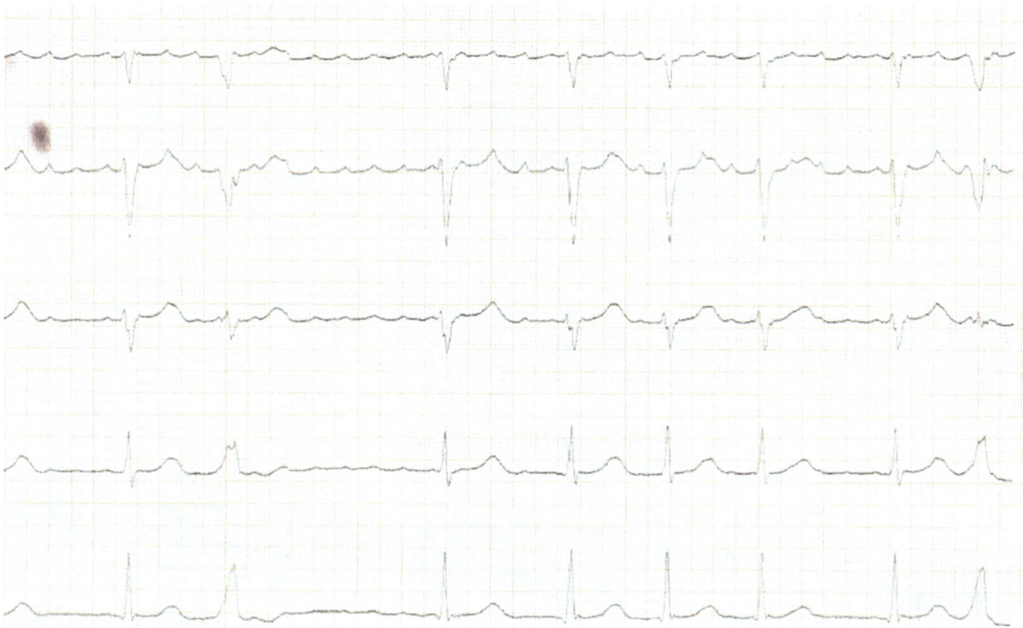

Abb. 1.6 Grobschlägiges Vorhofflimmern

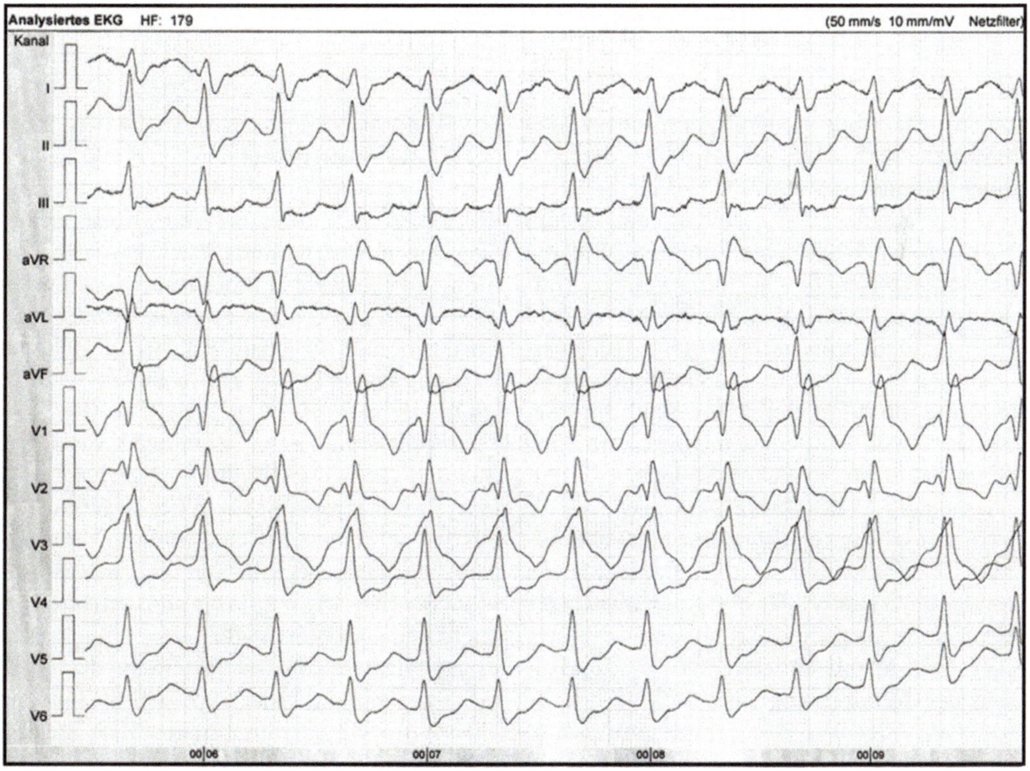

Abb. 1.7 „Einfaches" tachykardes Vorhofflimmern. (Aus Bodman et al. 2014)

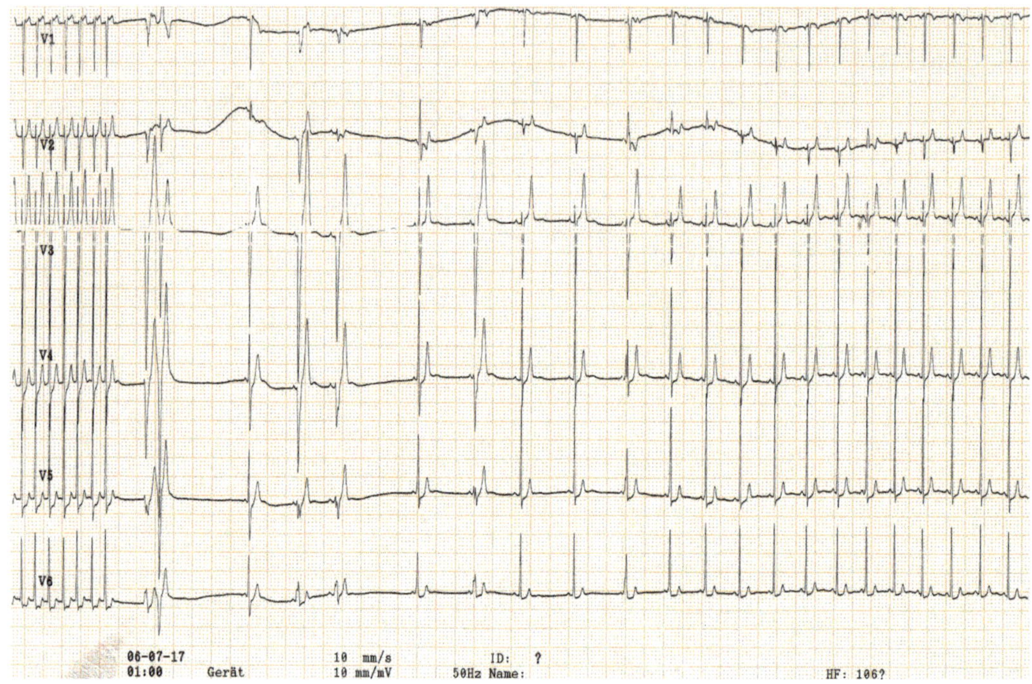

Abb. 1.8 Beendigung einer SVT durch rasche i.v. Gabe von Adenosin. Der Sinusarrest wird von einigen V-Ersatzsystolen unterbrochen. Danach kehrt ein normofrequenter Sinusrhythmus als Grundrhythmus zurück.

kelfrequenzen mit pseudorhythmischem EKG maskiert waren. Der Adenosin-Test darf nur unter Monitoring, Reanimationsbereitschaft und mit laufender EKG-Dokumentation zum Nachweis der Qualität einer supraventrikulären Rhythmusstörung durchgeführt werden. Antidot ist Theophyllin. Kontraindikationen sind eine bekannte chronisch obstruktive Lungenerkrankung (COPD), ein akuter Bronchospasmus und ein bekanntes WPW-Syndrom (Gefahr der Verstärkung der schnellen Überleitung bei akzessorischem Leitungsbündel bei Blockierung des AV-Knotens). Das Gleiche gilt für VHF mit bekannter akzessorischer Leitungsbahn. Aufgrund der kurzen Halbwertszeit von Adenosin von unter 1,5 s sind Komplikationen, die sich aus dem induzierten Arrest ergeben, eher selten. Abb. 1.8 zeigt ein praktisches Beispiel der Terminierung einer SVT nach Gabe von 8 mg Adenosin. Degeneration zu Vorhofflimmern ist besonders bei der unbehandelten und dann persistierenden AVNRT möglich.

Wann ist VHF im Langzeit-EKG wirklich VHF? Als Faustregel hat sich hier die 30-Sekunden-Regel, wie sie auch in der Bewertung von Rezidiven nach Pulmonalvenen-Isolation herangezogen wird, bewährt. Nach älterer Definition wird bisweilen noch eine 6-Minuten-Grenze propagiert. Ein prognostisch erhöhtes Risiko besteht in jedem Fall, wenn mehr als 100 supraventrikuläre Extrasystolen (SVES)/ 24 h oder mehr als 30 m SVES/h als sog. Triggersystolen im Holter-Monitoring detektiert wurden (Larsen et al. 2015). Hinzu kommt, dass Patientenanamnesen in Bezug auf die Detektion oft wenig hilfreich sind, da eine Vielzahl von beispielsweise mit Hilfe von Eventrecordern gesicherten Ereignissen vom Patienten gar nicht bemerkt wurden. So belegen jüngst publizierte Daten von 398 Patienten, die einen Schlaganfall (200 Fälle kryptogen im initialen Stroke-Workout) erlitten hatten, dass hiervon 14% in einer prolongierten Untersuchungsperiode VHF aufwiesen vs. 5% (9 der übrigen

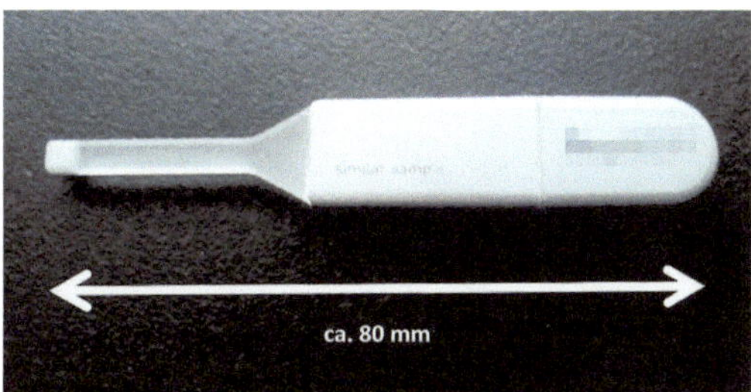

Abb. 1.9 Implantierbarer Eventrecorder zur Prolongierung der Überwachungsperiode für die Detektion von VHF über mehrere Monate. Einfache subkutane Implantationstechnik in linksparasternaler Lage

198 Patienten) in der restlichen (nicht kryptogenen) Kohorte (Wachter et al. 2017). Hieraus ergibt sich nachdrücklich die Forderung nach einem verlängerten Monitoring, das deutlich über 24 h hinausgeht wie z. B. ein bis zu 30-tägiges Holter-Monitoring und ggf. auch die Implantation eines Eventrecorders impliziert (Abb. 1.9). Weitere Studien der jüngsten Vergangenheit zeigen, dass nicht nur ein **wiederholtes**, insgesamt 30-tägiges Monitoring (Wachter et al. 2017), sondern auch die Implantation eines Eventrecorders die Detektionsquote signifikant erhöhen (Choe et al. 2015). Forderungen der medizinischen Dienste der Krankenkassen beinhalten mit Blick auf die Vergütung von interventionellen Leistungen in vielen Fällen jedoch die Vorschaltung eines 30-Tage-Holters, bevor ein Ereignisrecorder implantiert werden kann. Derzeit laufende Phase-III-Studien, z. B. RESPECT-ESUS, haben das Ziel, im Falle eines ESUS („**e**mbolic **s**troke of **u**ndetermined **s**ource"), d. h. wenn in der kardiologischen Stroke-Aufarbeitung mit TTE/TEE und Holter keine kardioemboligene Quelle nachgewiesen werden konnte, diese jedoch aufgrund der klinischen Einschätzung und Gefäßarchitektur (Ausschluss Makro- und Mikroangiopathie!) wahrscheinlich ist, den Nutzen einer A-priori-Gabe eines direkt wirksamen Antikoagulans (DOAC) versus Acetylsalicylsäure (ASS) zu evaluieren. Publikationen werden für Ende 2018 erwartet; sollte sich dann eine Überlegenheit für den Einsatz von DOAC zeigen, erschiene der Stellenwert eines prolongierten Monitorings mit zwingendem Nachweis von VHF ohnehin in einem anderen Lichte.

Abb. 1.10, Abb. 1.11 und Abb. 1.12 verdeutlichen die angesichts der Episodenkürze oftmals schwierige differenzialdiagnostische Einordnung im Rahmen des Stroke-Workouts.

Ein weiteres differenzialdiagnostisches Problem ergibt sich bei aberranter Leitung während des Anfalls, d. h. das Auftreten eines Blockbildes (z. B. Linksschenkelblock) unter einer Episode von VHF. Lassen sich hier in der Grundlinie nur schwer typische Flimmerwellen abgrenzen, kann das Bild einer (anhaltenden) ventrikulären Tachykardie mimikriert werden (Abb. 1.13).

1.2.4 Die Bedeutung von VHF für den Schlaganfall

Der funktionelle Vorhofstillstand begünstigt durch Blutstase die Ausbildung von Thromben, die leicht embolisch verschleppt werden können und dann periphere oder zentrale Arterienverschlüsse provozieren (▶ Abschn. 1.2.5).

Grundsätzlich gilt, dass das embolische Risiko mit dem kardiovaskulären Risikoprofil steigt. Je höher der CHA_2DS_2-VASc-Score (▶ Abschn. 1.2.6) ausfällt, desto höher ist das Risiko für thrombembolische Komplikationen. Dies ist insbesondere für Schlaganfall und TIA, also nach zentral gerichtete Embolien, zutreffend (Tab. 1.2, DGK 2013, 2016a).

An einer nationalen Kohorte mit über 10.000 Patienten aus dem asiatischen Raum konnten Son und Mitarbeiter in der jüngsten Vergangenheit ähnliche Zahlen erarbeiten. Hierbei fiel zunächst allerdings selbst bei einem Score von 0 eine mit 2,1% erhöhte Inzidenz auf. Besonders problematisch erschien hierbei auch das Vorhandensein eines Diabetes mellitus (Stroke-Inzidenz 46,2%) sowie die fehlende Einnahme von Antikoagulanzien (Stroke-Inzidenz 63,1%) bzw. die alleinige Einnahme von Thrombozytenfunktionshemmern (Stroke-Inzidenz 27,7%) (Son et al. 2017).

In einer jüngst gestarteten Kampagne „Aachen gegen den Schlaganfall" wird die Bedeu-

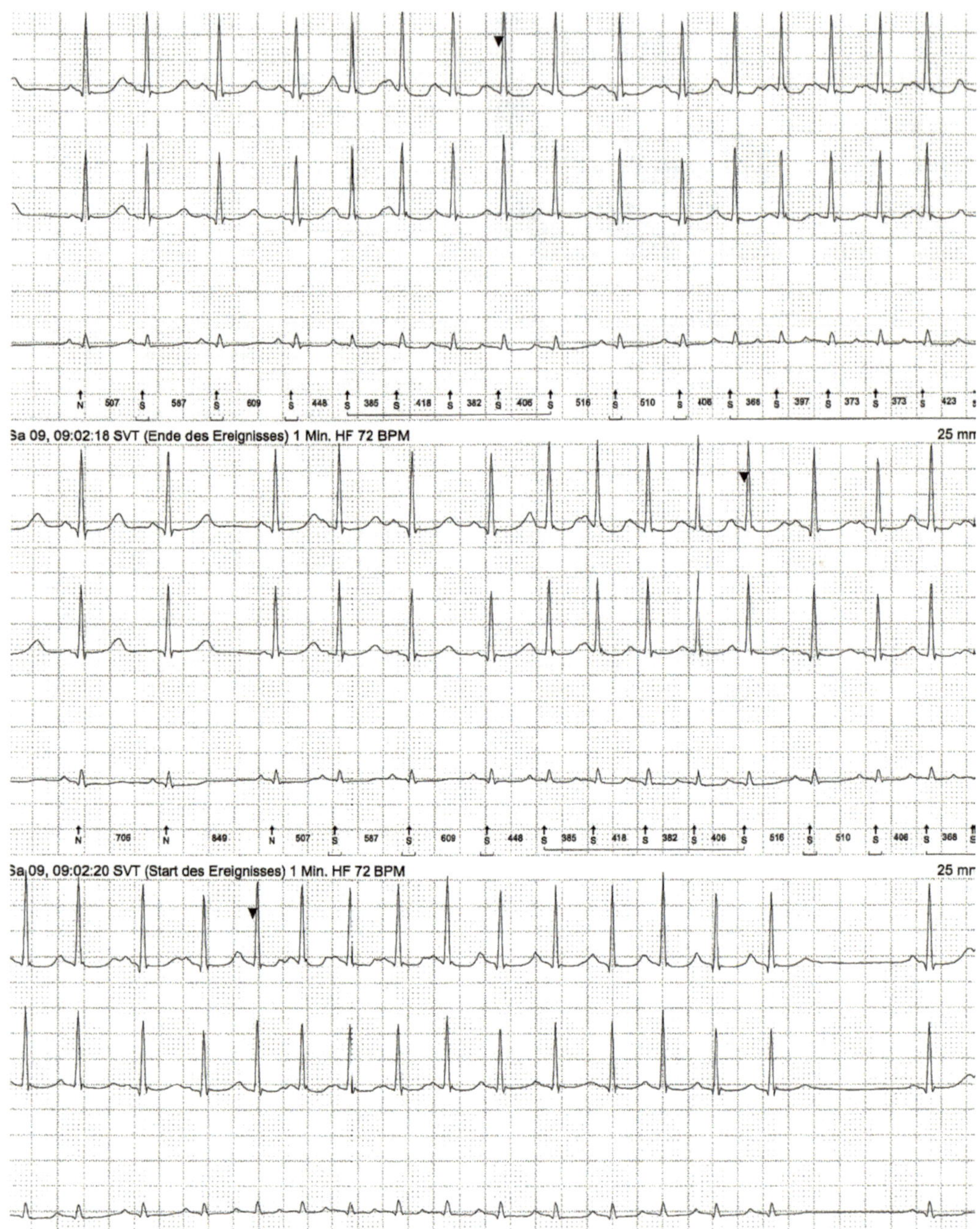

Abb. 1.10 Zwei SVT, kurz aufeinanderfolgend

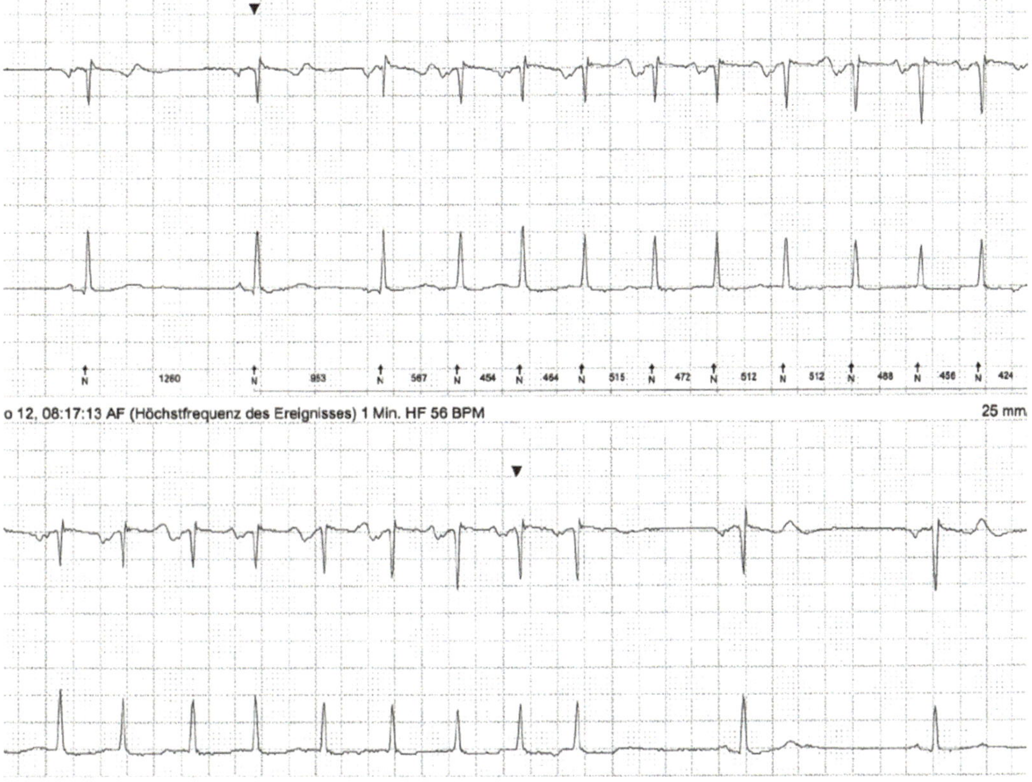

Abb. 1.11 Zwei kurze Episoden von AA bei VHF mit eindeutiger EKG-Morphologie, jedoch für sich genommen mit einer Dauer von jeweils unter 30 s

Tab. 1.2 Adjustierte Schlaganfallinzidenz bei Patienten mit Vorhofflimmern in Abhängigkeit vom CHA_2DS_2VASc-Score (DGK 2013, 2016a)

Score nach CHA_2DS_2VASc	Inzidenz für Stroke/TIA (%)
0	0,78
1	2.01
2	3,71
3	5,92
4	9,27
5	15,26
6	19,74
7	21,5
8	22,38
9	23,64

tung des VHF für den Schlaganfall als Reihenuntersuchung aufgegriffen: In einem festgelegten Zeitraum können alle Menschen über 60 Jahre in den Aachener Apotheken über einen einfachen Sensor, der lediglich mit der Hand umfasst wird, die Regelmäßigkeit ihres Pulsschlags über eine Minute prüfen lassen. Zeigen sich Unregelmäßigkeiten, wird empfohlen, baldmöglichst ein 12-Kanal-EKG beim Hausarzt schreiben zu lassen. Sollte sich hierbei VHF bestätigen, würden nach CHA_2DS_2VAsc-Score entsprechende prophylaktische Maßnahmen eingeleitet. Hierin zeigt sich ein einfaches, aber sehr wirksames Mittel zum Reihenscreening, das nachhaltig die Bedeutung des VHF für das Krankheitsbild Schlaganfall unterstreicht.

1

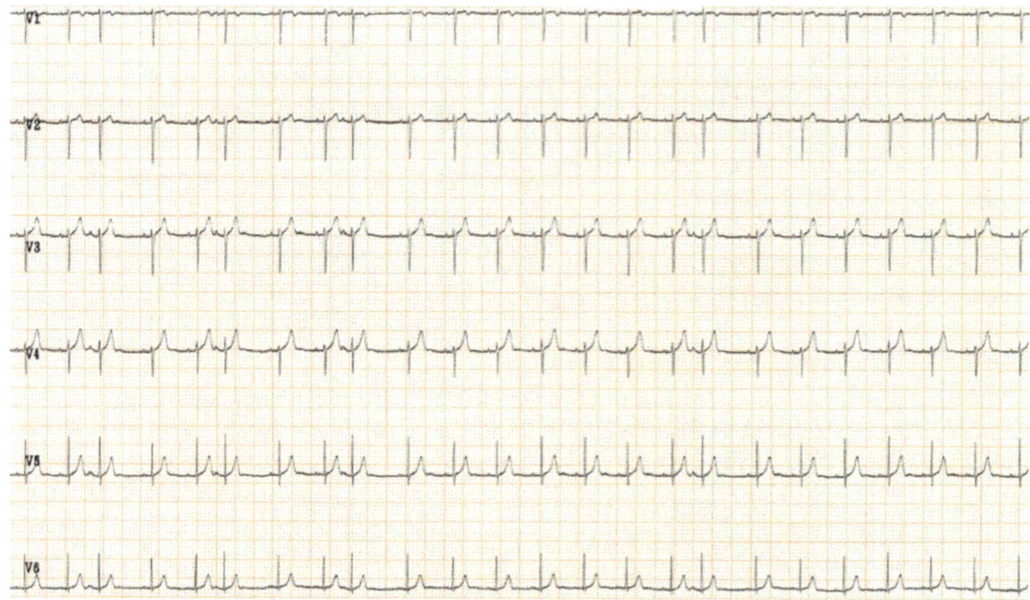

Abb. 1.12 Häufige SVES als ungünstiger Prädiktor für paroxysmales VHF

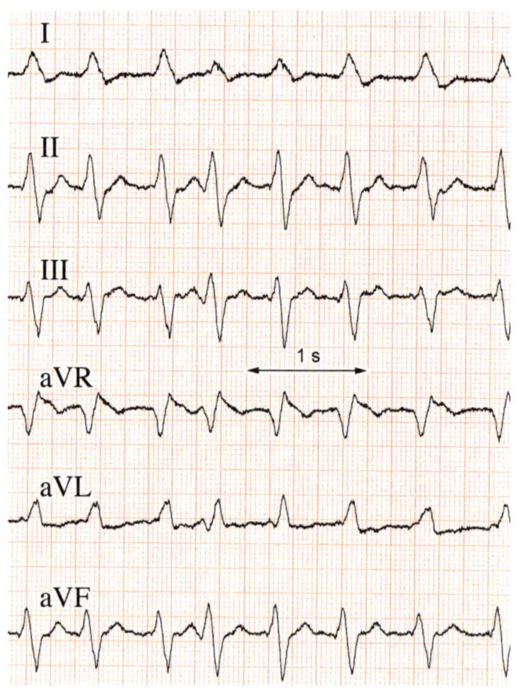

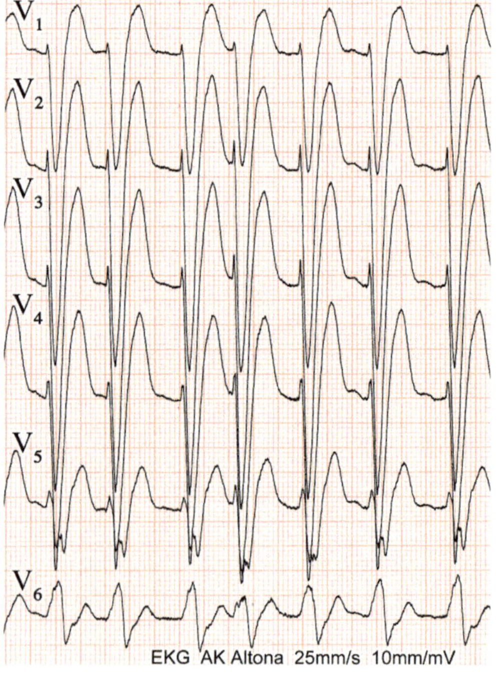

Abb. 1.13 VHF mit intraventrikulärem Blockbild durch aberrante Leitung. Erschwerte Abbildung der typischen Flimmerwellen in der Grundlinie, jedoch absolut arrhythmische RR-Abstände. (Aus Olshausen 2005)

1.2.5 Komplikationen

Im Gegensatz um Vorhofflattern ist die Gefahr einer **ungefilterten Überleitung**, die Kammerflimmern bedeuten würde (beim Vorhofflattern entsprechend Kammerflattern), vergleichsweise gering. Daher gilt der Grundsatz: Man stirbt nicht am Vorhofflimmern, wohl aber an den möglichen Komplikationen. Zudem gilt, dass **Vorhofflimmern sich selbst unterhält**: Je häufiger Episoden auftreten, desto länger und wiederum noch häufiger werden sie, bis u. U. chronisches VHF vorliegt.

Flimmern bedeutet pathophysiologisch unkoordinierte, kreisende elektrische Aktivität, die nicht zu Vorhofkontraktionen führt. Elektrische Erregungen werden nur zufällig (absolut arrhythmisch) auf die Ventrikel übergeleitet, sodass durch diese Filterfunktion des AV-Knotens eine 1:1-Weitergabe und somit Kammerflimmern vermieden wird. Da das Herz eine Saug-Druck-Pumpe darstellt, wird der Blutstrom durch das Ansaugen des linksventrikulären (LV-)Cavums sichergestellt. 30% des Herzzeitvolumens (HZV) können auf diese Weise eingebüßt werden; dieser Effekt verstärkt sich noch bei ausgeprägter Tachykardie. Durch die hierdurch verminderte Koronarperfusion bei drastischer Verkürzung der Diastole verspüren viele Patienten im Anfall Angina-pectoris (**AP**)-**Beschwerden**, ohne zwingend an einer koronaren Herzerkrankung zu leiden. Liegt diese jedoch zusätzlich vor, was beim VHF häufig der Fall ist, kann ein genuiner AP-Anfall provoziert werden.

Bei andauernder Tachykardie ist schließlich auch eine u. U. irreversible **Tachymyopathie** die Folge. Gerade bei paroxysmal auftretenden Episoden, die einer dauerhaften Frequenzkontrolle nur schwer zugänglich sind, besteht die Gefahr einer solchen Tachymyopathie. Die hämodynamische Ursache ist in der hohen Ventrikelfrequenz zu sehen; daher sollte der Anfall rasch zumindest frequenzkontrolliert werden. Das Ausmaß der Klinik bei Vorhofflimmern, insbesondere bei chronischem VHF oder häufigen Episoden, kommt im EHRA-Score zum Ausdruck (◘ Tab. 1.3).

Die pathophysiologische Grundlage für die bereits erwähnten **thrombembolischen Komplikationen** ist in der Thrombusbildung im linken Vorhof sowie insbesondere im linken Vorhofohr (LAA) zu sehen. Auch zelluläre Adhäsionen, die im TEE als Spontankontrast („Sludge", „Smoke") imponieren, können Vorläufer hiervon sein. Wird eine Flussgeschwindigkeit von 0,4 m/s im LAA unterschritten, steigt das Risiko für eine thrombotische Abscheidung deutlich an. Dies gilt ebenso für den jeweiligen Grad der Verdichtung des spontanen Echokontrastes.

Kardioemboligen getriggerte zerebrale Ischämien sind in der Bildgebung oft mehrzeitig, vor allem aber meist multilokulär im Sinne einer mehrfachen Aussaat. ◘ Abb. 1.14 zeigt ein typisches MR-Muster, wie es häufig bei kardiogener Quelle auftritt. ◘ Abb. 1.15, ◘ Abb. 1.16 und ◘ Abb. 1.17 zeigen die bei VHF relevanten, oft zugrunde liegenden TEE-Befunde. ◘ Abb. 1.16b illustriert die Tatsache, dass Verdachts-

◘ Tab. 1.3 Score der European Heart Rhythm Association (EHRA) zur Schwere der klinischen Symptome bei Patienten mit Vorhofflimmern

Score nach European Heart Rhythm Association (EHRA)	Klinische Einschränkung
I	Keine Beschwerden, die normale tägliche Arbeit ist nicht eingeschränkt
II	Leichte Beschwerden, die normale tägliche Arbeit ist nicht eingeschränkt
III	Schwere Beschwerden, die normale tägliche Arbeit ist eingeschränkt
IV	Massive Beschwerden, die normale tägliche Arbeit ist unmöglich

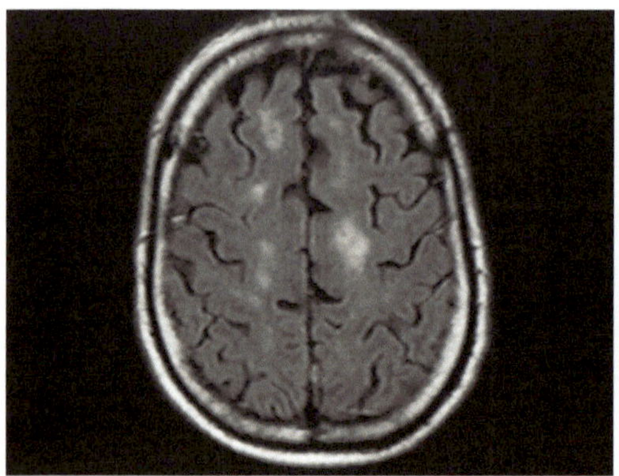

Abb. 1.14 MR-Befund mit multilokulären Ischämien, typisch für eine kardiogene Emboliequelle

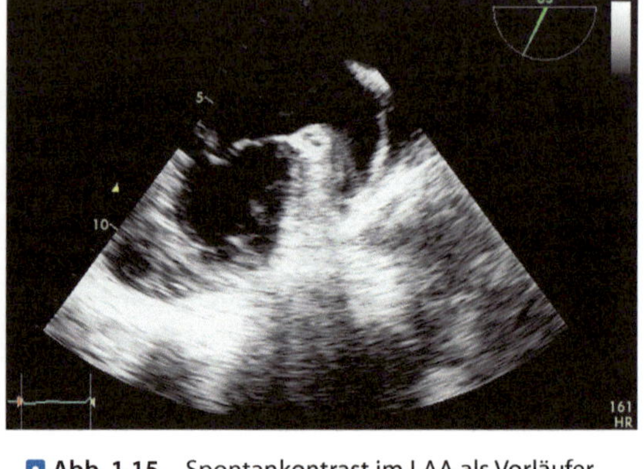

Abb. 1.15 Spontankontrast im LAA als Vorläufer einer Thrombusmanifestation, TEE-Befund

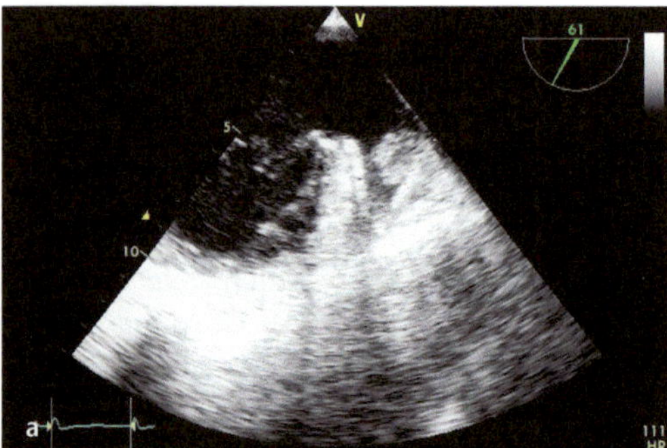

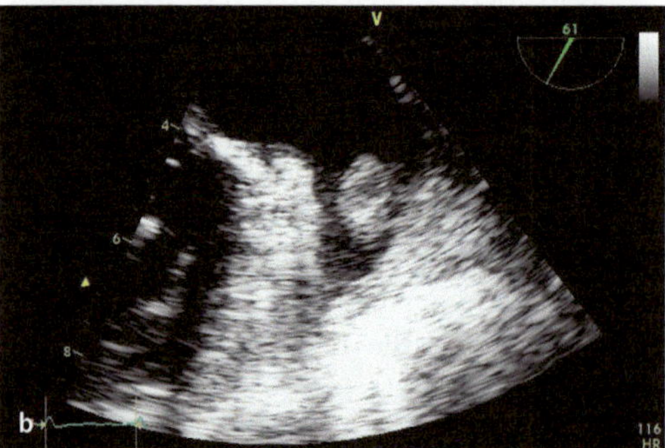

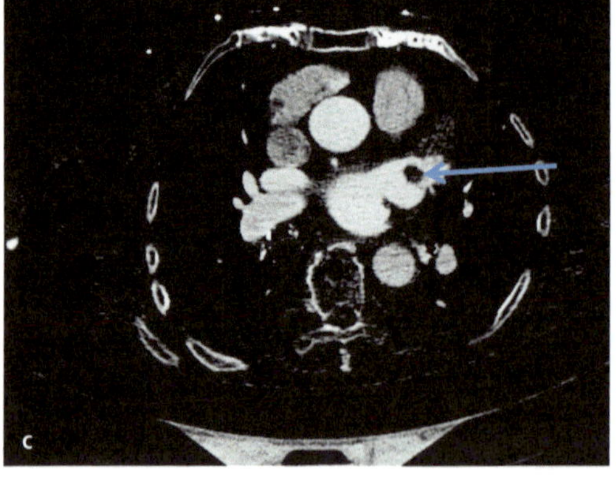

Abb. 1.16 **a** LAA-Thrombus, TEE-Befund. **b** Gleicher Befund im Zoom. **c** Großer LA-Thrombus, bereits als initiale Verdachtsdiagnose aus der CT-Angiografie des unmittelbaren Stroke-Programms

diagnosen für LA- bzw. LAA-Thromben bereits in der initialen CT-Angiografie geäußert werden können.

Die differenzialdiagnostische Festlegung aus dem TEE-Befund ist nicht immer leicht, da trabekuläre Strukturen einen Thrombus mimikrieren können (Abb. 1.17). Hilfreich und somit diagnostisch obligat sind die Darstellung des LAA aus mehreren Anlotungswinkeln mitt- und tief-ösophageal, die Frage nach Füllungen im Farbdoppler sowie die möglichst exakte Bestimmung von lokalen Flussgeschwindigkeiten (Abb. 1.18). In vielen Fällen wird gerade bei Schlaganfallpatienten, bei denen eine CT-Angiografie mit den supraaortalen Ästen durchgeführt wird, die auch Anschnitte des linken Vorhofs enthält, die Verdachtsdiagnose LAA-Thrombus gestellt.

1.2.6 Praktisches therapeutisches Vorgehen, Rezidivprophylaxe, Antikoagulation

Aus therapeutischen Erwägungen wird grundsätzlich wird zwischen **Rhythmuskontrolle** mit dem Ziel des Erhaltes des Sinusrhythmus und **Frequenzkontrolle** unterschieden.

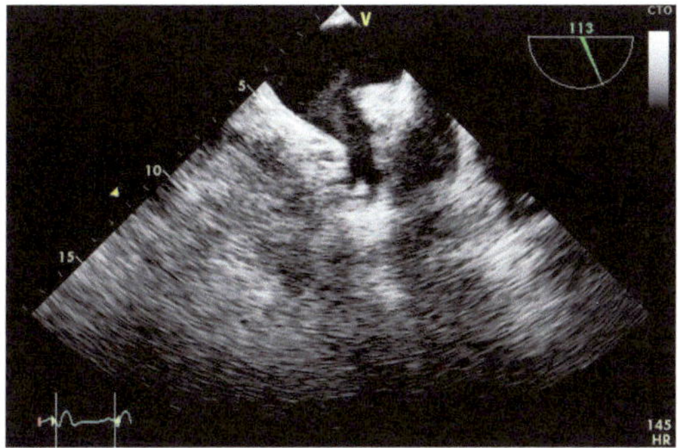

Abb. 1.17 Stark trabekularisiertes LAA, einen Thrombus suggerierend

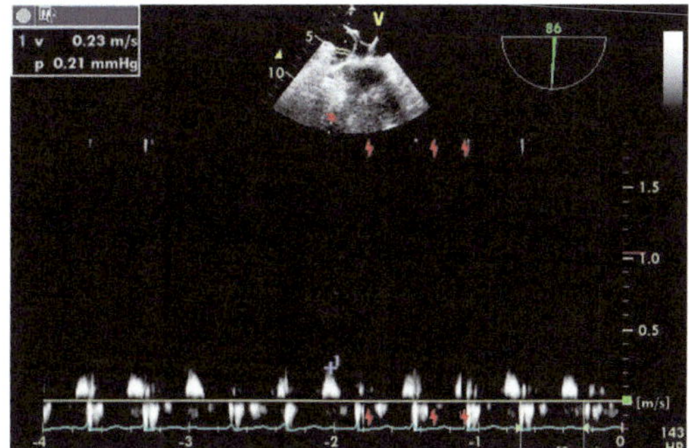

Abb. 1.18 Stark verminderte Flussgeschwindigkeiten im pw-Doppler im LAA bei chronischem VHF. TEE-Befund

Ein **rhythmuskontrollierendes Therapieziel** kommt praktisch bei allen Patienten in Betracht, bei denen noch kein akzeptiertes VHF vorliegt und ein Vorhofthrombus ausgeschlossen werden konnte. Es wird zwischen pharmakologischer und elektrischer Kardioversion unterschieden. Insbesondere in der Akutphase bei neu aufgetretenem VHF bietet sich aufgrund der hohen Effektivität die elektrische Kardioversion an. Auch kann es zu Spontankonversionen kommen. Nicht ganz so effektiv wie bei der AVNRT (s. oben), jedoch in der Akutsituation lohnenswert sind auch vagale Manöver mit tiefem Einatmen und Pressen oder ein Karotissinus-Druckversuch. Periinterventionell ist in jedem Fall und unabhängig von der gewählten Kardioversionsmethode eine Antikoagulation notwendig. Ergeben sich aus der Anamnese Hinweise für bereits häufiger stattgehabte Episoden von VHF, ist in jedem Fall ein VH-Thrombus mit Hilfe des TEE auszuschließen. Bei weniger als 48 Stunden bestehenden Episoden wird die thrombembolische Gefahr eher noch als gering betrachtet und es kann bei zuverlässiger Anamnese auf ein TEE verzichtet werden. Die klinische Praxis lehrt jedoch, dass Zweifel diesbezüglich oft nur schwer auszuräumen sind und daher i.d.R. die TEE-geleitete Strategie beachtet werden sollte. Bei nachgewiesenem LA- oder LAA-Thrombus ist eine Kardioversion kontraindiziert und es wird eine mindestens 3-wöchige therapeutische Antikoagulation durchgeführt. Erst nach neuerlicher TEE-Kontrolle mit Thrombusausschluss kann ein Kardioversionsversuch unternommen werden. Zwischenzeitlich ist eine reine Frequenzkontrolle angezeigt. Schlagen mehrere Kardioversionsversuche auch unter medikamentöser antiarrhythmischer Therapie fehl und wird die Indikation zur **dauerhaften Frequenzkontrolle** gestellt, kommen Betablocker und/oder Digitalispräparate zum Einsatz. Abb. 1.19 zeigt den therapeutischen Algorithmus für neu aufgetretenes bzw. erstmalig diagnostiziertes VHF.

Die **elektrische Kardioversion (EKV)** erfolgt unter Monitoring (EKG, non-invasive Blutdruckmessung, pulsoxymetrische Sauerstoffsättigung) und in Reanimationsbereitschaft (Lagerung auf harter Unterlage, Bereitstellung von Notfallmedikamenten wie Atropin und Suprarenin) und unter Kurznarkose (z. B. i.v. Gabe Dormicum, Ethomidat [vor allem bei eingeschränkter LV-Funktion] oder Propofol). Die Energiewahl richtet sich nach der Körperkonstitution des Patienten und kann bei einer normalen Körperoberfläche beispielsweise mit 100 J erfolgen. In der Regel kommen Geräte mit biphasischem Stromfluss zum Einsatz, daher ist nicht von Beginn an die höchste Energiewahl nötig. Insbesondere bei bestehender Digitalismedikation sollten Energiewahlen unter 100 J bevorzugt werden, da das Risiko ventrikulärer Automatismen hier höher ist. Die Elektrodenposition (Gelklebeelektroden oder durch mechanischen Kontakt der Metallpaddles) kann

1

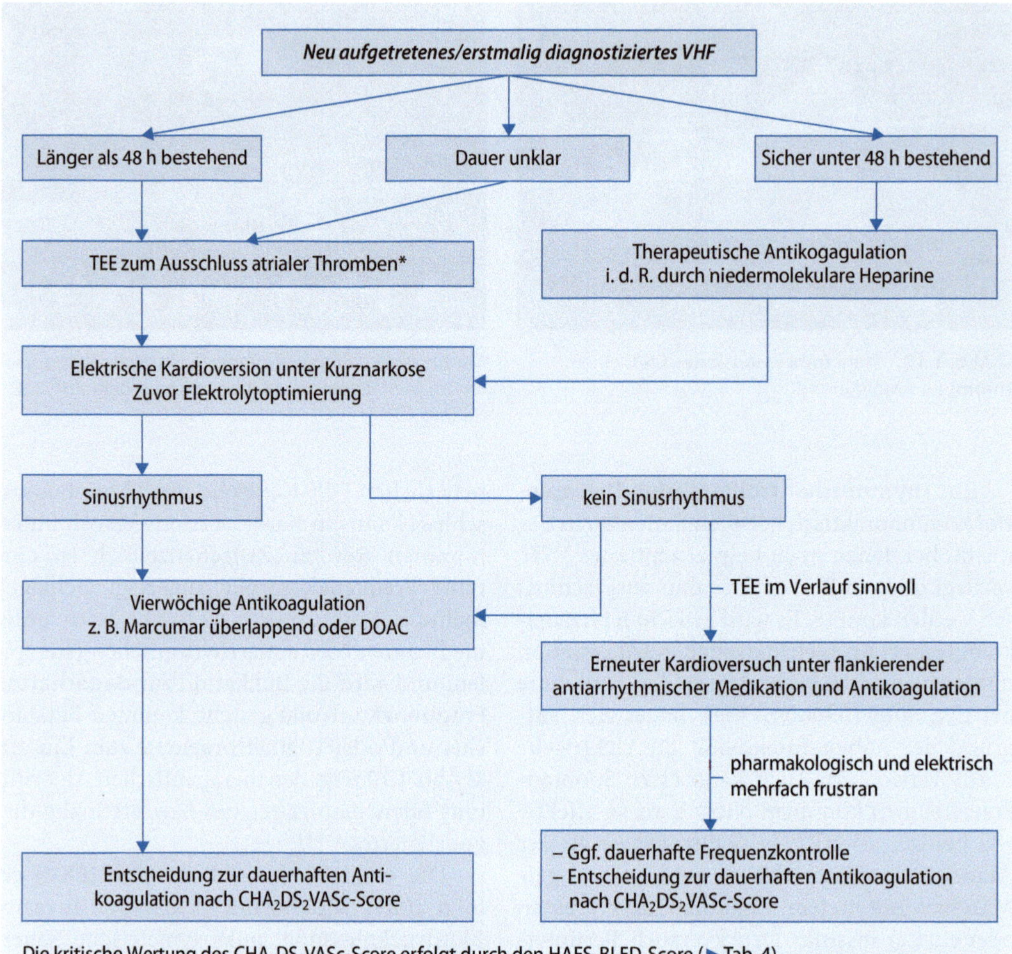

Abb. 1.19 Praktisches Vorgehen zur Kardioversion und Frequenzkontrolle

von sternal/apikal sowie auch von anterior-posterior erfolgen; bei der a.p.-Positionierung ist der Stromfluss durch die Vorhöfe etwas gezielter. Vor Einleitung der Kurznarkose sollte der Elektrolytstatus (vor allem Kalium und Magnesium) geprüft und ggf. auf hochnormale Werte korrigiert werden (K^+ z. B. ca. 5 mmol/l). Mehr als fünf Kardioversionsversuche pro Sitzung sind aufgrund von möglicher Kreatinkinase(CK)-Ausschüttung und von potenziellen Hautschäden obsolet. Die Energie kann nach jedem frustranen Versuch um 25–50 J gesteigert werden. Auch ist die flankierende medikamentöse Unterstützung mit Antiarrhythmika vor einem neuen Versuch denkbar (z. B. Amiodaron 150 mg i.v.). Unmittelbar vorher und 4 Wochen nachher ist eine therapeutische Antikoagulation notwendig; diese erfolgt zunächst unabhängig vom CHA_2DS_2VASc-Score (z. B. gewichtsadaptiert niedermolekulare Heparine, Heparin i.v., Vitamin-K-Antagonisten, direkt wirksame orale Antikoagulanzien,

DOAC). Hintergrund dieser Maßgabe ist das Phänomen des „atrialen Stunning", d. h. aufgrund einer zunächst noch weiterbestehenden eingeschränkten Kontraktilität durch Alterationen der intrazellulären Kalziumkonzentration (down-regulierte Kalziumkanäle bei teils länger bestehendem VHF) und bei sog. atrialen Hybernating ist trotz bereits wiedergekehrtem Sinusrhythmus das Thrombembolierisiko in dieser Phase besonders hoch. Erst nach Ablauf dieser kritischen Periode wird zur Entscheidung einer dauerhaften Antikoagulation der CHA_2DS_2VASc-Score herangezogen.

Die **pharmakologische Kardioversion** geht von einer gleichen Elektrolythämostase aus und kann entweder aus Klasse-IC-Antiarrhythmika (Flecainid, Propafenon) bei strukturell herzgesunden Personen oder aus Amiodaron bei Patienten mit struktureller Schädigung, insbesondere Minderung der LV-Funktion, bestehen. Die rhythmusregulierenden Substanzen sollen neben den frequenzregulierenden Substanzen im Folgenden kurz charakterisiert werden:

▪ ▪ Medikation zur Rhythmuskontrolle

Flecainid Klasse IC-Antiarrhythmikum, ausgeprägte Wirkung gegen supraventrikuläre und ventrikuläre Heterotopien. Negativ inotrop und dromotrop, gute orale Bioverfügbarkeit. Kontraindikationen: Eingeschränkte LV-Funktion, hier Erhöhung der Mortalität durch proarrhythmische Effekte insbesondere nach Myokardinfarkt. Long-QT-Syndrom. Kritische Bradykardien oder AV-Leitungsverzögerungen. Interaktionen: Gegenseitige Wirkungsverstärkungen bei Propanolol. Dosis: 200–400 mg/Tag i.v.; 200 mg/Tag p.o.

Propafenon Klasse-IC-Antiarrhythmikum mit ebenfalls hoher Affinität für supraventrikuläre Arrhythmien, gute orale Bioverfügbarkeit, Einschränkungen bei LV-Funktionsminderung ähnlich wie bei Flecainid, außerdem Möglichkeit der Bronchialobstruktion. Dosis: max. 290 bis 560 mg/Tag i.v.; 3-mal 150–300 mg p.o. Keine Kombinationen von Klasse-I- und -III-Antiarrhythmika!

Sotalol Klasse-III-Antiarrhythmikum mit zusätzlich ausgeprägter β-blockierender Wirkung. Eher geringere atriale Wirksamkeit (im Gegensatz zu Klasse IC und Amiodaron). Besonders gut wirksam am ischämischen Myokard. Gute orale Bioverfügbarkeit. Kontraindikationen: Long-QT-Syndrom, höhergradige Bradykardien, AV-Blockierungen. Interaktionen mit Klasse-I-Antiarrhythmika. Hiermit nicht kombinierbar, ebenso wenig wie mit Klasse-II-Antiarrhythmika und Kalziumantagonisten. Dosis: 3-mal 80–160 mg p.o. nach Wirkung und KG.

Amiodaron Klasse-III-Antiarrhythmikum mit zusätzlicher kompetitiver α- und β-blockierender Wirkung, daher bei Akutgabe Blutdruckabfall und Bradykardien möglich. Sehr hohe Wirksamkeit auf die Vorhöfe. Kontraindikation: Long-QT-Syndrom. Keine Kombination mit Sotalol oder Klasse-I-Antiarrhythmika. Stark jodhaltig, daher Vorsicht bei Hyperthyreose. Langzeitnebenwirkungen Lungenfibrose, Hornhautdegeneration. Dosis: Nach Aufsättigung (schnelle Aufsättigung 10 g über 10 Tage i.v., langsame Aufsättigung 3-mal 200 mg p.o. über 4 Wochen, zwischenzeitliche EKG-Kontrollen zur Bestimmung der QTc-Zeit) Spiegelkontrolle und Erhaltungsdosis i.d.R. mit 1-mal 200 mg p.o. Im intensivmedizinischen Kontext oft etwas verzögerter Wiedereintritt des Sinusrhythmus (mehrere Stunden). Kontraindikation ist eine manifeste Hyperthyreose. Bei euthyreoter Stoffwechsellage zu Beginn der Behandlung sind Kontrollen der Schilddrüsenwerte im zunächst 6-wöchentlichen Rhythmus notwendig. Als nichtjodierter Amiodaronabkömmling existiert **Dronaderon**, verhindert VHF-Rezidive im Vergleich zu Amiodaron jedoch deutlich schlechter. Auch das nicht schilddrüsenassoziierte Nebenwirkungsprofil scheint Amiodaron nicht überlegen. Die routinemäßige Tagesdosis beträgt 2-mal 400 mg p.o. Im Falle einer gleichzeitigen therapeutischen Antikoagulation mit Apixaban muss dieses in reduzierter Dosis gegeben werden, da sonst durch eine Wirkungsverstärkung Blutungsrisiken provoziert werden können.

Ibutilid Klasse-III-Antiarrhythmikum, nicht in Deutschland zugelassen. Ungeeignet bei Patienten mit QT-Verlängerung oder reduzierter LV-Funktion. Erstdosis: 1 mg i.v. über 10 min.

Vernakalant „Andere Antiarrhythmika", formell Klasse I und III zuordnungsfähig. Kontraindikationen: Schwere Hypotonie, QRS-Verbreiterung, Long-QT-Syndrom. Höhergradige Herzinsuffizienz New York Heart Association (NHA) II-IV. Erstdosis: 3 mg/kg KG über 10 min. i.v.

Als gut geeignet für Patienten mit seltenen, d. h. weniger als dreimal im Monat auftretenden Episoden von VHF, bei denen eine dauerhafte medikamentöse rhythmuserhaltende Therapie als Übertherapie erscheint, hat sich das „Pill-in-the-pocket"-Konzept bewährt: Voraussetzung ist, dass der Patient den Anfall zuverlässig spürt und somit in der Lage ist, eine suffiziente Eigendiagnose zu stellen, nachdem die Qualität VHF bereits im Vorfeld fachärztlich gesichert werden konnte. Im Falle einer neuerlichen Episode kann er dann eine extendierte Dosis Flecainid (z. B. 200 mg p.o.) oder Propafenon (z. B. 300–600 mg p.o.) als Einmalgabe einnehmen. Hierbei sind hohe Konversionsraten beschrieben (Alboni et al. 2004). Eine vorhergehende Prüfung von Kontraindikationen sowie eine probatorische Einnahme unter ärztlicher Aufsicht sind obligat.

▪ ▪ Medikation zur Frequenzkontrolle

Betablocker Klasse-II-Antiarrhythmika. Reduktion der Anfälligkeit für paroxysmale Episoden durch Induktion einer relativen Bradykardie. Suppression von Extrasystolen. Frequenzsenkung in der Akutsituation bei Tachyarrhythmie. Kontraindikationen (relative): Schwere Herzinsuffizienz, bei Patienten im intakten Sinusrhythmus bekannte Bradykardien oder AV-Blockierungen. Reduzierte Dosis z. B. beim Bradykardie-Tachykardie-Syndrom.

- Propanolol: 3-mal 10–40 mg/Tag p.o. oder 1-mal 160 mg ret.
- Metoprolol: bis 2-mal 100 mg p.o.
- Bisoprolol: bis 2-mal 5 mg p.o.
- Esmolol: Mittel der Wahl zur akuten Frequenzsenkung als i.v. Gabe aufgrund der kurzen Halbwertszeit (HWZ). Perfusor mit 500 mg/50 ml. Dosis: 50–200 µg/kg KG/min. Somit Perfusor-Laufraten zwischen 20 und 80 ml/h.

Kalziumantagonisten Klasse-IV-Antiarrhythmika. Wirkung über Leitungsverzögerung auf AV-Knoten-Ebene. Besonders geeignet bei gleichzeitigem arteriellem Hypertonus und bekannter myokardialer Hypertrophie. Keine Kombination mit Betablockern.

- Verapamil: Akutgabe 3–5 mg i.v. unter Monitorbeobachtung. Perfusor zur weiteren Infusion mit 50 mg/50 ml nach Wirkung. Maximaldosis 150 mg/Tag. p.o.: 3-mal 40–120 mg/Tag.
- Diltiazem: Wirkung auf den AV-Knoten im Vergleich zu Verapamil etwas geringer; i.v. Tagesdosis bis 250 mg; p.o.: 3-mal 60–120 mg.

Digitalisglykoside Durch Steigerung der parasympathischen Aktivität und durch Leitungsverzögerung im AV-Knoten negative chronotrope und dromotrope Wirkung. Ebenfalls direkt hemmende Wirkung auf den Sinusknoten. Kontraindikationen: Myokardiale Hypertrophie, hypertroph-obstruktive Kardiomyopathie (HOCM), WPW-Syndrom, Hyperkalzämie, komplexe ventrikuläre Arrhythmien (daher Vorsicht bei zu hoher Energiewahl bei digitalisierten Patienten im Rahmen etwaiger elektrischer Kardioversionen).

- Digoxin: Unverstoffwechselte renale Ausscheidung, Schnellaufsättigung 0,8–1,2 mg/Tag p.o. als 3 Einzelgaben, Erhaltungsdosis: 0,1–0,4 mg/Tag p.o. Spiegelanstieg bei gleichzeitiger Gabe von Phenytoin, Flecainid und Amiodaron.
- Digitoxin: Hepatische Metabolisation, Schnellaufsättigung wie bei Digoxin. Erhaltungsdosis 0,07–0,01 mg/Tag p.o. Spiegelkontrollen nach Aufsättigung bei beiden Wirkstoffen. Wirkungsabschwächung bei gleichzeitiger Gabe von Phenytoin oder Phenobarbital.

▪ ▪ Radiofrequenzablation, Kryoablation

Radiofrequenzstromablation oder Kryoablation ist eine kathetergestützte Methode zur Induktion von Verödung von Gewebe im Pulmonalvenenumfeld, das ein heterotopes Reizbildungszentrum zur Unterhaltung von VHF darstellt. Oft sind mehrere Sitzungen nötig, da es zu Rezidiven kommt. Höhere Erfolgsraten für Patienten mit paroxysmalem VHF wurden beschrieben (Orczykowski et al. 2017). In seltenen Fällen besteht bei den hitzebasierten Verfahren die (zahlenmäßig geringe) Gefahr von lokalen Schäden im Sinne von ösophagoatrialen Fisteln, die dann jedoch mit einer extrem hohen Letalität vergesellschaftet sind. Die **CASTLE-AF-Studie** untersuchte 387 Patienten und verglich eine katheterbasierte Radiofrequenzablation mit einer alleinigen medikamentösen Therapie (Marrouche et al. 2018). Die primären Endpunkte der Studie (Todesfälle 11,2% vs. 22,3% und Verschlechterung der Herzinsuffizienz 20,7% vs. 35,9%) traten jeweils in der Ablationsgruppe signifikant seltener auf. Auch die Zeit im Sinusrhythmus war mit 63,1% gegenüber 21,7% während einer Beobachtungsperiode von im Mittel 37,8 Monaten in der Ablationsgruppe deutlich höher, so dass bereits von einem Paradigmenwechsel in der Behandlungsstrategie des Vorhofflimmerns gesprochen wird (Link 2018). Insgesamt dürften diese Befunde sich auch günstig auf thrombembolische Ereignisse bei VHF auswirken. Chirurgische Ablationen sind en passant bei Operationen aus sonstiger Indikation sinnvoll (z. B. operative Leitungsunterbrechung in den Vorhöfen, Maze-OP nach Cox, Mini-Maze-Procedure). Allerdings sind diese Verfahren recht aufwendig und werden in der jüngeren Vergangenheit nicht mehr häufig angewendet.

In den letzten Jahren wurden auch einige **alternative therapeutische Ansätze** verfolgt: Eine interessante Option ist beispielsweise bei dem hohen Aufkommen von Patienten mit VHF in der Kardiochirurgie die intraoperative Applikation von Botulinum-Toxin in das epikardiale Fettgewebe. Als pathophysiologischer Hintergrund wird hier die lokale Reduktion sowohl sympathischer wie auch parasympathischer Aktivität diskutiert (Pokushalov et al. 2015).

▪ ▪ Vorhofflattern

Meist stammt Vorhofflattern aus dem rechten Vorhof. Oft liegt ein fixes Überleitungsverhältnis vor (z. B. 2:1, 3:1). Die EKG-Morphologie zeigt in der isoelektrischen Grundlinie typische Flatterwellen mit einer meist tachykarden, aber starren Ventrikelfrequenz. Die Gefahren einer schnellen Überleitung sind hier höher, daher sollte Vorhofflattern als Akutrhythmusstörung nicht toleriert werden. In Bezug auf Rezidivprophylaxe, Antikoagulation und vor allem mit Blick auf das Schlaganfallrisiko gelten die gleichen Grundsätze wie beim Vorhofflimmern.

▪ ▪ Antikoagulation

Grundsätzlich besteht gerade vor dem Hintergrund der Schlaganfallprävention bei allen Patienten mit einem CHA_2DS_2VASc-Score (▪ Tab. 1.2) von 2 oder mehr Punkten – ab hier deutlich erhöhtes thrombembolisches Risiko – die Indikation zur Antikoagulation. Die Art des VHF (paroxysmal, persistierend, permanent usw.) spielt im Übrigen bei der Indikationsstellung keine Rolle. Bei einem Score-Wert von unter 2 Punkten kann ASS 75–325 mg einmal täglich gegeben oder vollständig auf eine gerinnungshemmende Therapie verzichtet werden. Diese muss jedoch im Sinne einer Güterabwägung an einem potenziell vorhandenen Blutungsrisiko gemessen werden. Der HAS-BLED-Score (▪ Tab. 1.4) zeigt ab einem Punktwert von 3 oder mehr Punkten hierfür ein erhöhtes Risiko, sodass die Intensität und somit die Dosis der Antikoagulation kritisch hinterfragt werden sollte. Verbietet sich eine Antikoagulation gänzlich, beispielsweise bei alten Patienten und hoher Sturzneigung mit stattgehabter Hirnblutung, kommt die katheterinterventionelle Implantation eines LAA-Okkluders in Betracht (▪ Abb. 1.20a–d). Die Implantation verbietet sich bei bestehendem Vorhofohrthrombus, da hier die Gefahr der Fragmentation droht, die ihrerseits mit einem enorm hohen Embolierisiko behaftet ist. Auf die Bedeutung und Risiken vor allem auch bei antikoagulatorischen

Tab. 1.4 HAS-BLED-Score zur Einschätzung des Blutungsrisikos. Weitere klinische Anhaltspunkte für ein erhöhtes Blutungsrisiko können aus Anämie, bösartiger Tumorerkrankung, Thrombopenie oder durch genetische Faktoren gewonnen werden (vgl. ABC-Bleeding-Score, HEMORR2HAGES-Score, ORBIT-Score, ATRIA-Score)

Punkte nach HAS-BLED	Klinische Aspekte (übersetzt)
1 – (**H**ypertenison)	Arterieller Hypertonus
1 – (**A**bnormal Liverfunktion)	Eingeschränkte Leberfunktion
1 – (**A**bnormal Kidney Function)	Eingeschränkte Nierenfunktion, i.d.R. Serumkreatinin über 2,5 mg/dl
1 – (**S**troke)	Schlaganfall in der Anamnese
1 – (**B**leeding)	Blutung in der Anamnese
1 – (**L**abile Coagulation)	Labile INR-Einstellung
1 – (**E**lderly Patients)	Alter über 65 Jahre
1 – (**D**rugs)	Medikamente, Alkohol

Kombinationstherapien (z. B. Triple-Therapie – duale Plättchenhemmung + Cumarin/DOAC) wird in ▶ Kap. 2 ausführlich eingegangen. Im Rahmen von herzchirurgischen Operationen aus sonstiger Indikation, etwa beim Klappenersatz oder im Rahmen von aortokoronaren Bypass-Eingriffen, kann en passant eine Ausschaltung des LAA durch Abnähung von außen, eine sog. Herzohrexklusion, erfolgen.

Im Folgenden sollen die wichtigsten Antikoagulanzien im klinischen Kontext VHF kurz eingeordnet werden:

Heparin i.v. In der Akutphase bei neu aufgetretenem oder erstmalig diagnostiziertem VHF gut geeignet aufgrund der guten Steuerbarkeit, Ziel partielle Thromboplastinzeit (PTT) 50–60 s. Als Bridging bis zur therapeutischen Wirkung von Vitamin-K-Antagonisten einsetzbar. Auch im Rahmen von Kardioversionen zu verwenden. Perfusor mit 20.000 IE/50 ml mit 2–5 ml/h je nach Wirkung auch mehr. Antithrombin(AT)-III-Spiegel kontrollieren, da die Heparin-Wirkung größtenteils hiervon abhängt. Antidot: Protamin.

Niedermolekulare Heparine Hemmender Effekt auf die Faktoren IIa und Xa. Einfacher Einsatz durch subkutane Gabe. Als Bridging-Medikament anwendbar. Auch als Emboliescchutz für Kardioversionen geeignet. Kumulation bei Niereninsuffizienz. Dosisanpassung bei Niereninsuffizienz. Beispiel Enoxaparin: 2-mal täglich 1 mg/kg KG s.c. Keine routinemäßigen Spiegelkontrollen. Antidot: Protamin.

Fondaparinux bei heparininduzierter Thrombozytopenie (HIT) Typ II Elektive AT-III-vermittelte Hemmung des Faktors Xa. Dosis: 1-mal 2,5 mg/Tag s.c. Dosisanpassung mit 1,5 mg/Tag 1-mal täglich s.c. Bei einer Kreatinin-Clearance von unter 20 ml/min kontraindiziert.

Vitamin-K-Antagonisten Cumarine galten lange Zeit als Standardmedikation zur Thrombembolieprophylaxe beim VHF. Ziel-INR 2–3. Patientenselbstmanagement durch Selbstmessgeräte. Häufig sind jedoch Infekte, Nahrungsumstellungen oder unzuverlässige Einnahmen Ursachen von Unter- oder Überdosierungen mit thrombembolischen oder Blutungskomplikationen. Erhebliche Wirkungsverstärkung bei Leberinsuffizienz. Eindeutige Indikation bei hochgradiger Mitralklappenstenose oder bei Z. n. Mitralklappenersatz. Antidot: Prothrombinkomplex mit schnellem Wirkeintritt (Formel zur Dosisermittlung ▶ Abschn. 2.3) sowie wiederholte Vitamin-K-Gaben.

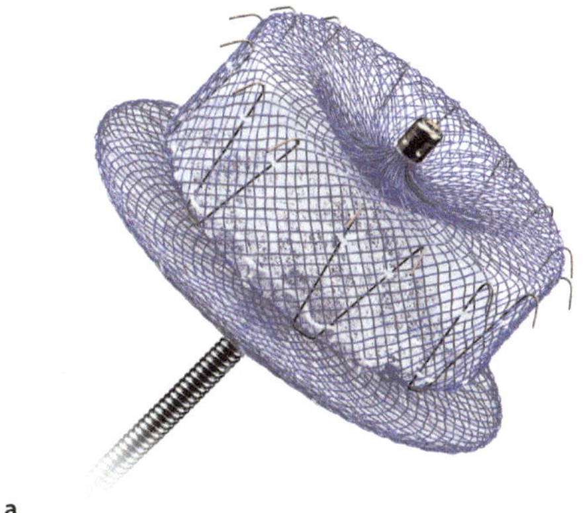

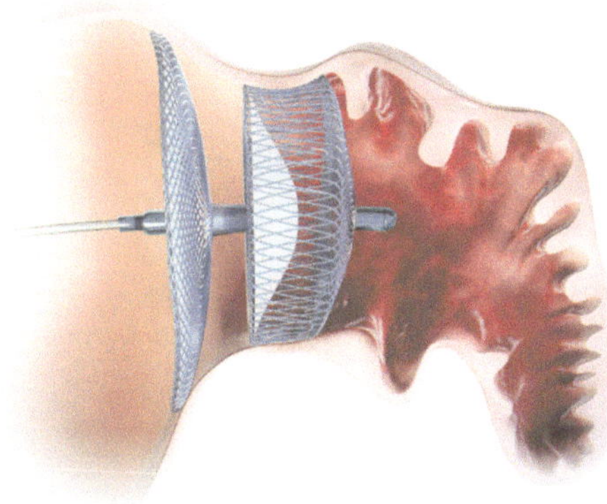

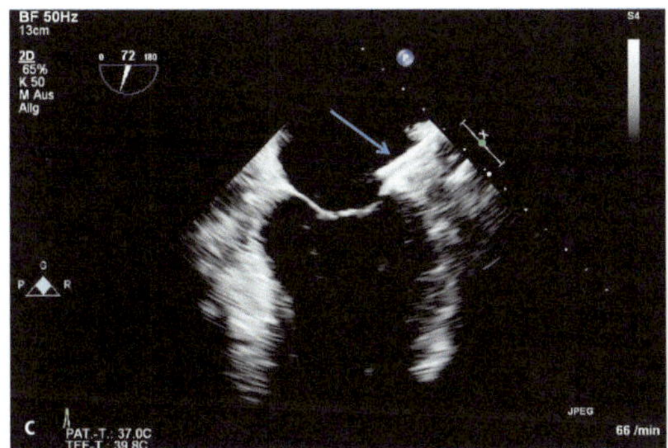

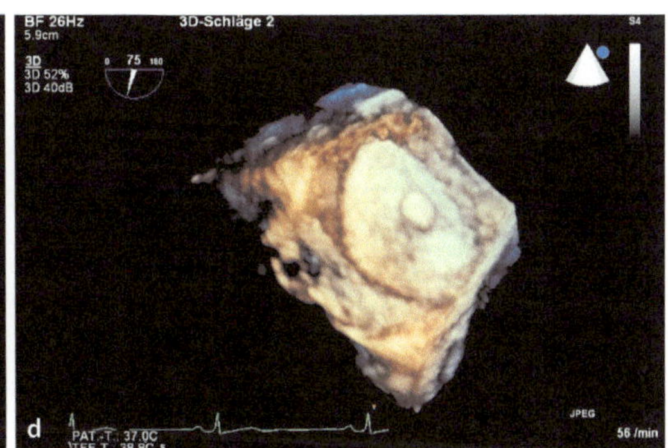

Abb. 1.20 a,b LAA-Okkluder schematisch zur Ausschaltung der Region mit der höchsten Thrombogenität beim VHF (mit freundlicher Genehmigung der Fa. St Jude Medical, Eschborn). **c** TEE-Übersicht mit LAA-Okkluder. **d** 3D-TEE mit LAA-Okkluder

DOAC Direkt wirksame orale Antikoagulanzien; alle vier Präparate sind in der Behandlung von VHF zugelassen. Auch in Fällen eines nachgewiesenen LAA-Thrombus können DOAC eingesetzt werden. Im Rahmen der CLOT-Registerstudie konnte im Vergleich zu Cumarinen sogar eine bessere Wirkung der DOAC mit Blick auf die langfristige Thrombusauflösung nachgewiesen werden (Lip et al. 2016). Ebenfalls bestehen Zulassungen in der Behandlung der Lungenembolie. Ist die Indikation bei VHF zur Antikoagulation gestellt, sollten DOAC insbesondere bei Patienten mit intakter Nierenfunktion bevorzugt zum Einsatz kommen (s. unten). Regelmäßige Spiegelkontrollen sind entbehrlich (Anti-Xa-Aktivität kalibriert auf das jeweilige DOAC oder durch spezielle Thrombinzeit(TZ)-Messung für Dabigatran). Ein Point-of-care-Monitoring (POC) wäre analog zu einer bettseitigen INR-Bestimmung hilfreich, befindet sich derzeitig jedoch noch in der Entwicklungsphase. Die wichtigsten Charakteristika sind in Tab. 1.5 zusammengefasst. Die Akzeptanz der DOAC ist insgesamt steigend: So konnte in der GLORIA-AF-Studie anhand von über 15.000 Pateinten gezeigt werden, dass bereits bei 47,6% von Patienten mit VHF zwischen 2011 und 2014 DOAC rezeptiert wurden (Huisman et al. 2017).

Der richtige Zeitpunkt zum Beginn einer therapeutischen Antikoagulation beim akuten Schlaganfall hängt stark von der zerebralen Infarktgröße einerseits sowie der Wahrscheinlichkeit eines Rezidivereignisses andererseits ab und muss im Individualfall entschieden werden. An einigen Zentren hat sich eine 1-3-6-12-Tage-Regel etabliert, die den Beginn bzw. die Fortführung einer Antikoagulations-

1

Tab. 1.5 Direkt wirksame orale Antikoagulanzien (Ezekowitz et al. 2016; Patel et al. 2011; Goto et al. 2014; Rost et al. 2016) in der Behandlung von Patienten mit VHF, mod. nach Leitlinien der Deutschen Gesellschaft für Kardiologie, DGK 2013, 2016a

	Wirkstoff			
	Dabigatran	Rivaroxaban	Apixaban	Edoxaban
Dosis	150 mg oder 110 mg 2-mal/Tag	1-mal 20 mg/Tag	2-mal 5 mg/Tag	60 mg oder 30 mg 1-mal/Tag
Hämostaseologischer Mechanismus	Komplexbildung mit Thrombin	Direkte Xa-Inhibitoren		
Antidot	Idarucizumab	nicht verfügbar		
Phase-III-Studie Patientenzahl	RE-LY[a] 18.113	ROCKET-AF[b] 14.264	ARISTOTLE[c] 18.201	ENGAGE AF-TIMI 48[d] 21105
Weitere Charakteristika der Zulassungsstudie (Phase III)				
Alter	75 J.	73 J.	70 J.	72 J.
Dosis	2-mal 110 mg und 2-mal 150 mg	1-mal 20 mg (1-mal 15 mg)	2-mal 5 mg (2-mal 2,5 mg)	1-mal 30 mg (1-mal 15 mg) und 1-mal 60 mg (1-mal 30 mg)
Angestrebter INR-Wert bei Cumarin	2–3	2–3	2–3	2–3
CHA_2DS_2VASc	2,1	3,5	2,1	2,8
Cumarin im Zielbereich zu	65%	58%	66%	68%
Renale Ausscheidung	80%	35%	25%	50%
Dosisanapassung bei Niereninsuffizienz	Bei Kreatinin-Clearance zwischen 30 und 50 ml/min 2-mal 110 mg/Tag	15 mg einmal/Tag bei Kreatinin-Clearance <30–49 ml/min	2,5 mg 2-mal/Tag bei Serumkreatinin >1,5 mg/dl und Alter >60 Jahre oder Gewicht <60 kg	30 mg oder 15 mg einmal/Tag bei Kreatinin-Clearance <50 ml/min
Kontraindikation bei Niereninsuffizienz	Kreatinin-Clearance <30 ml/min	Kreatinin-Clearance <30 ml/min	Kreatinin-Clearance <25 ml/min oder Serumkreatinin >2,5 mg/dl	Kreatinin-Clearance <30 ml/min
Senkung von großen Blutungen im Vergleich zu Cumarin	Senkung der Rate größerer Blutungen bei intakter Nierenfunktion	Größere Blutungen ähnlich häufig	Senkung der Rate größerer Blutungen unter Apixaban	ohne Angabe
Halbwertszeit	14–17 h	5–9 h	9–14 h	9–11 h

Tab. 1.5 (Fortsetzung)

	Wirkstoff			
	Dabigatran	Rivaroxaban	Apixaban	Edoxaban
Maximaler Spiegel nach Einnahme	nach 0,5–2 h	nach 2–4 h	nach 2–4 h	nach 1–3 h
Orale Bioverfügbarkeit	6,5%	80–100%	50%	50%

[a] Ezekowitz et al. 2016
[b] Patel et al. 2011
[c] Goto et al. 2014
[d] Rost et al. 2016.

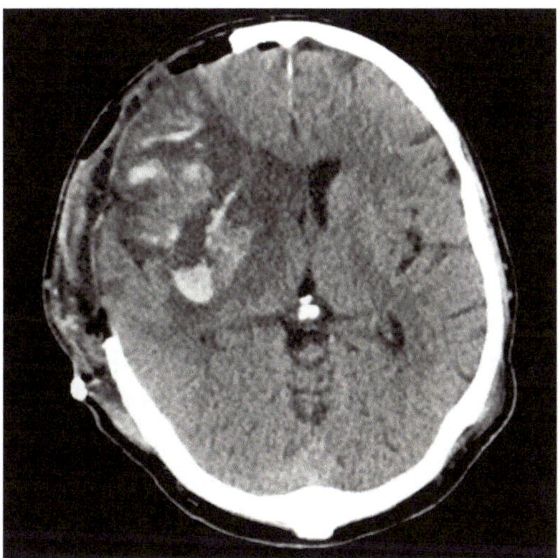

Abb. 1.21 Großer, sekundär eingebluteter Infarkt mit rechtsseitiger Hemikraniektomie

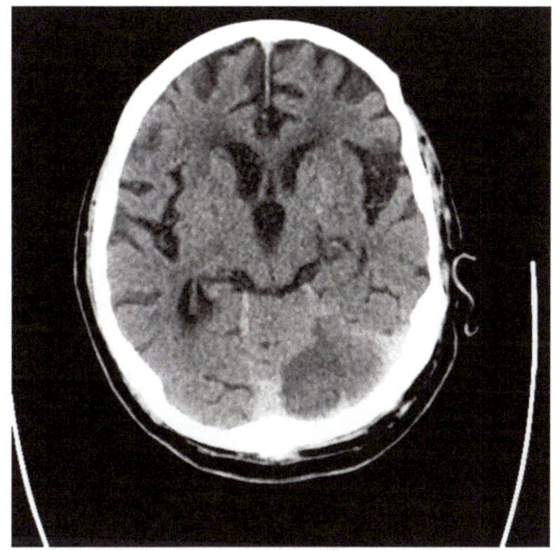

Abb. 1.22 Umschriebener posteriorer Infarkt. Fortführung bzw. Fortsetzung einer Antikoagulation nach drei Tagen vertretbar

behandlung nach TIA, kleinem, mäßigem und großem territorialen Infarkt kennzeichnet. Beginnt man die Antikoagulation bei großen territorialen Infarkten mit zu erwartenden nachhaltigen Störungen der Blut-Hirn-Schranke zu früh, ist eine sekundäre Einblutung geradezu jedoch vorprogrammiert (Abb. 1.21). In jedem Fall sind bei nicht umschriebenen mittleren und großen Infarkten neben den klinischen auch radiologische Verlaufskontrollen angezeigt. Abb. 1.22, Abb. 1.23 und Abb. 1.24 zeigen Beispiele unterschiedlicher Größen frischer zerebraler Infarkte, bei denen diese Regel entsprechend angewendet werden konnte.

Auch sind Dosisabstufungen in der klinischen Routine empfehlenswert, etwa reduzierte Zielwerte für PTT oder INR oder abgeschwächte Darreichungen bei den DOAC (Tab. 1.5). Insgesamt weisen die Zulassungsstudien (Ezekowitz et al. 2016; Patel et al. 2011; Goto et al. 2014; Rost et al. 2016) in puncto Blutungskomplikationen und somit Anwendungssicherheit eher auf die Anwendung von DOAC im Vergleich zu Vitamin-K-Antagonisten, insbesondere dann, wenn die INR-Einstellung sich als labil herausstellt. Doch nicht nur die Zulassungsstudien, auch die jüngst publizierte CARBOS-Studie überzeugt gegenüber Cumarinen mit Blick auf

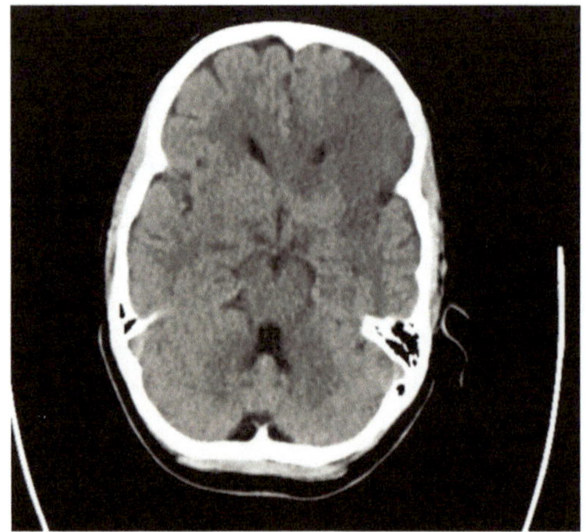

Abb. 1.23 Mittelgroßer Mediainfarkt links. Fortführung bzw. Beginn einer Antikoagulation nach 6 Tagen vertretbar

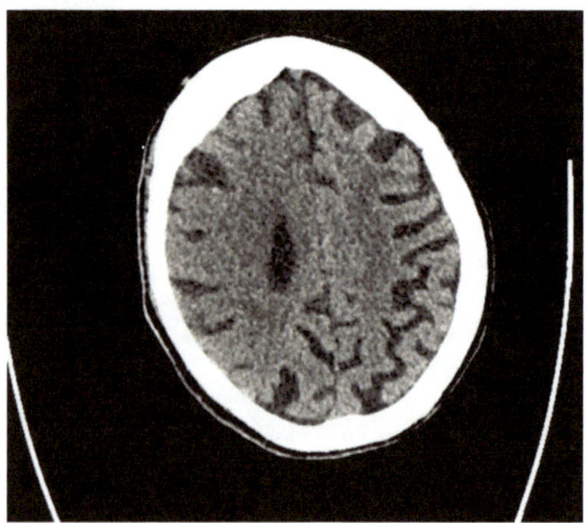

Abb. 1.24 Großer Media- und Anteriorinfarkt rechts. Initiale Bildgebung, sichtbar insbesondere die rechtsseitige Quellung mit reduzierter Mark-Rinden-Differenzierung. Fortführung bzw. Fortsetzung einer Antikoagulation erst nach Ablauf von mindestens 12 Tagen und Abwarten etwaiger weiterer Maßnahmen, z. B. Hemikraniektomie, vertretbar. Klinische und radiologische Verlaufskontrollen absolut obligat

Blutungen (p-Wert <0,001) und schwere Blutungen (p-wert <0,011) (Hohnloser et al. 2017).

Reevaluierungen zu diesen therapeutischen Ansätzen sind insbesondere bei singulären Ereignissen mit reversibler Ursache (z. B. VHF bei schwerer Sepsis oder postoperativ s. oben) nach 6–12 Monaten sinnvoll. Die 2016 erweiterten Leitlinien der ESC/DGK zum Vorhofflimmern betonten ausdrücklich den Einsatz der DOAC und schlagen zusätzlich die Konsultation eines VHF-Teams (multidisziplinäres Expertenteam, vgl. Endokarditis-Team (▶ Abschn. 1.4.4) für komplexe Fälle vor (2013, 2016a).

Zusammenfassung

Vorhofflimmern ist eine häufige, in den westlichen Industrienationen auftretende Rhythmusstörung. Die wichtigste Komplikation des VHF ist der Schlaganfall. Zur Behandlung des VHF sind medikamentöse, elektrische und interventionelle Verfahren bekannt. Hilfreiche Scoring-Systeme beleuchten im klinischen Alltag die Notwendigkeit und das Risiko der Antikoagulation von Patienten, die unter VHF leiden.

1.3 Persistierendes Foramen ovale (PFO) und sonstige Shuntverbindungen

1.3.1 Pathologisch anatomische Einordnung und Prävalenz

Ein PFO kommt recht häufig vor (in 10–20% der Erwachsenenpopulation), ist allerdings meist asymptomatisch und wird nicht diagnostiziert. In Autopsiestudien können sondierbare PFO mit einer Häufigkeit von 27% festgestellt werden. Dieser Unterschied lässt sich wahrscheinlich dadurch begründen, dass in einer Autopsie ein PFO sicher festgestellt werden kann, während die Kontrastechokardiografie auf die Entdeckung von Sekundärphänomenen abzielt (Abb. 1.25). In einer Autopsie-Studie der Mayo Clinic, USA, konnte gezeigt werden, dass sich ein PFO im Laufe des Lebens im Mittel von 3,4 mm in der ersten Lebensdekade auf 5,8 mm in der 10. Lebensdekade vergrößert, da sich die Region der Fossa ovalis im Laufe des Lebens streckt und vergrößert (Kaplan 1993). Es lassen sich tubuläre von tunnelähnlichen Verbindungen unterscheiden (Abb. 1.26a–d). Formell fällt das PFO in die Kategorie der Atrium-Septum-Defekte (ASD; ASD vom

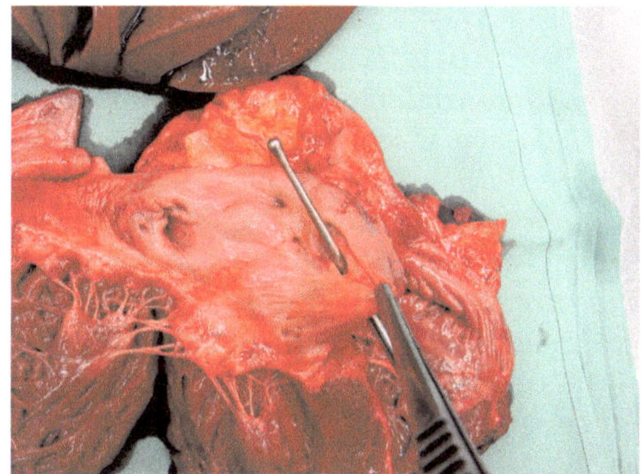

Abb. 1.25 Autopsiepräparat eines sondierten PFO

Sekundum-Typ: ca. 80% aller potenziell hämodynamisch relevanten ASD-Fälle, ASD vom Primum-Typ: ca. 15%, Sinus-venosus-Defekt: ca. 5%), ist aber klinisch praktisch nur als Quelle einer paradoxen Embolie und nicht als hämodynamisch wirksame Shuntverbindung von Interesse. Wird ein PFO im fötalen Kreislauf noch als Shunt bei fehlender Lungenatmung benötigt, hat es bei ausbleibendem postpartalen Spontanverschluss keine oder nur pathologische Bedeutung (▶ Abschn. 1.3.3 und ▶ Abschn. 1.3.4).

1.3.2 Diagnostik, Shuntgröße

Goldstandard in der Diagnostik ist die Echokardiografie. Bereits in der transthorakalen Untersuchung kann meist eine qualitative Diagnose erbracht werden. Hierbei wird sog. agitierte Kochsalzlösung, d. h. ein aufgeschäumtes Gemisch aus NaCl-Lösung, autologem Blut und etwas Luft über einen rechtsseitigen i.v. Zugang als Bolus appliziert. Da diese Art von physikalischem Kontrast nicht direkt lungengängig ist, kommt es zunächst zu einer Kontrastierung der rechtsseitigen Herzhöhlen. Liegt eine intrakardiale Shuntverbindung auf Vorhofebene vor, kommt es zu einem Übertritt der agitierten Kochsalzlösung vom rechten auf das linke Atrium. Dieser Übertritt kann in Abhän-

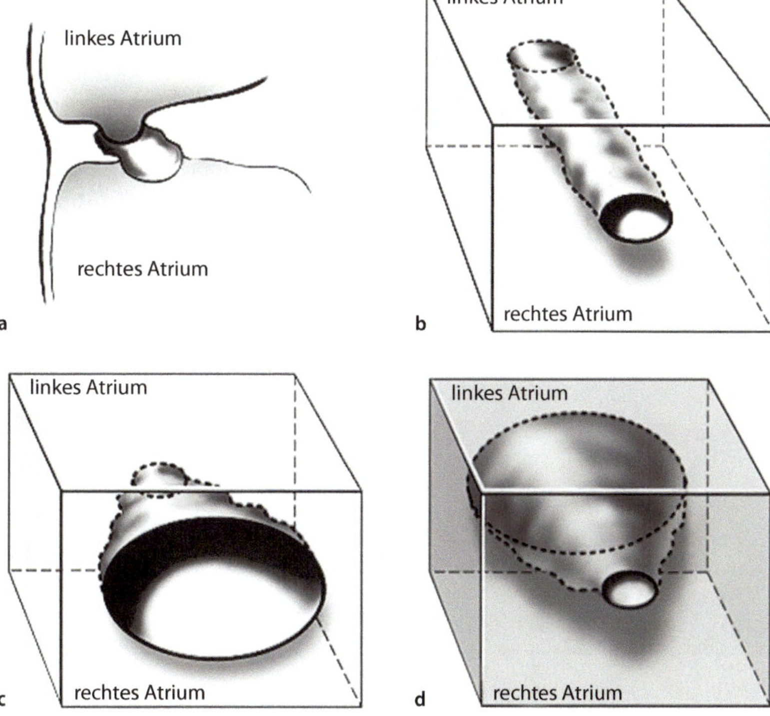

Abb. 1.26a–d Verschiedene Defektformen beim PFO

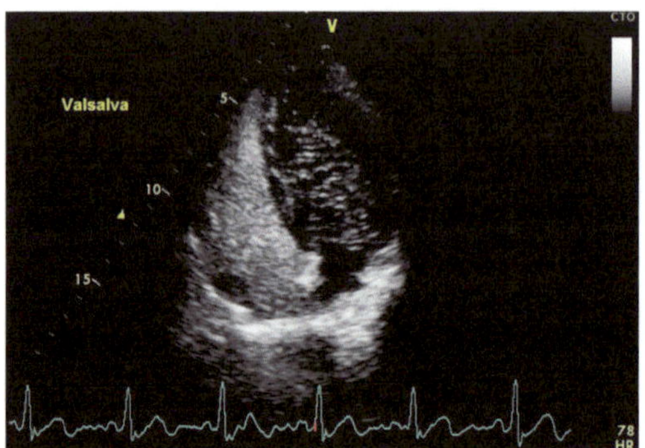

■ **Abb. 1.27** Deutlicher Kontrastmittelübertritt vom rechten zum linken Atrium unter Valsalva. Transthorakale Echokardiografie, Vierkammerblick

gigkeit von der Shuntgröße mehr oder weniger stark ausgeprägt sein („+, ++ oder +++"). Der Provokationstest muss unbedingt unter Valsalva und Valsalva-Release wiederholt werden, da nicht selten erst hier ein manifester Übertritt detektiert werden kann (■ Abb. 1.27). Bei einer dezidierten Beurteilung des interatrialen Septums und vor allem auch zum Nachweis eines unmittelbaren Kontrastmittelübertritts in typischer PFO-Position bedarf es einer transösophagealen Darstellung (■ Abb. 1.28a,b). Gerade die Bewertung eines hypermobilen Septums, das fast immer mit einem PFO vergesellschaftet ist, kann meist nur in der TEE erbracht werden (■ Abb. 1.29a–d). Auch eine starke Überlappung zwischen Septum primum und Septum secundum im Sinne einer Pouchbildung kann nur bei dieser Untersuchung nachgewiesen werden (■ Abb. 1.30). Die Thrombogenität eines Pouchs ist jedoch nicht bewiesen.

Differenzialdiagnostisch kommen bei echokardiografisch verzögerter Füllung des linken Vorhofs mit agitierter Kochsalzlösung ohne Nachweis eines direkten Übertrittes auf Ebene des interatrialen Septums herznahe Shuntverbindungen in Betracht, wie z. B. intrapulmonale AV-Malformationen. Qualitativ kann ein Übertritt sog. Bubbles nach i.v. Gabe auch mit dem transkraniellen Doppler über einem zerebralen arteriellen Gefäß (z. B. A. cerebri media) als akustisches Signal detektiert werden (sog. peripherer Bubble-Test als unterstützendes Verfahren) (■ Abb. 1.31).

1.3.3 PFO und Schlaganfall

Klinische Bedeutung erlangt ein PFO i.d.R. erst dann, wenn es zu einer paradoxen Embolie gekommen ist (■ Abb. 1.31). Diese kann nach peripher erfolgen, äußert sich jedoch zumeist als zerebrale Ischämie. Besondere Risikofaktoren hierfür sind zunächst die Ausbildung venöser Thrombosen, die sich längst nicht in jedem Fall als manifeste tiefe Beinvenenthrombose (TVT) zeigen müssen. Als ungünstige Prädiktoren gelten (**Memo: Virchow-Trias** bestehend aus Blutstase, Blutzusammensetzung, Gefäßwandveränderungen):

- **Immobilisation**, vor allem das Fehlen der venösen Muskelpumpe bei Ruhigstellung des oberen Sprunggelenkes oder im Rah-

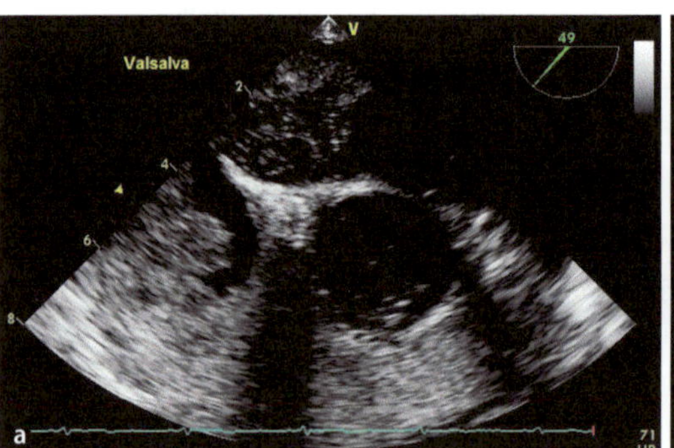

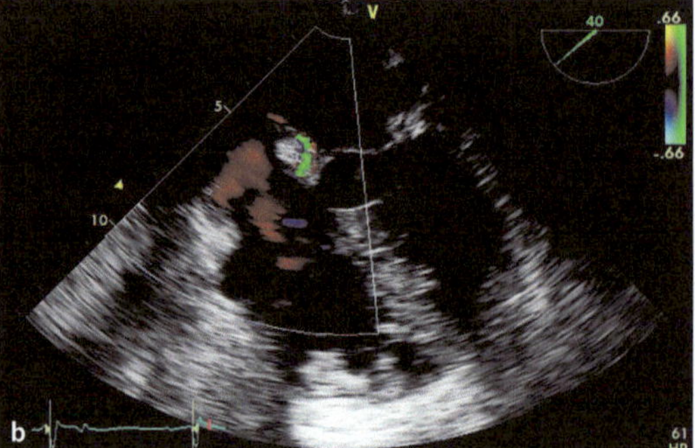

■ **Abb. 1.28** **a** TEE-Befund mit Kontrastmittelübertritt zwischen rechtem und linkem Atrium. **b** Interatrialer Farbjet in typischer PFO-Position

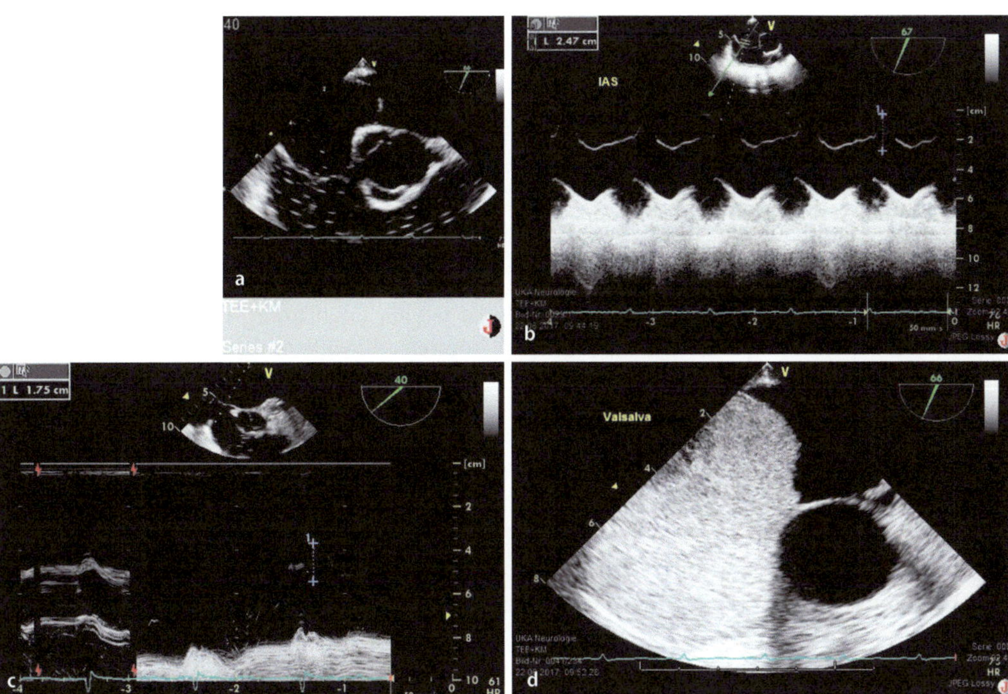

Abb. 1.29a–d Hypermobiles interatriales Septum mit M-Mode-Befunden zur Bestimmung der maximalen Exkursion beim Septumaneurysma. In **d** ist ein massiv hypermobiles Septum, jedoch ohne Kontrastmittelübertritt vom rechten zum linken Atrium zu sehen. TEE-Befunde

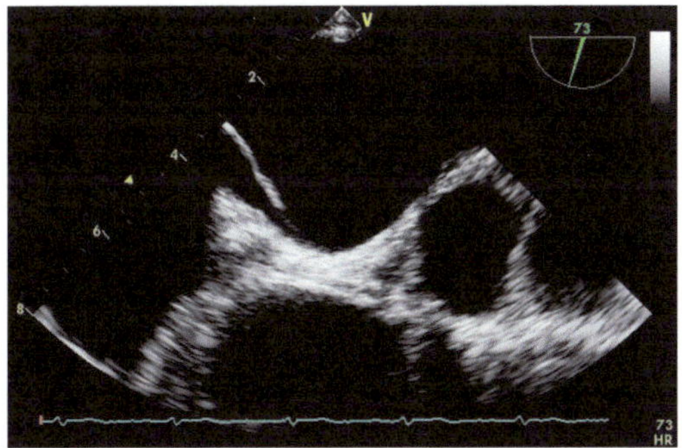

Abb. 1.30 Deutliche Überlappung zwischen Septum primum und Septum secundum im Sinne einer Pouchbildung. TEE-Befund

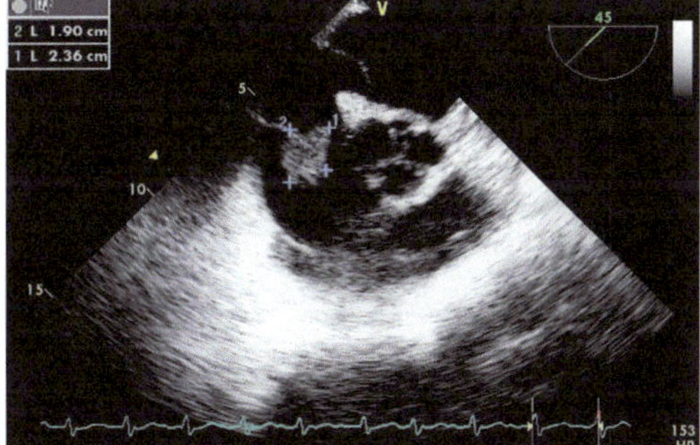

Abb. 1.31 Rechtsatrialer Thrombus als möglicher „Transitthrombus" für eine paradoxe Embolie bei einem Patienten mit gleichzeitig bestehendem PFO. Gut zu sehen ist auch das interatriale Septumaneurysma

men von längeren Flugreisen („economy-class-thrombosis"). Hoch-Risiko-Patienten (stattgehabte TVT, Alter über 40, Einnahme von Ovulationshemmern) wird neben Allgemeinmaßnahmen wie häufigem Aufstehen während des Fluges bei einer Flugdauer von über 5 Stunden die Applikation eines niedermolekularen Heparins 2 Stunden vor dem Flug empfohlen.

- Einnahme von **Hormonpräparaten** im Zusammenhang mit **Nikotinabusus**.
- Seltene angeborene oder erworbene **Gerinnungserkrankungen**, die vornehmlich zur Ausbildung venöser Thrombose führen, z. B.

- Faktor-V-Leiden-Mutation,
- Prothrombinmutation,
- Protein-C- oder -S-Mangel,
- Antithrombinmangel,
- Antiphospholipidsyndrom oder
- weitere prädisponierende Faktoren, z. B. Adipositas mit einer etwa doppelt so hohen Rate an thrombembolischen Ereignissen im Vergleich zu normgewichtigen Patienten,
- paraneoplastisch bei Tumorerkrankungen.

- Häufige **Valsalva-Situationen**, etwa bei schwerer körperlicher Arbeit, Spielen von Blasinstrumenten oder bei anhaltender Obstipation.

Abzugrenzen hiervon, aber durchaus relevant sind **Luftembolien**, die über ein PFO auf paradoxem Wege vermittelt werden können, z. B. bei Operationen, die im Sitzen durchgeführt werden müssen (z. B. neurochirurgischer Eingriff an der Hypophyse), oder Gasausfällungen im Rahmen der Dekompressionserkrankung bei Tauchern.

Der Anteil der Patienten, bei denen ein PFO eine Rolle spielen dürfte, steigt an. Dies ist allerdings auf eine zunehmend detailgetreue Diagnostik und weniger auf absolute Zahlen zurückzuführen. Auch kann ein Zusammenhang zwischen der Größe des PFO und dem Auftreten von Schlaganfällen hergestellt werden (Pezzini et al. 2016). Ob das fast immer koinzident vorliegende Septumaneurysma einen unabhängigen Risikofaktor im Sinne einer gesteigerten Thrombogenität darstellt, ist umstritten. Schließlich muss in allen Fällen vor dem Hintergrund der hohen PFO-Prävalenz in jedem Einzelfall geprüft werden, welche konkurrierenden Ursachen (z. B. Makro- oder Mikroangiopathie bei älteren Patienten und einem entsprechenden Risikoprofil) am ehesten in Betracht gezogen werden.

1.3.4 Exkurs: PFO und Migräne

Nach groben Schätzungen leiden etwa 55 Mio. Europäer an Migräne (Henry et al. 2002). Die Prävalenz eines PFO bei Migränepatienten insbesondere mit Aura (hier mit vorangehender kortikaler Exzitation gefolgt von einer Depression der neuronalen Aktivität, sog. „cortical spreading depression", CSD) ist vergleichsweise hoch. Umgekehrt haben viele Migränepatienten mit oder ohne Aura auch ein PFO (Schwerzmann et al. 2005, Schwedt et al. 2008). Die Wertigkeit des PFO für die Entstehung der Migräne ist jedoch umstritten: Als Pathomechanismus können Mikrothromben, deren Embolien paradox über das PFO vermittelt werden, diskutiert werden. Auch wurden venöse Serotonin-Peaks, die durch ein PFO nach arteriell überspringen und ohne Shunt im Lungenkreislauf ansonsten down-reguliert werden, hierfür als Ursache bedacht (Adler et al. 2007). Erschwert werden kann die Differenzialdiagnose dadurch, dass Halbseitensymptomatiken (motorisch wie sensibel) in der Phase der Aura auch an das Bild einer manifesten zerebralen Ischämie denken lassen.

Besonders Patienten mit Aura konnten in Einzelfallberichten von einem interventionellen PFO-Verschluss profitieren (Wahl et al. 2010). In größeren Serien, insbesondere auch in prospektiv randomisierten Studien konnten diese Befunde im Vergleich zu einer medikamentösen Therapie (duale Plättchenhemmung) allerdings nicht bestätigt werden, sodass ein PFO-Verschluss mit dem Ziel der Reduktion von Migräneattacken zurzeit nicht empfohlen werden kann (Mattle et al. 2016; Dowson et al. 2008). Vielmehr kommen jedoch primär kardial wirksame Medikamente zum Einsatz, insbesondere die Therapie mit Betablockern. Am besten untersucht sind Metoprolol (bis zu 2-mal 95 mg p.o./Tag, einschleichende Dosis nach kreislaufwirksamer Verträglichkeit) und Propanolol (40–240 mg p.o./Tag, ebenfalls einschleichend). Auch sind atypische Kalziumantagonisten Bestandteil der Therapie.

1.3.5 Therapieansätze

Zahlreiche Diskussionen werden rund um die Inhalte PFO-Verschluss versus Antikoagula-

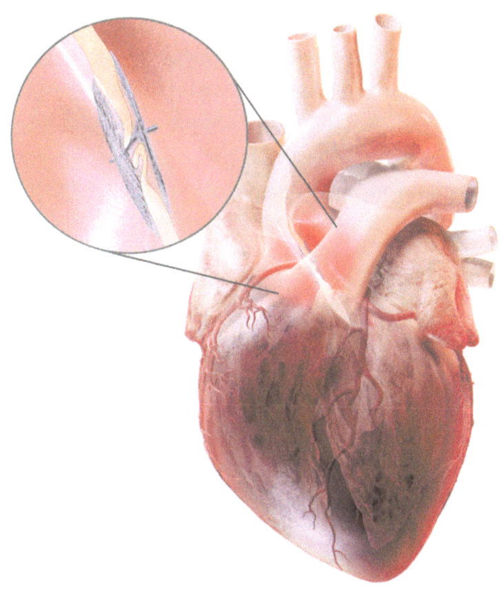

Abb. 1.32 PFO-Okkluder, schematische Darstellung. (Mit freundlicher Genehmigung der Fa. St. Jude Medical, Eschborn)

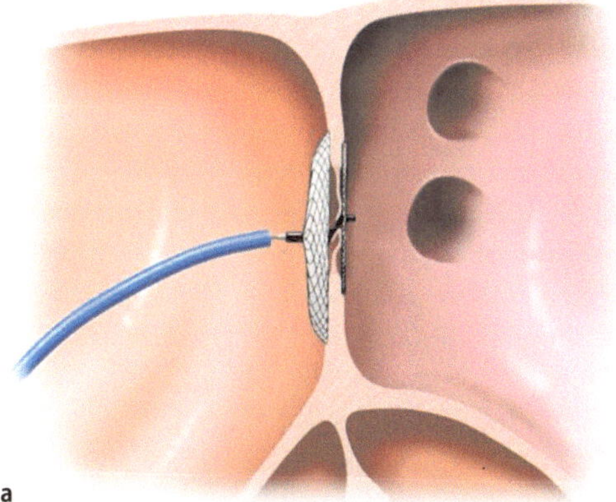

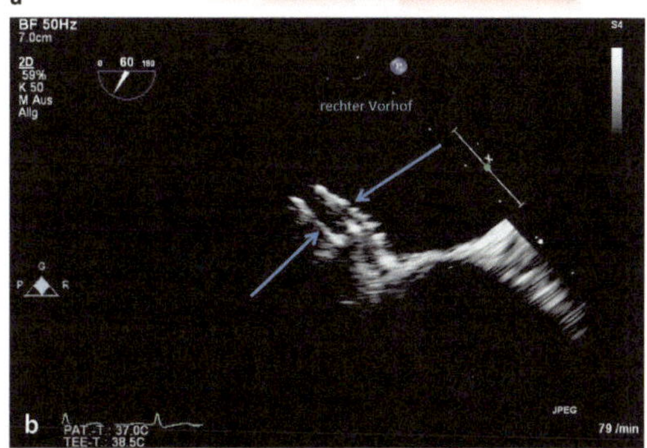

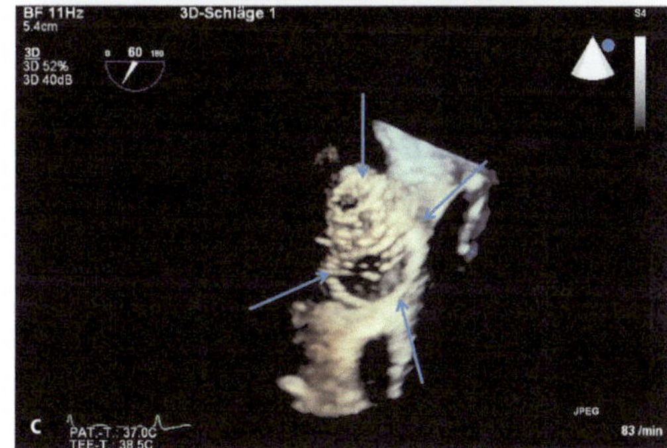

Abb. 1.33 **a** Schematische Darstellung zur Platzierung des PFO-Okkluders (mit freundlicher Genehmigung der Fa. St. Jude Medical, Eschborn. **b** Typischer Sitz interatrial, TEE-2D. **c** Entsprechendes TEE-3D

tion fast täglich aufs Neue geführt. Eine fast ebensolche Fülle von Studien ist hierzu erschienen. Hierbei krankt es oft an zu geringen Patientenzahlen, sodass letztlich nur große randomisierte Studien und Metaanalysen zur Klärung beitragen können. Es bleibt also dabei: „PFO – to close or not to close" (Litmathe et al. 2015).

Der Verschluss ist relativ einfach auf katheterinterventionellem Wege zu lösen. Hierfür sind verschiedene PFO-Okkluder verfügbar (Abb. 1.32 und Abb. 1.33). Periprozedurale Risiken sind in neu aufgetretenem VHF (häufigste Komplikation), Blutung bis zur Perikardtamponade mit Notwendigkeit der Sternotomie sowie als lokale Infektionen an der Insertionsstelle zu sehen. Postinterventionell ist eine 3-monatige duale Plättchenhemmung notwendig, darüber hinaus keine spezifische gerinnungshemmende Therapie. In einigen Fällen bleiben interatriale Rest-Shunts bestehen. Alternativ dazu kann eine dauerhafte Thrombozytenfunktionshemmung oder eine plasmatische Antikoagulation durchgeführt werden. DOAC haben in der medikamentösen Behandlung des PFO zwar keine offizielle Zulassung, dürften jedoch, so sie bei konkurrierender Indikation verordnet werden, ihren Auftrag nicht verfehlen.

In der jüngeren Vergangenheit sind drei wesentliche Studien zum Thema Verschluss versus medikamentöse Therapie beim Schlaganfall erschienen: CLOSURE I (Furlan et al. 2012), RESPECT (Carroll et al. 2013) und die PC-Studie (Meier et al. 2013). Der Umfang beträgt bei allen zusammen ca. 2200 Patienten und nur in einer Untersuchung konnte ein statistisch schwach signifikanter Vorteil zugunsten des Verschlusses ermittelt werden. Insgesamt und nicht zuletzt durch die nicht vorhandene Reproduzierbarkeit einer eindeutigen Empfehlung, können „hauseigene" Leitlinien, die sich an langjähriger klinischer Erfahrung und sinnvoller Übereinkunft orientieren, weiterhelfen.

Ein bewährter Algorithmus für die Implantation eines PFO-Okkluders beinhaltet demnach:

Je
- **jünger der Patient ist – nach eigenem Vorgehen unter 60 Jahren –,**
- **wahrscheinlicher die Ursache für den Schlaganfall das PFO ist,**
- **größer der Shunt ist,**
- **gewichtiger die Argumente gegen eine dauerhafte Antikoagulation sind,**

desto eher sollte die Implantation eines PFO-Okkluders angestrebt werden (Abb. 1.34).

Dieses Vorgehen steht in Übereinstimmung mit ganz aktuellen Studiendaten, die im Langzeitverlauf in Bezug auf Rezidivereignisse schwach signifikante Vorteile zugunsten eines interventionellen Verschlusses gerade bei großen Defekten und dem Vorliegen eines Septumaneurysmas erbracht haben (Mas et al. 2017; Saver et al. 2017). Dieser Algorithmus bezieht sich im Wesentlichen auf Patienten mit einem manifesten Schlaganfall. Bei solchen, die eine TIA erlitten haben, also insbesondere kein MR-Korrelat aufweisen, kann ein PFO-Verschluss nicht unmittelbar empfohlen werden.

Klinisch gebräuchlich zur Einschätzung des Risikos einer paradoxen Embolie ist darüber hinaus der **ROPE-Score** („**r**isk **o**f **p**aradoxical **e**mbolism"): Hier werden für Diabetes, Nikotinabusus, klinischen Nachweis einer stattgehabten zerebralen Ischämie, Bluthochdruck und Alter Punkte vergeben, und zwar jeweils für das **Nicht**vorliegen bzw. für **nicht vorgerücktes** Alter. Auch in diesem Score zeigt sich daher: Je jünger der Patient und je geringer das kardiovaskuläre Risikoprofil, desto wahrscheinlicher tritt ein PFO als Schlaganfallquelle in die Betrachtung.

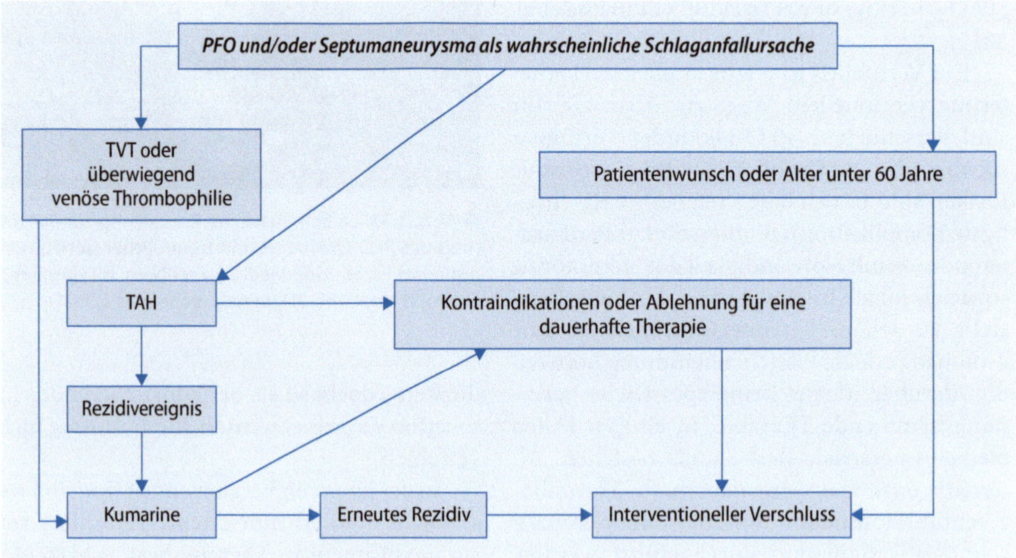

Abb. 1.34 Therapeutischer Entscheidungsalgorithmus bei PFO als Ursache eines Schlaganfalls. *TAH* Thrombozytenaggregationshemmer, *TVT* tiefe Beinvenenthrombose

Entschließt man sich zur einer alleinigen medikamentösen Behandlung, ist offen, ob allein mit Blick auf ein PFO als wahrscheinliche Quelle eines Schlaganfalls eine thrombozytenaggregationshemmende Therapie oder eine orale Antikoagulation zu bevorzugen ist. In den oben zitierten Studien (Furlan et al. 2012; Carroll et al. 2013; Meier et al. 2013) ist diesbezüglich nicht subdifferenziert worden. Im klinischen Alltag empfiehlt es sich daher, die Shuntgröße, das Vorliegen eines Schlaganfallrezidivs sowie – fast immer koinzident zum PFO auftretende – Fälle von Aneurysmen des interatrialen Septums in diese Überlegungen miteinzubeziehen. Zwar existiert für die DOAC keine explizite Zulassung für die Indikation Vermeidung paradoxer Embolien; da jedoch für die Lungenembolie der Einsatz bereits zugelassen ist, können auch hier die Vorteile dieser Substanzgruppe genutzt werden.

Zusammenfassung

Die weltweite Prävalenz eines PFO ist hoch. Goldstandard in der Diagnostik ist die Kontrastechokardiografie. In vielen Fällen besteht koinzident ein Aneurysma des interatrialen Septums. Die klinische Bedeutung eines PFO liegt vornehmlich als Quelle für eine paradoxe Embolie bei Schlaganfall oder TIA. Die Wertigkeit ist im Einzelfall von konkurrierenden Ursachen abzugrenzen. Als therapeutische Optionen bei gesicherter Indikation als Schlaganfallursache stehen medikamentöse und katheterinterventionelle Verfahren zur Verfügung. Auch bei Migränepatienten wird überzufällig häufig ein PFO gefunden.

1.4 Endokarditis

1.4.1 Prävalenz und Risikofaktoren der Endokarditis

Definitionsgemäß handelt es sich bei der infektiösen Endokarditis (IE) um mikrobiell, ganz überwiegend durch Bakterien verursachte Infektionen kardialer Strukturen, insbesondere der Herzklappen, aber auch von kardial implantierten Fremdmaterialien. Die mittlere Prävalenz betrug in Deutschland zwischen 2005 und 2014 11,6 Erkrankungen pro 100.000 Einwohner mit steigender Tendenz (Keller et al. 2017), was ohne Zweifel auf den demografischen Wandel und die auch damit erhöhte Quote kardiovaskulärer Grunderkrankungen zurückzuführen ist Die unmittelbare Mortalität der IE ist hoch. So lag die „overall in-hospital mortality" während dieses 10-Jahres-Zeitraumes bei 17% (Keller et al. 2017). Nicht jeder Patient entwickelt eine IE selbst bei ablaufender Bakteriämie, daher sind anamnestisch zu eruierende Risikofaktoren von hoher Wertigkeit:

Risikofaktoren der infektiösen Endokarditis

- Implantiertes Fremdmaterial, insbesondere Klappenprothesen, aber auch Herzschrittmacher und rekonstruktives Material wie Klappenringe (Letztere in der Frühphase nach Implantation)
- I.v. Drogenabusus
- Immunologische Grunderkrankung
- Atherosklerotisch geschädigte Herzklappen
- Kongenitale Vitien
- Durchgemachte Endokarditis
- Diabetes mellitus
- Z. n. rheumatischem Fieber

Vor diesem Hintergrund erscheint die Liberalisierung der Endokarditis-Prophylaxe bedeutsam, die heute nur noch bei allen Klappenprothesenträgern, Patienten mit überstandener Endokarditis, zyanotischen Shuntvitien und 6 Monate nach operativer oder interventioneller Korrektur von angeborenen Vitien nach den aktuellen Leitlinien der Deutschen Gesellschaft für Kardiologie empfohlen wird. Da 40% der Erreger Streptokokken sind und 90% insgesamt dem grampositiven Spektrum zugerechnet werden können, beschränkt sich die prophylaktische Antibiotikagabe nicht mehr auf alle diagnostischen und therapeutischen Eingriffe, sondern nur noch auf zahnärztliche Hochrisikoeingriffe (DGK 2015).

1.4.2 Diagnostik

Zerebrale Ischämien sind oft nur ein akut einsetzendes Epiphänomen einer klinisch nur subakut verlaufenden Endokarditis. So kann schon die **Anamnese** bei stattgehabtem Hirninfarkt wegweisend für die weitere spezifische Diagnostik sein. Iatrogene Maßnahmen, insbesondere zahnärztliche Eingriffe und Implantation von Fremdmaterial, sind zu erfragen. Auch Kardinalsymptome wie Fieber, Schüttelfrost und Leistungsknick in der jüngsten Vorgeschichte sind richtungsweisend; bekannte Herzerkrankungen im Sinne vorbestehender Vitien ebenso. In der **klinischen Untersuchung** sollten der Zahnstatus und der Augenhintergrund inspiziert werden. Sichtbare Abszedierungen oder Hinweise für zusätzliche periphere Embolien (→ Duke-Kriterien, s. unten), etwa eine palpable Splenomegalie, sind pathognomonisch. Laborchemisch imponieren die typischen Infektzeichen mit allerdings meist nur mildem oder keinem Procalcitonin (PCT)-Anstieg. Die Blutsenkungsgeschwindigkeit (BSG) ist i.d.R. beschleunigt.

Goldstandard in der **Bildgebung** ist einmal mehr die Echokardiografie. Diese kann zunächst als transthorakale Untersuchung durchgeführt werden, muss aber insbesondere bei persistierendem Verdacht oder bei eingeschränkter Bildqualität unbedingt als TEE ergänzt werden. Die Sensitivität der transthorakalen Echokardiografie liegt bei 60–70%, die des TEE bei über 90%. Hier sind flottierende Strukturen an Klappen, paravalvuläre Abszesse bei Klappenprothesen mit hochgradigen Insuffizienzen oder auch atypisch gelegene Strukturen, z. B. im subvalvulären Mitralklappen(MK)-Apparat von Bedeutung. Ist die Diagnose im TEE nicht eindeutig (z. B. bei differenzialdiagnostisch schwer einzuordnenden Zusatzstrukturen, die postendokarditisch, tumorös oder atherosklerotisch imponieren, kann ein Positronenemissionstomografie (PET)-CT zur Steigerung Diagnosequalität „infektiös" beitragen (◘ Abb. 1.35, ◘ Abb. 1.36, ◘ Abb. 1.37, ◘ Abb. 1.38, ◘ Abb. 1.39).

Wiederholte Entnahme von **Blutkulturen** (möglichst zeitlich und örtlich unabhängig) sind obligat.

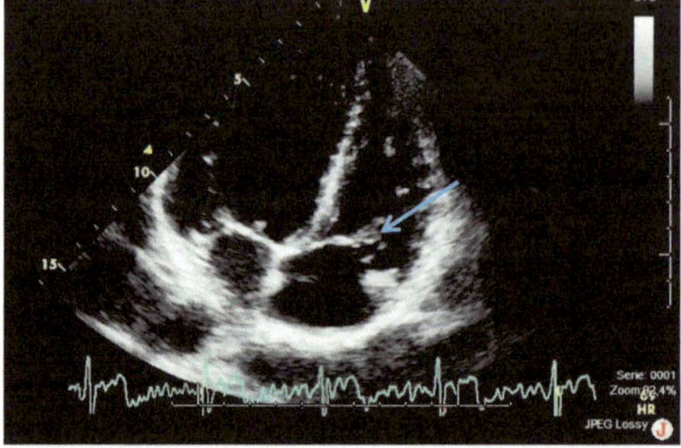

◘ **Abb. 1.35** Dringender TTE-Verdacht einer endokarditistypischen Zusatzstruktur am vorderen MK-Segel

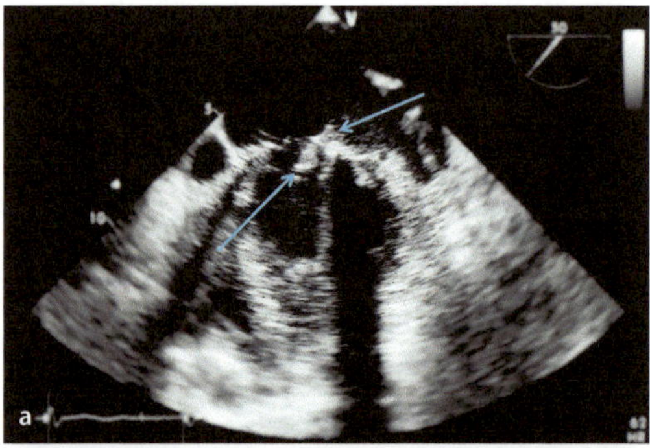

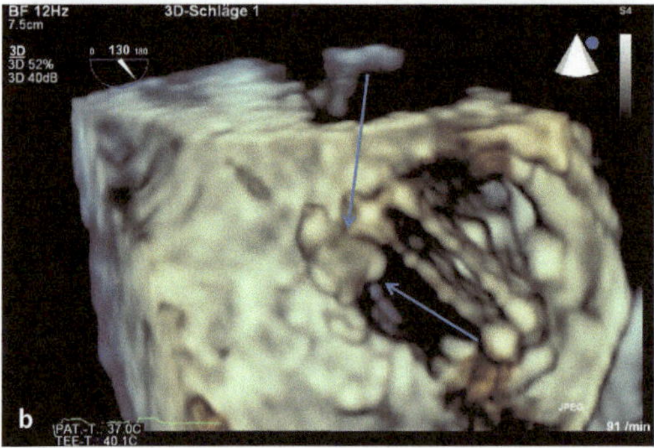

◘ **Abb. 1.36** **a** TEE-Übersicht einer klinisch fulminanten MK-Prothesenendokarditis, **b** entsprechendes 3D-TEE

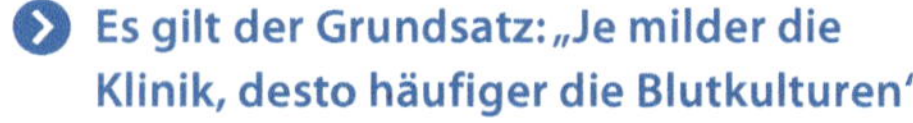

Es gilt der Grundsatz: „Je milder die Klinik, desto häufiger die Blutkulturen".

Auch die Suche nach Pilzen ist bei ansonsten erschwerter Diagnosefindung sinnvoll. Korrekt und mehrfach abgenommene Blutkulturen haben eine hohe Sensitivität. Die kulturnegative Endokarditis ist mit einer Prävalenz von ca. 15% eher die Ausnahme. EKG-Veränderungen

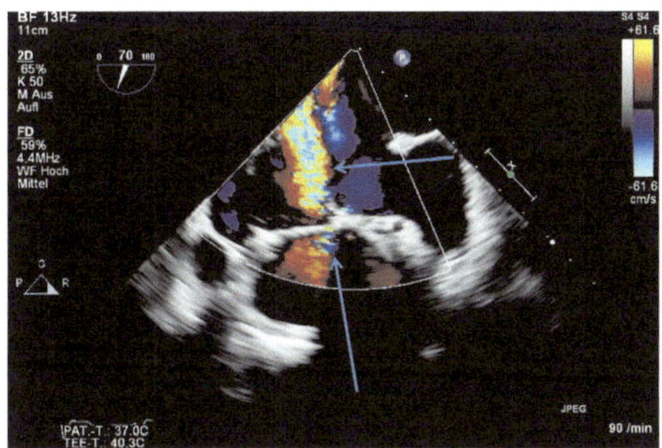

■ **Abb. 1.37** Paravalvuläres Leck bei MK-Prothesenendokarditis

finden sich meist nur bei bereits eingetretenen Komplikationen wie z. B. AV-Blockierungen durch Alterationen des AV-Knotens durch bakterielle Zusatzstrukturen.

■ Tab. 1.6 zeigt den Pfad der Diagnosesicherung bei klinischem Verdacht inkl. der endokarditistypischen Erreger. Allgemein anerkannt ist die Diagnose definitive IE bei zwei Hauptkriterien oder einem Hauptkriterium und drei Nebenkriterium oder beim Vorliegen von fünf Nebenkriterien.

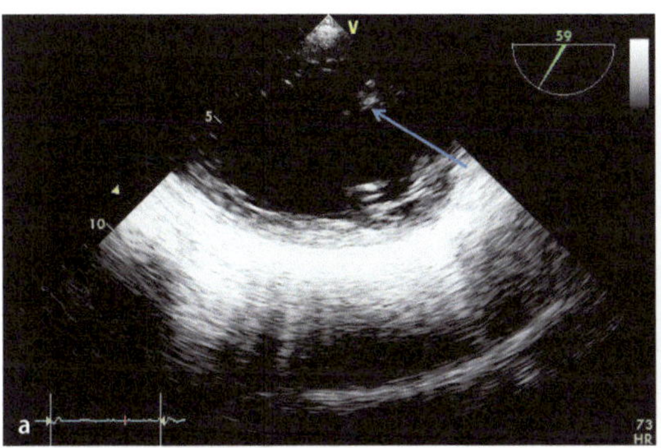

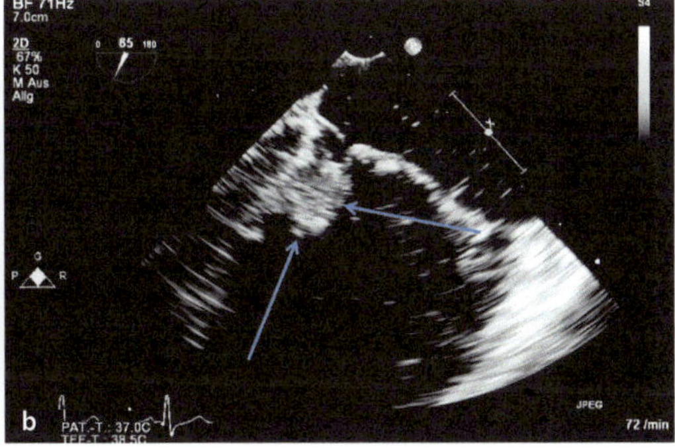

■ **Abb. 1.38** **a** Subvalvuläre Endokarditis mit Kontakt zum Papillarmuskelapparat. **b** Zunehmende Größe der subvalvulären Struktur unter testgerechter Antibiose bei einem 31-jährigen Patienten mit Zahnwurzelgranulomen und klinisch subakuter Endokarditis (Keimnachweis aus der HACEK-Gruppe)

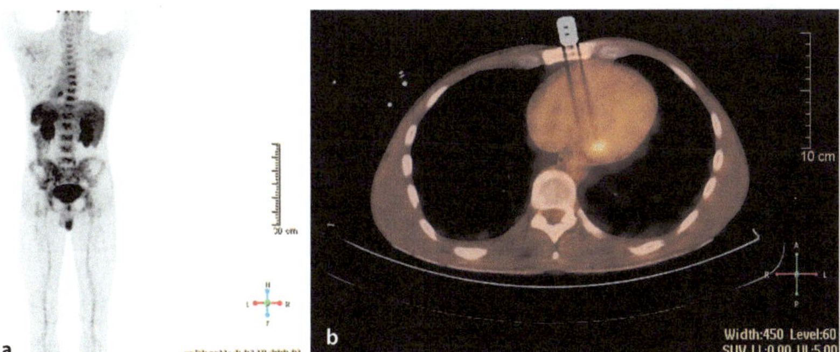

■ **Abb. 1.39a,b** Glucose-PET-Scan-Aufnahmen zur Detektion infektiöser Strukturen, die im TEE als nicht eindeutig endokarditisch, aber endokarditisverdächtig klassifiziert wurden. Deutlich zu sehen sind die intrakardialen Verdichtungen bzw. aufleuchtenden infektiösen Herde

Tab. 1.6 Diagnosesicherung der Endokarditis (DGK 2015)

Hauptkriterien	Nebenkriterien
Blutkulturen positiv für eine IE - Endokarditistypische Erreger in zwei unabhängigen BK: Viridans-Streptokokken, Streptococcus bovis, HACEK-Gruppe, Staphylococcus aureus, ambulant erworbene Enterokokken oder - Ambulant erworbene Enterokokken ohne Nachweis eines primären Fokus - Nachweis von Erregern vereinbar mit einer Endokarditis in anhaltend positiven Blutkulturen - Nachweis von Coxiella burnetii	Prädisponierende Herzerkrankung oder i. v. Drogenabusus
Bildgebung positiv für eine IE - Echokardiografischer Nachweis von Vegetationen, Abszessen, Pseudoaneurysmen, intrakardialen Fisteln oder Klappenperforationen - Dehiszenzen von Klappenprothesen - Im Kardio-CT nachgewiesene paravalvuläre Läsionen - Im ^{18}F-FDG-PET/CT oder SEPCT-CT Nachweis abnormer Aktivität in der Umgebung von länger als vor 3 Monaten implantierten Klappenprothesen	Fieber >38 Grad Celsius
	Vaskuläre Phänomene - Arterielle Embolien - Septische Lungeninfarkte - Mykotisches Aneurysma - Intrakranielle Blutungen - Konjunktivale Einblutungen - Janeway-Läsionen (an den Extremitäten, vor allem palmar, plantar)
	Immunologische Phänomene - Glomerulonephritis - Osler-Knoten (palmar, subunguale Splits) - Roth-Spots (Augenhintergrund) - Rheumafaktoren
	Positive Blutkulturen, die nicht einem Hauptkriterium entsprechen, oder serologischer Nachweis einer aktiven Infektion mit einem mit IE zu vereinbarendem Organismus

HACEK-Gruppe:
H – Haemophilus aphrophilus und Haemophilus paraphrophilus
A – Aggregatibacter actinomycetemcomitans, ehemals Actinobacillus
C – Cardiobacterium hominis
E – Eikenella corrodens
K – Kingella kingae und Kingella denitrificans.

1.4.3 Endokarditis als Ursache der zerebralen Ischämie

Die wichtigste Komplikation der IE ist die nach zerebral gerichtete Embolie infektiöser Zusatzstrukturen, die in ca. 40% der Fälle beobachtet wird. Die klinische Spannweite reicht von einfachen ischämischen Läsionen (5–42%), enzephalopathischen Symptomen ohne fokale Defizite (5–24%), Meningitis durch hämatogene Aussaat (1–24%), Ausbildung mykotischer Aneurysmen (1–5%), Abszessformationen (0,5–4%) bis zur bei der Endokarditis besonders gefürchteten intrazerebralen Blutung (2–24%) (Lalani et al. 2013; Tleyjeh et al. 2007; Bademose et al. 1976; Hart et al. 1990; Heiro et al. 2000; Jones et al. 1969; Angstwurm et al. 2004). Besonders problematisch mit Blick auf das Risiko embolischer Komplikationen sind Vegetationen von einer Größe über 10 mm Durchmesser, die Beteiligung der Mitralklappe und eine gleichzeitig bestehende Antikoagulationsbehandlung, hier natürlich mit einem besonders hohen Risiko der zerebralen Blutung.

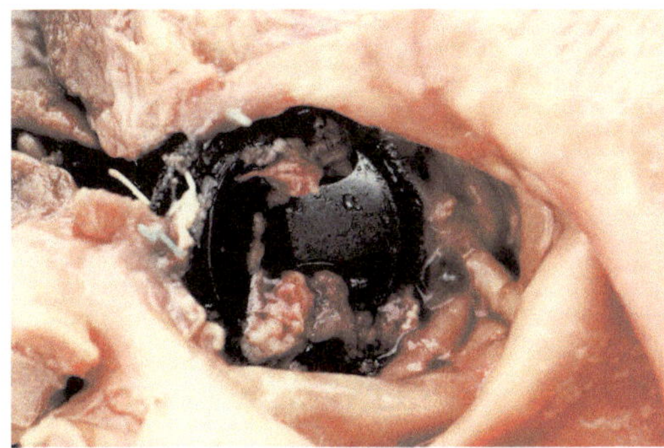

Abb. 1.40 Teilausriss und nicht mehr ganz frische endokarditische Vegetationen einer mechanischen Alloprothese. (Bildquelle: Prof. Dr. Baba, Institut für Pathologie, UK Essen, mit freundlicher Genehmigung)

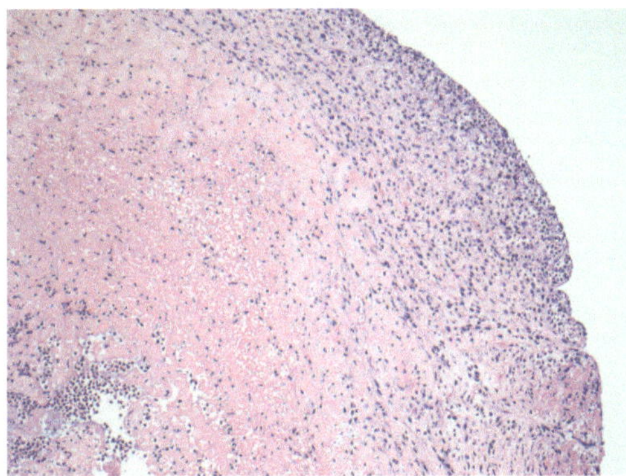

Abb. 1.41 Histologisches Präparat bei Nativklappendokarditis (HE-Färbung): Massenhaft neutrophile Granulozyten, polypöses, hochemboligenes Granulationsgewebe *(rechter Bildrand)*. (Bildquelle: PD Dr. Gassel, Institut für Pathologie, Ev. Krankenhaus Oberhausen, mit freundlicher Genehmigung)

Auch die Beteiligung von Staphylokokken, insbesondere Staph. aureus hat sich aufgrund der erhöhten Neigung von sekundären Absiedlungen als nachteilig erwiesen. Oft wird die Gesamtprognose maßgeblich von dem Vorliegen und dem Ausmaß der mit der IE assoziierten neurologischen Komplikationen bestimmt. Abb. 1.40 zeigt ein Autopsiepräparat mit nicht mehr ganz frischen Vegetationen an einer mechanischen Prothese mit bereits eingetretenem Teilausriss; Abb. 1.41 illustriert histologisch den zugrunde liegenden emboligenen Reiz.

1.4.4 Therapieansätze nach stattgehabter zerebraler Ischämie

Im Rahmen der **konservativen Behandlung** ist eine antibiotische Therapie praktisch immer notwendig. Die Initialtherapie sollte möglichst früh, d. h. binnen 2 Stunden, nach Entnahme der Blutkulturen und ausreichendem klinischen Verdacht begonnen werden. Mutmaßliche Eintrittspforten können schon in der Initialtherapie wegweisend sein (z. B. Streptokokken eher aus der Mundhöhle stammend, Staphylokokken bei Hautläsionen/Abszessbildungen wahrscheinlich). Ansonsten gelten zur Auswahl des Antibiotikums bzw. der antibiotischen Kombinationstherapie bei bekanntem sowie unbekanntem Erreger die zuletzt 2015 revidierten Leitlinien der DGK (2015; Tab. 1.7, Tab. 1.8, Tab. 1.9, Tab. 1.10):

Als **weitere Prinzipien** der konservativen Behandlung gelten körperliche Schonung und als Beginn der Therapie wird die Erstgabe der Antibiose und nicht ein etwaiger OP-Zeitpunkt herangezogen. Unterbrechungen der antithrombotischen Medikationen sind besonders bei Trägern von Alloprothesen problematisch und können hier nur kurzfristig mit niedermolekularen Heparinen überbrückt werden. Absolute Kontraindikationen zur Antikoagulation stellen hirndruckprovozierende intrakranielle Blutungen dar. Bei staphylokokkenassoziierten IE kann ebenfalls über ein kurzfristiges Bridging mit niedermolekularen Heparinen nachgedacht werden, da hier die Gefahr sekundärer Absiedlungen und konsekutiver Einblutungen als besonders hoch angesehen wird.

HACEK-Erreger gelten als eher wenig virulent, sind aber bei teils großen Vegetationen ebenso emboligen. Die antibiotische Therapie wird hier zunächst mit Cephalosporinen (ab dritter Generation), ggf. nach Therapieverlauf in Kombination mit Gentamicin durchgeführt.

Weiterhin ist heute bei schweren Verläufen die Verlegung in ein maximalversorgendes Zentrum mit Vorhaltung eines Endokarditis-Teams empfohlen. Die Aufgaben eines solchen

Tab. 1.7 Kalkulierte Initialtherapie der IE bei schwer erkrankten Patienten vor Identifizierung des Erregers (nach DGK 2015)

Antibiotikum	Dosierung, Art der Applikation
Nativklappenendokarditis, ambulant erworben oder Prothesenendokarditis nach 12 Monaten oder länger postoperativ	
Ampicillin plus Flucloxacillin plus Gentamicin	12 g/Tag i.v. in 4–6 Einzeldosen 12 g/Tag i.v. in 4–6 Einzeldosen 3 mg/kg KG/Tag i.v. als Einmalgabe
Vancomycin plus Gentamicin	30–60 mg/kg KG/Tag i.v. in 2–3 Einzeldosen 3 mg/kg KG/Tag i.v. als Einmalgabe
Prothesenendokarditis binnen 12 Monaten postoperativ oder nosokomial oder nicht nosokomial mit der Krankenversorgung assoziierte Endokarditis	
Vancomycin plus Gentamicin plus Rifampicin	30 mg/kg KG/Tag i.v. in 2 Einzeldosen 3 mg/kg KG/Tag i.v. als Einmalgabe 900–1200 mg/Tag i.v. oder oral in 2–3 einzelnen Dosierungen

Tab. 1.8 Antibiotische Behandlung der IE bei Nachweis oraler Streptokokken und Streptococcus bovis (nach DGK 2015)

Antibiotikum	Dosierung, Art der Applikation
Penicillin-empfindliche Stämme mit einer MHK ≤0,125 mg/l von oralen und Verdauungstrakt-Streptokokken, Standardbehandlung über 4 Wochen	
Penicillin G oder	12–18 Mill. U/Tag i.v. in 4–6 Einzeldosen oder als kontinuierliche Gabe
Ampicillin oder	3- bis 4-mal 2–4 g i. v./Tag
Ceftriaxon	2–4 g i.v./Tag in 1–2 Einzelgaben
Penicillin-empfindliche Stämme mit einer MHK ≤0,125 mg/l von oralen und Verdauungstrakt-Streptokokken, Standardbehandlung über 2 Wochen	
Penicillin G oder	12–18 Mill. U/Tag i.v. in 4–6 Einzeldosen oder als kontinuierliche Gabe
Ampicillin oder	3- bis 4-mal 2–4 g i.v.
Ceftriaxon	2–4 g i.v./Tag in 1–2 Einzelgaben
in Kombination mit	
Gentamicin oder	3 mg/kg KG/Tag i.v. in einer Einzelgabe
Netilmicin	4–5 mg/kg KG/Tag i.v. in einer Einzelgabe
Bei Patienten mit β-Laktam-Allergie	
Vancomycin	30 mg/kg KG/Tag i.v. in 2 Einzelgaben, Behandlungsdauer 4 Wochen
Standardbehandlung bei relativer Penicillinresistenz mit einer MHK von 0,25–2 mg/l	
Penicillin G oder	24 Mill. U/Tag i.v. in 4–6 Einzeldosen oder als kontinuierliche Gabe, Behandlungsdauer 4 Wochen
Ampicillin oder	3- bis 4-mal 4 g i.v./Tag, Behandlungsdauer 4 Wochen
Ceftriaxon	2–4 g i.v./Tag in 1–2 Einzelgaben, Behandlungsdauer 4 Wochen

Tab. 1.8 (Fortbildung)

Antibiotikum	Dosierung, Art der Applikation
in Kombination mit	
Gentamicin	3 mg/kg KG/Tag i.v. in einer Einzelgabe, Behandlungsdauer 2 Wochen
Bei Patienten mit β-Laktam-Allergie	
Vancomycin plus	30 mg/kg KG/Tag i.v. in 2 Einzelgaben, Behandlungsdauer 4 Wochen
Gentamicin	3 mg/kg KG/Tag i.v. in einer Einzelgabe, Behandlungsdauer 2 Wochen

MHK minimale Hemmkonzentration.

Tab. 1.9 Antibiotische Behandlung der IE bei Nachweis von Staphylokokken (nach DGK 2015)

Antibiotikum	Dosierung, Art der Applikation
Behandlung der Nativklappenendokarditis	
Methicillin-empfindliche Staphylokokken	
Flucloxacillin	12 g/Tag i.v. in 4–6 Einzelgaben, Behandlungsdauer 4–6 Wochen
Patienten mit Penicillin-Allergie oder bei Methicillin-resistenten Stämmen	
Vancomycin oder	30–60 mg/kg KG/Tag i.v. in 2–3 Einzelgaben, Behandlungsdauer 4–6 Wochen
Daptomycin	10 mg/kg KG/Tag i.v. als Einmalgabe, Behandlungsdauer 4–6 Wochen
Behandlung der Prothesenendokarditis	
Methicillin-empfindliche Staphylokokken	
Flucloxacillin plus	12 g/Tag i. v. in 4–6 Einzelgaben, Behandlungsdauer ≥6 Wochen
Rifampicin plus	900–1200 mg/Tag i.v. oder p.o. in 2–3 Einzelgaben, Behandlungsdauer ≥6 Wochen
Gentamicin	3 mg/kg KG/Tag i.v. in einer Einzelgabe, Behandlungsdauer 2 Wochen
Patienten mit Penicillin-Allergie oder bei Methicillin-resistenten Stämmen	
Vancomycin plus	30–60 mg/kg KG/Tag i.v. in 2–3 Einzelgaben, Behandlungsdauer ≥6 Wochen
Rifampicin plus	900–1200 mg/Tag i.v. oder p.o. in 2–3 Einzelgaben, Behandlungsdauer ≥6 Wochen
Gentamicin	3 mg/kg KG/Tag i.v. in einer Einzelgabe, Behandlungsdauer 2 Wochen

Spezialisten-Konsortiums, bestehend aus Kardiologen, Herzchirurgen, Infektiologen, Neurologen, Intensivmedizinern und Radiologen/Nuklearmedizinern, sind insbesondere:

- Festlegung chirurgischer Therapien bei unkontrollierter Infektion oder lokalen Komplikationen (s. unten)
- Art und Dauer der Antibiotikabehandlung
- Besprechung des Nachsorgemodus
- Mitwirkung bei der Erstellung von Registerdateien

Indikationen zur **operativen Therapie** ergeben sich bei

- Notfall-OP bei akuter Herzinsuffizienz mit hochgradiger Aortenklappeninsuffizienz

◘ **Tab. 1.10** Antibiotische Behandlung der IE bei Nachweis von Enterokokken (nach DGK 2015)

Antibiotikum	Dosierung, Art der Applikation
β-Laktam- und Gentamicin-empfindliche Stämme	
Ampicillin plus Gentamicin	3- bis 4-mal 2–4 g/Tag i.v., Behandlungsdauer 4–6 Wochen 3 mg/kg KG/Tag i.v. als Einmalgabe, Behandlungsdauer 2–6 Wochen
Ampicillin plus Ceftriaxon	3- bis 4-mal 2–4 g/Tag i.v., Behandlungsdauer 6 Wochen 2–4 g/Tag i.v. in 1–2 Einzelgaben, Behandlungsdauer 6 Wochen
Vancomycin plus Gentamicin	30 mg/kg KG/Tag i.v. in 2 Einzeldosen, Behandlungsdauer 6 Wochen 3 mg/kg KG/Tag i.v. als Einmalgabe, Behandlungsdauer 6 Wochen

oder Mitralinsuffizienz oder bei Fistelbildung
- Unkontrollierte Infektion, z. B. mit Sinusvalsalva-Abszedierung und Aneurysmabildung
- Anhaltend positive Blutkulturen bei kontrollierter Infektion
- Prothesenendokarditis mit Staphylokokken oder gramnegativem Non-HACEK-Erreger
- Große Vegetationen (>10 mm) an Aortenklappe (AK) und MK mit stattgehabter Embolie trotz adäquater Antibiose aus sekundärprophylaktischer Indikation
- Isolierte, sehr große Vegetationen an AK oder MK (>30 mm)
- Explantation kardialer Implantate bei suggestiver Diagnosekonstellation
- Perkutane Explantation bei erhaltener Trikuspidalklappenfunktion und besonders in der Frühphase nach Implantation möglich

Die Wahl des korrekten OP-Zeitpunktes ist gerade bei der IE mit erhöhtem Einblutungsrisiko eine Herausforderung. Hierzu wird nochmals in ▶ Abschn. 1.9 Stellung bezogen.

Auch die rheumatische Endokarditis ist potenziell emboligen, wenn auch deutlich geringer als bei der bakteriellen Endokarditis: In der REMEDY-Studie wurden über einen Zeitraum von annähernd 3 Jahren 3343 Patienten mit rheumatischer Herzerkrankung nachbeobachtet und hierbei die Entitäten Stroke und TIA mit einer Inzidenz von 1,6% angegeben (Zühlke et al. 2016).

Die besonderen Charakteristika der rheumatischen Endokarditis sind in einem fieberhaften Halsinfekt und vorangegangener (i.d.R. zwischen 6 und 35 Tagen) Streptokokken-Infektion (serologische Gruppe A) gehäuft in Entwicklungs- und Schwellenländern zu sehen. Neben der Endokarditis, die pathologisch anatomisch zu einer verrukösen Form von Klappenveränderungen mit einer fibrinösen Verdickung der vorwiegend linksseitigen (besonders MK) Klappen führt. Durch dieses praktisch nicht flottierende Zusatzmaterial erklärt sich auch das deutlich geringere Embolierisiko. Weiterhin sind Myo- und Perikarditiden beschrieben sowie die migratorische Polyarthritis, Chorea minor und als zusätzliche neurologische Manifestation Erythema anulare und Rheumaknötchen der Haut. Die Diagnosesicherung erfolgt durch:
- Anamnese (Racheninfekt, Scharlach)
- Nachweis von A-Streptokokken im Rachenabstrich
- Antikörper gegen Streptokokken im Blut (positiver Antistreptolysin[ASL]-Titer)
- Radiologischer Nachweis einer nicht destruierenden Arthritis
- EKG-Veränderungen mit AV-Blockierungen, chronische ST-Streckenveränderungen, biphasisches T bei Perikardreizungen, Frequenzstarre (▶ Kap. 5).
- **Jones-Kriterien**: Karditis, migratorische Polyarthritis, Chorea minor, Erythema

anulare, Rheumaknoten (Hauptkriterien); Fieber, Arthralgien, verlängerte PQ-Zeit, CRP-Erhöhung, BSG-Beschleunigung (Nebenkriterien). Diagnosestellung bei zwei Hauptkriterien oder zwei Nebenkriterien plus ein Hauptkriterium

Therapeutische Optionen bestehen in der Streptokokken-Behandlung (10 Tage 3-mal 5 Mill. Einheiten Penicillin G i.v.), Gabe von Antiphlogistika und Glukokortikoiden bei Arthritis und sonstiger kardialer Beteiligung (Peri-, Myokarditis). Sedierung mit Benzodiazepinen bei Chorea minor. Sekundärprophylaxe bei Herzbeteiligung mindestens 10 Jahre.

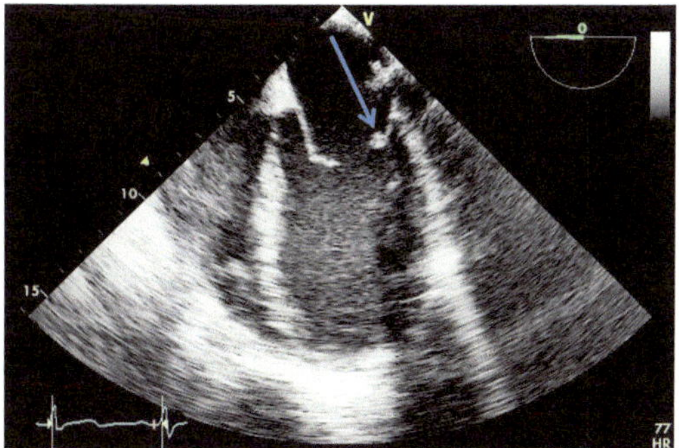

Abb. 1.42 Warzenförmige Verdichtung des posterioren Mitralsegels als Ausdruck einer abakteriellen Endokarditis bei einer jungen Patientin mit Schlaganfall bei SLE als Grunderkrankung. Rein bildmorphologisch wäre als Differenzialdiagnose auch an eine valvuläre Neubildung, z. B. Fibroelastom (▶ Abschn. 1.7), oder an eine alte, „postendokarditisch eingeschmolzene" bakterielle Struktur zu denken.

1.4.5 Abakterielle Endokarditis und Schlaganfall

Im Rahmen des systemischen **Lupus erythematodes (SLE)** kann es zu einer kardialen bindegewebigen Degeneration mit fibrinoiden Nekrosen kommen. Im Falle einer Klappenbeteiligung wird die Integrität des Endothels durchbrochen, was zur Anlagerung von Thromben führt. Hierdurch entstehen Endokardverdickungen, die verrukös oder pilzartig zunehmen. Dieses Phänomen findet sich häufig an den Endigungen der AV-Klappen (Abb. 1.42). 50% der Lupus-Patienten zeigen auch eine **Endokarditis Libman-Sacks**. Das Risiko einer nach zerebral gerichteten Embolie gerade bei jüngeren Patienten ist im Vergleich zu einer gesunden Population um 33% gesteigert (Sharma et al. 2013).

Bei der **marantischen Endokarditis** finden sich pathologisch anatomisch Fibrinverklumpungen ebenfalls an den Schließungsrändern der AV-Klappen. Vorgeschädigte Klappen werden bevorzugt betroffen. Oft sind die Veränderungen so diskret, dass sie nur durch Autopsie nachträglich gesichert werden können. Bei chronisch kranken Patienten und zerebralen Insulten ist an diese Differenzialdiagnose zu denken.

Bei der **Löffler-Endokarditis** (parietal fibroplastische Endokarditis), die im Rahmen von chronischer Eosinophilie bei parasitären Erkrankungen auftritt, kommt es zur Ausbildung einer posterobasal betonten Endokardverdickung und Thrombosierung sowie auch zur Bildung apikaler LV-Thromben mit entsprechend hoher Emboliegefahr.

Zusammenfassung

Die bakterielle Endokarditis ist bei den entzündlichen Herzerkrankungen mit Abstand die häufigste zerebrale Emboliequelle. Die Inzidenz der Erkrankung an sich ist steigend. Goldstandard der Diagnose ist die Echokardiografie. Sie wird wesentlich flankiert von wiederholten Blutkulturen, klinischen Endokarditiszeichen und kann sinnvoll durch eine Glukose-PET-CT ergänzt werden. Säulen der Therapie sind kalkuliert und nach Erregernachweis die jüngst revidierten Empfehlungen zur Antibiose sowie auch bei komplizierten Verläufen die operative Herdsanierung mit Klappenersatz. Abakterielle Formen der Endokarditis als Schlaganfallquelle sind vor allem in Form der Endokarditis Libman-Sacks bekannt.

1.5 Klappenthrombose nach Herzklappenersatz

Aufgrund der mechanischen Beschaffenheit (i.d.R. Carbonverbindungen als Grundstoff) sind Alloprothesen mit dem ständigen Risiko der Thrombogenität behaftet. Eine besonders hohe Gefahr besteht bei den früher verwendeten Kugelprothesen oder auch bei mechanischen Prothesen in Mitralposition. Hier ist sogar von einem bis zu viermal höheren Risiko der Klappenthrombose im Vergleich zum Aortenklappenersatz auszugehen. Die klinische Erstmanifestation ist oftmals erst als neurologisches Symptom im Sinne einer nach zerebral gerichteten Embolie sichtbar. Aber auch Zeichen der Herzinsuffizienz wie Leistungsschwäche, Dyspnoe als Folge der pulmonalvenösen Stauung und periphere Embolien sind differenzialdiagnostische Marker. Insbesondere die Güte der Antikoagulation, die in der Frühphase nach mechanischem Klappenersatz mit i.v. Heparin und in der Langzeitbehandlung ausschließlich unter Einsatz von Cumarinen erfolgen darf, ist das wichtigste Stellglied für eine einwandfreie Prothesenfunktion. Bioprothesen bedürfen im Langzeitverlauf, insbesondere bei Abwesenheit weiterer Risikofaktoren wie etwa VHF keiner dauerhaften Antikoagulation, sind also mit einem deutlich geringeren Thromboserisiko behaftet. Im Übrigen spielt für die Antikoagulationsindikation der Implantationsmodus (z. B. offen chirurgisch vs. „transcatheter aortic valve implantation" – TAVI) keine Rolle. ◘ Tab. 1.11 zeigt eine Übersicht über die wichtigsten Empfehlungen zur Antikoagulation nach Herzklappenersatz.

Bridging-Situationen, z. B. bei großen einblutungsgefährdeten Schlaganfällen oder Hirnblutungen (▶ Abschn. 2.2, 2.3), sind bei mechanischen Prothesenträgern äußerst problematisch. Gerade beim Mitralklappenersatz (MKE) sollte eine länger anhaltende Unterbrechung der Antikoagulation nicht erfolgen. Denkbar sind für die Akutphase der neurologischen Erkrankung zwei Überbrückungsmöglichkeiten:

- Antikoagulation in therapeutischer Dosis mit niedermolekularen Heparinen
- Antikoagulation mit Heparin i.v.

◘ Tab. 1.11 Antikoagulationsregime nach Herzklappenersatz

Implantation	Medikament, Dosierung
Mechanische Prothesen früh postoperativ	
AKE mit und ohne Risikofaktoren (z. B. VHF, stattgehabte Thrombembolie, erhebliche linksatriale Dilatation)	Heparin i.v., Ziel-PTT ca. 60 s
MKE mit oder ohne Risikofaktoren	Heparin i.v., Ziel-PTT ca. 80 s
Mechanische Prothesen im Langzeitverlauf, d. h. nach 3-monatiger oraler Antikoagulation mit Cumarinen, Ziel-INR 2,5–3,5	
AKE mit und ohne Risikofaktoren	Cumarin, Ziel-INR 2,5–3,0
AKE als Monokippscheibenprothese mit und ohne Risikofaktoren	Cumarin, Ziel-INR 2,5–3,5
MKE mit oder ohne Risikofaktoren	Cumarin, Ziel-INR 2,5–3,5
Bioprothesen im Langzeitverlauf	
AKE/MKE ohne Risikofaktoren	ASS 100 mg/Tag
AKE mit Risikofaktoren	Cumarin, Ziel-INR 2,0–3,0
MKE mit Risikofaktoren	Cumarin, Ziel-INR 2,5–3,5

AKE Aortenklappenersatz, *MKE* Mitralklappenersatz.

Gerade bei der Verwendung niedermolekularer Heparine in Akutsituationen tritt das Problem der schwierigen Steuerbarkeit (z. B. beginnende Niereninsuffizienz bei kritischer Erkrankung) auf. Aus eigener Erfahrung ist hier die Verwendung von i.v. Heparin mit mehrfach täglicher Kontrolle (einer ggf. kurzfristig abgestuften Ziel-PTT, sonstige Zielwerte ◘ Tab. 1.11) sinnvoller. Bei Vorliegen einer Heparin-Allergie oder bei HIT-II ist die i.v. Anwendung von Argatroban möglich.

Die Inzidenz der linksseitigen Klappenthrombose liegt zwischen 0,5 und 8% pro Patientenjahr (Cevik et al. 2010; Tong et al. 2004). Das Risiko non-obstruktiver, aber durchaus emboligener Thrombosen ist in der Frühphase nach Implantation besonders hoch, da hier die Adaptationsmechanismen, wie etwa die Endothelialisierung bei Bioprothesen noch am geringsten ausgeprägt sind. Kommt es einmal zur Klappenthrombose, so ist das Risiko eines Schlaganfalls deutlich erhöht: In einer aktuellen Untersuchung von Sala-Padro und Mitarbeitern konnte gezeigt werden, dass bei 41,8% von Klappenträgern, die ein dringliches TEE im Rahmen einer Schlaganfalldiagnostik erhielten, eine Klappenthrombose nachgewiesen werden konnte. Implantierte Prothesen in Mitralposition waren häufiger betroffen (Sala-Padro et al. 2017).

Auch wenn das **Thromboserisiko bei biologischen Prothesen** –hier besonders Stentless-Prothesen – insgesamt deutlich geringer ist, sind in der jüngeren Vergangenheit nach TAVI solche Komplikationen beschrieben worden: Diese werden mit einer Inzidenz von bis zu 2,8% angegeben. Ballonexpandierende Klappen sowie Valve-in-valve-Prozeduren gelten – wahrscheinlich durch Förderung des Endothelschadens mit Schaffung eines prothrombotischen Milieus – hierfür als besonders prädiktiv (Jose et al. 2017; Makkar und Chakravarty 2017). Die Forderung nach einer dauerhaften Antikoagulation für alle, insbesondere ältere TAVI-Patienten würde jedoch einen entscheiden Vorteil bei der Verwendung von Bioprothesen egalisieren.

Schließlich sind auch nach **interventioneller Rekonstruktion der Mitralklappe** (Mitra Clip) Thrombusformationen, die letztlich zum Schlaganfall führen können, beobachtet worden. Bezüglich der periprozeduralen Antikoagulation wird für einen Monat eine duale und für insgesamt 6 Monate eine einfache thrombozytenaggregationshemmende Therapie empfohlen. Besteht eine Indikation zur dauerhaften oralen Antikoagulation, wird jedoch von einer Triple-Therapie Abstand genommen.

Goldstandard der **Diagnostik** ist die Echokardiografie, insbesondere das TEE. Hier können Zusatzstrukturen meist leicht dargestellt werden, insbesondere in dreidimensionaler Rekonstruktion. In transgastraler Anlotung und im TTE können transprothetische Druckgradienten und über die Bernoulli-Gleichung Klappenöffnungsflächen errechnet werden, die im Vergleich mit Vorwerten aus Routinekontrollen sehr hilfreich sind, besonders wenn der direkte Nachweis erschwert ist. Nicht in allen Fällen liegt eine komplette Öffnungsbehinderung eines Prothesenflügels vor, sodass solche indirekten Näherungen große Bedeutung haben. Klappenöffnungsflächen unter 1,2 cm^2 gelten mithin als problematisch. In Bezug auf die alleinige Verwendung des Druckgradienten muss die LV-Funktion berücksichtigt werden, um keine falsch niedrigen Werte (sog. „low-pressure-gradient stenosis") zu erhalten. Auch die Durchleuchtung, die einfach im Katheterlabor durchgeführt werden kann, trägt zur Diagnosesicherung durch die Darstellung minderbeweglicher Prothesenflügel bei (◘ Abb. 1.43, ◘ Abb. 1.44, ◘ Abb. 1.45, ◘ Abb. 1.46, ◘ Abb. 1.47).

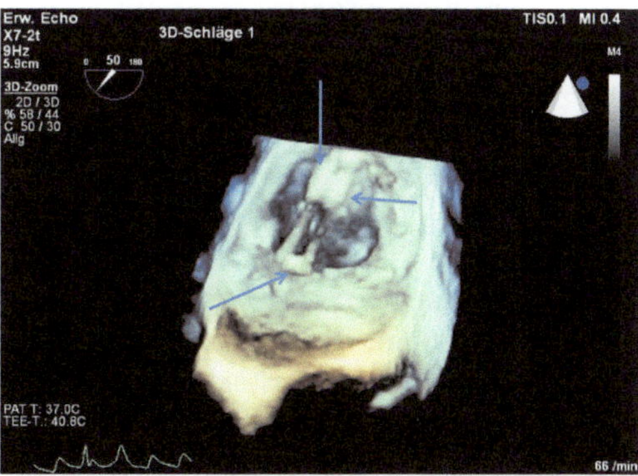

◘ **Abb. 1.43** Thrombotisches Zusatzmaterial an einem mechanischen AKE, 3D-TEE

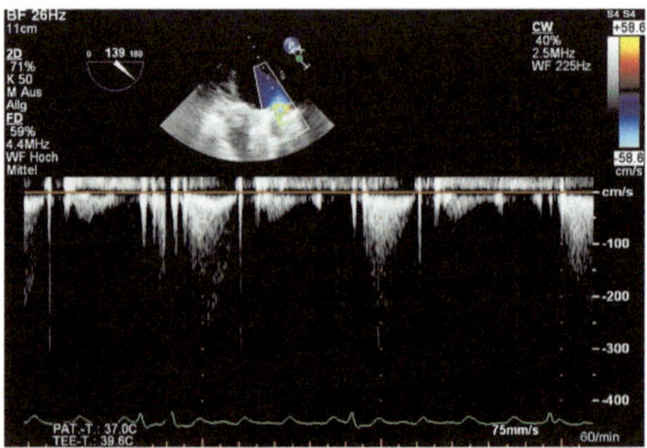

Abb. 1.44 Transprothetischer deutlich erhöhter Gradient als indirekter Hinweis der Klappenthrombose beim gleichen Patienten

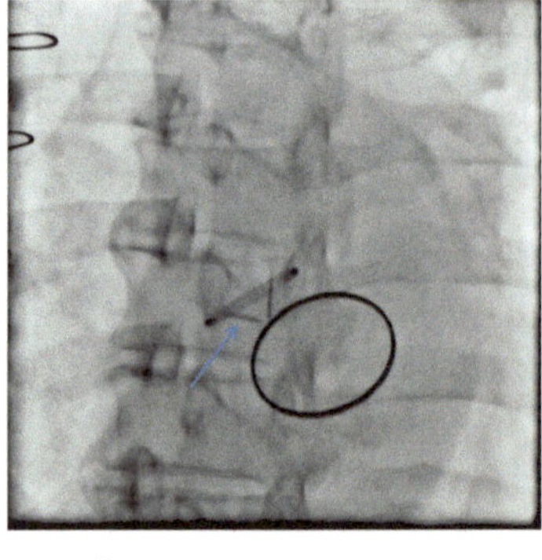

Abb. 1.45 Öffnungsbehinderung des posterioren Prothesenflügels bei mechanischem AKE (Z. n. Doppelklappenersatz), Durchleuchtung

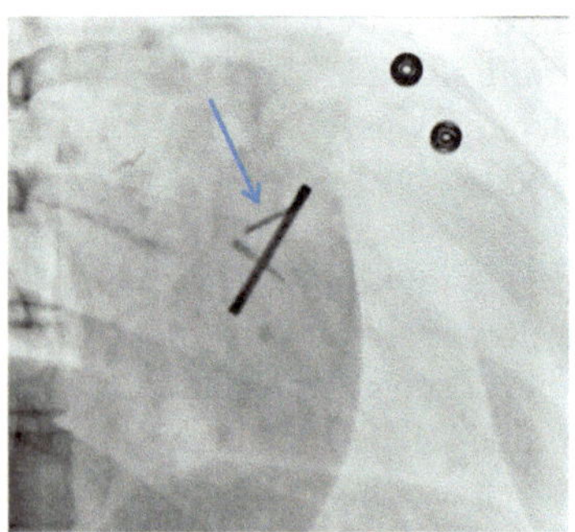

Abb. 1.46 Öffnungsbehinderung eines MKE-Prothesenflügels, Durchleuchtung

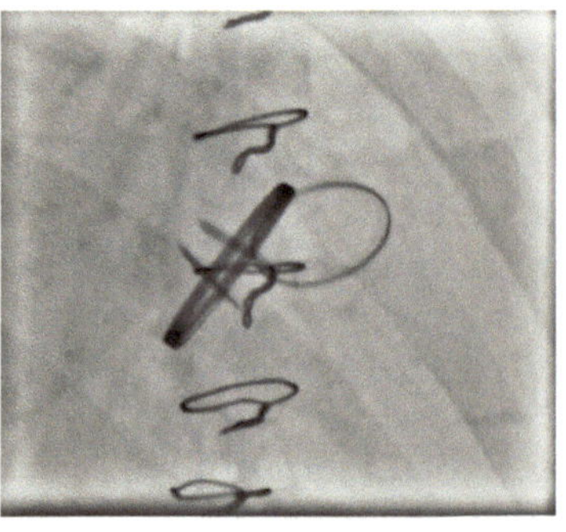

Abb. 1.47 Regelrechte MKE-Öffnungsbewegung, Z. n. Doppelklappenersatz, Durchleuchtung

Rückschlüsse auf kleinere thrombotische Anhaftungen auf mechanischen Prothesenflügeln, die u. U. dem direkten echokardiografischen Nachweis entgehen, können auch in der **transkraniellen Dopplersonografie (TCD)** in Form von **„high intensity transient signals“ (HITS)** erbracht werden: Es handelt sich um akustische Phänomene, die durch kleinste Embolien hervorgerufen werden, im Frequenzspektrum z. B. über der A. cerebri media zu kurzen und intensiven Verdichtungen bzw. Verstärkungen führen und routinemäßig bei oder nach Interventionen an den Karotiden zum Einsatzkommen.

Die Empfehlungen zu **therapeutischen Optionen** sind in den unterschiedlichen Fachgesellschaften teils kontrovers diskutiert. Klar ist, dass bei obstruierenden Thrombosen, solchen, die zu hämodynamischen Beeinträchtigungen führen, oder bei hochgradig pathologischen Flussverhältnissen der chirurgische Klappenaustausch Methode der Wahl ist. Während in den USA (American College of Chest Physicians, American Heart Association) eine thrombolytische Therapie insbesondere in Abhängigkeit von der Thrombusgröße (<8 mm) oder vom NYHA-Status (I oder II) empfohlen wird (Bonow et al. 2008; Salem et al. 2008), wird dies in Europa nur für Situationen ohne chirurgische Interventionsmöglichkeit ausgesprochen (Taylor 2012). Lysen können nach Ausschluss von Kontraindikationen mit i.v. rtPA (z. B. 10 mg als Bolus und 90 mg binnen 90 min) durchgeführt werden. Thrombus-Fragmentationen können allerdings ihrerseits zu neuerlichen embolischen Ereignissen führen.

Ob in den seltenen Fällen, bei denen es nach Bioklappenersatz (offen chirurgisch oder per

TAVI) zu einer Klappenthrombose gekommen ist, langfristig auf eine orale Antikoagulation gewechselt werden sollte, ist zumindest umstritten (Jose et al. 2017, Makkar und Chakravarty 2017).

Sowohl für die Lyse wie für den herzchirurgischen Eingriff, der an sich als Rezidiv-OP schon mit einem deutlich erhöhten perioperativen Risiko – dies möglicherweise bei einem durch die Klappenthrombose hämodynamisch beeinträchtigten Patienten – einhergeht, gilt das bereits mehrfach Betonte: Bei stattgehabtem Schlaganfall als Folge der Klappenthrombose muss das zerebrale Einblutungsrisiko sorgfältig gegenüber der hämodynamischen Situation an der betroffenen Klappe und dem Rezidiv-Embolierisiko abgewogen werden (▶ Abschn. 1.9, ▶ Abschn. 2.2, ▶ Abschn. 2.3). In vielen Fällen wird man sich bei vertretbarer kardiovaskulärer Klinik, aber stattgehabtem zerebralen Insult zu einer Intensivierung der bestehenden Antikoagulationsbehandlung entschließen. Hier besteht bei den Zielvorgaben zu INR und (bei insuffizienter Cumarin-Behandlung überlappend auch zur PTT) ein therapeutischer Korridor, der durchaus an die obere Grenze ausgereizt werden kann. Im Individualfall können auch neue, therapieintensivere Zielvorgaben definiert werden. Verlaufs-TEE sollten in jedem Fall zur Erfolgskontrolle durchgeführt werden.

Zusammenfassung

Klappenthrombosen treten insbesondere nach mechanischem Herzklappenersatz und hier besonders nach Mitralklappenersatz auf. Die Qualität der Antikoagulation, also die Effektivität der Cumarin-Therapie im Langzeitverlauf ist ausschlaggebend für die Vermeidung dieses Krankheitsbildes. Goldstandard der Diagnostik ist die Echokardiografie, ggf. ergänzt durch die röntgenologische Durchleuchtung. Therapeutische Optionen sind eine Intensivierung der Antikoagulation oder bei hämodynamisch wirksamen Befunden die Re-OP. Ansätze unter Verwendung thrombolytischer Medikamente sind nicht routinemäßig zu verwenden und werden kontrovers diskutiert.

1.6 Intrakardiale Thromben nach Myokardinfarkt

Die koronare Herzerkrankung ist eine der häufigsten Todesursachen in den westlichen Industrienationen. Entsprechend erleiden ca. 280.000 Personen jährlich in Deutschland einen Myokardinfarkt. Nach den Auswertungen der GISSI-3-Studie entwickeln 33% der Patienten nach Myokardinfarkt eine progressive linksventrikuläre Dilatation (Reith et al. 2017). Neben Rhythmusstörungen ist zudem die Ausbildung eines Herzwandaneurysmas auf dem Boden einer Myokardnekrose bei Infarktnarbe mit bis zu 20% nach transmuraler Ischämie eine häufige Komplikation. Prinzipiell ist die Ausbildung eines solchen myokardialen Aneurysmas an allen Stellen denkbar und abhängig von dem jeweilig nicht kollateralisierten Verschluss eines Koronargefäßes bzw. dessen weiterer Aufzweigung. Die 17-Segment-Modell-Echokardiografie gibt einen Überblick über die möglich betroffenen Bezirke. Es wurde grundsätzlich auf dem Boden von Autopsiedaten entwickelt und wird von der American Heart Association zur Beurteilung von Hypo-, A- oder Dyskinesien bei chronischer KHK und nach Myokardinfarkt empfohlen (◘ Abb. 1.48).

Prädilektionsstelle für die Ausbildung eines Herzwandaneurysmas ist allerdings der Bereich des Apex cordis. Hier kommt es nach Verschluss nicht kollateralisierter Anteile des Ramus interventricularis anterior (RIVA, synonym LAD: „left anterior descending artery") nicht selten zu einer kavitären Aussackung mit sekundärer Thrombusbesiedlung aufgrund der hier entstehenden Blutstase. ◘ Abb. 1.49 zeigt schematisch die Aneurysmabildung.

Diagnostische Klärung bei stattgehabtem Schlaganfall/TIA als Leitsymptom nach abgelaufenem Myokardinfarkt bringt einmal mehr die Echokardiografie. Hinweisgebend bei passender Anamnese kann auch ein EKG mit persistierenden ST-Hebungen über der Vorderwand sein. Brain-natriuretic-peptide(BNP)-Erhöhungen sind äußerst sensitiv bei Herzinsuffizienz und sind in den allermeisten Fällen vorhanden. Die Echokardiografie ist jedoch

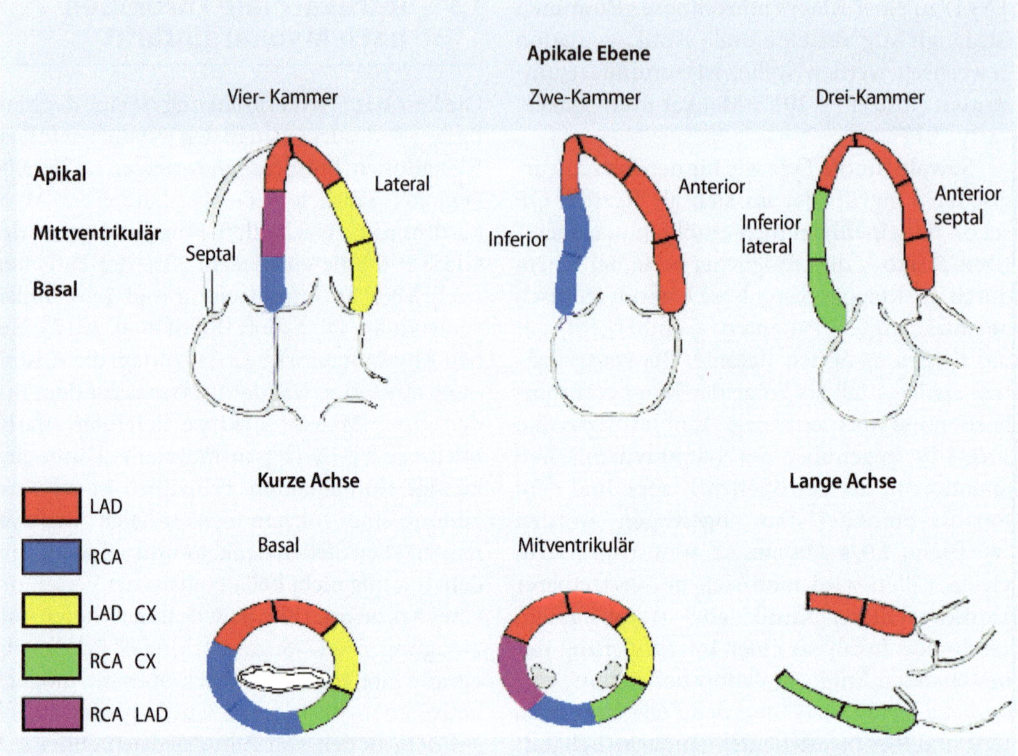

Abb. 1.48 Schematische Übersicht zum 17-Segment-Modell in der Echokardiografie. *LAD* „left anterior descending artery“, *RCA* A. coronaria dextra, *CX* Ramus circumflexus

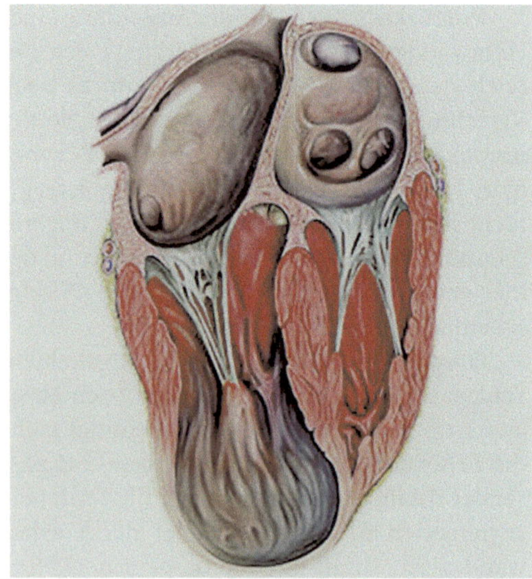

Abb. 1.49 Aneurysmabildung noch ohne Thrombusbesiedlung im Bereich des Apex cordis nach Myokardinfarkt, schematische Darstellung

umso wichtiger, als der klinische Verlauf neben allgemeinen Herzinsuffizienzzeichen in vielen Fällen nach Rekonvaleszenz unspezifisch verbleibt. Oftmals ist schon in der Basisuntersuchung der Thrombus im akinetischen Bezirk abgrenzbar (Abb. 1.50a und b). Bestehen Unsicherheiten, sollte in jedem Fall eine Kontrastdarstellung mit lungengängigem Kontrastmittel ergänzt werden (Abb. 1.51). Hierbei können kleinere Thromben, die dem Nachweis im B-Bild entgehen, durch Kontrastaussparung sichtbar gemacht werden. Der dringende Verdacht auf Thrombosierung gerade bei nicht ausreichender Kontrastierung des LV mit jedoch vorhandener Apexakinesie in der Basisuntersuchung muss in jedem Fall hierdurch geklärt werden. In einigen Fällen ergeben sich allerdings auch nach Kontrastmittelgabe nur Low-flow-Phänomene ohne morphologisch abgrenzbaren Thrombus. Bleiben letztlich auch

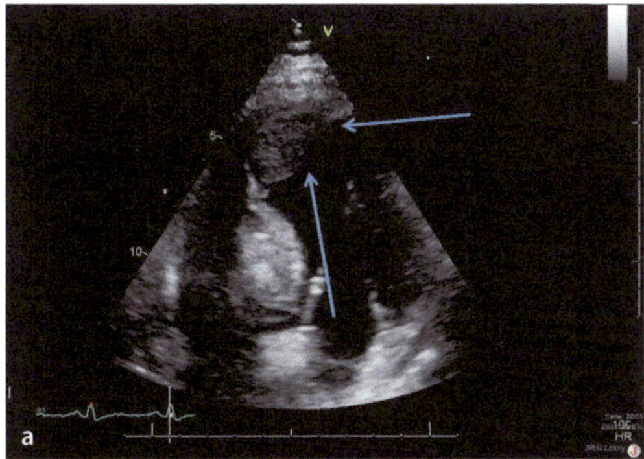

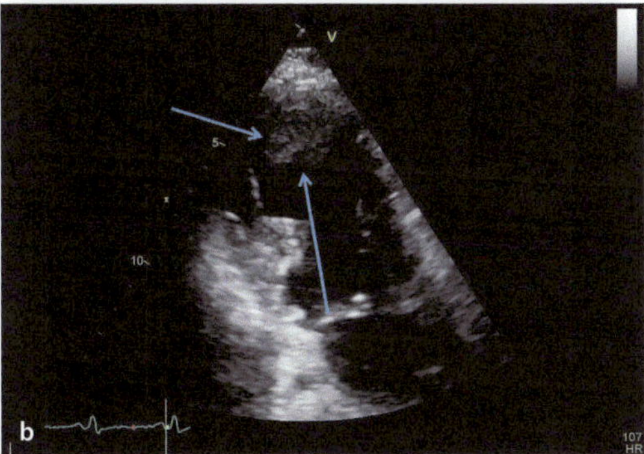

Abb. 1.50a,b Großer apikaler LV-Thrombus nach Vorderwandinfarkt. Echokardiografische Basisuntersuchung

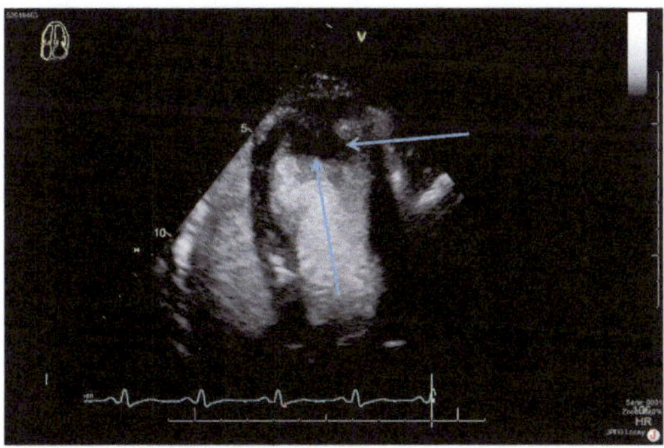

Abb. 1.51 Kontrastechokardiografie mit Kontrastaussparung im LV-Spitzenbereich suggestiv für einen Thrombus

hier noch Unsicherheiten, kann ein Kardio-CT oder -MRT durchgeführt werden.

Therapieansätze bestehen in einer therapeutischen Antikoagulation – erneut mit Blick auf das Einblutungsrisiko nach akutem Schlaganfall – zunächst mit unfraktioniertem Heparin i.v. oder gewichtsadaptiertem niedermolekularem Heparin. Überlappend und mittel- bis langfristig kommt nur eine Behandlung mit Vitamin-K-Antagonisten in Betracht. Ziel-INR ist 2–3. Einzelfälle von günstigen Effekten von DOAC in diesem Kontext sind beschrieben (Abubakar et al. 2017).

Im Langzeitverlauf sind 3- bis 6-monatige Echoverlaufskontrollen unter laufender Antikoagulation indiziert, um eine etwaige Größenreduktion des Thrombus bzw. im Idealfall dessen Auflösung zu dokumentieren. Dann kann über die Indikation zur therapeutischen Antikoagulation erneut entschieden werden, etwa eine Fortführung bei zwar aufgelöstem Thrombus, aber sehr großem weiterbestehenden Aneurysma. Ausdrücklich besteht keine Indikation zur Antikoagulation bei ausschließlicher LV-Funktionsminderung ohne Thrombusnachweis bei z. B. ischämischer oder dilatativer Kardiomyopathie, jedoch ohne zirkumskripte Akinesien oder Dyskinesien. Denkbar sind allerdings auch hier durch die Minderbeweglichkeit des Blutes bedingte Sludge-Phänomene, oftmals aber nur subklinisch imponierende Embolien. Cumarine sind nur bei koinzidentem VHF oder bei phlebologischen Problempatienten indiziert. Hier ist die Indikationsstellung eher großzügig. Man bedenke allerdings bei durch Kongestion bedingter gleichzeitig bestehender Leberfunktionsstörung die oft schwierige INR-Einstellung und die daraus resultierende abgeschwächte Dosis. Zeigt sich ein LV-Thrombus trotz dauerhafter Antikoagulation im Langzeitverlauf vollkommen größenkonstant und neurologisch asymptomatisch, kann über einen Auslassversuch der oralen Antikoagulation diskutiert werden unter Annahme, dass die potenziell emboligene Oberfläche nach längerer Zeit endothelialisiert ist.

Ergibt sich bei vorhandenem myokardialen Aneurysma beispielsweise auf dem Boden der zugrunde liegenden KHK eine OP-Indikation wie eine aortokoronare Bypass-OP, kann eine Endoaneurysmorrhaphie inkl. der Entfernung des thrombotischen Materials je nach pathologisch anatomischem Befund erfolgen. Hier wird man sich besonders nach der Größe des Aneurysmas als Resektionsindikation richten.

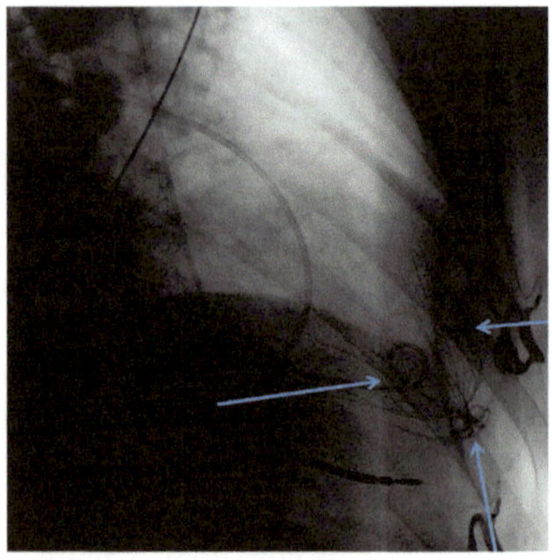

Abb. 1.52 Katheterinterventionell implantierbares Parachute-System, LV-Angiografie

Katheterinterventionell gibt es erste Erfahrungen zur Verbesserung der Ventrikelgeometrie mit Hilfe des Parachute-Systems (Abb. 1.52). Hierdurch soll die LV-Funktion durch Umkehr bzw. Aufhalten des Remodelings (Ausdünnung der Myokardwand, Zunahme der Oberflächenspannung, dyskinetische Wandbewegung) langfristig verbessert werden und sich somit ein protektiver Effekt für die Ausbildung von LV-Thromben ergeben. Ein bereits nachgewiesener Thrombus stellt durch die Gefahr der Mobilisierung eine Kontraindikation für die Implantation eines solchen Devices dar.

Weitere Ansätze aus kardiologischer Indikation sind vor allem in der Herzinsuffizienztherapie und hier vor allem in der Nachlastsenkung (Ausreizung der Behandlung mit ACE-Hemmern) zu sehen. Primärprophylaktische antiarrhythmische Therapien sowohl medikamentös bis hin zur ICD-Implantation sind je nach Gesamt-LV-Funktion sinnvoll.

Pathologisch anatomisch ähnliche Veränderungen mit aneurysmatischer Aussackung wurden auch im Rahmen der – zunächst meist dilatativ verlaufenden – Chagas-Kardiomyopathie beobachtet. Hier wird von einer schädlichen Wirkung von im Rahmen der Trypanosomen-Infektion gebildeten Antikörper auf das Myokard ausgegangen.

Eine Sonderform der Kardiomyopathie stellt außerdem die Non-Compaction-Kardiomyopathie (NCCM) dar. Sie ist genetisch determiniert, führt zu einer abnormen Textur des Myokards mit ausgeprägter Trabekularisierung (hier mit Bildung von Recessus) und Fibrosierung sowie Zweischichtung auch im Bereich des LV. Im Bereich dieser starken Trabekularisierung ist eine Thrombusbildung möglich (Abb. 1.53). Goldstandard der Diagnostik ist

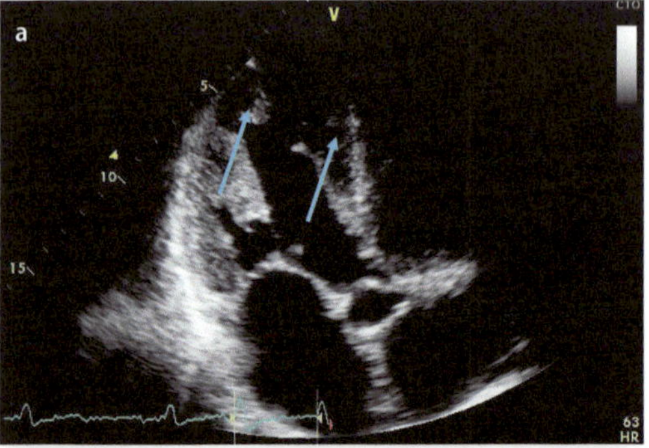

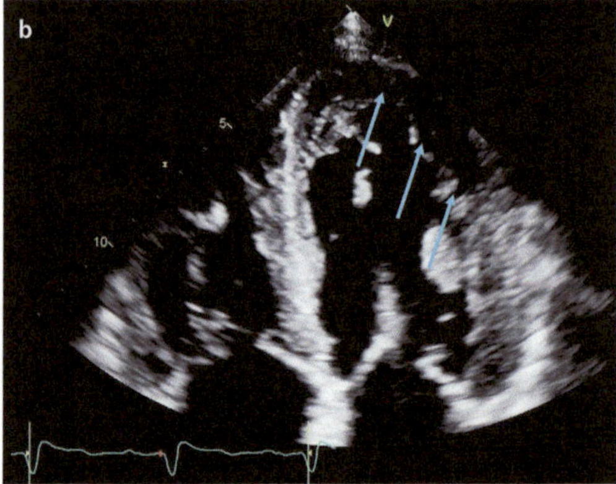

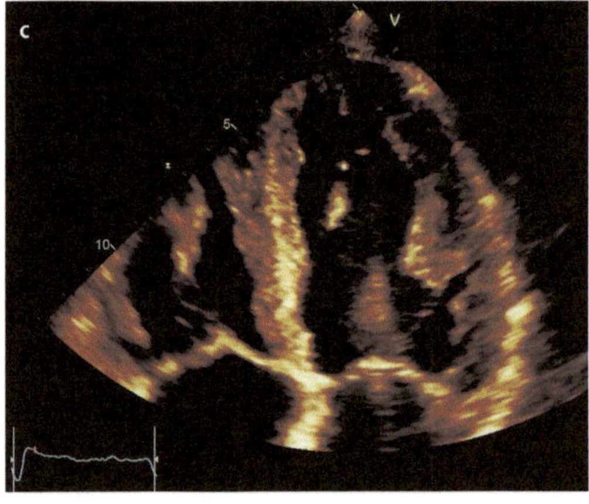

Abb. 1.53a–c Echokardiografischer Befund bei Non-Compaction-Kardiomyopathie

neben dem MRT zunächst einmal mehr die Echokardiografie. Das Myokard ist hierbei in zwei Teile unterteilt: In eine dünne epikardiale Schicht und eine dickere endokardiale Schicht, wobei die dickere endokardiale Schicht die beschriebene typische Myokardtextur aufweist. Da die Gefahr der Thrombusbildung im Kontext der NCCM erhöht ist, kann es letztlich auch zu embolischen Ereignissen und konsekutiven Schlaganfällen kommen.

Zusammenfassung

Die linksventrikuläre Aneurysmabildung mit sekundärer thrombotischer Besiedlung ist eine gefürchtete Komplikation des Myokardinfarktes. Schlaganfälle aus dieser Quelle sind vor allem in der frühen Phase der Thrombusgeneration geradezu vorprogrammiert. Diagnostisch steht die Echokardiografie, insbesondere das Kontrastmittelecho zuvorderst. Neben der therapeutischen Antikoagulation stehen operative und interventionelle Verfahren zu Therapie und Prophylaxe zur Verfügung.

1.7 Intrakardiale Neubildungen

Die häufigsten intrakardialen Tumoren stellen mit über 50% ohne weiteres die Myxome dar, zahlenmäßig gefolgt von Metastasen sonstiger Tumoren und Fibroelastomen. Maligne Tumoren sind eher selten. Hier imponieren Fibrosarkome, Rhabdomyosarkome oder Angiosarkome. Die Häufigkeit in Autopsiestudien beträgt allerdings nur 0,02% (Hoffmeier et al. 2014, Abb. 1.54). Das klinische Bild intrakardialer tumoröser Raumforderungen ist äußerst variabel: Arrhythmien, insbesondere AV-Blockierungen bei Infiltration oder Kompression der Leitungsbahnen, sind ebenso bekannt wie Obstruktionserscheinungen an Herzklappen, die zu klinischen Symptomen der Herzinsuffizienz führen können. Vorhoftumoren zeigen durch die Raumforderung oftmals paroxysmale SVT als zusätzliches oder gar erstmanifestierendes Symptom. Bei malignen Herztumoren besteht zudem in vielen Fällen ein (hämorrhagischer) Perikarderguss.

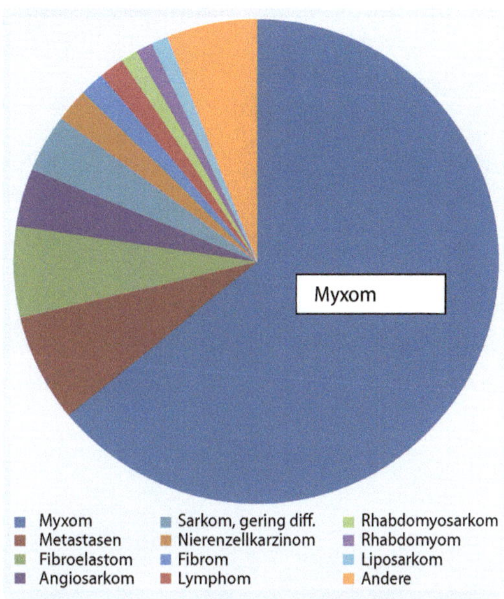

Abb. 1.54 Häufigkeitsverteilung intrakardialer Tumoren in einem chirurgischen Patientenklientel. (Nach Hoffmeier et al. 2014)

Nicht selten ist jedoch die meist nach zentral gerichtete Embolie, die entweder vom Tumor selbst oder von thrombotischen Auflagerungen ausgehen kann, das Erstsymptom. Jüngere Daten von kleineren Patientenserien zeigen insbesondere anhand von Myxomen, dass die Emboliequote bei 33% liegt, wovon mehr als die Hälfte nach zerebral erfolgt (Abu Abeeleh et al. 2017).

Das **Myxom** als weitaus häufigster intrakardialer Tumor soll hier in seinen wichtigsten Eigenschaften kurz charakterisiert werden:

- Benigner Tumor
- Frauen sind häufiger betroffen (Verhältnis männlich zu weiblich ca. 1:3)
- Bevorzugt linksatriale Lokalisation (>70%) und somit äußerst relevant für systemische Embolien, insbesondere aufgrund der gallertigen Grundstruktur
- Von der Fossa ovalis ausgehend und damit oft Kontakt zum interatrialen Septum
- Meist solitäres Auftreten, oft gestielte Anatomie
- Familiäre Myxome (in ca. 7% der Fälle familiäre Häufungen)

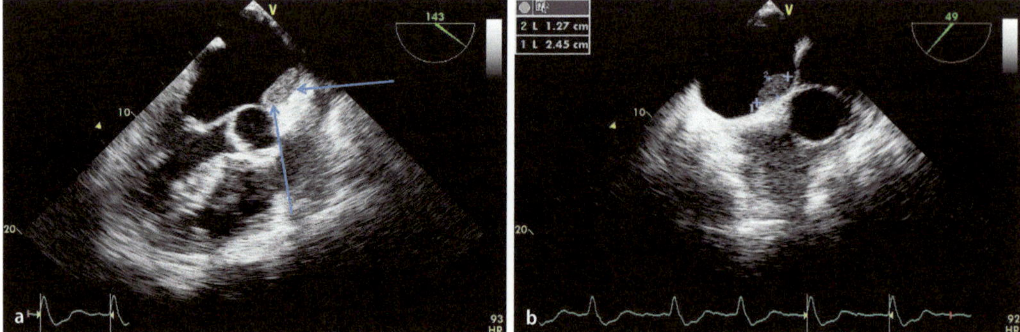

Abb. 1.55a,b Linksatriale Raumforderung dringend verdächtig auf ein Myxom, TEE-Darstellung

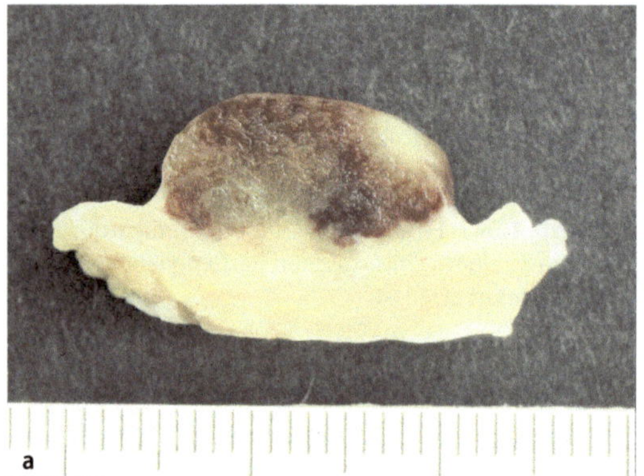

Abb. 1.56 **a** Makroskopisches sowie **b** histologisches OP-Präparat (HE-Färbung) eines jeweils linksatrialen Myxoms. Im mikroskopischen Präparat imponiert die polypoide und somit emboligene, ins atriale Cavum ragende Oberfläche. (Bildquelle **a**: Prof. Baba, Institut für Pathologie, UK Essen; **b**: PD Dr. Gassel, Institut für Pathologie, Ev. KH Oberhausen, mit freundlicher Genehmigung)

- Keine intramuralen Infiltrationen im Gegensatz zu malignen Herztumoren

Diagnostische Klärung bringt i.d.R. die Echokardiografie, meist als TEE (Abb. 1.55). Unsicherheiten bestehen insbesondere, wenn zusätzlich Vorhofflimmern besteht und somit die Abgrenzung zu thrombotischen atrialen Raumforderungen erschwert wird. Kann keine Artdiagnose erbracht werden, ist auch eine probatorische 3-monatige therapeutische Antikoagulation sinnvoll, um eine etwaige Größenreduktion hierunter zu dokumentieren. Dieses würde letztlich gegen eine tumoröse Raumforderung und somit gegen eine operative Maßnahme sprechen. Zu der rein qualitativen Diagnose „intrakardiale Raumforderung" tragen auch Kardio-CT und -MRT bei. Endgültige Klärung bringt schließlich die pathologische Aufarbeitung (Abb. 1.56a und b).

Ist ein intrakardialer Tumor symptomatisch (z. B. durch Schlaganfall/TIA), besteht spätestens ab diesem Zeitpunkt die Indikation zur Resektion, was praktisch immer mit dem Einsatz der Herz-Lungen-Maschine vergesellschaftet ist. Einmal mehr gilt hier der Hinweis nach einer sorgsamen OP-Planung mit Blick auf den Zeitpunkt nach stattgehabtem Schlaganfall (▶ Abschn. 1.9). Der Stellenwert der oralen Antikoagulation als dauerhafte Therapieoption ist umstritten. Bei malignen Tumoren müssen die onkologischen Therapiekonzepte einbezogen werden. Ebenso muss an paraneoplastische Phänomene wie erhöhte Thrombo-

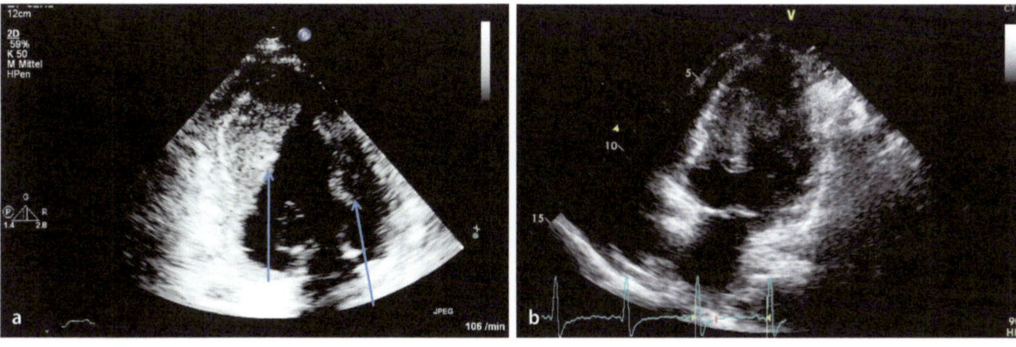

Abb. 1.57 **a** Gelappte intraventrikuläre Raumforderung, verdächtig auf ein Sarkom, TTE-Darstellung. **b** Größenprogredienz nach ca. 6 Monaten

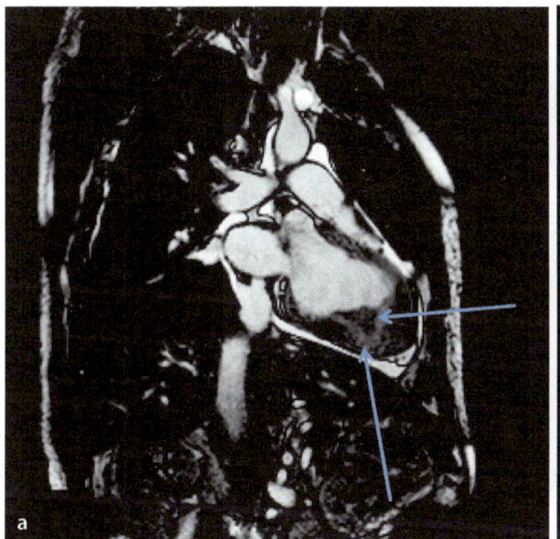

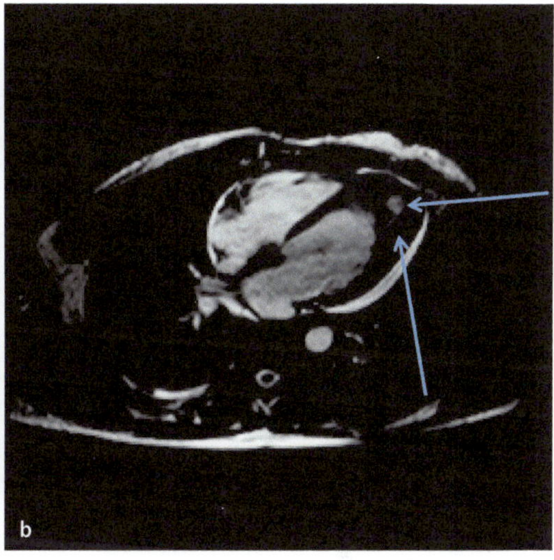

Abb. 1.58 **a** Kardio-MRT beim gleichen Patienten wie in Abb. 1.57a und b. Der Verdacht des malignen LV-Tumors erhärtet sich durch die zentrale Nekrose. **b** Transversalschnitt MRT beim gleichen Patienten

seneigung und/oder paradoxe Embolie gedacht werden (Abb. 1.57, Abb. 1.58).

Als **Lambl'sche Exkreszenzen** bezeichnet man feinste, faserige und zellarme Anhaftungen der Aortenklappe, die endothelialisiert sind und sich meist ventrikelseitig darstellen. Sie können entweder selbst oder durch Ablösung zusätzlich thrombotischen Materials zur zerebralen Emboliequelle werden. Die Diagnose erfolgt i.d.R. nur als Verdachtsdiagnose durch Textur, Lokalisation und Bewegungsmuster („bewegt sich mit der Klappe") im TEE. Die Differenzialdiagnose kann sicher nur durch eine histopathologische Aufarbeitung erfolgen. Da eine operative Ausräumung meist nicht in Betracht kommt, kann die Diagnose letztlich nur im klinischen Gesamtzusammenhang gestellt werden.

Zusammenfassung

Unter den intrakardialen Neubildungen ist das linksatriale Myxom mit Abstand am häufigsten. Einmal symptomatisch, besteht die Indikation zur Resektion. Diagnostische Schwierigkeiten können sich bei gleichzeitigem Bestehen von VHF ergeben. Maligne Tumoren sind selten und unterliegen der zusätzlichen onkologischen Behandlung.

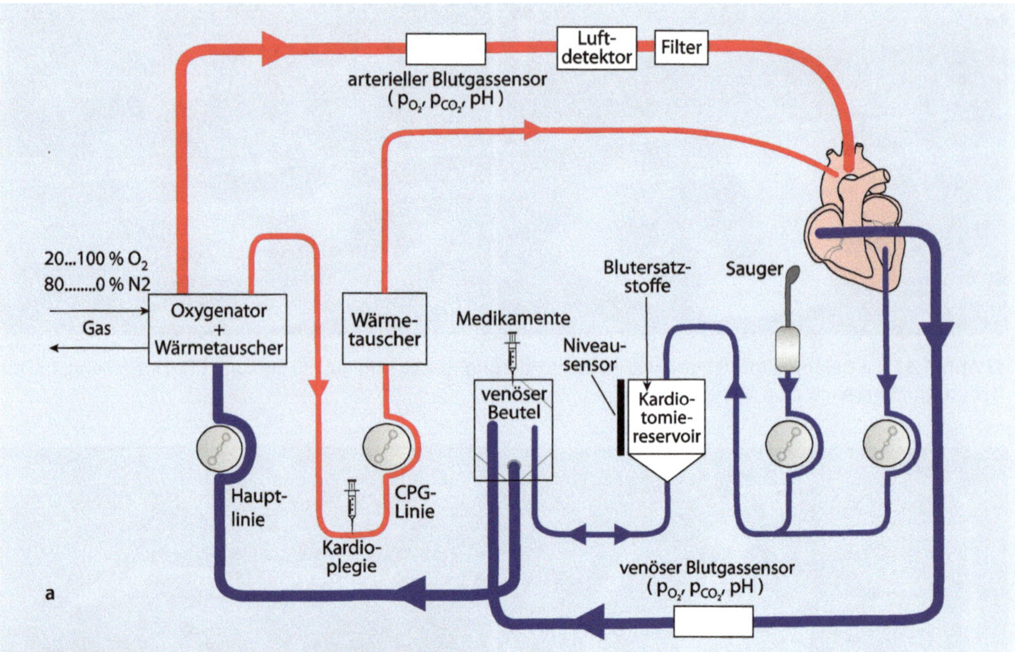

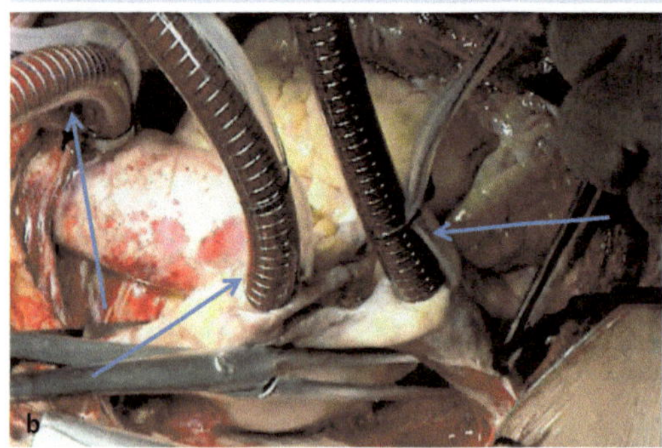

Abb. 1.59 **a** Grob schematischer Aufbau der Herz-Lungen-Maschine. (Aus Larsen 2017). **b** Intraoperativer Situs nach Anschluss der Herz-Lungen-Maschine, hier mit totaler EKZ. Rechts im Bild die selektiven Kanülen für die Vv. cavae, links die Kanüle zur Aorta ascendens

1.8 Stroke im Kontext herzchirurgischer Eingriffe

1.8.1 Herz-Lungen-Maschine (HLM)

Musste früher noch die Mehrzahl der Eingriffe aus den Bereichen der Klappen- und Koronarchirurgie unter Zuhilfenahme der extrakorporalen Zirkulation (EKZ) durchgeführt werden, so ist dies heute mit Einführung von Off-pump-Revaskularisationen und der Möglichkeit des interventionellen Herzklappenersatzes nicht mehr unbedingte Voraussetzung für viele Eingriffe (Abb. 1.59a).

Wesentliche Aspekte des extrakorporalen Kreislaufs, die sich nachteilig auf die Hirnperfusion auswirken können, sind einerseits die Voll-Heparinisierung (300 IE/kg KG mit einer angestrebten „activating clotting time“ [ACT] >400 s), die die Gefahr von Blutungskomplikationen beinhaltet, sowie andererseits der **nonpulsatile** und zur Vermeidung von Hämolyse insgesamt **verringerte Systemdruck**, der zu ischämischen Komplikationen führen kann. Auch können schon rein technisch unabdingbare intraoperative Manöver wie das quere Abklemmen einer potenziell **thrombogenen Aorta ascendens** oder eine Kanülierung des arteriellen Blutrückflusses an einer solchen Stelle deletäre Konsequenzen haben. Retrograde Embolien z. B. bei Subclavia- oder Femoralis-Kanülierungen spielen praktisch keine Rolle. Hinzu kommen jedoch potenziell zerebral nachteilige Hämostasebedingungen unter laufender EKZ, etwa die **Perfusionshypother-**

mie oder auch die unmittelbar hiermit verknüpften Veränderungen des **Säure-Basen-Haushalts und des Blutzuckers**. Besonders problematisch sind **vorbestehende Stenosen der Aa. carotis int.**, die unter EKZ-Kautelen eine ohnehin schon kritische Hirnperfusion mit erheblichen Konsequenzen zu beeinträchtigen vermögen. Vor einem jeden Eingriff, bei dem die Herz-Lungen-Maschine benötigt wird, sollte daher eine Duplexsonografie der Karotiden zur Detektion etwaig vorhandener hämodynamisch relevanter Stenosen erfolgen. Auch können intraoperative manuelle und sonografische Evaluierungen der Aorta ascendens dazu beitragen, die optimale Kanülierungsstelle zu finden, um potenziell emboligenen Kalkspangen aus dem Wege zu gehen. In eigenen Arbeiten konnte gezeigt werden, dass positive Prädiktoren für Schlaganfälle nach herzchirurgischen Operationen insbesondere gelten (Boeken et al. 2005):

- Positive neurologische Anamnese
- Präoperative bestehende Anämie
- Lange intraoperative Abklemmzeit („aortic cross-clamp-time")
- Diabetes mellitus
- Eingeschränkte linsksventrikuläre Funktion mit einer Ejektionsfraktion (EF) unter 35%
- Hohes Alter

Sämtliche identifizierte Risikofaktoren weisen somit auf das Risiko der zerebralen Malperfusion hin, das besonders durch prä- und intraoperative Einflüsse erheblich beeinflusst werden kann. Das Risiko, überhaupt im Kontext einer offenen Herz-OP einen Schlaganfall zu erleiden, lag in der Untersuchung zwischen 1,7 und 6,7% und war auch abhängig vom zugrunde liegenden Eingriff. So wurden die höchsten Quoten bei Mehrfach-Klappen-Eingriffen erreicht.

Besonderes Augenmerk bei praktisch allen Eingriffen, die sich des kardiopulmonalen Bypasses bedienen, richtet sich auch auf die sorgsame **Entlüftung vor der Dekanülierung**, gerade nach Eingriffen, die mit Eröffnung der Aorta einhergehen; gilt es doch, teils schwerwiegenden neurologischen Komplikationen durch Luftembolien vorzubeugen.

Auch im Rahmen von bzw. nach **Herzkatheteruntersuchungen** und -eingriffen, die keine Klappeninterventionen darstellen, kann es zu neurologischen Komplikationen kommen. Die Passage einer sklerosierten Aortenklappe mit dem Draht stellt hierbei ein Risiko für Embolien dar. Auch kann es zu Luftembolien kommen. Eingriffe, bei denen eine perkutane koronare Intervention (PCI) durchgeführt wurde und somit GIIB/IIIa-Antagonisten (z. B. Tirofiban, Abciximab, Eptifibatide) gegeben wurden, erschweren eine systemische Lyse bzw. schließen sie gänzlich aus, sodass in vielen Fällen nur lokal neuroradiologisch (▶ Abschn. 1.1) oder gar nicht interveniert werden kann.

Schließlich sind auch **neuropsychologische Komplikationen** keine Seltenheit im postoperativen Gefolge. Hier werden insbesondere Mikroembolien, die sich unter laufender EKZ, u. U. auch kleinere Luftembolien, die sich bei Kanülierung oder Dekanülierung ereignen, diskutiert. Postoperativ delirante Zustände werden detailliert in ▶ Kap. 10 behandelt.

Blutungskomplikationen sind bei nicht alteriertem Hirngewebe im Anschluss eines EKZ-Eingriffs eher die Ausnahme. Beschrieben sind diese allenfalls in Situationen nicht erkannter Hirntumoren oder in Fällen von mykotischen Aneurysmen. Bei akut vorangegangenem zerebralen Insult, etwa im Rahmen einer Endokarditis, stellt sich das Problem der Wahl des richtigen OP-Zeitpunktes (▶ Abschn. 1.9).

Ein **intraoperatives Neuromonitoring** dient der Überwachung der neuronalen Integrität bei herzchirurgischen Operationen und wird im Wesentlichen in Form einer mangelnden zentralen Sauerstoffversorgung abgebildet. Je nach Eingriff stehen unterschiedliche Verfahren zur Verfügung wie z. B. die Messung der jugularvenösen Sauerstoffsättigung unterhalb der Durchtrittsstelle an der Schädelbasis (hier liegt i.d.R. kein extrakranieller Zufluss vor) bei HLM-Eingriffen oder Spinaldruckmessungen und Bestimmung von motorisch oder somatosensorisch evozierten Potenzialen (MEP, SSEP) bei Operationen der thorakoabdominellen Aorta.

Rein praktisch stellt sich nach einem akuten Stroke die Frage nach Therapieoptionen, da diese im unmittelbaren Zeitraum nach der OP, insbesondere die Lyse, sehr begrenzt sind. Ob die Behandlung nach einem Ereignis früh postoperativ auf der Stroke Unit oder weiter in der Herzchirurgie erfolgt, muss im Einzelfall entschieden werden und hängt stark vom führenden Krankheitsbild (allgemeine postoperative Rekonvaleszenz versus Stroke-Symptomatik) ab.

1.8.2 Eingriffe an Aorten- und Mitralklappe

Dadurch, dass es sich – dies gilt insbesondere beim Aortenklappenersatz (AKE) – um Operationen an stark kalzifizierten Klappen handelt, ist eine intraoperative Embolie im Zuge der Resektion häufig. Messé und Kollegen publizierten Daten von 196 Patienten in einem mittleren Alter von 75 Jahren, die sich einem chirurgischen AKE unterziehen mussten und fanden eine postoperative Quote von 17% bzw. 2% für Stroke bzw. TIA. Die „in hospital mortality" war bei diesen Patienten mit 5% deutlich erhöht im Vergleich zu unkomplizierten Verläufen nach AKE (Messé et al. 2014). In großen randomisierten Studien bzw. Registerdaten (z. B. PARTNER-A, Core-Valve-High-Risk), ist die Inzidenz neurologischer Komplikationen allerdings deutlich niedriger und liegt in der Größenordnung zwischen 2 und 5% (Smith et al. 2011; Adams et al. 2014; Khatri et al. 2013). Diese Zahlen sind in etwa mit der 30-Tage-Rate nach TAVI vergleichbar (▶ Abschn. 1.8.3). Die intraoperative Anwendung von zerebroprotektiven Devices wie z. B. Karotis-Filtern hat sich bisher nicht als vorteilhaft erwiesen (Mack et al. 2017). Vielmehr scheint es auf eine besonders sorgfältige Säuberung und intraoperative manuelle Spülung der Resektionsflächen im Sinne einer nachhaltigen Emboliephylaxe durch chirurgische Handarbeit anzukommen (◘ Abb. 1.60).

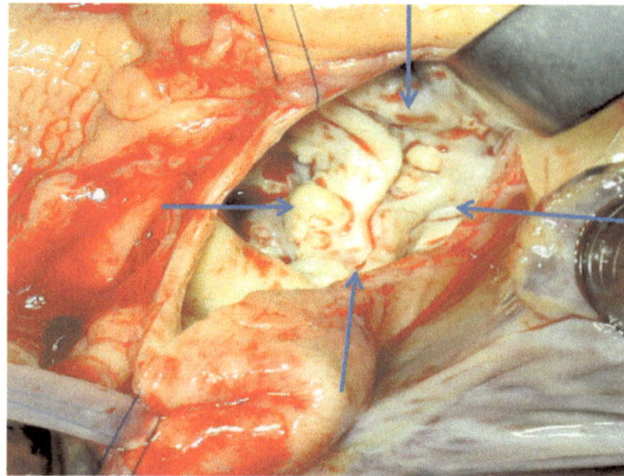

◘ **Abb. 1.60** Intraoperativer Situs (Draufsicht bei längseröffneter Aorta) bei stark kalzifizierter Aortenklappenstenose mit biskuspidalisierter Klappe mit hohem Risiko einer periprozeduralen Embolie

Mitralklappeneingriffe, die mit Stenosen verknüpft sind, sind wesentlich seltener und dann oft rheumatischer Genese. Auch hier kann es natürlich, wenn auch aufgrund der pathologischen Textur eher seltener im Vergleich zu ausschließlich kalzifiziert degenerierten Klappen, zu periprozeduralen Embolien kommen, ebenso wie bei der Resektion endokarditischer oder postendokarditischer Klappenanteile.

Die Frage, ob kalzifizierende Vitien, ähnlich wie ein thrombogener Aortenbogen (▶ Kap. 3), per se und ohne operativen Eingriff als prominente Schlaganfallquelle in Betracht kommen, wird kontrovers diskutiert: Einerseits kann eine Plaquemobilisierung, etwa bei ausgeprägter Mitralklappenringverkalkung embolische Komplikationen nach sich ziehen, andererseits kann eine erhöhte Schlaganfallinzidenz bei solchen Patienten letztlich nur der Hinweis für die bestehende kardiovaskuläre Systemerkrankung, die – mikro- oder makroangiopathisch getriggert – auch den Schlaganfall ausgelöst hat, sein.

1.8.3 Schlaganfälle nach TAVI

Nach TAVI („transcatheter aortic valve implantation") kann es gerade intraprozedural durch Ablösung thrombotischen Materials der Nativklappe zu nach zentral gerichteten Embolien kommen. Nachhaltige chirurgische Spülungen wie beim konventionellen AKE sind hier jedoch nicht möglich. Insgesamt ist nach Registerdaten und Metaanalysen die neurologische Komplikationsrate hier jedoch im Vergleich zum konventionellen AKE nicht erhöht (s. oben) (Adams et al. 2014; Khatri et al. 2013; Eggebrecht et al. 20112). Initiale Daten der PARTNER-A-Studie hatten zunächst noch eine doppelt so hohe Quote an Schlaganfall/TIA gezeigt (Smith et al. 2011). Das Verfahren an sich ist mittlerweile gut etabliert und stellt insbesondere für Patienten mit hochgradiger Aortenklappenstenose mit hohem und mittlerem periprozeduralen Risiko die Methode der Wahl dar. Das Risiko, nach TAVI im Langzeitverlauf eine Klappenthrombose zu entwickeln, ist mit dem sonstiger gerüstloser Bioprothesen vergleichbar.

Ballonvalvuloplastien haben gerade im TAVI-Zeitalter weiter an Bedeutung verloren und sind nur Ausnahmesituationen vorbehalten. Auch hier sind aber durch die mechanische Intervention Absprengungen thrombotischen Materials mit Embolie nach zentral möglich.

1.8.4 Eingriffe am Aortenbogen

Bei Operationen zur Ausschaltung einer Stanford-A-Dissektion sowie auch beim Aneurysma verum des Aortenbogens kann es durch die Notwendigkeit des Kreislaufstillstands in tiefer Perfusionshypothermie (24°C Körperkerntemperatur) oder auch mit selektiver antegrader Hirnperfusion und moderater Perfusionshypothermie (30°C Körperkerntemperatur) zu desaströsen neurologischen Komplikationen kommen. Zumeist ist zum Zeitpunkt der Operation unklar, ob nicht die Dissektion selbst schon zerebrale Malperfusionen verursacht hat (▶ Kap. 3), die u. U. intraoperativ noch verschlechtert werden. Das Spektrum der zerebralen Ischämien reicht von einzelnen, zirkumskripten Herden über multiple Sensationen bis hin zu globalen Hirnschäden. Untersuchungen an größeren Patientenserien aus dem Bereich der elektiven Aortenbogenchirurgie zeigen, dass das Vorgehen in tiefer Perfusionshypothermie mit 12,7% Stroke-Inzidenz deutlich

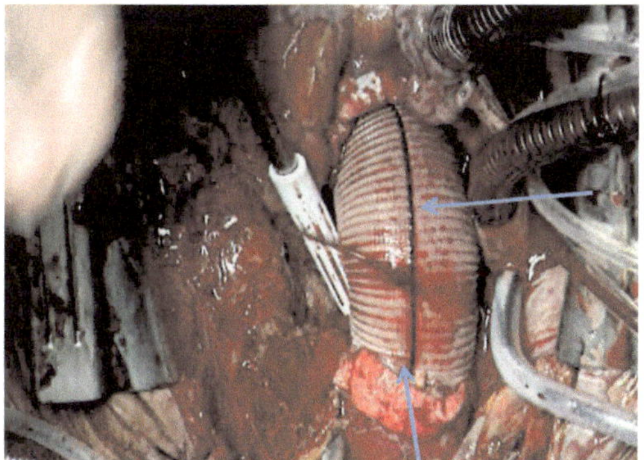

Abb. 1.61 Dacron-Rohrprothese; intraoperativer Situs bei Ascendens-/Bogenersatz bei Stanford-A-Dissektion. Phase der Embolieprotektion durch Entlüftung

über der Inzidenz von 7,3% bei Verwendung der antegraden Hirnperfusion liegt (Poon et al. 2016). Insgesamt ist aber sicher die Zeit des Kreislaufstillstandes maßgeblich auch für das neurologische Outcome. ◻ Abb. 1.61 zeigt beispielhaft den intraoperativen Situs einer implantierten Ascendens-/Bogenrohrprothese bei einem Patienten mit Stanford-A-Dissektion.

Bei Eingriffen an der **thorakoabdominellen Aorta** unterliegt das Rückenmark aufgrund der Isolierung der Spinalarterien einer besonderen Gefährdung bis zur Gefahr eines Querschnitts. Von besonderer Bedeutung –auch bei nativen Dissektionen – ist hier die sog. Adamkiewicz-Arterie, die auf Höhe des BWK 9 aus der Aorta entspringt. Sogar schon bei jüngeren Patienten ist die Gefahr einer persistierenden Paraparese (2,7%) oder Paraplegie (3,3%) gegeben bei dem bereits an sich schon hohen perioperativen Risiko (akutes Nierenversagen, kardiovaskuläre Komplikationen) (Coselli et al. 2017).

Die Ausschaltung eines Aneurysmas im Bereich von Aortenbogen und thorakoabdomineller Aorta erfolgt außerhalb von Notfallsituationen heute vornehmlich mit Hilfe kathetertechnisch zu platzierender **Stentgrafts**. Diese müssen für den Einzelfall so beschaffen sein, dass Seitenäste der Aorta nicht okkludiert werden. Hier ergibt sich das Schlaganfallrisiko insbesondere periprozedural bei thrombotisch verändertem Aortenbogen und der Insertion der hirnversorgenden Gefäße. Diese müssen zur Vorbereitung oftmals bypass-versorgt werden (sog. Debranching), sodass sich Hybridverfahren ergeben.

1.8.5 Schlaganfall/TIA bei Kunstherzpatienten

Nach Angaben der Deutschen Stiftung Organtransplantation (DSO) wurden 2016 in Deutschland 297 Herztransplantationen an 22 Kliniken durchgeführt. Ein Trend, der aufgrund des eklatanten Spendermangels seit Jahren zurückgeht. Umso größer wird bei einer steigenden Inzidenz insbesondere von ausbehandelten ischämischen Kardiomyopathien die Bedeutung mechanischer kardialer Assistenzsysteme. Diese verstehen sich überwiegend als „bridging devices", d. h. sie sind im Einsatz, bis ein passendes Spenderorgan zur Verfügung steht, was oft Jahre dauern kann. Zum Teil sind sie aber auch als „destination therapies" im Einsatz, wenn a priori eine Transplantation ausscheidet. In Deutschland wurden 2017 917 Systeme implantiert. Grundsätzlich werden dabei folgende Ansätze verfolgt:

- Bridge to recovery
- Bridge to transplantation
- Bridge to bridge, d. h. bis zur Neuentscheidung über das weitere Vorgehen
- Destination therapy

Hinsichtlich der Art der Unterstützung sind überwiegend linksventrikuläre Assistenzsysteme (LVAD) im Einsatz; durchaus gibt es aber auch die Notwendigkeit der Unterstützung beider Herzkammern (BiVAD) oder nur des rechten Ventrikels (RVAD). Mit Blick auf die Pumpenlage unterscheidet man parakorporale Systeme, intrakorporale Systeme mit Steuerung von außen mittels Driveline und vollständig implantierbare Kunstherzen („total artificial heart", TAH). Das technische Angebot ist äußerst vielfältig und muss auf die individuellen Bedürfnisse des einzelnen Patienten abgestimmt werden. Abb. 1.62 zeigt das grundsätzliche Prinzip eines LV-Assist-Systems und Abb. 1.63 ein Anwendungsbeispiel mit parakorporaler Pumpenlage (hier sog. BiVAD). In Abb. 1.64 ist ein intraoperativer Situs für eine implantierbare Pumpe dargestellt.

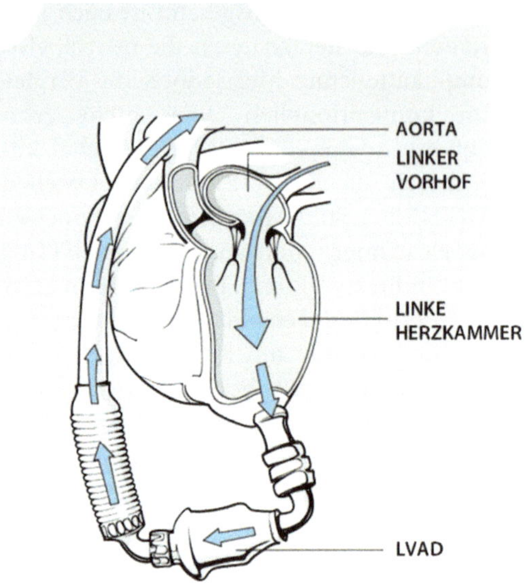

Abb. 1.62 Schematisches Prinzip der linksventrikulären Kreislaufassistenz. (Aus Reiss et al. 2016)

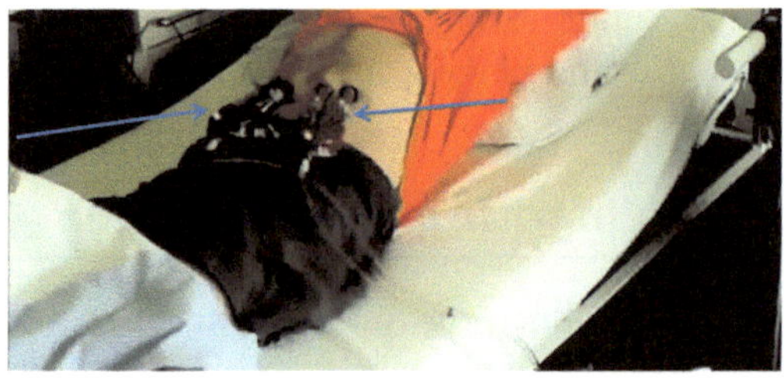

Abb. 1.63 Anwendungsbeispiel zur kurz- bis mittelfristigen Unterstützung mit parakorporaler Pumpenlage. Biventrikuläres Unterstützungssystem

Die **neurologisch relevanten Komplikationen** ergeben sich im Wesentlichen aus der postoperativ zwingenden Notwendigkeit der Antikoagulation. Je nach implantiertem System und nach zum Teil unterschiedlichen Standards in den implantierenden Zentren ist dauerhaft eine duale Therapie aus Thrombozytenaggregationshemmung und Cumarin-Behandlung (Ziel-INR 2–3). Unmittelbar postoperativ wird eine Vollheparinisierung angestrebt, zu der die Cumarin-Behandlung bei unkomplizierter Rekonvaleszenz überlappend einsetzt (vergleich-

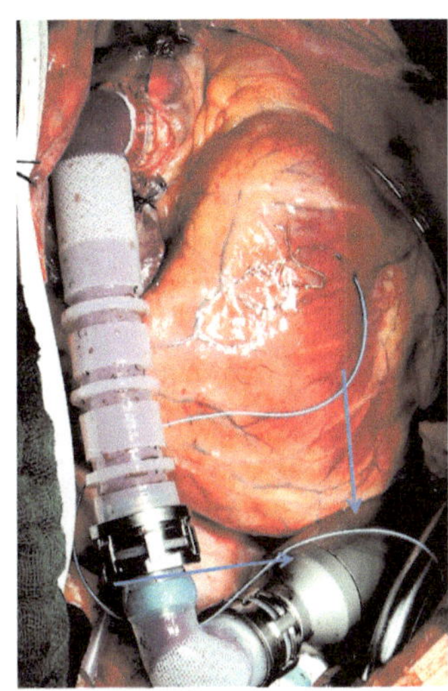

Abb. 1.64 Intraoperativer Situs eines LV-Assists mit intrakorporaler Pumpenlage

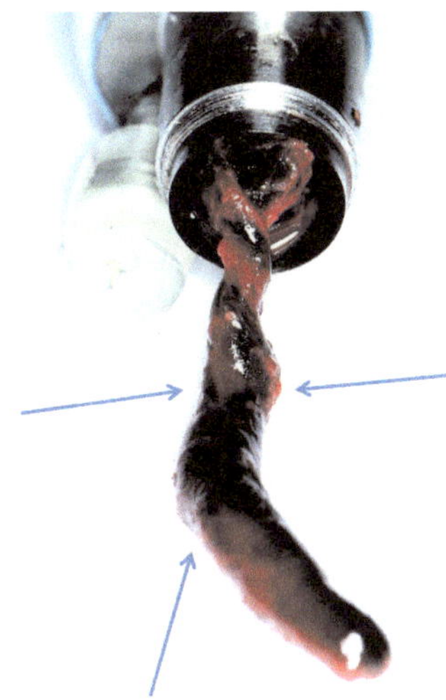

Abb. 1.65 Pumpenthrombose mit hohem Risiko nach zentral gerichteter Embolien

bar mit der Behandlung nach mechanischem Herzklappenersatz). Einige Zentren führen in den ersten 3 Monaten nach der Implantation zusätzlich zur Cumarin-Therapie eine duale Plättchenhemmung durch. Daraus ergibt sich, dass ein wesentlicher Teil von Komplikationen zerebrale Blutungen einerseits bzw. Ischämien ebendort andererseits darstellen. Die Spannbreite an neurologisch relevanten Komplikationen ist groß und wird in unterschiedlich umfangreichen Kollektiven zwischen 7 und 28% angegeben (Boeken et al. 2017). Uneinheitlich sind auch die Definitionen (Einschluss von Stroke/TIA oder nur Stroke, mit oder ohne Blutung). Thrombembolische Komplikationen sind besonders häufig, wenn zusätzliche Risiken wie etwa Vorhofflimmern bestehen. Ist der neurologische Schaden einmal eingetreten, sind die **therapeutischen Optionen** meist gering. Desaströs sind Pumpenthrombosen, die nach zentral embolisieren und einen Systemwechsel nach sich ziehen (Abb. 1.65). Im Falle von intrazerebralen Blutungen oder großen einblutungsgefährdeten Infarkten (► Abschn. 1.2.6) muss über eine Abstufung der Antikoagulation nachgedacht werden (z. B. Cumarin-Monotherapie). Auch ein gänzlicher Auslass für eine vorübergehende Phase ist bei lebensbedrohlichen Blutungen schon praktiziert worden.

Zusammenfassung

Herzchirurgische Eingriffe haben insbesondere aufgrund der Verwendung der EKZ, bei Eingriffen am Aortenbogen, Operationen an kalzifizierten Klappen und im Zuge der Implantation von kardialen Assistenzsystemen ein hohes Potenzial an möglichen neurologischen Komplikationen. Bei Eingriffen an der thorakoabdominellen Aorta besteht die Gefahr des Querschnitts. Die Handlungsspielräume bei einer eingetretenen neurologischen Komplikation sind aber oft gering, gerade wenn der Eingriff erst kurz zurückliegt oder bereits eine therapeutische Antikoagulation besteht.

1.9 Die Wahl des korrekten OP-Zeitpunktes bei herzchirurgischer Indikation

Aus den Ausführungen der bisherigen Punkte geht deutlich hervor, dass durch eine Vielzahl von Indikationen, die mit einer nach zentral gerichteten Embolie einhergehen, herzchirurgischer Handlungsbedarf begründet wird. Die wichtigsten Entitäten hierbei sind:

- Infektiöse Endokarditis
- Intrakardiale Tumoren, insbesondere das linksatriale Myxom

- Intraventrikuläre Thromben nach Myokardinfarkt je nach Größe und etwaiger Koindikation zur aortokoronaren Bypass-OP.

Nach neurologischem Akutereignis, das oft als Epiphänomen überhaupt erst auf eine kardiologisch relevante Grunderkrankung hindeutet, stellt sich nach Klärung einer zwingenden OP-Indikation die Frage nach dem korrekten OP-Zeitpunkt, denn:

> **Herzchirurgie unter Verwendung der HLM bedeutet: Antikoagulation unter EKZ-Bedingungen mit einer angestrebten ACT von über 400 s, nichtpulsatiler Fluss und geringerer Systemdruck als unter physiologischen Kreislaufbedingungen. Alles dieses sind für einen frischen Hirninfarkt, der einblutungsgefährdet ist oder gar für eine intrazerebrale Blutung denkbar ungünstige Voraussetzungen.**

Sind bei intrakardialen Tumoren und Endoaneurysmorrhaphien im Rahmen von Bypass-Operationen die OP-Zeitpunkte meist weitgehend elektiv, sodass eine ausreichende Latenz bis zur Konsolidierung des neurologischen Befundes möglich ist, ergeben sich gerade bei der Endokarditis, die mit einem hohen Einblutungsrisiko im Falle nach zerebral gerichteter Embolien einhergeht, oftmals dringliche oder sogar Notfallindikationen zur OP:

- Kreislaufinstabilität durch unbeherrschbare Infektion
- Konservativ nicht beherrschbarer Befund, d. h. persistierendes Fieber und/oder wiederholt positive Blutkulturen
- Große Vegetationen
- Wiederholte Embolien
- Abszedierungen, Fistelbildungen
- Hochgradige Protheseninsuffizienzen, z. B. schwerwiegende paravalvuläre Leckagen

Hier gilt es, in Abhängigkeit vom CCT-Befund die Dauer einer zumutbaren Latenzphase bis zur Durchbauung eines Hirninfarktes mit Restitution der Blut-Hirn-Schranke – und dies ohne De-novo-Embolien zu provozieren – vorherzusagen. ◻ Abb. 1.66 zeigt ein Beispiel bei einem Patienten mit Endokarditis mit bilateralen, teils demarkierten und linksseitig auch eingebluteten Infarkten, bei dem sich ein sofortiger herzchirurgischer Eingriff verbietet. Hinzu kommt, dass die infektiöse Endokarditis, wenn sie durch Schlaganfall oder TIA kompliziert wird, mit einer besonders hohen Letalität behaftet ist und 50% der IE-Patienten während des Gesamtverlaufs der Erkrankung tatsächlich einen Klappeneingriff benötigen (Torno et al. 2005). Besonders problematisch ist gerade auch bei Endokarditis die Ausbildung von mykotischen zerebralen Aneurysmen, die als Erstsymptom durch eine intraparenchymatöse Blutung imponieren.

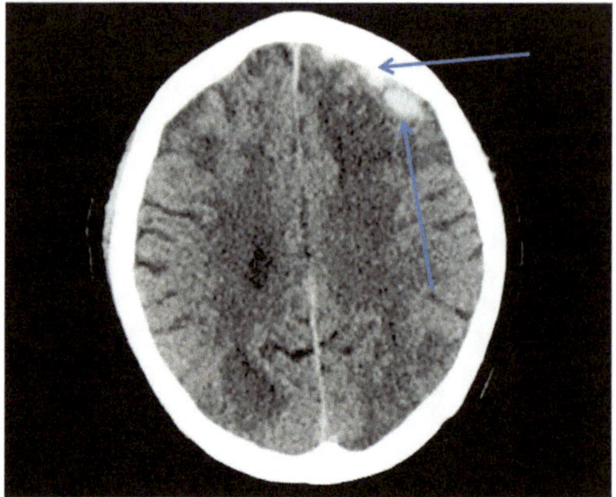

◻ **Abb. 1.66** Nativ-CT mit bilateralen und linksseitig eingebluteten *(mit Pfeilen markiert)* Hirninfarkten bei Endokarditis als Grunderkrankung

◻ Tab. 1.12 zeigt ein für die jeweilige Situation praktikables Vorgehen. Analog hierzu wurde in ▶ Abschn. 1.2.6 bereits die Problematik der (konservativen) Antikoagulation nach Schlaganfall besprochen.

Mehrere Studien haben sich mit der Evaluierung des günstigsten OP-Zeitpunktes bei Endokarditis befasst. Thuny und Mitarbeiter untersuchten 496 konsekutive Patienten mit IE und zeigten, dass schwerwiegende zerebrale Insulte mit einer eingeschränkten Vigilanz mit einer besonders hohen Mortalität vergesellschaftet waren. Die mittlere Zeitdauer – bezogen auf alle Patienten – bis zur OP betrug hier-

Tab. 1.12 Vorgehen zur Auswahl des herzchirurgischen OP-Zeitpunktes bei gegebener Indikation nach stattgehabter zerebraler Ischämie

Zerebrale Infarktmorphologie, klinische Situation	OP-Zeitpunkt
TIA, CT- und MR-grafisch kein Infarkt nachweisbar	Sofortige OP möglich
Schlaganfall mit nachgewiesenem kleinen und frischen Infarkt, Patient kaum beeinträchtigt	10–14 Tage abwarten, CT- und klinische Verlaufskontrollen
Schlaganfall mit nachgewiesenem mittelgroßen und frischen Infarkt, Patient mäßig beeinträchtigt	4–6 Wochen abwarten, CT- und klinische Verlaufskontrollen
Schlaganfall mit nachgewiesenem großen und frischen Infarkt, evtl. mit Gefahr von Hirndruck, Patient stark beeinträchtigt, z. B. persistierende Parese oder Plegie oder deutliche Vigilanzminderung	Mindestens 6 Wochen abwarten, CT- und klinische Verlaufskontrollen
Eingebluteter Infarkt, mykotisches Aneurysma oder Blutung	Abwarten bis zur CT-grafischen Konsolidierung des Befundes, ggf. neuroradiologische Intervention

bei 9 Tage. Der Anteil an primären Blutungen – also nicht sekundär eingebluteten Infarkten –, die am ehesten auf eine mykotische Aneurysmaruptur zurückzuführen sein dürfen, betrug immerhin 2,4% (Thuny et al. 2007). Diese Phase wurde in einer kleineren Untersuchung von Fukuda anhand von 38 Patienten mit median 23 Tagen angegeben. Ein ähnlicher Algorithmus wie in Tab. 1.12 war Grundlage für die Entscheidungsfindung (Fukuda et al. 2014).

Grundsätzlich ähnliche Überlegungen gelten für die Durchführung einer (therapeutischen) Koronarangiografie nach Schlaganfall. Hier kann im Zuge einer notfallmäßigen Intervention bei akutem Koronarsyndrom eine Triple-Therapie, bestehend aus einer dualen Plättchenhemmung (inkl. Loading) und einer Heparinisierung nötig werden und das Einblutungsrisiko in akut ischämisches Hirngewebe dabei massiv gesteigert werden. Daher ist bei einem frischen Schlaganfall praktisch nur der hämodynamisch wirksame ST-Hebungsinfarkt eine Indikation zum sofortigen interventionellen Vorgehen.

Zusammenfassung

Die Auswahl des günstigsten OP-Zeitpunktes aus herzchirurgischer Indikation ist aufgrund der Einblutungsgefahr bei frischem Hirninfarkt schwierig. Dringliche chirurgische Indikationen konkurrieren mit einer möglichen Verschlechterung der neurologischen Situation unter HLM-Bedingungen. Dies gilt besonders für Patienten mit Endokarditis und in Fällen intrazerebraler Blutungen.

1.10 Atherosklerose als gemeinsamer Ausgangspunkt von KHK, cAVK und pAVK

Koronare Herzkrankheit (KHK), zerebrale (cAVK) und periphere arterielle Verschlusskrankheit (pAVK) sind zweifelsohne ein Formenkreis von Erkrankungen mit gemeinsamer Ätiologie. Insofern können Sie aber auch als Indikatoren füreinander betrachtet werden. Hat beispielsweise ein Patient einen Schlaganfall mit eindeutig mikro- oder makroangiopathischem Muster erlitten, liegt der Verdacht nahe, dass die Systemerkrankung „cardiovascular disease“, CVD, auch die Koronararterien betreffen könnte, auch wenn der Patient bis dato diesbezüglich asymptomatisch war. Auch ist das Fenster zur (extra-)zerebralen Makroangiopathie z. B. durch die Möglichkeit der dopplersonografischen Untersuchung der Karotiden wesentlich leichter zugänglich als die invasive Näherung zu

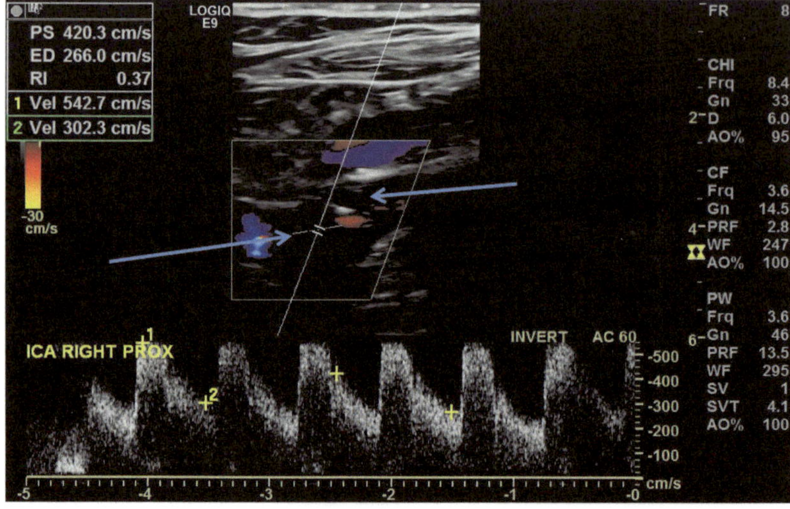

Abb. 1.67 Hochgradige ACI-Stenose, dopplersonografische Darstellung

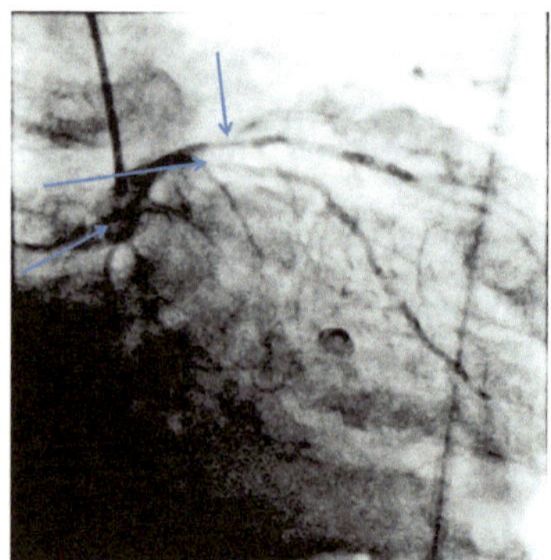

Abb. 1.68 Darstellung der linken Herzkranzarterie beim gleichen Patienten mit hochgradiger Stenose des Ramus intermedius (RIM), mittelgradiger Verengung des RIVA sowie CX-Bifurkationsstenose beim gleichen Patienten

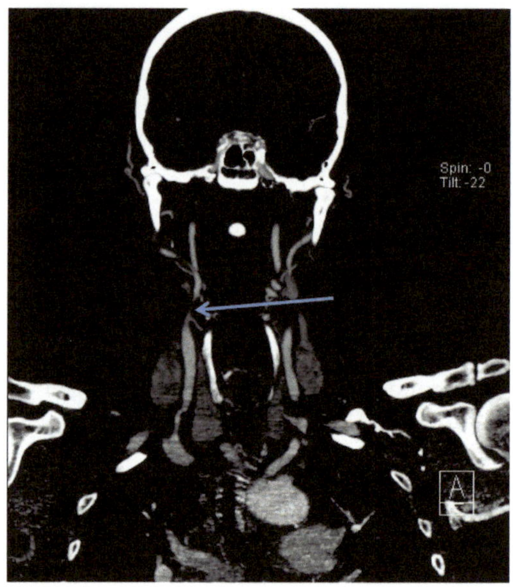

Abb. 1.69 Hochgradige rechtsseitige ACI-Stenose, CT-Angiografie als Ausdruck einer zerebralen Makroangiopathie bei CVD, CT-Angiografie

den Koronarien (Abb. 1.67, Abb. 1.68, Abb. 1.69, Abb. 1.70, Abb. 1.71).

Schon das Vorhandensein von **Strömungsgeräuschen** über den Karotiden kann ein Hinweis für das Vorliegen einer kardialen Beteiligung im Rahmen der CVD hinweisen: So fanden Pickett und Mitarbeiter in einer bereits 2008 im Lancet publizierten Studie – Metanalyse mit über 17.000 Patienten –, dass das Risiko für Todesfälle aus kardiovaskulärer Ursache sowie für Herzinfarkte bei Patienten mit Karotis-Strömungsgeräuschen um das jeweils 2,2-Fache erhöht ist (Pickett et al. 2008).

Die **Intima-Media-Dicke** aus der im Rahmen der Schlaganfalldiagnostik durchgeführten Routineuntersuchung kann weitere Einblicke in eine generalisiertes CVD geben: Im B-Bild sind zwei echoreiche, randgebende Strukturen zu sehen (Abb. 1.72). Lumenseitig wird an der Endothel-Blut-Grenze und zur Außenwand an der Grenze zwischen Media und

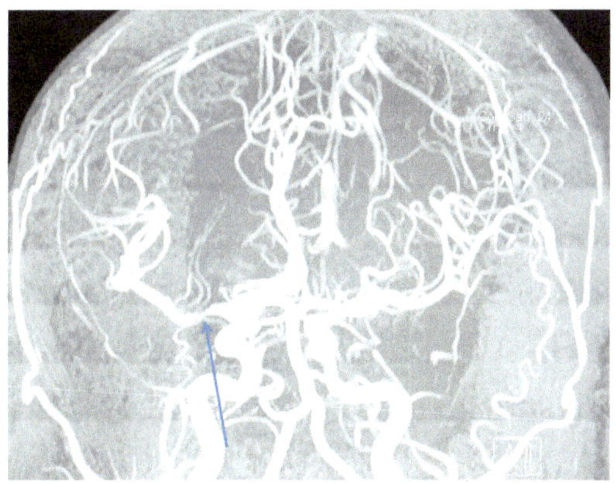

Abb. 1.70 Hochgradige Stenose der rechtsseitigen A. cerebri media, M1-Segment als Ausdruck einer zerebralen Makroangiopathie bei CVD. Angiografie

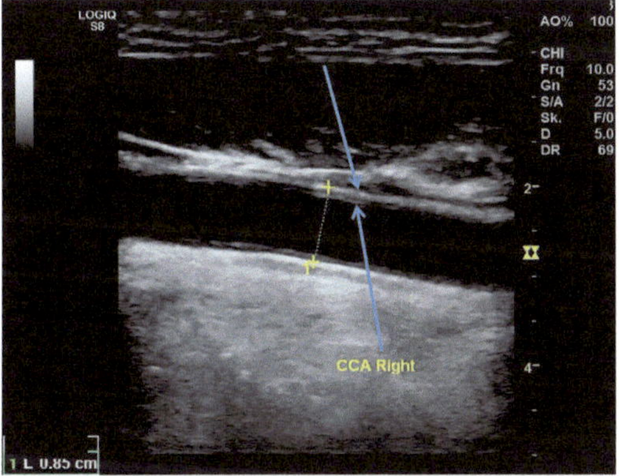

Abb. 1.72 Intima-Media-Komplex. Karotis-Sonografie, B-Bild

Adventitia gemessen. Der exakte Messort befindet sich im Bereich der A. carotis communis ca. 1 cm unterhalb der Karotis-Gabel, es wird in der Diastole gemessen. Manifeste Plaques sind aus der Betrachtung auszuklammern. Ein erhöhtes CVD-Risiko besteht bei Messwerten über 0,9 mm. Diese sind hinweisend mit einer länger bestehenden arteriellen Hypertonie und korrelieren mit dem Vorliegen einer linksventrikulären Hypertrophie.

Auch der routinemäßig durchgeführte **kardiologische Teil des Stroke-Workouts** nach stattgehabtem Schlaganfall/TIA kann natürlich der Detektion einer KHK beitragen:

- Gezielte Anamnese, AP-Beschwerden, CCS-Niveau

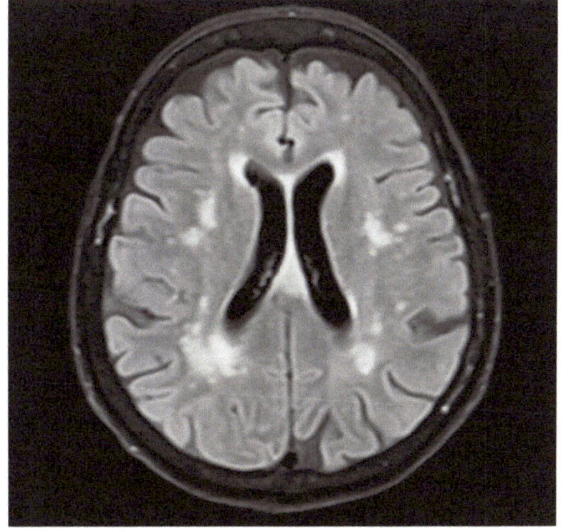

Abb. 1.71 MR-Befund mit multilokulären a. e. ischämischen Marklagerherden als Ausdruck einer zerebralen Mikroangiopathie bei CVD

- Regionale Wandbewegungsstörungen im Echo, praktisch beweisend für eine KHK
- Hypertrophie im Echo, evtl. mit diastolischer Dysfunktion
- Globale LV-Funktionsminderung im Echo, z. B. im Sinne einer ischämischen Kardiomyopathie
- Erhöhte ventrikuläre Ektopie im Holter mit mehr als drei Salben über 24 Stunden, zahlreichen polymorphen VES oder längeren Phasen von Bigeminus
- Pathologisches Profil in der LZ-Blutdruckmessung

Die **Relevanz** der weltweiten CVD-Krankheitslast ist hoch: So sind allein in Europa 42% der Todesfälle bei Frauen und 38% der Todesfälle bei Männern jeweils im Alter von 75 Jahren auf diese Entität zurückzuführen. Hinzu kommt die ökonomische Bedeutung. Senkte man die Inzidenz in einem europäischen Land nur um 1%, würde dies zu einer Einsparung von 40 Mio. Euro jährlich führen (DGK 2016b). Diese Ausführungen zeigen, dass es lohnenswert ist, sich mit den **gemeinsamen Risikofaktoren** und der **Prävention** zu befassen. Hierzu wurden von der European Society of Cardiology (ESC) und der Deutschen Gesellschaft für Kardiologie

(DGK) Score-Charts zur Risikoeinschätzung entwickelt. Diese enthalten ein Punktesystem, variieren nach Alter, Geschlecht, Ländern mit unterschiedlich hoher Krankheitslast, Nikotinabusus, Blutdruckwerten und der Höhe des Gesamtcholesterins und sind im Internet abrufbar (DGK 2016b).

Folgende Maßnahmen zur **Sekundärprävention nach Schlaganfall/TIA** oder Myokardinfarkt/KHK sind derzeit empfohlen:

Maßnahmen zur Sekundärprävention

- Beendigung jedweden Nikotinabusus als wirksamste Methode. Nach 15 Jahren ist das CVD-Risiko vergleichbar zu Personen, die nie geraucht haben. Bereits nach 5 Jahren sinkt das Schlaganfallrisiko um 50%.
- Anstreben eines Zielblutdrucks unter 140/80 mmHg, dies altersunabhängig. Ab diesem Blutdruckwert, der trotz Allgemeinmaßnahmen wie Gewichtsreduktion und salzarmer Ernährung nicht unterschritten wird, ist eine Pharmakotherapie angezeigt (Tab. 1.13).
- Ausdauersport mehr als zweimal pro Woche
- BMI <25 kg/m^2, Ernährungsberatung, fettarme Kost, trockene Fischarten, hohe Anteile mehrfach ungesättigter Fettsäuren
- Stressreduktion
- LDL-Cholesterin unter 100 mg/dl, bei Patienten mit Hochrisiko-Score-Chart unter 70 mg/dl. Nach einem mikro- bzw. makroangiopathisch verursachten Ereignis gilt: „The lower the better". Triglyceride unter 200 mg/dl, HDL-Cholesterin >40 mg/dl
- Verordnung von Statinen und ASS als Dauertherapie unmittelbar ab Initialereignis
- Diabetes-Einstellung mit einem HbA1c von unter 7% und bei Hochrisiko-Patienten von 6,5–6,9% unter Vermeidung von Hypoglykämien

Der Stellenwert der sonst so gelobten **Omega-3-Fettsäuren** mit Blick auf die Sekundärprävention ist seit einiger Zeit zumindest umstritten: Eine aktuelle Metaanalyse mit 77.917 Patienten zeigt nämlich, dass bei Patienten, die bereits an einer KHK oder einem sonstigen Risiko für kardiovaskuläre Erkrankungen leiden, hierdurch kein protektiver Effekt für zusätzliche kardiovaskuläre Ereignisse ausgeübt wird. 28% der Studienteilnehmer hatten bereits einen Schlaganfall erlitten. Die Randomisierung auf einen Studienarm mit der Supplementierung von Omega-3-Fettsäuren war weder mit einem höheren noch mit einem geringeren Risiko für KHK-bedingte Ereignisse verknüpft (p-Wert 0,12). Ebenso wenig gab es einen Zusammenhang für die Protektion primär vaskulärer Ereignisse (u. a. Schlaganfall) durch die Einnahme von Omega-3-Fettsäuren (p-Wert 0,61) (Aung et al. 2018; Heydari et al. 2016). Ob höhere Dosen (z. B. 3–4 g pro Tag) etwas ändern, ist Gegenstand aktueller Untersuchungen.

Bei gleichzeitigem Vorliegen von KHK und cAVK stellt sich schließlich bei elektiver Indikation gelegentlich der Diskussionspunkt einer **simultanen aortokoronaren Bypass-OP mit Endarterektomie der A. carotis interna** versus zweizeitiges Vorgehen. Mögliche Vorteile eines gleichzeitigen Vorgehens könnten in der Abwicklung von zwei Eingriffen in einer Sitzung liegen, jedoch wird das operative Risiko durch die Erweiterung des Eingriffs erheblich ausgeweitet. Weimar und Mitarbeiter haben hierzu anhand der CABACS-Studie jüngst Daten von 129 Patienten aus 17 Zentren vorgelegt, nach denen sich unter Betrachtung der Endpunkte Tod als wesentlichem kardialem „serious adverse event" und Schlaganfall als wesentlichem neurologischem „adverse event" schwache Vorteile (absolute Risikoreduktion von 8,8%) für ein zweizeitiges Vorgehen ergaben (Weimar et al. 2017).

Zusammenfassung

cAVK, KHK und pAVK haben gemeinsam als CVD eine gemeinsame Ätiologie und daher werden vergleichbare konservative Therapien und Präventionen verfolgt. Durch die hohe Ko-

Tab. 1.13 Vorgehen zur Hypertonus-Einstellung

Leicht erhöhter Blutdruck (<140/90 mmHg), gering erhöhtes sonstiges CVD-Risiko nach Score-Chart der ESC und DGK	Deutlich erhöhter Blutdruck und stark erhöhtes sonstiges CVD-Risiko nach Score-Chart der ESC und DGK
Monotherapie	*Zweierkombination*
- **Diuretikum** (Schleifendiuretika nur bei Niereninsuffizienz) oder - **Betablocker** (nicht bei Asthma, COPD) oder - **ACE-Hemmer** (bei Herzinsuffizienz, nicht bei Nierenarterienstenose)	Diuretikum + - Betablocker oder - ACE-Hemmer oder - AT_1-Antagonist (bei Herzinsuffizienz) oder - Kalziumantagonist (bei LV-Hypertrophie)
	Kalziumantagonist + - Betablocker (Kombination nur mit einem Dihydropyridinderivat) oder - ACE-Hemmer oder - AT_1-Antagonist
	Dreierkombination
	Diuretikum + - Kalziumantagonist + - ACE-Hemmer
	Diuretikum + - Betablocker + - Vasodilatator (z. B. Kalziumantagonist, ACE-Hemmer, α1-Rezeptorenblocker oder Dihydralazin, Minoxidil ist nur bei schwer einstellbarer Hypertonie indiziert, als Diuretikum wird dann ein Schleifendiuretikum gewählt)
	Diuretikum + - Antisympathikotonikum + - Vasodilatator

inzidenz dieser Erkrankungen ergeben sich wechselseitig diagnostische Hinweise. Durch die leichte Zugänglichkeit der extrakraniellen hirnversorgenden Gefäße ergibt sich im Rahmen des Stroke-Workouts oftmals ein Fenster zu der Systemerkrankung CVD.

Der kardioembolische Stroke ist mit 14–30% eine häufige Entität beim ischämischen Schlaganfall/TIA und äußerst facettenreich (Abb. 1.73). Tab. 1.14 zeigt zusammenfassend die Häufigkeitsverteilung innerhalb einer kardioembolischen Population anhand des Barcelona-Stroke-Registy. Auf die Bedeutung der Erkrankungen der thorakalen Aorta für Schlaganfall und TIA wird gesondert in ► Kap. 3 eingegangen.

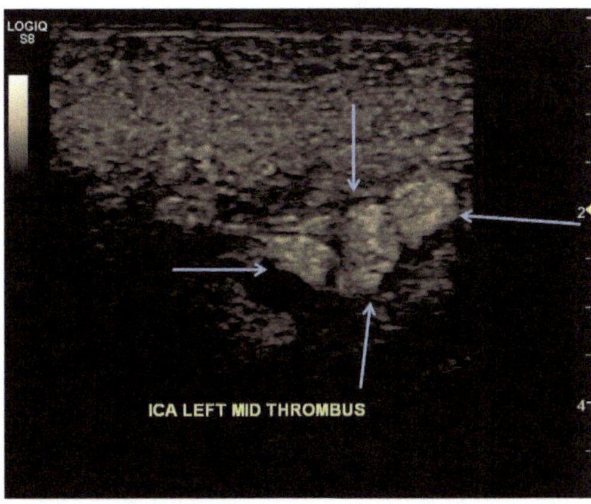

Abb. 1.73 Frisches thrombotisches Material in der linksseitigen A. carotis interna, suggestiv für eine kardioemboligene Quelle (vgl. Barcelona Registry). B-Bild Dopplersonografie

Tab. 1.14 Verteilung einzelner kardioemboligener Schlaganfall-Entitäten am Beispiel des Barcelona Stroke Registry (Arboix und Alio 2010)

Kardiale Emboliequelle	Anzahl der Patienten (Gesamtzahl n=402)
Rhythmusstörungen ohne strukturelle Herzerkrankung	
Vorhofflimmern	88
Vorhofflattern	1
Isolierte **strukturelle Herzerkrankung**, z. B. ischämische Kardiomyopathie oder LV-Aneurysma mit Thrombusbesiedlung	69
Herzrhythmusstörungen mit struktureller Herzerkrankung	
Vorhofflimmern	230
Vorhofflattern	2 hierin drei Patienten mit prothetischem Mitralklappenersatz
Herztumor	4
Endokarditis	2
Prothetischer Aortenklappenersatz	4
PFO mit Septumaneurysma	2

Literatur

Abu Abeeleh M, Saleh S, Alhaddad E et al. (2017) Cardiac myxoma: clinical characteristics, surgical intervention, intra-operative challenges and outcome. Perfusion 32: 686–690

Abubakar H, Shokr M, Subahi A et al. (2017) Reduced dose apixaban resolving dual cardiac chamber thrombi in a patient with ischaemic cardiomyopathy in sinus rhythm. BMJ Case Reports e 220922

Adams HP et al. (1993) Classification of subtype of acute ischemic stroke. Definitions for use in a multicenter clinical trial. TOAST. Trial of Org 10172 in Acute Stroke Treatment. Stroke 24: 35–41

Adams DH, Popma JJ, Reardon MJ et al. (2014) Transcatheter aortic-valve replacement with a self-expanding prosthesis. New Engl. J Med 370: 1790–1798

Adler E, Love B, Giovannone S et al. (2007) Correlation or causation: Untangling the relationship between patent foramen ovale and migraine. Curr Cardiol Rep 9: 7–12

Albers GW et al. (2002) Transient ischemic attack – Proposal for a new definition. N Engl J Med 347: 1713–1716

Alboni P, Botto GL, Baldi N et al. (2004) Outpatient treatment of recent-onset atrial fibrillation with the „pill-in-the-pocket" approach. N Engl J Med 351: 2384–2391

Angstwurm K, Borges AC, Halle E et al. (2004) Neurologische Komplikationen der infektiösen Endokarditis. Nervenarzt 75: 734–741

Arboix A, Alio J (2010) Cardioembolic stroke: Clinical features, specific cardiac disorders and prognosis. Curr Cardiol Rev 6: 150–161

Aung T, Halsey J, Kromhout D et al. (2018) Associations of Omega-3 fatty acid supplement use with cardiovascular disease risks: Meta-analysis of 10 trials involving 77917 individuals. JAMA Cardiol 3: 225–234

Bademosi O, Falase AO, Jalyesimi F et al. (1976) Neuropsychiatric manifestations of infective endocarditis: A study of 95 patients at Ibadan, Nigeria. J Neurol Neurosurg Psychiatry 39: 325–329

Bodman G, Köhler M, Grabsch C et al. (2014) Zwei junge Patienten mit Vorhofflimmern und regelmäßiger Tachykardie. MMW – Fortschr Med 156(Suppl 1): 6. https://doi.org/10.1007/s15006-014-2876-2

Boeken U, Litmathe J, Feindt P et al. (2005) Neurological complications after cardiac surgery: Risk factors and correlation to the surgical procedure. Thorac Cardiovasc Surg 53: 33–36

Boeken U, Assmann A, Born F et al. (2017) Mechanische Herz-Kreislauf-Unterstützung, 2. Aufl. Springer, Heidelberg

Bonow RO, Carabello BA, Chatterjee K et al. (2008) Focused update incorporated into the ACC/AHA 2006 guidelines for the management of patients with valvular heart disease: A report of the American College of Cardiology/American Heart Association Task Force on Practice Guidelines (Writing Committee to Revise the 1998 Guidelines for the Management of Patients With Valvular Heart Disease): Endorsed by the Society of Cardiovascular Anesthesiologists, Society for Cardiovascular Angiography and Interventions, and Society of Thoracic Surgeons. Circulation 118: e523–661

Carroll JD, Saver JL, Thaler DE et al. (2013) Closure of patent foramen ovale versus medical therapy after cryptogenic stroke. New Engl J Med 368: 1092–1100

Cevik C, Izgi C, Dechyapirom W et al. (2010) Treatment of prosthetic valve thrombosis: Rationale for a prospective randomized clinical trial. J Heart Valve Dis 19: 161–170

Choe WC, Passman RS, Brachmann J et al. (2015) A comparison of atrial fibrillation monitoring strategies after cryptogenic stroke. JACC 116: 889–893

Coselli JS, Amarasekara HS, Green SY et al. (2017) Open repair of thoracoabdominal aortic aneurysm in patients 50 years old and younger. Ann Thorac Surg 103: 1849–1859

DGK – Deutsche Gesellschaft für Kardiologie (2013) Leitlinien der Deutschen Gesellschaft für Kardiologie: Pocket-Leitlinie für das Management von Vorhofflimmern, Update 2013. http://leitlinien.dgk.org/files/Pocket_Leitlinien_Vorhofflimmern_Update2013.pdf. Zugegriffen: 6.7.2017.

DGK – Deutsche Gesellschaft für Kardiologie (2015) Leitlinien der Deutschen Gesellschaft für Kardiologie: Pocket-Leitlinie für die Infektiöse Endokarditis, Version 2015. http://leitlinien.dgk.org/files/2016_PLL_Infektioese_Endo.pdf. Zugegriffen: 21.7.2017

DGK – Deutsche Gesellschaft für Kardiologie (2016a) Leitlinien der Deutschen Gesellschaft für Kardiologie: Pocket-Leitlinie für das Management von Vorhofflimmern, Update 2016. http://leitlinien.dgk.org/files/2016_PLL_Vorhofflimmern_2Auflage_überarbeitet.pdf. Zugegriffen: 12.3.2018

DGK – Deutsche Gesellschaft für Kardiologie (2016b) Leitlinien der Deutschen Gesellschaft für Kardiologie: Pocket-Leitlinie für Prävention von Herz-/Kreislauferkrankungen, Update 2016. http://leitlinien.dgk.org/files/2017_PLL_Prävention_für_Netzseite_DGK.pdf. Zugegriffen: 6.9.2017

Dowson A, Mullen MJ, Peatfield R et al. (2008) Migraine intervention with STARFlex technology (MIST) trial: A prospective, multicenter, double-blind, sham-controlled trial to evaluate the effectiveness of patent foramen ovale closure with STARFlex septal repair implant to resolve refractory migraine headache. Circulation 117: 1397–1404

Easton JD et al. (2009) Definition and evaluation of transient ischemic attack: A scientific statement for healthcare professionals from the American Heart Association/American Stroke Association Stroke Council; Council on Cardiovascular Surgery and Anesthesia; Council on Cardiovascular Radiology and Intervention; Council on Cardiovascular Nursing; and the Interdisciplinary Council on Peripheral Vascular Disease. The American Academy of Neurology affirms the value of this statement as an educational tool for neurologists. Stroke 40: 2276–2293

Eggebrecht H, Schmermund A, Voigtländer T et al. (2012) Risk of stroke after transcatheter aortic valve implantation (TAVI): A meta-analysis of 10,037 published patients. EuroIntervention 15: 129–138

Ezekowitz MD, Nagarakanti R, Noack H et al. (2016) Comparison of Dabigatran and Warfarin in patients with atrial fibrillation and valvular heart disease: The RE-LY Trial (Randomized Evaluation of Long-Term Anticoagulant Therapy). Circulation 134: 589–598

Fukuda W, Daitoku K, Minakawa M et al. (2014) Management of infective endocarditis with cerebral complications. Ann Thorac Cardiovasc Surg 20: 229–236

Furlan AJ, Reisman M, Massaro J et al. (2012) Closure or medical therapy for cryptogenic stroke with patent foramen ovale. New Engl J Med 368: 991–999

Go AS, Hylek EM, Phillips KA et al. (2001) Prevalence of diagnosed atrial fibrillation in adults: National implications for rhythm management and stroke prevention. The anticoagulation and risk factors in atrial fibrillation study (ATRIA). JAMA 285: 2370–2375

Goto S, Zhu J, Liu L et al. (2014) Efficacy and safety of apixaban compared with warfarin for stroke prevention in patients with atrial fibrillation from east asia: A subanalysis of the Apixaban for reduction in stroke and other thromboembolic events in atrial fibrillation (ARISTOTLE) Trial. Am Heart J 168: 303–309

Hart RG, Foster JW, Luther MF et al. (1990) Stroke in infective endocarditis. Stroke 21: 695–700

Heeringa J, van der Kuip DA, Hofman A et al. (2006) Prevalence, incidence and life time risk of atrial fibrillation: The Rotterdam study. Eur Heart J 27: 949–953

Heiro M, Nikosklelainen J, Engblom E et al. (2000) Neurologic manifestations of infective endocarditis: A 17-year experience in a teaching hospital in Finland. Arch Int Med 160: 2781–2787

Henry P, Auray JP, Gaudin AF et al. (2002) A. Prevalence and clinical characteristics of migraine in France. Neurology 59: 232–237

Heydari B, Abdullah S, Pottala JV et al. (2016) Effect of Omega-3 acid ethyl esters on left ventricular remodeling after acute myocardial Infarction: The OMEGA-REMODEL Randomized Clinical Trial. Circulation 134: 378–391

Hoffmeier A, Sindemann JR, Scheld HH et al. (2014) Cardiac tumors – Diagnosis and surgical therapy. Dtsch Arztebl Int 21: 205–211

Hohnloser SH, Basic E, Nabauer M (2017) Comparative risk of major bleeding with new oral anticoagulants (NOACs) and phenprocoumon in patients with atrial fibrillation: A post-marketing surveillance study. Clin Res Cardiol 106: 618–628

Huisman MV, Rothman KJ, Paquette M et al. (2017) The changing landscape for stroke prevention in AF: Findings from the GLORIA-AF registry Phase 2. J Am Coll Cardiol 69: 777–785

Jones HR, Siekert RG, Geraci JE (1969) Neurologic manifestations of bacterial endocarditis. Ann Int Med 71: 21–28

Jose J, Sulimov D, El-Mawardy M et al. (2017) Clinical bioprosthetic heart valve thrombosis after transcatheter aortic valve replacement. Incidence, characteristics and treatment outcomes. LACC Intv 10: 686–697

Kaplan S (1993) Congenital heart disease in adolescents and adults. Natural and postoperative history across age groups. Cardiol Clin 11: 543–556

Khatri PJ, Webb JG, Rodés-Cabau J et al. (2013) Adverse effects associated with transcatheter aortic valve implantation: A meta-analysis of contemporary studies. Ann Intern Med 158: 35–46

Keller K, von Bardeleben RS, Ostad MA et al. (2017) Temporal trends in the prevalence of infective endocarditis in Germany between 2005 and 2014. Am J Cardiol 15/119: 317–322

Lalani T, Chu VH, Parl LP et al. (2013) In hospital and 1-year mortality in patients undergoing early surgery for prosthetic valve endocarditis. JAMA Intern Med 173: 1495–1504

Larsen BS, Kumarathurai P, Falkenberg J et al. (2015) Excessive atrial ectopy and short atrial runs increase the risk of stroke beyond incident atrial fibrillation. JACC 66: 232–241

Larsen R (2017) Anästhesie und Intensivmedizin in der Herz-, Thorax- und Gefäßchirurgie. Springer, Berlin Heidelberg

Link MS. Paradigm shift for treatment of atrial fibrillation in heart failure. New Engl J Med 378: 468–469

Lip GY, Hammerstingl C, Marin F et al. (2016) Left atrial thrombus resolution in atrial fibrillation or flutter: Results of a prospective study with rivaroxaban (X-TRA) and a retrospective observational registry providing baseline data (CLOT-AF). Am Heart J 178: 126–134

Litmathe J, Haarmeier T, Zizlsperger L et al. (2015) Can we close the discussion on PFO-Closure? Hellenic J Cardiol 56: 247–257

Mack MJ, Acker MA, Gelijns AC et al. (2017) Effect of cerebral embolic protection devices on CNS infarction in surgical aortic valve replacement: A randomized clinical trial. JAMA 318: 546–547

Makkar R, Chakravarty T (2017) Transcatheter aortic valve thrombosis. New problems, new insights. JACC Intv 10: 698–700

Marrouche NF, Brachmann J, Andresen D et al. (2018) Catheter ablation for atrial fibrillation with heart failure. New Engl J Med 378: 417–427

Mas JL, Derumeaux G, Guillon B et al. (2017) Patent foramen ovale closure or anticoagulation vs. antiplatelets after stroke. New Engl J Med 377: 1011–1021

Mattle HP, Evers S, Hildick-Smith D et al. (2016) Percutaneous closure of patent foramen ovale in migraine with aura, a randomized controlled trial. Eur Heart J 37: 2029–2036

Meier B, Kalesan B, Mattle HP et al. (2013) Percutaneous closure of patent foramen ovale in cryptogenic embolism. New Engl J Med 368: 1083–1091

Messé SR, Acker MA, Kasner SE et al. (2014) Stroke after aortic valve surgery: Results from a prospective cohort. Circulation 129: 2253–2261

Olshausen KE (2005) EKG-Information. Steinkopff, Darmstadt

Orczykowski M, Urbanek P, Bodalski R et al. (2017) Risk factors of atrial fibrillation recurrence despite successful radiofrequency ablation of accessory pathway: A 11 years of follow-up. Cardiol J 6: 597–603

Patel MR, Mahaffey KW, Garg J et al. (2011) Rivaroxaban versus warfarin in nonvalvular atrial fibrillation. N Engl J Med 365: 883–891

Pezzini A, Grassi M, Lodigiani C et al. (2016) Propensity score-based analysis of percutaneous closure versus medical therapy in patients with cryptogenic stroke and patent foramen ovale: The IPSYS Registry (Italian Project on Stroke in Young Adults). Circ Cardiovasc Interv 9: e003470

Pickett CA, Jackson JL, Hemann BA et al. (2008) Carotid bruits as a prognostic indicator of cardiovascular death and myocardial infarction: a meta-analysis. Lancet 371: 1587–1594

Pokushalov E, Kozlov B, Romanov A et al. (2015) Long-term suppression of atrial fibrillation by botulinum toxin injection into epicardial fat pads in patients undergoing cardiac surgery: One-year follow-up of a randomized pilot study. 8: 1334–1341

Poon SS, Estrera A, Oo A et al. (2016) Is moderate hypothermic circulatory arrest with selective antegrade cerebral perfusion superior to deep hypothermic circulatory arrest in elective aortic arch surgery? Interact Cardiovasc Thorac Surg 23: 462–468

Reich A, Nikoubashman O (2016) Ischämischer Schlaganfall. In: Litmathe J (Hrsg) Neurologische Notfälle, Springer, Berlin Heidelberg, S 6

Reiss N et al. (2016) Hämodynamik und körperliche Belastbarkeit bei Patienten mit Linksherzunterstützungssystem. Herz 41/6: 507–513

Reith S, Kaestner W, Marx N et al. (2017) Parachute Implantation bei schwerer ischämischer Herzinsuffizienz. Dtsch Med Wochenschr 142: 586–594

Rost NS, Giugliano RP, Ruff CT et al. (2016) Outcomes with Edoxaban versus Warfarin in patients with previous cerebrovascular events: Findings from ENGAGE AF-TIMI 48 (Effective anticoagulation with Factor Xa next generation in atrial fibrillation -Thrombolysis in myocardial infarction 48). Stroke 47: 2075–2082

Sala-Padro J, Pagola J, Gonzalez-Alujas MT et al. (2017) Prosthetic valve thrombosis in the acute phase of the stroke: Relevance of detection and follow-up. J Stroke Cerebrovasc Dis 26: 1110–1113

Salem DN, O'Gara PT, Madias C et al. (2008) Valvular and structural heart disease: American College of Chest Physicians evidence-based clinical practice guidelines (8th edn). Chest 133: S593–S629

Saver JL, Carroll JD, Thaler DE et al. (2017) Long term outcomes of patent foramen ovale closure or medical therapy after stroke. New Engl J Med 377: 1022–1032

Schwedt TJ, Demaerschalk BM, Dodick DW. (2008) Patent foramen ovale and migraine: A quantitative systematic review. Cephalalgia 28: 531–540

Schwerzmann M, Nedeltchev K, Lagger F et al. (2005) Prevalence and size of directly detected patent foramen ovale in migraine with aura. Neurology 65: 1415–1418

Sharma J, Lasic Z, Bornstein A et al. (2013) Libman-Sacks endocarditis as the first manifestation of systemic lupus erythematosus in an adolescent, with a review of the literature. Cardiol Young 23: 1–6

Smith CR, Leon MB, Mack MJ et al. (2011) Transcatheter versus surgical aortic-valve replacement in high-risk patients. New Engl J Med 363: 2187–2198

Son MK, Lim HK, Kim HW et al. (2017) Risk of ischemic stroke after atrial fibrillation diagnosis: A national sample cohort. PLOS one 12: e079687

Svennberg E, Engdahl J, Al-Khalili F et al. (2015) Mass screening for untreated atrial fibrillation. The STROKESTOP study. Circulation 131: 2176–2184

Taylor J (2012) ESC/EACTS Guidelines on the management of valvular heart disease. Eur Heart J 33: 2371–2372

Tleyjeh IM, Ghomrawi HM, Steckelberg JM et al. (2007) The impact of valve surgery on 6 month mortality in left sided infective endocarditis. Circulation 115: 1721–1728

Tong, D (2011) Are all IV thrombolysis exclusion criteria necessary? Being SMART about evidence-based medicine. Neurology 76: 1780–1781

Tong AT, Roudant R, Ozkan M et al. (2004) Prosthetic valve thrombosis – Role of transesophageal echocardiography (PRO-TEE). Registry investigators. J Am Coll Cardiol 43: 77–84

Torno P, Iung B, PernmaynermMiralda G et al. (2005) Infective endocarditis in Europe. Lessons from the Euro heart survery. Heart 91: 571–575

Thuny F, Avierinos JF, Tribouilloy C et al. (2014) Impact of cerebrovascular complications on mortality and neurologic outcome during infective endocarditis: A prospective multicentre study. Eur Heart J 28: 1155–1161

Wachter R, Groeschel K, Gelbrich G et al. (2017) Holter electrocardiogram monitoring in patients with acute ischemic stroke (Find AFRANDOMISED). An open-label randomized control trial. Lancet Neurol 16: 282–290

Wahl A, Praz F, Tai T et al. (2010) Improvement of migraine headaches after percutaneous closure of patent foramen ovale for secondary prevention of paradoxical embolism. Heart 96: 967–973

Wahlgren N, Moreira T, Micel P et al. (2016) Mechanical thrombectomy in acute ischemic stroke: Consensus statement by ESO-Karolinska Stroke Update 2014/2015, supported by ESO, ESMINT, ESNR and EAN. Int J Stroke 11: 134–147

Wardlaw JM, Murray V, Berge E, del Zoppo GJ (2014) Thrombolysis for acute ischaemic stroke. Cochrane Database Syst Rev 7: CD000213

Wasmer K, Eckardt L (2015) Vorhofflimmern nach Herzoperation. Wie und wie lange behandeln? Aktuel Kardiol 4: 98–103

Weimar C, Bilbillis K, Rekowski J et al. (2017) Safety of simultaneous coronary artery bypass grafting and carotid endarterectomy versus isolated coronary artery bypass grafting. A randomized clinical trial. Stroke 48: 2769–2775

Zühlke L, Karthikeyan G, Engel ME et al. (2016) Clinical outcomes in 3343 children and adults with rheumatic heart disease from 14 low- and middle-income countries: Two-year follow-up of the global rheumatic heart disease registry (the REMEDY Study). Circulation 134: 1456–1466

Kardiologische Aspekte bei intrakraniellen Blutungen (ICB)

J. Litmathe, *Neuro-Kardiologie*
https://doi.org/10.1007/978-3-662-57644-1_2

2

2.1 Allgemeines

Intrakranielle Blutungen (ICB) treten mit steigender Tendenz und sehr häufig auf. Sie können sich spontan, d. h. nicht läsionsbedingt, traumatisch oder aufgrund von Gefäßmalformationen manifestieren. Etwa 20% aller Schlaganfälle sind hämorrhagisch. Der neurologischen Sofortbehandlung fällt eine entscheidende Rolle im Hinblick auf die Prognose zu. Das Blutdruckmanagement zwischen ischämischen oder hämorrhagischen zerebralen Notfällen hat entgegengesetzte Ziele. An erster Stelle steht daher das rasche Erkennen einer intrakraniellen Blutung und der vorliegenden Blutungsform. Unabhängig von der pathologisch anatomischen Blutungsform zielen die Akutmaßnahmen im Kern darauf ab, die Vitalfunktionen zu sichern und eine Hirndrucksteigerung zu vermeiden, sie zu reduzieren und das Risiko für Nachblutungen zu senken. Daran schließt sich in entsprechend indizierten Fällen die möglichst umgehende neurochirurgische oder neurointerventionelle Behandlung der Blutungsursache bzw. die Ausräumung einer raumfordernden Blutung an. Die zunehmende Behandlung mit hochwirksamen und schwer steuerbaren Gerinnungshemmern spielt hierbei eine relevante Rolle (▶ Abschn. 2.2, ▶ Abschn. 2.3).

Die klinischen **Symptome einer ICB** hängen vom involvierten Hirnareal ab. Oftmals sind schon präklinisch folgende lokalisationsbezogene Symptome eruierbar:

Symptome einer ICB

- Supratentoriell
  - Halbseitenlähmung auf der Gegenseite der Blutung (komplett oder inkomplett, brachiofazial oder beinbetont)
  - Halbseitige Gefühlsstörung (Gegenseite)
  - Sprechstörung und Wortfindungsstörung bei Läsion der dominanten Hemisphäre (meist links)
  - Blickdeviation-Herdblick (Patient schaut auf die Seite des Herdes)
  - Gesichtsfeldausfälle (okzipital)
- Infratentoriell (mit Kleinhirn- und Hirnstammsymptomatik) (◘ Abb. 2.1)
  - Ataxie
  - Schwindel
  - Dysarthrie
  - Koordinationsstörungen
  - Hirnnervenausfälle, z. B. Abduzensparese, Störungen der Okulomotorik (gravierendes Symptom, deutet auf involvierten Hirnstamm!)
  - Rumpfataxie im Sitzen

Der in der Notfallmedizin propagierte **FAST-Test** ist auch im Hinblick auf Blutungen zur grob orientierenden Lokalisationsdiagnostik geeignet und beinhaltet

- **F**ace – Lächeln und Zähne, Symmetrie beurteilen
- **A**rms – Arme mit geschlossenen Augen und nach oben gewendeten Handflächen für 5 Sekunden halten
- **S**peech – einen einfachen Satz sprechen lassen

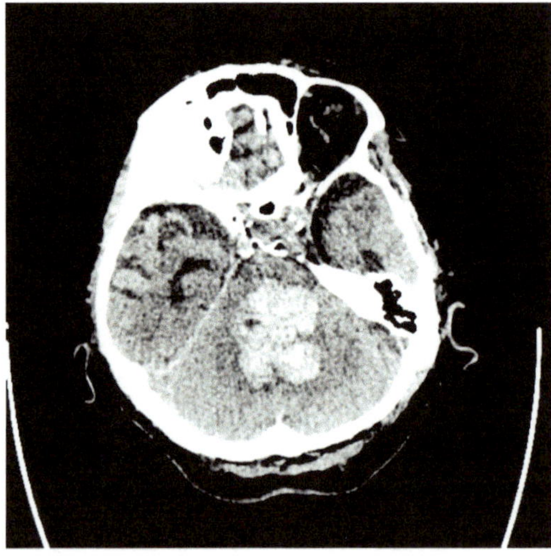

◘ **Abb. 2.1** CT-Beispiel einer infratentoriellen Blutung

Sofortmaßnahmen

> **Auch hier gilt insbesondere „time is brain" vergleichbar dem ischämischen Schlaganfall; eine möglichst geringe Zeitverzögerung und effektive Erstversorgung mit raschem innerklinischen Anschluss hat maßgeblichen Einfluss auf die Prognose.**

Blutdruck Besteht ein begründeter Verdacht auf eine Hirnblutung und hier vor allem auf eine Subarachnoidalblutung, ist im Gegensatz zum häufigeren ischämischen Insult der Blutdruck im niedrig normalen Bereich zu halten, da sonst das Risiko für eine Nachblutung immens erhöht wird. Bei exzessiv hohen Blutdruckwerten kann eine leichte Sedierung mit Benzodiazepinen hilfreich sein.

Sowohl bei intrakraniellen Blutungen als auch bei Ödembildungen oder sonstigen Raumforderungen, die mit einer Erhöhung des intrazerebralen Druckes (ICP) einhergehen, kann es reflektorisch über den Cushing-Reflex zu einer Erhöhung des mittleren arteriellen Druckes (MAP) kommen, um den zerebralen Perfusionsdruck (CPP) konstant zu halten (CPP = MAP – ICP). Gelegentlich ist hiermit auch – durch Alterationen des autonomen Nervensystems (▶ Kap. 5) eine reflektorische Bradykardie verbunden, die in Einzelfällen die Applikation eines passageren Schrittmachers erfordert. In diesen Fällen sollte der Blutdruck zunächst aufgrund des beschriebenen Autoregulationsmechanismus nicht gesenkt werden.

Oxygenierung Eine Hypoxie ist unbedingt zu vermeiden, Normokapnie ist anzustreben (vermeiden von Hyper- und Hypokapnie).

Lagerung Hirndruckvermeidende Lagerung 30 Grad Oberkörperhochlagerung (außer bei gravierender Hypotonie, da dadurch wiederum die Hirnperfusion zu stark eingeschränkt würde).

Infusionstherapie Sie erfolgt mit Vollelektrolytlösungen; keine glukosehaltigen Lösungen, Haes/Dextran ist kontraindiziert! Ebenso keine Rolle für Kortikosteroide; Hyperthermie und Hyperglykämie vermeiden (Körperkerntemperatur <38,5°C, Glukose <160 mg/dl, ggf. Insulingabe).

Ein zu hoher Blutdruck ist unbedingt zu vermeiden. Der Patient ist so schnell wie möglich mit entsprechender Voranmeldung in eine Klinik mit Neurobereich (Neurologie, Neurochirurgie und Neuroradiologie) zu verbringen oder auch innerklinisch zu verlegen, um unmittelbar eine Bilddiagnostik und gegebenenfalls Operation/Intervention durchführen zu können.

Formen der ICB

Im Folgenden sollen die wichtigsten **pathologisch anatomischen Formen** der intrakraniellen Blutung charakterisiert werden.

Intrazerebrale Massenblutung Die intrazerebrale Massenblutung im eigentlichen Sinn ist eine Blutung in das Hirnparenchym. Man spricht von nichtläsionalen Formen, die zwischen 78 und 88% der Massenblutungen ausmachen, und läsional bedingten, die durch Trauma, Kavernom, AV-Malformation oder Aneurysma bedingt sind (Hanggi und Steiger 2008; Qureshi et al. 1999, 2001). Wichtiger demografischer Risikofaktor ist das Alter. Intrazerebrale Massenblutungen im Alter unter 45 Jahren sind selten. Die häufigsten Ursachen der nichtläsionalen Massenblutung sind neben dem Bluthochdruck die zerebrale Amyloidangiopathie, deren Inzidenz ab dem 70. Lebensjahr deutlich zunimmt, Antikoagulationstherapie (diese meist innerhalb der ersten 6 Monate nach Behandlungsbeginn und insgesamt als Risikofaktor einer deutlich gesteigerten Morbidität und Mortalität), Drogenmissbrauch, insbesondere Kokain, Amphetamine), Alkohol und Rauchen. Loco typico für parenchymatöse Massenblutungen sind in vielen Fällen die Stammganglien aufgrund der hohen Scherkräfte bei rechtwinkeligem Abgang der zudem dünnwandigen A. lenticulostriata aus der A. cerebri media und anterior, die bei einem malignen Hypertonus besonders gefährdet sind. ◘ Abb. 2.2 zeigt ein typisches Beispiel

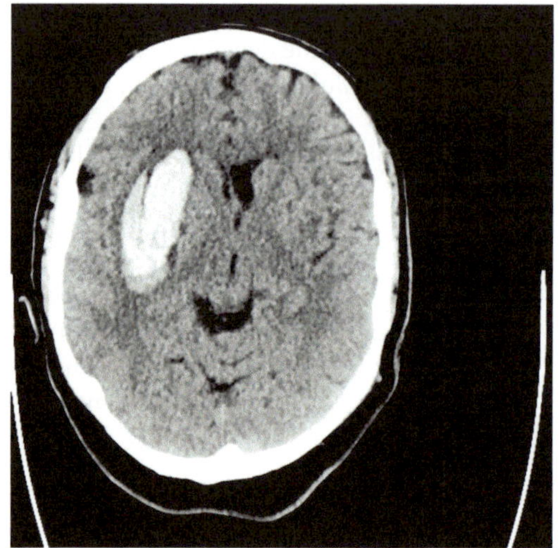

Abb. 2.2 Stammganglienblutung auf der Grundlage eines maligen Hypertonus, CT-Befund

einer solchen Stammganglienblutung „loco typico"; Abb. 2.3 den TTE-Befund, der die ausgeprägte LV-Hypertrophie ausweist, beim gleichen Patienten.

Ein Einbruch in das Ventrikelsystem (Abb. 2.4) und hohes Alter sind Risikofaktoren für ein schlechtes Outcome. Weitere Komplikationen mit erheblicher klinischer Konsequenz sind Liquorstau (ggf. mit Ableitung durch externe Drainage) und Hirndruck sowie Einklemmung durch die Raumforderung.

Subdurales Hämatom Akute subdurale Hämatome (SDH) sind rasch entstehende Hämatome in der Schicht zwischen Dura und Arachnoidea aus kleineren Brückenvenen und Arterien. Sie entstehen in den meisten Fällen im Rahmen eines schweren Schädel-Hirn-Traumas (SHT). Bis zu ein Drittel (12–29%) der schweren SHT weisen ein akutes SDH auf (Huang et al. 2006). Das mediane Lebensalter Schädel-Hirn-Verletzter ist angestiegen und liegt mittlerweile mit steigender Tendenz zwischen 25 und 55 Jahren (Raj et al. 2016). Akute Subduralhämatome treten meist nicht als isolierte Verletzungen auf, sondern sind mit Frakturen, Epiduralhämatomen, Kontusionen und intraparenchymalen Einblutungen assoziiert. Am häufigsten treten sie im Zusammenhang

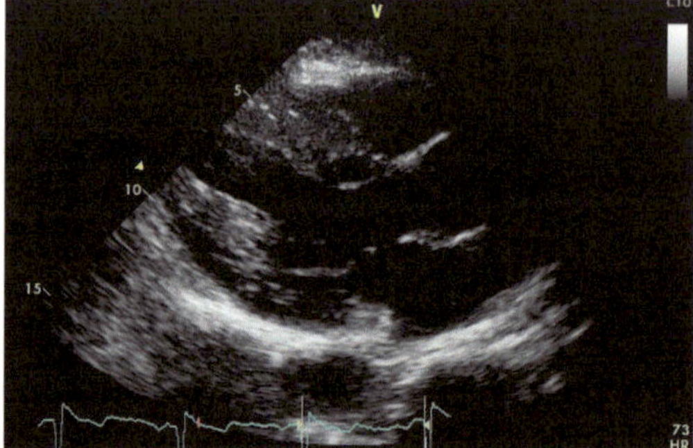

Abb. 2.3 TTE-Befund beim gleichen Patienten wie in Abb. 2.2 mit konzentrischer LV-Hypertrophie bei langjähriger nicht ausreichend eingestellter arterieller Hypertonie

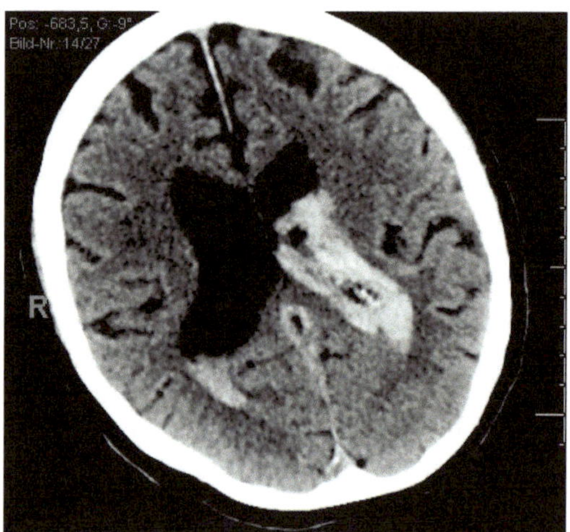

Abb. 2.4 ICB mit Ventrikeleinbruch bei Triple-Therapie (duale Plättchenhemmung und therapeutische Antikoagulation mit Cumarin)

mit Verkehrsunfällen oder Stürzen (Abb. 2.5) auf. Der Patient wird dementsprechend im Schockraum unter Anwesenheit aller für die Abklärung von polytraumatisierten Patienten notwendigen Disziplinen evaluiert (mindestens Anästhesie, Unfallchirurgie, Neurochirurgie), regelhaft muss eine diagnostische Traumaspirale durchlaufen werden. In unklaren Fällen, bei denen unerwartet bei der Diagnostik ein akutes SDH diagnostiziert wird, ist entsprechende Eile geboten und eine umgehende neurochirurgische Vorstellung zur Festlegung des weiteren Procedere notwendig.

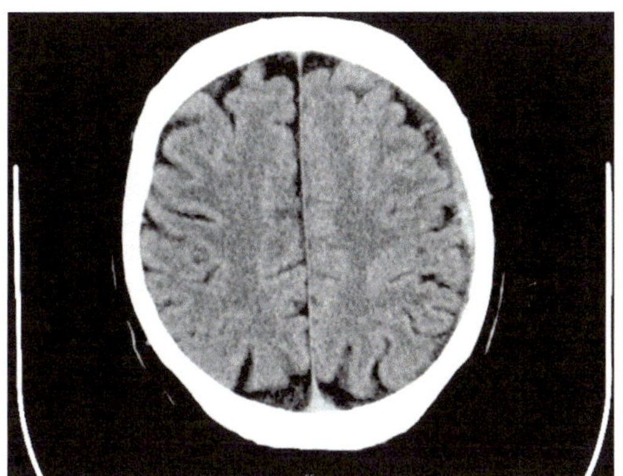

Abb. 2.5 Parietales, subdurales Hämatom nach Sturz

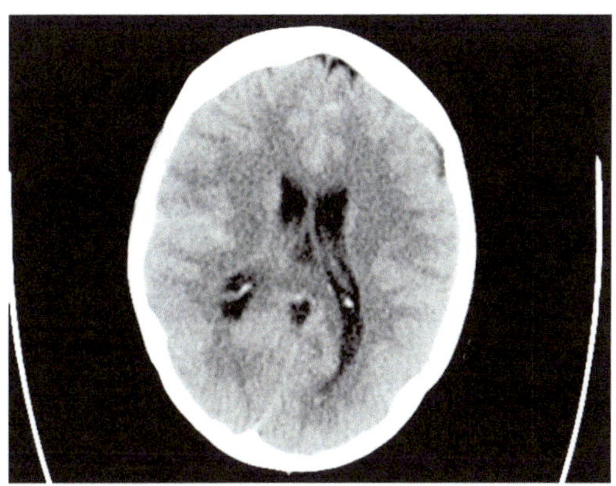

Abb. 2.7 SAB bei Aneurysma der A. communicans anterior, CT-Übersicht

Epidurale Blutung Epidurale Blutungen entstehen aus Defekten und sind ebenfalls meist traumatischer Genese. Häufige Blutungsquelle ist die A. meningea media im Bereich der Temporalschuppe oder der Schädelbasis. Epidurale Blutungen sind seltener als SDH und treten bei ca. 1% der SHT auf. Kompressionen auf das Hirnparenchym sind je nach Größe möglich. Oft sind Patienten nach stattgehabtem SHT nach einem zunächst luziden Intervall bei zunehmender Blutung bewusstseinsgetrübt. Die Größe eines epiduralen Hämatoms nimmt insbesondere in den ersten 4–6 Stunden nach Trauma zu (Abb. 2.6). Als therapeutische Optionen kommen neben der konservativen, ggf. hirndrucksenkenden Therapie der Gerinnungsausgleich (▶ Abschn. 2.3) und bei raumfordernder Wirkung die chirurgische Entlastung in Betracht.

Subarachnoidalblutung (SAB) Die Subarachnoidalblutung ist eine arterielle, seltener auch venöse Blutung in den Raum zwischen Arachnoidea und der Pia mater, die der Hirnoberfläche direkt anliegt (Abb. 2.7).

Traumatische Ursachen sind bei 33–60% der Fälle vorhanden. Die spontane SAB wird meist aus einem Aneurysma der Hirnbasisarterien gespeist. Etwa 3,2% der erwachsenen Normalbevölkerung sind Träger eines nicht

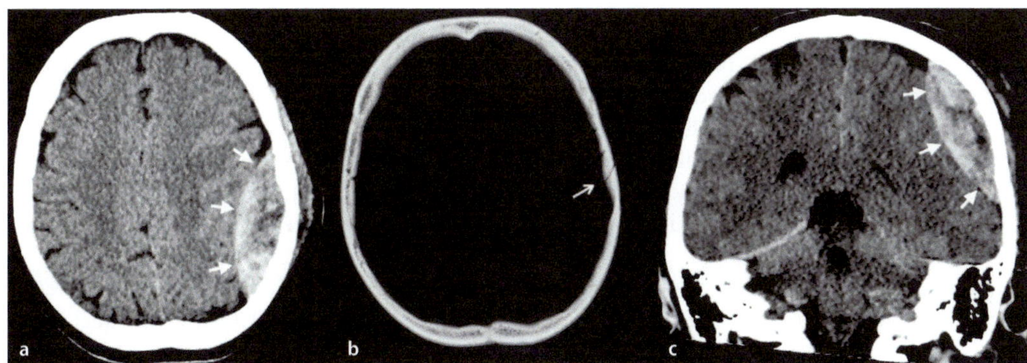

Abb. 2.6 **a,c** CCT eines akuten hyperdensen, epiduralen Hämatoms links parietal infolge eines Sturzes. Das Hämatom ist bikonvex geformt und gegenüber dem Kortex scharf abgrenzbar *(Pfeil)*. Entlang der Hämatomgrenze wird der Kortex komprimiert und verlagert. Das Hinterhorn des Seitenventrikels wird leicht zusammengedrückt. **b** Zugrunde liegende Kalottenfraktur

2

Tab. 2.1 Gegenüberstellung der Schweregradbeurteilung der SAB nach Hunt und Hess, Glasgow Coma Scale (GCS) und nach Einteilung der World Federation of Neurosurgical Societies (WFNS), mod. nach Hacke 2015

Grad	Schweregrad nach Hunt und Hess	GCS-Score	Schweregrad nach WFNS
I	Asymptomatisch oder leichte Kopfschmerzen	15	Keine Hemiparese
II	Moderate oder schwere Kopfschmerzen, Nackensteifigkeit, kein fokal neurologisches Defizit außer Hirnnervenparesen	13, 14	Keine Hemiparese
III	Verwirrtheit, Somnolenz, leichtes fokal neurologisches Defizit außer Hirnnervenparesen	13, 14	Mit Hemiparese
IV	Stupor oder moderate oder schwere Hemiparese, vegetative Begleitsymptomatik	7–12	Mit oder ohne Hemiparese
V	Koma, Strecksynergismen, moribunder Zustand	3–6	Mit oder ohne Hemiparese

rupturierten Aneurysmas der Hirnbasisarterien (Vlak et al. 2011). Frauen sind 1,3-mal häufiger betroffen. Etwa 5% aller Schlaganfälle beruhen auf einer nichttraumatischen SAB. Hypertensive Entgleisungen könne eine akute Ruptur bedingen (zur Hypertonuseinstellung ▶ Abschn. 1.10). In 15–20% der spontanen SAB findet man kein Aneurysma und die Ursache bleibt unklar (z. B. perimesenzephale, nichtaneurysmatische SAB). Klinisch imponiert die SAB vor allem durch den sog. Vernichtungskopfschmerz. Fokale Symptome kommen vor, jedoch werden zur Prognoseeinschätzung eher nach Hunt und Hess und Glasgow Coma Scale (GCS) Vigilanzminderungen herangezogen (Tab. 2.1). Je höher der Schweregrad, desto höher die Mortalität (z. B. 100% bei unbehandeltem klinischen Schweregrad V).

Eine besondere und zusätzliche Problematik ergibt sich, wenn intrakranielle Aneurysmen spontan thrombosieren bzw. teilthrombosieren und dadurch zu einer neuen, nunmehr ischämischen Emboliequelle für nachgeschaltete Regionen werden. Dies gilt besonders für die Entscheidungsfindung zur systemischen Antikoagulation.

Therapie

Als wesentlicher therapeutischer Ansatz ist zunächst das Blutdruckmanagement zu nennen, nachdem Rezidivblutungen in den ersten 12 Stunden nach Indexereignis am häufigsten auftreten. Weiterhin sollten Hypovolämien vermieden und weitgehend normoglykäme Verhältnisse (BZ mind. unter 200 mg/dl) geschaffen werden. Fortgeschrittene Schweregrade nach Tab. 2.1 erfordern eine Atemwegsicherung. In der langfristigen intensivmedizinischen Behandlung ist die Vermeidung von Vasospasmen entscheidend. Hier sind regelmäßige transkranielle Doppleruntersuchungen zur Messung etwaiger Flussbeschleunigungen notwendig. Eine systemische Therapie mit Nimodipin als wenig AV-Knoten-wirksamem Kalziumantagonisten oder auch eine interventionelle Anlage von arteriellen Mikrokathetern in die Aa. carotides mit Gabe von Tirofiban können erwogen werden. Ist die Gefahr der Rezidivblutung gebannt, ist zur Vermeidung von Spasmen eine kontrollierte Hypertension durch Volumentherapie und Vasopressoren sinnvoll. Bei oftmals zusätzlich vorliegender Kreislaufreaktion im Sinne einer abakteriellen globalen Inflammation, SIRS (▶ Kap. 9), ist ein Kreislaufmonitoring z. B. mit Hilfe der Pulskonturanalyse, PiCCO, sinnvoll. Bei Liquorstau kann eine Ableitung notwendig werden. Die endgültige Versorgung des Aneurysmas erfolgt operativ („Clipping“) oder interventionell per „Coiling“ je nach Zugangsmöglichkeit und Beschaffenheit des Aneurysmas. Bei Kopfschmerzen als führendem Symptom sollten thrombozytenaggregationshemmende Analgetika vermieden werden.

Der Nutzen einer operativen Ausräumung bei der intrakraniellen Blutung ist Gegenstand kontroverser Diskussion. Als belegt gilt, dass Patienten mit einer massenwirksamen lobären ICB ohne Ventrikeleinbruch von einer operativen Entlastung profitieren.

2.2 Patienten unter Antikoagulation

Nachdem Hirnblutungen oft in Zusammenhang mit einer Antikoagulationsbehandlung stehen, sollen hier die wichtigsten kardiologischen Indikationen zur Antikoagulation inkl. der zugrunde liegenden Medikationen behandelt werden.

Koronare Herzerkrankung

- **Acetylsalicylsäure (ASS):** Irreversibler Inhibitor der Cyclooxygenase (COX-1). Standarddosis 100 mg p.o./Tag. Das Blutungsrisiko normalisiert sich nach 5–7 Tagen nach Absetzen.
- **Clopidogrel:** Gruppe der Thienopyridine. Irreversible Inhibitoren des $P2Y_{12}$-ADP-Rezeptors, Initialdosis 300–600 mg p.o./Tag, Erhaltungsdosis 75 mg p.o./Tag. Wirkbeginn nach 2–4 Stunden. Das Blutungsrisiko normalisiert sich nach 5 Tagen nach Absetzen.
- **Ticlodipin:** Gruppe der Thienopyridine. Initial- und Erhaltungsdosis 2-mal 250 mg p.o./Tag. Reservemedikation bei Clopidogrel-Unverträglichkeit.
- **Prasugrel:** Gruppe der Thienopyridine. Initialdosis 60 mg p.o./Tag, Erhaltungsdosis 10 mg p.o./Tag. Wirkbeginn nach 30 min. Halbwertszeit (HWZ) 7 Stunden, Wirkdauer 5–10 Tage. In Kombination mit ASS beim akuten Koronarsyndrom (ACS, also instabile Angina pectoris [AP], Nicht-ST-Hebungsinfarkt [NSTEMI], STEMI, nach primärer perkutaner Koronarintervention [PCI] und bei Stentthrombose). Nicht empfohlen bei Patienten über 75 Jahren und nach individueller Risiko-Nutzen-Abwägung, insbesondere Hirnblutung. Dosisanpassungen, z. B. Halbierungen sind möglich. Keine Dosisanpassung bei Niereninsuffizienz.
- **Ticagrelor:** Weiterer $P2Y_{12}$-ADP-Antagonist, Klasse der Pyrimidine. Schnellerer Wirkeintritt als Clopidogrel. Initial- und Erhaltungsdosis 2-mal 90 mg p.o./Tag. Wirkbeginn nach 30 min. Keine Dosisanpassung bei Leber- und Niereninsuffizienz. HWZ 6–12 Stunden. Wirkdauer 2–4 Tage. Indikation wie bei Prasugrel.
- **GP-IIb/IIIa-Rezeptorantagonisten:** Hemmstoffe des Fibrinrezeptors, d. h. der gemeinsamen Endstrecke der Thrombozytenaktivierung. Indikation zusätzlich zu ASS und niedermolekularem Heparin bei rezidivierender Myokardischämie und bei geplanten Hochrisiko-Patienten vor PCI: Abcicimab (Cave Thrombopenie), Tirofiban, Eptifibatid.

Cumarine und Heparine sowie die verschiedenen direkten oralen Antikoagulanzien (DOAC) (► Tab. 1.5) werden in ► Abschn. 1.2 und ► Abschn. 1.3 charakterisiert.

Indikationen zur dualen Plättchenhemmung und zur Triple-Therapie bei KHK als Grunderkrankung und PCI, nach Windecker et al. 2014

- ACS mit oder ohne PCI: Prasugrel oder Ticagrelor für 12 Monate, ASS lebenslang; bei Unverträglichkeit gegenüber Prasugrel oder Ticagrelor: Clopidogrel. In der Akutphase unter Abwägung des Blutungsrisikos in Kombination mit Heparin
- Stabile KHK, Bare-Metal Stent (BMS): Clopidogrel für 4 Wochen, ASS lebenslang
- Stabile KHK, Drug-eluting Stent (DES): Clopidogrel 6 Monate, ASS lebenslang
- Bei Vorhofflimmern (VHF): Zusätzlich Cumarin oder DOAC
- Bei Z. n. mechanischem Klappenersatz: Zusätzlich Cumarin mit Ziel-INR wie in ► Tab. 1.11

Bei der Verwendung von DOAC sollte im Falle einer Triple-Therapie die abgeschwächte Dosis verwendet werden (▶ Tab. 1.5). Die Ziel-INR-Werte im Falle einer Cumarin-Therapie sollten sich im unteren Zielbereich aufhalten (▶ Tab. 1.11). Die **duale Plättchenhemmung** sollte in den ersten 7 Tagen nach Stentimplantation möglichst nicht unterbrochen werden, da sich das Risiko einer Stentthrombose um den Faktor 8 erhöht. Die Mortalität steigt um den Faktor 6 (Dtsches Ärzteblatt 2015). Eine über 12 Monate hinaus bestehende duale Plättchenhemmung scheint allenfalls bei Patienten mit komplexer Intervention, diffuser Koronarmorphologie und stark erhöhtem kardiovaskulären Risikoprofil gerechtfertigt. Gerade bei Letztgenanntem steigt allerdings auch das Blutungsrisiko. Das akute Blutungsrisiko unter dualer Plättchenhemmung kann mit Hilfe des CRUSADE-Scores abgeschätzt werden; dieser ist allerdings ungeeignet für die langfristige Beurteilung. Hier werden Alter, Geschlecht, Ausgangshämatokrit, Blutdruck, Ausmaß einer Nierenfunktionsstörung, pAVK berücksichtigt.

Zur **Triple-Therapie** sind in der jüngeren Vergangenheit mehrere Studien durchgeführt worden: In der WOEST-Studie konnte gezeigt werden, dass die Kombination nur aus Clopidogrel und einem Vitamin-K-Antagonisten eine hoch signifikante Reduktion von Blutungskomplikationen bei jedoch vergleichbaren ischämischen Ereignissen im Vergleich zur Triple-Therapie beinhaltet. Allerdings war hier das Risiko einer Stentthrombose insgesamt eher gering (Dewilde et al. 2013). Weitere Registerdaten mit mehreren Tausend Patienten zeigen, dass eine anhaltende Triple-Therapie mit einer deutlich erhöhten Inzidenz an Blutungen einhergeht, allerdings keine wesentliche Senkung schwerwiegender kardiovaskulärer Komplikationen erreicht wird (Hess et al. 2015; Lamberts et al. 2014). Und schließlich befasst sich die PIONEER-AF-PCI-Studie mit dem Einsatz von DOAC als Partner einer dualen Plättchenhemmung. Hier zeigten sich deutliche Vorteile für Rivaroxaban entweder in abgeschwächter Dosis (2-mal 2,5 mg) mit ASS und Clopidogrel oder in Standarddosis (15 mg bzw. 10 mg bei einer Kreatinin-Clearance von 30–50 ml/min) in Kombination nur mit Clopidogrel im Vergleich zu einer Standard-Triple-Therapie mit einem Cumarin. Schwerwiegende Blutungskomplikationen konnten von 26,7% auf 18% (für die Patienten mit der Dosis 2-mal 2,5 mg Rivaroxaban plus ASS plus Clopidogrel) bzw. von 26,7% auf 16,8% (für die Patienten mit 15 mg bzw. 10 mg Rivaroxaban plus nur Clopidogrel) reduziert werden. Schwerwiegende Komplikationen aus kardiovaskulärer Ursache wurden gleichermaßen zuverlässig wie bei einer Standard-Triple-Therapie vermieden (Gibson et al. 2016). Für den kombinierten Einsatz von Dabigatran konnte in Kombination mit einem $P2Y_{12}$-Inhibitor ein geringeres Blutungsrisiko im Vergleich zum Einsatz von Vitamin-K-Antagonisten im Rahmen einer Triple-Therapie gezeigt werden. Zudem ergab sich eine Non-Inferiorität mit Blick auf thrombembolische Komplikationen (Cannon et al. 2017). Als allgemein anerkannt gilt, dass nach Ablauf von 12 Monaten bei fortbestehender Indikation zur therapeutischen Antikoagulation bei koinzidenter KHK mit oder ohne Stentimplantation unter Wägung des langfristigen Blutungsrisikos auf eine Monotherapie mit einem Cumarin oder einem DOAC umgestellt werden kann.

> **Definitionsgemäß wird unter einer schweren Blutungskomplikation jede Form der Hirnblutung verstanden sowie ein Hb-Abfall aus sonstiger Ursache um 5 g/dl mit Transfusionsbedarf. Weiterhin ist eine schwere Blutung eine jedwede Blutung, die zu einer hämodynamischen Instabilität führt. Bleibt der systemische Hb-Abfall bei nichtintrakraniellen Blutungen unter 3 g/dl und bedarf keiner Transfusion, spricht man von einer leichten Blutungskomplikation.**

Antikoagulation nach Lungenembolie (DKG 2014)

- Lyse unter Vollheparinisierung.
- Niedermolekulare Heparine oder unfraktioniertes Heparin oder Fondaparinux während der ersten 5–10 Tage.

- Überlappende Behandlung mit Cumarinen (Ziel-INR 2–3).
- Überlappende Behandlung mit DOAC ebenso möglich (bei Rivaroxaban oder Apixaban schon nach 1–2 Tagen).
- Dauer der Antikoagulation bei Erstepisode einer unprovozierter Lungenembolie mindestens 3 Monate.
- Beim Rezidivereignis einer unprovozierten Lungenembolie erfolgt die Antikoagulation auf unbestimmte Zeit.
- Patienten mit einem reversiblen Risikofaktor werden i.d.R. nicht länger als 3 Monate antikoaguliert.
- Bei maligner Grunderkrankung sollte eine Antikoagulationsbehandlung mit gewichtsadaptiertem niedermolekularem Heparin für 3–6 Monate oder bis zur Ausheilung der Krebserkrankung erfolgen.

61% der ICB, die sich auf eine Antikoagulanzienbehandlung zurückführen lassen, treten während des ersten halben Jahres nach Therapiebeginn auf. Eine langfristige Antikoagulation, wie sie oft beim VHF und in jedem Fall nach mechanischem Herzklappenersatz nötig ist, erhöht das Risiko einer ICB um den Faktor 8–11. Die Mortalität einer ICB bei Patienten unter Antikoagulation ist deutlich erhöht (67%) (Kretschmer und Schmidt 2017).

In Bezug auf das Blutungsrisiko haben bereits die unter ► Abschn. 1.2 angeführten Zulassungsstudien **Vorteile für den Einsatz von DOAC gegenüber einer Cumarin-Therapie** im singulären Vergleich gezeigt. Ein großer Unterschied besteht jedoch besonders für fatal verlaufende und zerebrale Blutungen. Hier lässt sich das Risiko bei Verwendung von DOAC sogar auf nahezu ein Drittel senken. Dies lässt sich sowohl aus Studiendaten zur Primärprävention bei VHF als auch zur Sekundärprophylaxe nach bereits stattgehabter Thrombembolie ableiten (van Es et al. 2014; Yao et al. 2016). Ist es unter Cumarin-Therapie einmal zu einer Blutung gekommen, so kann deren Ausmaß signifikant durch eine konsequente Senkung des systolischen Blutdrucks unter 160 mmHg und einer zügigen, d. h. innerhalb von 4 Stunden, INR-Senkung auf Werte unter 1,3 begrenzt werden. In der RETRACE-Studie führte dies außerdem nach Ablauf von 3 Monaten zu einer Senkung der Mortalität von 33% auf 19% (Kuramatsu et al. 2015).

2.3 Das Dilemma des Gerinnungsausgleichs bei ICB

Grundsätzlich gilt: Bei raumfordernden lebensbedrohlichen intrakraniellen Blutungen ist quo ad vitam ein Gerinnungsausgleich notwendig. Besonders problematisch erscheint dies jedoch insbesondere bei **Trägern mechanischer Herzklappen** (insbesondere in Mitralposition), die eine absolute Indikation zur therapeutischen Antikoagulation haben (◘ Abb. 2.8, ◘ Abb. 2.9), und bei Patienten, die kürzlich eine Stentimplantation erhalten haben und deswegen unter dualer Plättchenhemmung stehen. Auch zeigt der klinische Alltag, dass Unterbrechungen der Antikoagulation bei Patienten mit VHF und einem CHA_2DS_2-VASc-Score >2 häufig zu thrombembolischen Komplikationen führen (► Abschn. 1.2).

Besonders gefährlich in Bezug auf Blutungskomplikationen sind labile INR-Einstellungen, die durch Infektlagen, Ernährungsumstellungen, Störungen der Magen-Darm-

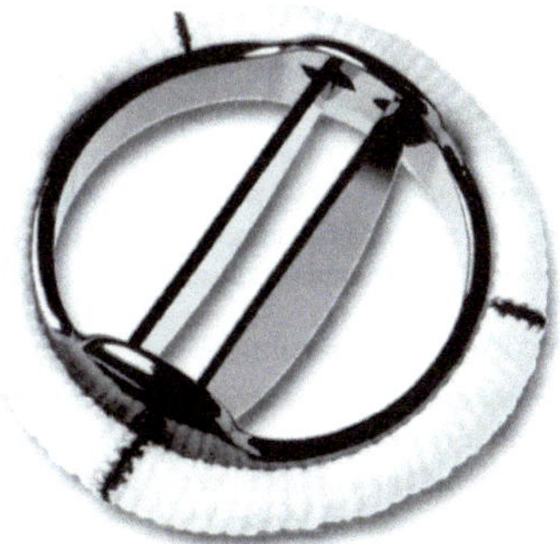

◘ **Abb. 2.8** Mechanische Verarbeitung einer Doppelflügelprothese mit den beiden aus Pyrolit-Carbon gefertigten Flügeln und Dacron-umwobenem Nahtring mit unbedingter Indikation zu einer dauerhaften Cumarin-Behandlung. (Fa. Medtronic GmbH, mit freundlicher Genehmigung)

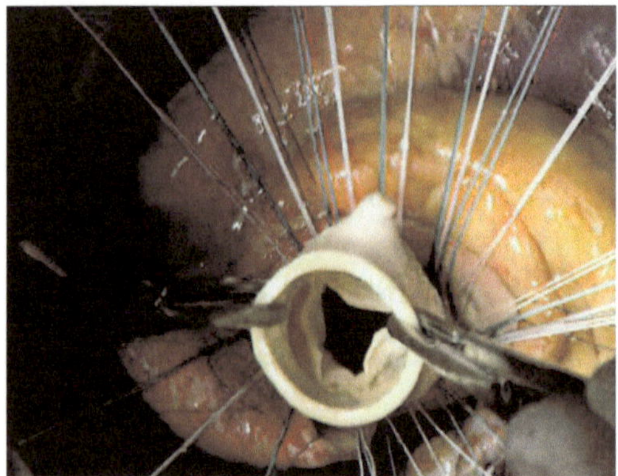

Abb. 2.9 Gerüstlose Bioprothese bei operativer Implantation. Hier ist aufgrund der Beschaffenheit des Biomaterials mit deutlich geringeren thrombembolischen Komplikationen zu rechnen. Daher besteht hier im Gegensatz zu der mechanischen Prothese (Abb. 2.8) keine Notwendigkeit zu einer dauerhaften Antikoagulation

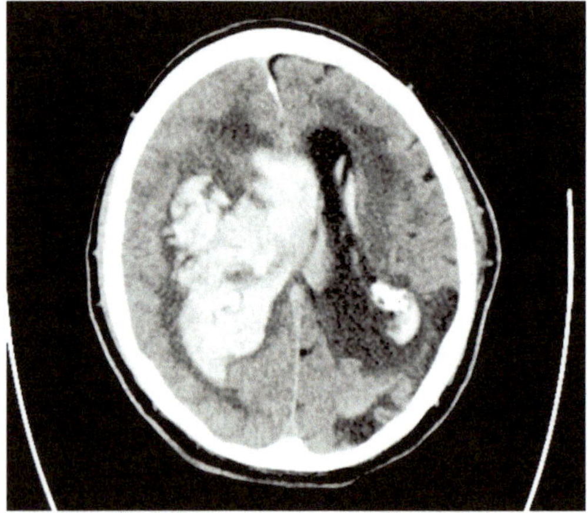

Abb. 2.10 Beispiel für eine hypertensive, infauste Massenblutung der rechten Stammganglien mit Ventrikeleinbruch sowie Mittelinienverlagerung und Einklemmung unter Cumarin-Therapie. Sofortige Antagonisierung und Pausierung der Antikoagulation als Ultima Ratio

Passage oder im Zuge von kritischen Erkrankungen, z. B. beim Intensivpatienten, zu einer überschießenden Cumarin-Wirkung führen können (Abb. 2.10). Muss bei mechanischen Prothesenträgern aufgrund einer Hirnblutung ein INR-Ausgleich angestrebt werden, ergeben sich im Einzelfall folgende Fragen:

- Wie groß ist die Blutung?
- Wie ist der vorgegebene Zielbereich des INR?
- Wie ist der aktuelle INR?
- In welchen Zielbereich soll der INR angesichts der Größe der Blutung verschoben werden?
- Ist ein Bridging vertretbar?
- Womit kann das Bridging erfolgen (niedermolekulare Heparine versus unfraktionierte Heparine, z. B. bei bekannter oder durch kritische Krankheit induzierter Niereninsuffizienz)?
- Wie lange kann u. U. ganz auf eine Antikoagulation verzichtet werden

Soll bei einer intrakraniellen Blutung die Cumarin-Wirkung mit Hilfe von Prothrombinkomplexkonzentrat (PPSB) antagonisiert werden, gilt folgende Näherungsformel, um den gewünschten „Quickwert" zu erzielen:

Gewünschter Quick – tatsächlicher Quick × kg KG / 2 = IE PPSB

Weiterhin gilt, dass eine Einheit des Prothrombinkomplexpräparates den Quickwert um 1% anhebt. Liegt weiterhin ein Blutverlust mit einer „Ausdünnung" an Gerinnungsfaktoren vor, d. h., es besteht bei einer akuten Blutung mit Transfusionsbedarf zusätzlicher Volumenbedarf, so ist die Gabe von Fresh Frozen Plasma (FFP) sinnvoll. Kurzfristige Antagonisierungen mit Hilfe von Vitamin-K-haltigen Präparaten sind aufgrund des verzögerten Wirkeintrittes nicht möglich und daher sind Gaben allenfalls zur Vermeidung von Rebound-Effekten mit erneutem INR-Anstieg, z. B. bei verzögerter Cumarin-Resorption aus dem Gastrointestinaltrakt, sinnvoll.

Die optimale Periode zur Pausierung einer Antikoagulanzientherapie nach intrakranieller Blutung und mechanischem Klappenersatz ist in der Literatur mit Zeitspannen zwischen 7 und 14 Tagen angegeben. Diese Angaben beruhen zum Teil aber auf geringen Patientenzahlen und sind daher keinesfalls als allgemeine Empfehlung zu werten (Panduranga et al. 2012; Krittalak et al. 2011). Vielmehr gilt, die Auslassdauer so kurz wie möglich zu halten und in Relation zum Ausmaß der Blutung zu sehen. Zudem sind Unterscheidungen zur Implantationsposition (Aortenklappenersatz [AKE] versus Mitralklappenersatz [MKE]) geboten.

Soll bei mechanischem Klappenersatz ein **Bridging** bei Auslass der Cumarin-Behandlung erfolgen, ergeben sich zwei Alternativen:

- Unfraktioniertes Heparin i.v. mit einer Ziel-PTT von ca. 60 s im Falle eines AKE bzw. mit einer Ziel-PTT von ca. 80 s im Falle eines MKE
- Niedermolekulare Heparine, z. B. Enoxaparin: 2-mal tgl. 1mg/kg KG s.c. Aufgrund der Kumulation bei Niereninsuffizienz sollte dieses Vorgehen nur bei intakter Nierenfunktion gewählt werden.

Die Vorteile des Bridgings sind insbesondere in einer besseren Steuerbarkeit gegenüber der Cumarin-Behandlung zu sehen. So sind gerade bei der i.v. Verwendung unfraktionierten Heparins PTT-gesteuerte und somit abgestufte Therapien möglich, die bei normwertigem Antithrombin III und fehlender Heparinresistenz nahezu mühelos an die jeweilige Bedarfssituation, d. h. den Fortgang und die Größe einer Blutung, angepasst oder auch rasch antagonisiert werden können.

Muss eine Heparinwirkung tatsächlich antagonisiert werden, kommt die Gabe von Protamin in Betracht. Dieses bildet mit Heparin einen Komplex, ohne selbst gerinnungsaktiv zu sein. Auch wenn Protamin überwiegend zur Antagonisierung unfraktionierten Heparins eingesetzt wird, ist auch ein partieller Effekt bei niedermolekularen Heparinen – abhängig vom Molekulargewicht – zu erzielen. Die Gabe erfolgt intravenös. Als Faustregel gilt, dass 1000 IE Protamin 1000 IE unfraktionierten Heparins antagonisieren. Der Erfolg tritt meist nach bereits 15 min ein. Er kann bettseitig durch eine ACT-Messung („activated clotting time") erfasst werden (angestrebter Wert z. B. unter 180 s).

Bei Patienten mit **VHF** tritt seit einigen Jahren zunehmend das Problem von Blutungskomplikationen **unter DOAC** auf. Hier ist momentan weder ein Point-of-care-Monitoring – vergleichbar einem INR-Schnelltest für etwaige Cumarin-Überdosierungen – noch für alle Substanzen ein Antidot verfügbar. Die HWZ der DOAC sind zwar kürzer als im Falle einer Cumarin-Behandlung, jedoch kann auch hier wertvolle Zeit ohne Möglichkeit der Antagonisierung verloren gehen. Erst nach 12–24 Stunden kann bei intakter Nieren- und Leberfunktion wieder mit einer intakten Hämostase gerechnet werden. Bisher steht bisher nur für Dabigatran ein Antidot, **Idarucizumab**, zur Verfügung, das bei schwerwiegenden Blutungen eingesetzt werden kann. Es handelt sich um einen monoklonalen Antikörper, der als Kurzinfusion (2-mal 2,5 mg) appliziert wird und innerhalb von Minuten freies Dabigatran im Serum bindet und somit den Antikoagulationseffekt neutralisiert. Entsprechend normalisieren sich auch alle Gerinnungswerte (z. B. verlängerte Thrombinzeit oder falsch hoch gemessene INR). Der Zulassungsstudie zufolge konnte Idarucizmab bereits bestehende Blutungen nach 2,5 Stunden stoppen (Pollack et al. 2017). Dies unterstreicht noch einmal nachdrücklich die Forderung nach der Möglichkeit eines Point-of-care-Monitorings auch für den Einsatz von DOAC. Mit **Andexanet alfa** befindet sich derzeit ein umfassendes Antidot für alle Xa-Antagonisten, inkl. Fondaparinux und niedermolekulare Heparine, in Erprobung: Als „falscher" Faktor Xa konkurriert Andexanet alfa mit dem patienteneigenen Faktor Xa um die Bindung an das Antikoagulans.

In der RELY-Studie (► Abschn. 1.2) traten im Vergleich Cumarin versus Dabigatran bei 18.133 Patienten 154 ICB auf, hiervon 46% als intraparenchymatöse Blutung, 45% Subduralhämatome und 9% SAB. Innerhalb der verschiedenen DOAC unterscheidet sich die Prognose mit Blick auf die Mortalität jedoch nicht (31–45%) (Pollack et al. 2017; Lopez et al. 2017; Wilson et al. 2017).

Als weitere Maßnahmen auch bei DOAC-induzierten Blutungen besteht die Möglichkeit der **Prothrombinkomplex-Gabe** (z. B. 2000 IE i.v.). **Desmopressin** als zusätzlicher Aktivator der Thrombozytenfunktion kann hilfreich sein,

2

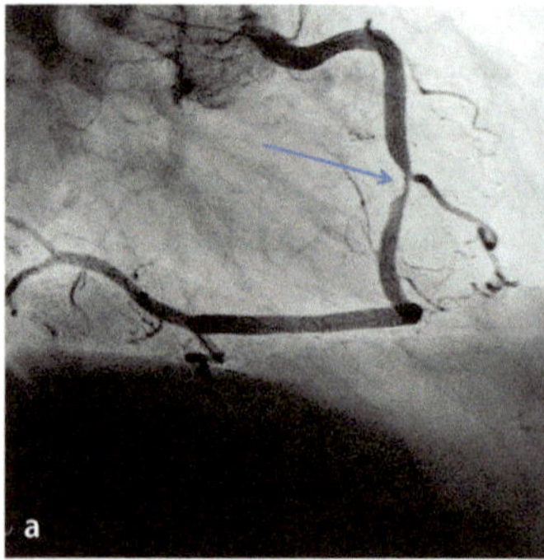

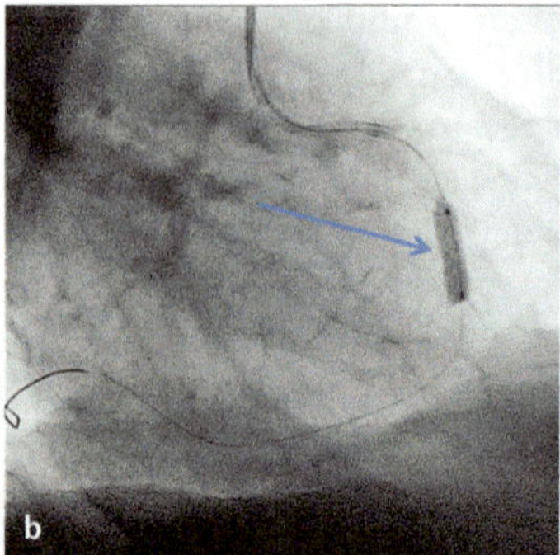

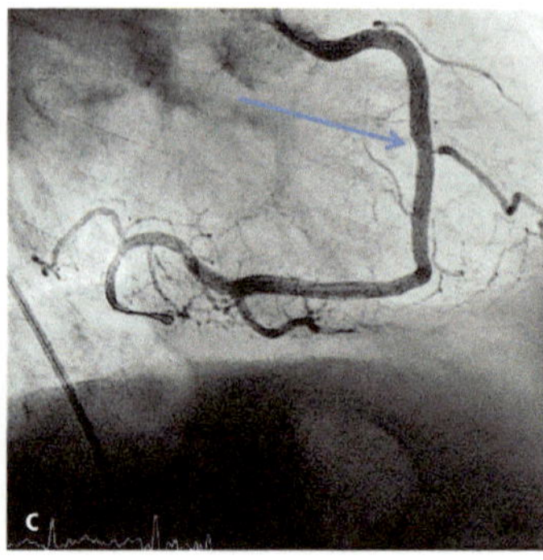

Abb. 2.11a–c Koronarstent im ACS. Implantationsbeispiel im RCA-Bereich mit nativer Stenose, Dilatation und Stentimplantation. Darstellung in RAO-Projektion, 20 Grad kaudal. Notwendigkeit der dualen Plättchenhemmung bis zu 12 Monate post implantationem, insbesondere bei der Verwendung von Drug-eluting Stents (DES)

arterielle Blutungen einzudämmen. Da die Wirkung schon nach ca. 1 Stunde eintritt, sollten Gaben ähnlich zu präoperativen Gaben bei dringlicher OP unverzögert erfolgen (0,3 µg/kg KG als Kurzinfusion). **Fibrinogenwerte** sollten nicht unter 1,5/l liegen und als Ultima Ratio kann die Gabe von **rekombinantem Faktor VII** (90 µg/kg KG) erwogen werden. Bei Hyperfibrinolyse ist die Gabe von **Tranexamsäure** (3-mal 1 g i.v. über 24 Stunden) sinnvoll.

Nach **Koronarstent-Implantation** ergeben sich in der Akutphase meist Blutungskomplikationen durch die gehemmte Thrombozytenfunktion (Abb. 2.11). Da sowohl die $P2Y_{12}$-ADP-Antagonisten wie auch die GIIb/IIIa-Antagonisten relativ kurze HWZ haben, muss auch hier im Einzelfall erwogen werden, ob Ausgleichsmaßnahmen ergriffen werden müssen. Als Aktivatoren der Thrombozytenfunktion kommt das bereits erwähnte **Desmopressin** in Betracht. Ein anderer Ansatz wird durch die Gabe von **Thrombozytenkonzentraten** verfolgt, selbst dann, wenn im Blutbild zahlenmäßig genügend Thrombozyten vorhanden sind, die jedoch in ihrer Funktion nachhaltig gehemmt sind. Durch die Gabe eines Konzentrates steigt die Thrombozytenzahl im Blutbild um ca. 30.000/µl an.

Schließlich stellt sich die Frage, wann eine **Antikoagulationsbehandlung nach ICB wieder aufgenommen** werden kann: In der o. genannten Zulassungsstudie für Idarucizumab erlitt fast jeder dritte Patient in den ersten 3 Monaten nach dem Indexereignis ein arterielles oder venöses thrombembolisches Ereignis, wenn die Therapie bis hierhin nicht wieder aufgenommen worden war (Pollack et al. 2017). Prüfungen der Indikation sind nötig und zwischenzeitlich eingetretene Leber- und/oder Nierenfunktionsstörungen sollten bedacht werden. Selbstverständlich spielen auch zwischenzeitlich behobene Blutungsquellen durch Clipping oder Coiling für die Indikationsfindung zur erneuten Therapieaufnahme eine wichtige Rolle. Eine hierzu jüngst publizierte Studie aus Schweden untersuchte 2619 Patienten mit VHF im Langzeitverlauf nach einer Hirnblutung. In bis zu 7 Jahren nach Indexereignis kam es zu 379 thrombotischen und 96 hämorrhagischen Ereignissen. Ein besonders hohes Risiko für ein thrombembolisches Ereignis bestand bei Patienten ohne Antikoagulation und solchen, die nur auf Thrombozytenfunktionshemmer eingestellt waren. Demgegenüber lag das Blutungsrisiko bei 6,9% (Patienten mit wiederaufgenommener Antikoagulation), 4,4% (Patienten ohne dauerhafte spezifische Medikation) und 3,9% bei Patienten mit Thrombozytenfunktionshemmern, was insgesamt klar für die Wiederaufnahme einer Antikoagulationsbehandlung nach ICB spricht. Die Autoren empfehlen als diesbezüglichen Zeitpunkt, eine Periode von 4–8 Wochen abzuwarten (Pennlert et al. 2017). Auch die Leitlinien der American Heart Association

(AHA) bzw. American Stroke Association (ASA) empfehlen, mindestens 4 Wochen nach einer Blutung mit einer erneuten Antikoagulation abzuwarten, sofern der Patient nicht Träger einer mechanischen Herzklappe ist (Hemphill et al. 2015). Hier ist nochmals der **Stellenwert der Grunderkrankung** zu betonen: Kann bei einem Patienten mit mechanischem Mitralklappenersatz der Auslass streng genommen nur für wenige Stunden erfolgen bzw. ist hier ein baldiges Bridging nötig, kann im Sinne einer stets zu treffenden Güterabwägung beispielsweise beim VHF relativ unproblematisch eine längere Pause der Antikoagulation vertreten werden. Der Weg „zwischen Skylla und Charybdis" kann also unterschiedlich eng ausfallen. Der Versuch, diesen Weg so genau wie möglich zu vermessen, wurde für Herzklappenträger in der **RETRACE-Studie** unternommen: An 137 Patienten, die entweder einen mechanischen Aorten- oder Mitralklappenersatz hatten und in dessen Gefolge eine ICB erlitten hatten, wurde der optimale Zeitpunkt für den Wiederbeginn der systemischen Antikoagulation untersucht. Hier konnte das optimal balancierte Risiko für Tag 6 nach Ereignis ausgemacht werden (HR 2,51; 95% CI 1,10–5,70; p=0,03), wohingegen das Risiko für zusätzliche hämorrhagische Ereignisse bei einem Wiederbeginn vor Tag 13 singulär erhöht war (HR 7,06; 95% CI 2,33–21,37; p<0,01) (Kuramatsu et al. 2018). Allgemeingültige Empfehlungen für Prothesenträger können bislang angesichts des noch geringen Stichprobenumfangs hieraus allerdings nicht abgeleitet werden.

Als besonders problematisch mit Blick auf eine dauerhafte Antikoagulation gilt darüber hinaus die **Amyloidangiopathie**, die bereits spontan oder unter geringfügiger Thrombozytenfunktionshemmung aufgrund ihrer pathologisch anatomischen Morphologie mit Ablagerung von Beta-Amyloid (vgl. Alzheimer-Demenz) und der Ausbildung von Mikroaneurysmen, Blutungen provoziert. Schließlich ist auch die Morphologie einer Blutung für die Entscheidungsfindung bedeutsam: Können zirkumskripte und konsolidierte intrazerebrale Blutungen bereits nach 4–8 Wochen antikoaguliert werden, sollte bei Subduralhämatomen wenn möglich länger abgewartet werden, da sonst ein ständiges Nachsickern erfolgt. Die Entscheidung sollte letztlich multidisziplinär zwischen Neurologie, Neurochirurgie, Kardiologie und Herzchirurgie erfolgen, um den bestmöglichen Weg, der allerdings oft nur das geringste Übel bedeutet, im Individualfall zu ermitteln.

2.4 Systemische Erkrankungen des Bindegewebes

In einigen Fällen sind strukturelle Bindegewebserkrankungen, die mit einer Synthesestörung des kollagenen Bindegewebes und somit zu einer Mediadegeneration führen, mit einer Koinzidenz von Aortenaneurysmen und intrakraniellen Gefäßaussackungen betroffen (◘ Abb. 2.12, ◘ Abb. 2.13). Vielfach angenommen, jedoch nicht bewiesen werden konnte dies für die Systemerkrankung Marfan-Syndrom. Sehr wohl gilt dies aber für den vaskulären Typ des Ehlers-Danlos-Syndroms (Typ IV), für den ein autosomal-rezessiver Erbgang beschrieben ist und der auf dem Genlocus COL5A1 kodiert wird. Die klinische Manifestation

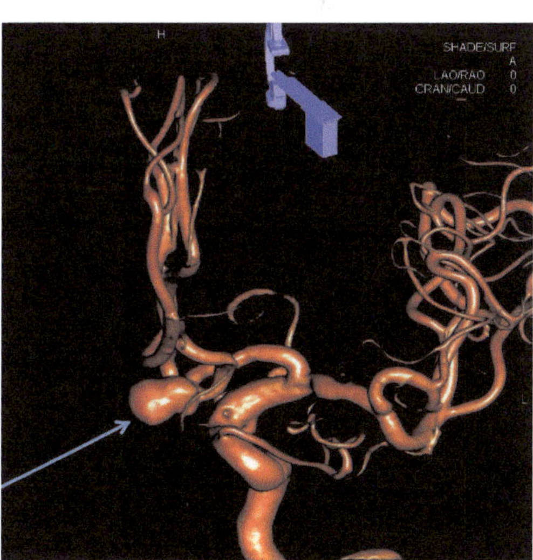

◘ **Abb. 2.12** Aneurysma der A. communicans anterior. MR-angiografische 3-D-Rekonstruktion

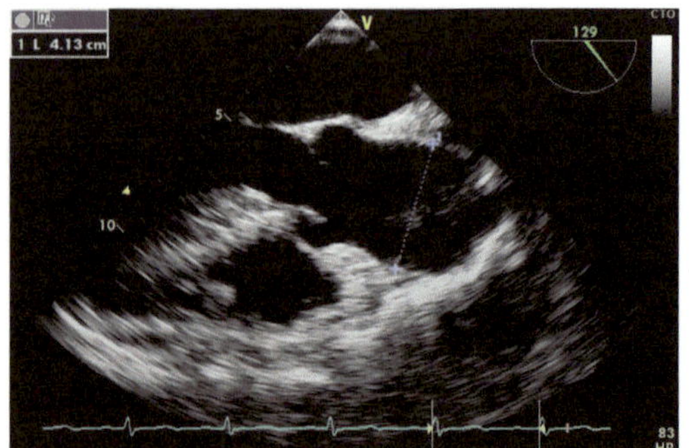

Abb. 2.13 Ektasie des Bulbus aortae und des tubulären Abschnittes der Aorta ascendens beim gleichen Patienten wie in Abb. 2.12

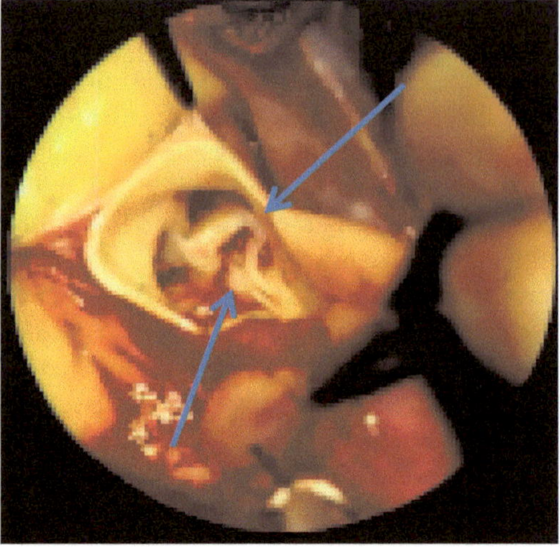

Abb. 2.14 Pseudobikuspid angelegte Aortenklappe, intraoperativer Situs

ist von einer Aneurysmabildung an den arteriellen Gefäßen mit Gefahr der spontanen Ruptur und Dissektion, aber auch von den sonstigen Bildern der Kollagensynthesestörung, wie leichte Hämatombildung, Überdehnbarkeit der Haut und Überstreckbarkeit der Gelenke, gekennzeichnet. Dieses Thema wird in ► Kap. 3 noch einmal aufgegriffen.

Ein statistischer Zusammenhang scheint auch zwischen dem Vorhandensein einer **bikuspiden Aortenklappe** (Abb. 2.14) und dem Vorliegen intrakranieller Aneurysmen zu bestehen: Liegt die allgemeine Prävalenz in der Gesamtbevölkerung für eine bikuspide Aortenklappe bei nur 2%, so ist diese bei Patienten mit intrakraniellen Aneurysmen auf das Fünffache gesteigert (Schievink et al. 2010). Passend dazu kommt es bei Patienten mit bikuspid angelegten Aortenklappen auch häufiger zu Ektasien im Bereich der aszendierenden Aorta. Eine embryologische Erklärung könnte in dem gemeinsamen neuroektodermalen Ursprung der zugrunde liegenden Matrixzellen begründet sein.

Schließlich ist gegenwärtig der Zusammenhang zwischen **Dyslipidämien, Übergewicht und Hirnblutungen** Gegenstand intensiver klinischer Forschung. Ist extremes Übergewicht oder auch ausgeprägtes Untergewicht ungünstig für das Risiko einer Hirnblutung, so konnten weder für Gesamtcholesterin- noch LDL-Werte eindeutige Zusammenhänge hergestellt werden. Chen und Mitarbeiter konnten sogar zeigen, dass sich Cholesterinwerte von **unter** 160 mg/dl ungünstig auf die Prognose einer Hirnblutung auswirken (Chen et al. 2017). Dies könnte jedoch auch mit – einer zum Teil exzessiv propagierten – Statintherapie zusammenhängen, die ihrerseits Einfluss auf den Verlauf nach Blutung nehmen kann.

Zusammenfassung

20% der Schlaganfälle haben eine intrakranielle Blutung als Ursache. Hier imponieren intrazerebrale Massenblutungen, Subarachnoidalblutungen sowie epi- und subdurale Hämatome. Die kardiovaskuläre Bedeutung dieses Themenkomplexes begründet sich vor allem auf dem Boden einer arteriellen Hypertonie sowie einer häufig gleichzeitig bestehenden Antikoagulanzientherapie. Erkrankungen des kollagenen Bindegewebes können für die Koinzidenz zerebraler und aortaler Aneurysmen von Bedeutung sein.

Literatur

Cannon CP, Bhatt DL, Oldgren J et al. (2017) Dual antithrombotic therapy with Dabigatran after PCI in atrial fibrillation. N Engl J Med 377: 1513–1524

Chen YW, Li CH, Yang CD et al. (2017) Low cholesterol level associated with severity and outcome of spontaneous intracerebral hemorrhage: Results from Taiwan Stroke Registry. PLoS One 12: e0171379

Deutsches Ärzteblatt (2015) Perspektiven der Kardiologie. Dtsches Ärztebl 1/2015

Dewilde WJ, Oirbans T, Verheugt FW et al. (2013) Use of clopidogrel with or without aspirin in patients taking oral anticoagulant therapy and undergoing percutaneous coronary intervention: An open-label, randomised, controlled trial. Lancet 381: 1107–1115

DGK – Deutsche Gesellschaft für Kardiologie (2014) Management der akuten Lungenembolie. http://leitlinien.dgk.org/files/2015_PLL_Lungenembolie_internet1.pdf. Zugegriffen: 25.10.2017

Es van N, Coppens M, Schulman S et al. (2014) Direct oral anticoagulants compared with vitamin K antagonists for acute venous thromboembolism: evidence from phase 3 trials. Blood 124: 1968–1975

Gibson CM, Mehran R, Bode C et al. (2016) Prevention of bleeding in patients with atrial fibrillation undergoing PCI. New Engl J Med 375: 2423–2434

Hacke W (Hrsg) (2015) Neurologie, 14. Aufl. Springer, Heidelberg

Hanggi, D, Steiger HJ (2008) Spontaneous intracerebral haemorrhage in adults: A literature overview. Acta Neurochirurgica 150: 371–379

Hemphill JC 3rd Greenberg SM, Anderson CS et al. (2015) Guidelines for the management of spontaneous intracerebral hemorrhage: A guideline for healthcare professionals from the American Heart Association/American Stroke Association. Stroke 46: 2032–2060

Hess CN, Petersen ED, Peng SA et al. (2015) Use and outcomes of triple therapy among older patients with acute myocardial infarction and atrial fibrillation. JACC 66: 616–627

Huang KT, Bi WL, Abd-El-Barr M et al. (2016) The neurocritical and neurosurgical care of subdural hematomas. Neurocritical Care 34: 294–307

Kretschmer T, Schmidt T (2017) Intrakranielle Blutungen. In: Litmathe (Hrsg) Neurologische Notfälle. Springer, Heidelberg, S 25–63

Krittalak K, Sawanyawisuth K, Tiamkao S (2011) Safety of withholding anticoagulation in patients with mechanical prosthetic valves and intracranial haemorrhage. Intern Med J 41: 750–754

Kuramatsu JB, Gerner ST, Schellinger PD et al. (2015) Anticoagulant reversal, blood pressure levels, and anticoagulant resumption in patients with anticoagulation-related intracerebral hemorrhage. JAMA 313: 824–836

Lamberts M, Gislason GH, Lip GY et al. (2014) Antiplatelet therapy for stable coronary artery disease in atrial fibrillation patients taking an oral anticoagulant: A nationwide cohort study. Circulation 129: 1577–1584

Lopez RD, Guimaraes PO, Kolls BJ et al. (2017) Intracranial hemorrhage in patients with atrial fibrillation receiving anticoagulation therapy. Blood 129: 2980–2987

Kuramatsu JB, Sembill JA, Gerner ST et al. (2018) Management of therapeutic anticoagulation in patients with intracerebral haemorrhage and mechanical heart valves. Eur Heart J 2018 39(19): 1709–1723

Panduranga P, Al-Mukhaini M, Al-Muslahi M et al. (2012) Management dilemmas in patients with mechanical heart valves and warfarin-induced major bleeding. World J Cardiol 26: 54–59

Pennlert J, Overholser R, Asplund K et al. (2017) Optimal timing of anticoagulant treatment after intracerebral hemorrhage in patients with atrial fibrillation. Stroke 48: 414–320

Pollack CV Jr, Reilly PA, van Ryn J et al. (2017) Idarucizumab for Dabigatran reversal – Full cohort analysis. New Engl J Med 377: 431–441

Qureshi AI, Giles WH, Croft J B (1999) Racial differences in the incidence of intracerebral hemorrhage: Effects of blood pressure and education. Neurology 52: 1617–1621

Qureshi AI, Tuhrim S, Broderick JP, Batjer HH et al. (2001) Spontaneous intracerebral hemorrhage. New Engl J Med 344: 1450–1460

Raj R, Mikkonen ED, Kivisaari R et al. (2016) Mortality in elderly patients operated for an acute subdural hematoma: A surgical case series. World Neurosurg 88: 592–597

Schievink WI, Raissi SS, Maya MM et al. (2010) Screening for intracranial aneurysms in patients with bicuspid aortic valve. Neurology 74: 1430–1433

Vlak MH, Algra A, Brandenburg R et al. (2011) Prevalence of unruptured intracranial aneurysms, with emphasis on sex, age, comorbidity, country, and time period: A systematic review and meta-analysis. Lancet Neurol 10: 626–636

Wilson D, Seiffge DJ, Traenka C et al. (2017) Outcome of intracerebral hemorrhage associated with different oral anticoagulants. Neurology 88: 1693–1700

Windecker S, Kolh P, Collet JP et al. (2014) 2014 ESC/EACTS guidelines on myocardial revascularization. Eur Heart J 35: 2541–2619

Yao X, Abraham NS, Sangaralingham LR et al. (2016) Effectiveness and safety of Dabigatran, Rivaroxaban, and Apixaban versus Warfarin in nonvalvular atrial fibrillation. J Am Heart Assoc 5: e003725

Makroangiopathie der thorakalen Aorta

J. Litmathe, *Neuro-Kardiologie*
https://doi.org/10.1007/978-3-662-57644-1_3

3

3.1 Thrombogener Aortenbogen

Durch die zunehmende Verfügbarkeit von TEE und CT-Angiografie ist die Darstellung von atheromatösen Zusatzstrukturen des Aortenbogens in den letzten Dekaden deutlich vereinfacht worden (◘ Abb. 3.1, ◘ Abb. 3.2, ◘ Abb. 3.3, ◘ Abb. 3.4). Mit etwaig vorhandenen Autopsiepräparaten ist darüber hinaus eine gute Korrelation zur klinischen Bildgebung möglich (◘ Abb. 3.5, ◘ Abb. 3.6). Insgesamt nimmt die Quote an Autopsien jedoch ab.

Die ätiologische Einordnung als kardiogene Emboliequelle versus Makroangiopathie bzw. als deren arterioemboligene Unterform ist uneinheitlich, was in Bezug auf die epidemiologischen Daten des thrombogenen Aortenbogens in seiner isolierten Betrachtung Schwierigkeiten bereiten kann: Die allgemeine Prävalenz von atheromatösen Plaques wird zwischen 3,2 und 8,2% angegeben (Tunick et al. 1991). In einer Studie von Tunick und Kollegen aus dem Jahre 1994 konnte jedoch der Zusammenhang zwischen der Plaqueinzidenz und dem Risiko systemischer Thrombembolien gezeigt werden: Es zeigte sich eine Einjahresinzidenz zerebraler Insulte bei nachgewiesenen, zunächst asymptomatischen Plaques von 12% bei einer Gesamtembolierate über den gesamten Beobachtungszeitraum von 33% (Tunick et al. 1994). Als besonders risikoreich gelten mobile Plaquestrukturen sowie Plaques mit Ulzerationen. Ferner spielt die Dicke der Plaques in der Klassifikation des thrombogenen Aortenbogens eine entscheidende Rolle: In der Klassifikation von Sheikzadeh von 2001 sind Plaquedicken von mehr als 5 mm besonders problematisch (Entelmann und Sheikzadeh (2001). Insgesamt sieht diese Klassifikation folgende Einteilung nach TEE-Kriterien vor:

- Grad 0: Keine sichtbaren atherosklerotischen Veränderungen
- Grad I: Erhöhte Echodichte, keine rupturierten Plaques
- Grad II: Plaques <5 mm mit oder ohne Oberflächenveränderungen

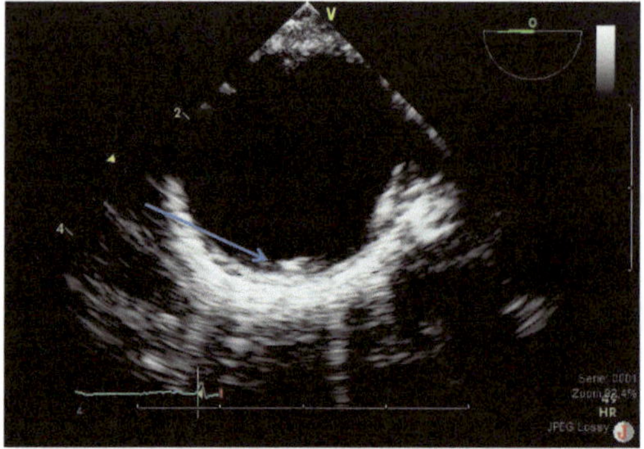

◘ **Abb. 3.1** TEE-Querschnitt mit atheromatösem Plaque im Aortenbogen

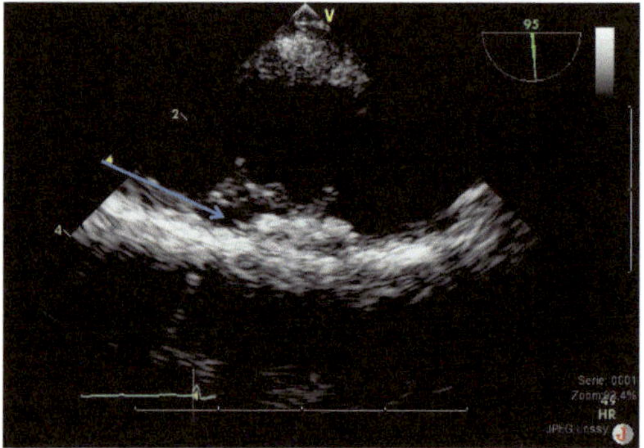

◘ **Abb. 3.2** TEE-Längsschnitt mit atheromatösem Plaque im Aortenbogen

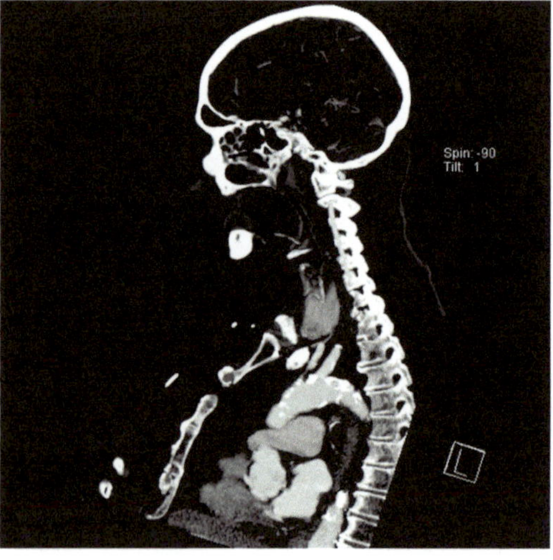

◘ **Abb. 3.3** CT-Angiografie mit atheromatösem Aortenbogen, Bildgebung im Stroke-Workout erhoben

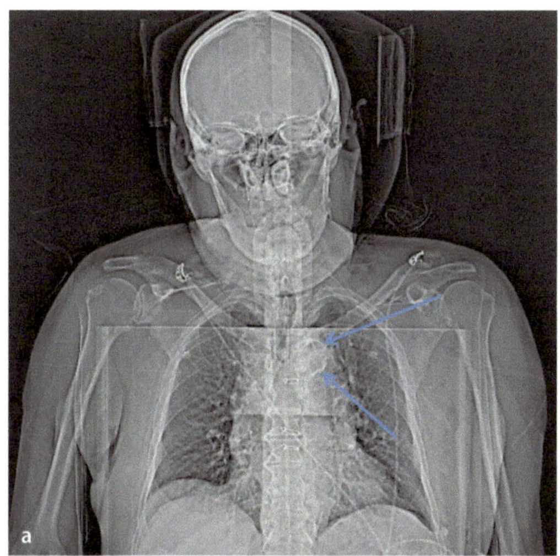

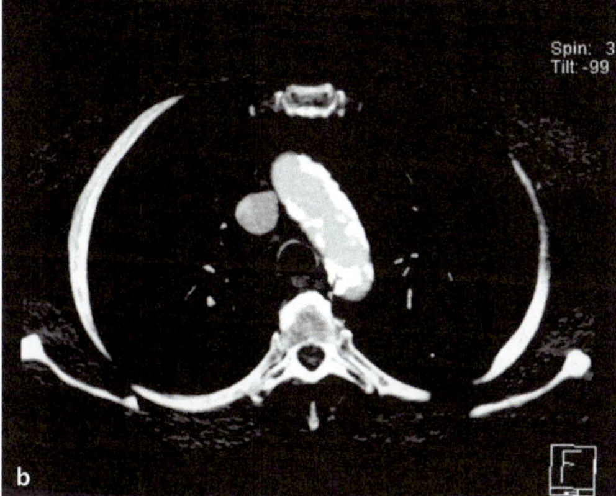

Abb. 3.4 **a** Thoraxübersicht mit semizirkumferenten Verkalkungen im Aortenbogen. **b** Transversalschnitt Thorax-CT mit erheblich thrombogen kalzifiziertem Aortenbogen

- Grad III: Komplexe atherosklerotische Plaques >5 mm
- Grad IV: Plaques mit mobilen Anteilen

Häufig vergesellschaftet mit einem thrombogenen Aortenbogen sind auch kalzifizierende Vitien gerade der Aortenklappe, von denen schon in ▶ Kap. 1 die Rede war (Abb. 3.7).

Der Aortenbogen selbst kann auch iatrogen zur zerebralen Emboliequelle werden, wenn beispielsweise im Rahmen von Interventionen wie etwa einer Herzkatheteruntersuchung oder bei der – heutzutage praktisch nur noch zum Bridging zur OP bei Infarkt-Ventrikelseptum-

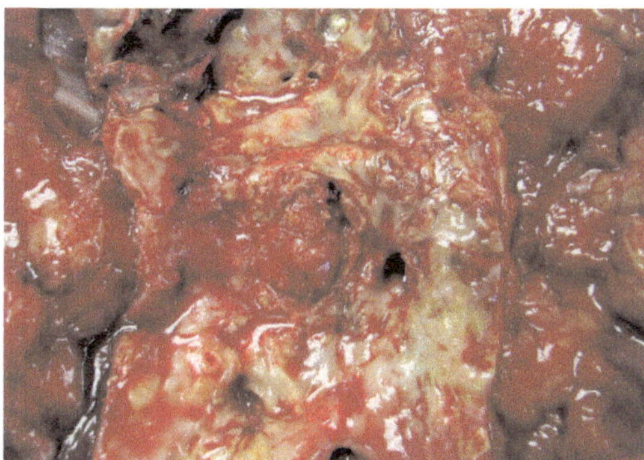

Abb. 3.5 Autopsiepräparat eines thrombogenen Aortenbogens. Deutlich zu sehen sind die multiplen atheromatösen Plaques, teils exulzeriert. (Bildquelle: PD Dr. Gassel, Institut für Pathologie, Ev. KH Oberhausen, mit freundlicher Genehmigung)

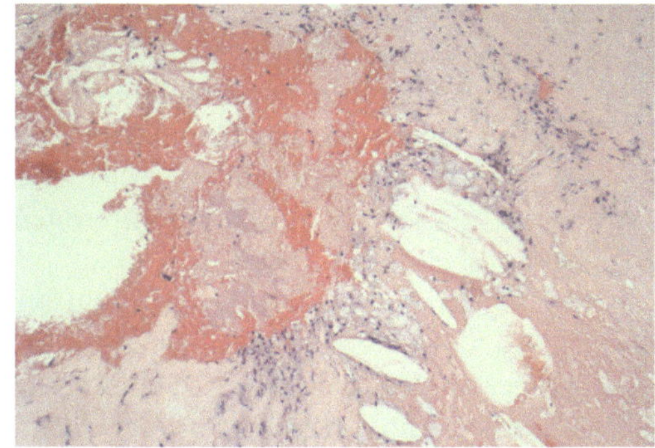

Abb. 3.6 Mikroskopisches Präparat eines hoch thrombogenen, exulzerierten Atherombeetes aus dem Bereich des Aortenbogens. HE-Färbung. (Bildquelle: PD Dr. Gassel, Institut für Pathologie, Ev. KH Oberhausen, mit freundlicher Genehmigung)

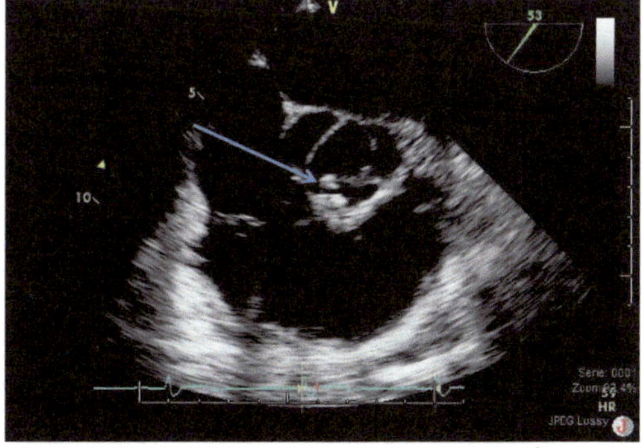

Abb. 3.7 Sklerotische Verkalkung der Aortenklappe (rechtskoronare Tasche) als Ausdruck einer systemischen Atherosklerose. TEE-Darstellung

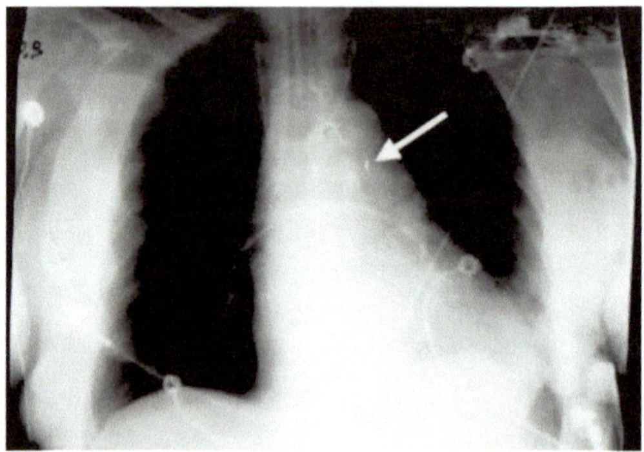

Abb. 3.8 Röntgen-Thoraxaufnahme mit Projektion der IABP-Spitze in korrekter Lage in unmittelbarer Nähe des Aortenbogenknopfes. (Aus Möhnle und Kilger 2002)

defekt(VSD) verwendeten – Anlage einer intraaortalen Ballongegenpulsation (IABP) zuvor asymptomatische Strukturen abgelöst und embolisch verschleppt werden (Abb. 3.8).

Therapeutische Ansätze sind letztlich nur in der allgemeinen Prävention der Atherosklerose bzw. medikamentös durch Thrombozytenaggregationshemmer zu sehen.

Im Gegensatz hierzu ergibt sich häufiger bei der sog. **Coral-Reef-Aorta**, die sich aus vergleichbarer Ätiologie vornehmlich im thorakoabdominellen Anteil manifestiert, bei chronischer Malperfusion der abhängigen Stromgebiete die Notwendigkeit der chirurgischen Intervention.

Die **Takayasu-Arteriitis** stellt einen chronisch entzündlichen Gefäßprozess mit granulomatöser Vaskulitis unklarer Ätiologie dar. Sie tritt weltweit auf mit Schwerpunkt im asiatischen Raum, überwiegend sind jüngere Frauen betroffen. Da auch der Aortenbogen und seine Äste betroffen sein können (Typ I, s. unten), sind zerebrale Ischämiephänomene möglich. In einer Metanalyse mit 3269 Patienten von Duarte aus dem Jahre 2016 wird die gepoolte Stroke/TIA-Inzidenz von Takayasu-Patienten mit 15,8% angegeben (Duarte et al. 2016). Bei den peripheren Formen der Erkrankung zeigen sich Angina abdominalis und Claudicatio. Insgesamt gilt folgende Einteilung:

- Typ I: Aortenbogen und abgehende Gefäße
- Typ II: Thorakoabdominelle Aorta und abgehende Gefäße, keine Beteiligung des Aortenbogens
- Typ III: Kombination aus Typ I und II

Ein diagnostisches Hauptkriterium ist die Beteiligung der A. subclavia, weiterhin finden sich meist eine BSG-Erhöhung, arterielle Hypertonie, Palpationsschmerzen der A. carotis, Aortenektasie, allgemeine B-Symptomatik. Primärer therapeutischer Ansatz ist die Gabe von Glukokortikoiden (z. B. Prednison 1 mg/kg KG und Tag).

3.2 Aortendissektionen, insbesondere Querschnittssymptomatik

Die kardiologisch-neurologische Verflechtung beim Thema Dissektionen der thorakalen Aorta hat zwei Aspekte: Zum einen kann es im Rahmen der eigentlichen Aortendissektion zu Verlegungen im Bereich der hirn- bzw. rückenmarkversorgenden Gefäße kommen, zum anderen können die ZNS-versorgenden Gefäße selbst im Rahmen einer Systemerkrankung, die auch die Aorta betrifft, eine Dissektion aufweisen.

Pathologisch anatomisch lässt sich zur akuten Dissektion folgende klinisch gebräuchliche Einteilung treffen:

- Stanford-A-Dissektion (das Entry der Dissektion liegt intraperikardial, z. B. im Bereich der Aorta ascendens oder im proximalen Aortenbogen)
- Stanford-B-Dissektion (das Entry der Dissektion liegt extraperikardial, z. B. im Bereich der Aorta descendens)

Diese Einteilung ist von äußerster klinischer Relevanz, nachdem bei allen akuten Stanford-A-Dissektionen Notfallindikationen zur OP gestellt werden müssen, vor allem durch die Gefahr der drohenden Perikardtamponade und der Möglichkeit der akuten Herzinsuffizienz bei nicht kompensierbarer Aortenklappeninsuffizienz (Abb. 3.9). In leichter Abwei-

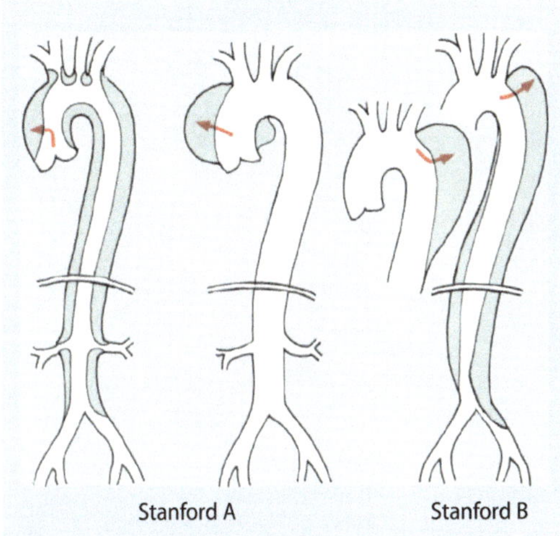

■ **Abb. 3.9** Pathologisch anatomische Einteilung der Aortendissektionen nach der Stanford-Klassifikation. (Mod. nach Heberer et al. 1986)

chung zur Stanford-Klassifikation existiert die Einteilung nach DeBakey (Stanford A entspricht DeBakey I und II während Stanford B DeBakey II darstellt).

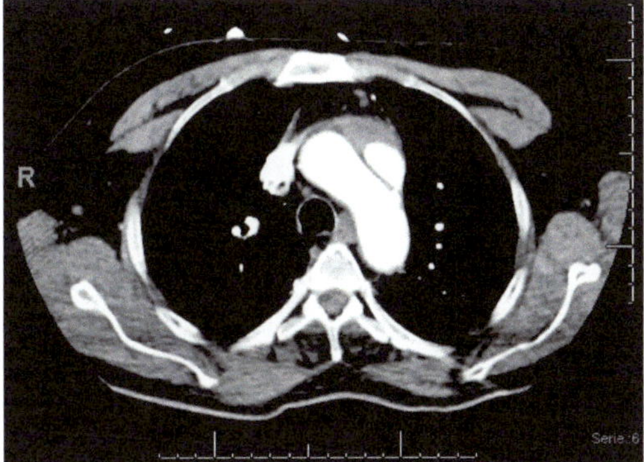

■ **Abb. 3.10** Stanford-A-Dissektion mit Entry im Bereich des mittleren Abschnitts des Aortenbogens. Großes angrenzendes Wandhämatom

■ Abb. 3.10 zeigt den CT-Befund eines 45-jährigen Patienten mit einer akut aufgetretenen Stanford-A-Dissektion im Bereich des mittleren Aortenbogens, die im Verlauf durch eine partielle Verlegung der supraaortalen Äste zu einer schweren Ischämie im hinteren Stromgebiet geführt hat (CT-Perfusion in ■ Abb. 3.11). Der TEE-Befund mit Nachweis der Dissektions-

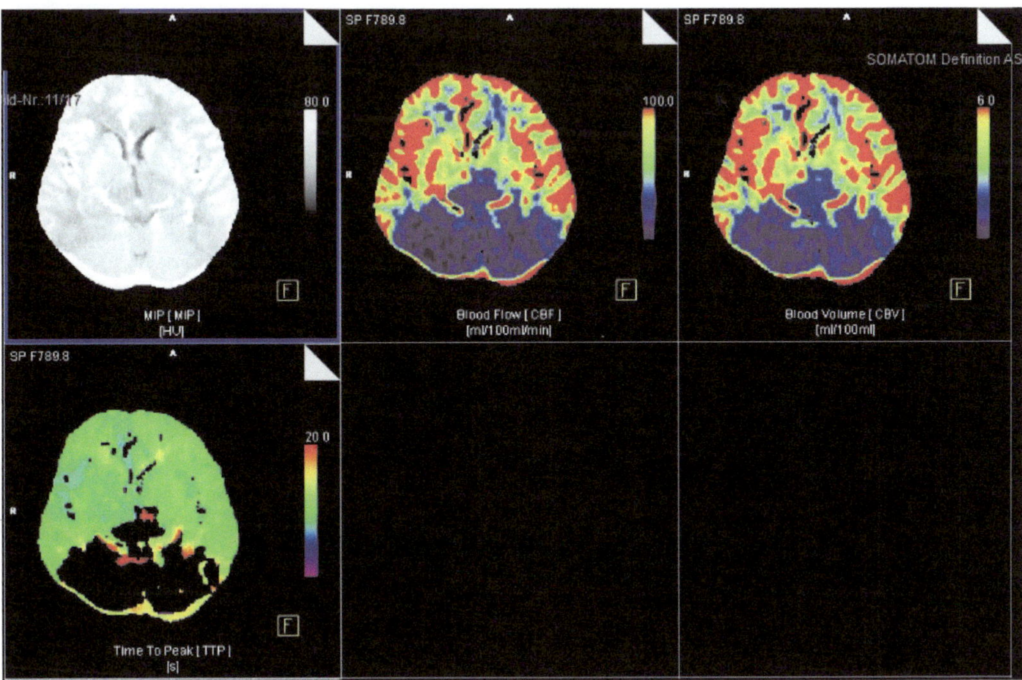

■ **Abb. 3.11** CT-Perfusion beim gleichen Patienten mit Darstellung des schweren Perfusionsdefizites in den posterioren Abschnitten

3

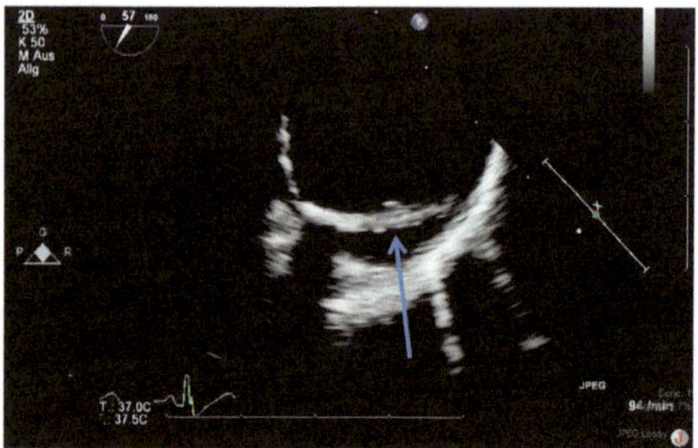

Abb. 3.12 TEE-Befund mit Darstellung der Dissektionsmembran im Aortenbogen beim gleichen Patienten

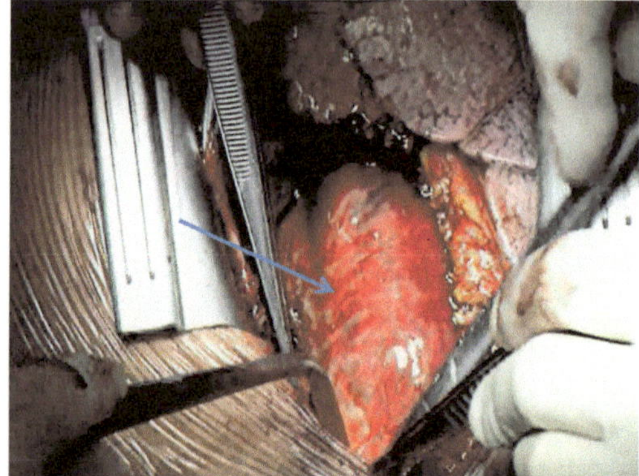

Abb. 3.13 Intraoperativer Situs einer akuten Stanford-A-Dissektion der aszendierenden Aorta

membran im Aortenbogen ist in Abb. 3.12 dargestellt. An diesem Beispiel zeigt sich einmal mehr, wie wichtig, aber auch wie schwierig die simultane Versorgung eines Patienten mit einem schweren –hier durch Malperfusion bei Dissektion verursachten – ischämischen Insult sein kann. Zu bedenken ist die Situation des absolut gebotenen Notfalleingriffs inkl. einer Vollheparinisierung mit 300 IE Heparin/kg unter zudem non-pulsatilen HLM-Bedingungen aus herzchirurgischer Sicht bei bereits eingetretener, möglicherweise ausgedehnter zerebraler Ischämie. Abb. 3.13 schließlich gibt exemplarisch den intraoperativen Situs einer akuten Dissektion bei Entry im Bereich der Aorta ascendens wieder. Abb. 3.14 zeigt ein weiteres Beispiel einer akut aufgetretenen Stanford-A-Dissektion, die in diesem Fall die linksseitige A. carotis communis (ACC) mit erfasst und zu einer Ischämie im vorderen Kreislauf geführt.

Gelegentlich ist der Schlaganfall auch nur das Epiphänomen eines Aortenbogensyndroms, das sich im Rahmen einer akuten Stanford-A-Dissektion manifestieren kann, besonders dann, wenn die typischen „Chest-pain-Symptome" einer akuten Aortenerkrankung fehlen: So untersuchte Sakamoto 1637 Fälle retrospektiv, die sich mit schlaganfalltypischen Symptomen in einer Notaufnahme vorgestellt hatten und konnte hierbei in fünf Fällen den Nachweis einer Stanford-A-Dissektion als eigentliche Ursache erbringen (Sakamoto et al. 2016). Umgekehrt treten jedoch neurologische

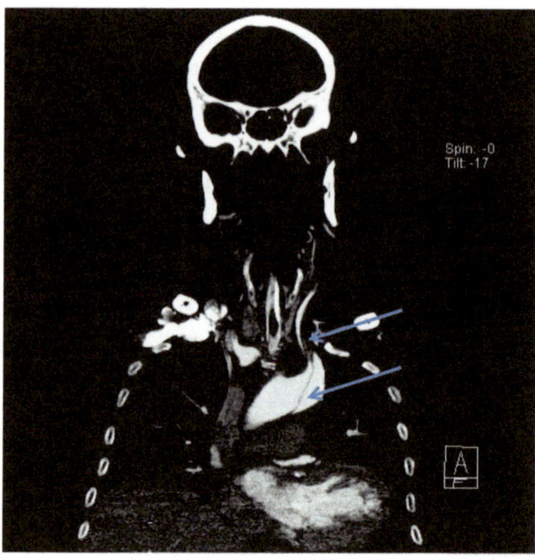

Abb. 3.14 CT-Angiografie mit Darstellung einer ausgedehnten Stanford-A-Dissektion und Miterfassung der linksseitigen A. carotis communis. Konsekutive Ischämie im anterioren zerebralen Stromgebiet

Begleitsymptome als typische Klinik bei akuten Aortendissektionen in ca. 20% der Fälle auf (Koma, fokale Defizite, Spinalis-anterior-Syndrom, s. unten).

Als Risikofaktoren, eine Aortendissektion zu erleiden und somit auch zerebrovaskuläre Schäden davonzutragen, sind zu nennen:

- Arterielle Hypertonie
- Degeneration der Tunica media der Aorta mit Desintegration elastischer Fasern und Einlagerung saurer Mukopolysaccharide.

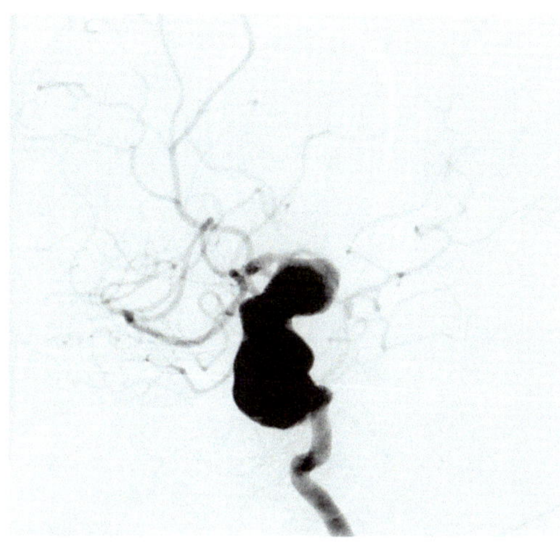

Abb. 3.15 Großes ACI-Aneurysma rechts mit einer Ausdehnung vom Karotissiphon bis nach intradural

Dieser Prozess ist ein Alterungsprozess der Aorta und bei Patienten, die eine Dissektion erleiden, wesentlich stärker ausgeprägt
- Systemische Erkrankungen des kollagenen Bindegewebes wie beim Marfan-Syndrom oder beim Ehlers-Danlos-Syndrom (s. unten)
- Bikuspide Aortenklappe
- Aortenisthmusstenose
- Entzündliche Erkrankungen der Aorta
- Traumatische Dissektionen (z. B. Thoraxanpralltrauma)

Das Aneurysma verum der Aorta kann ebenfalls Ausdruck einer gemeinsamen Systemerkrankung von großen herznahen Gefäßen und den hirnversorgenden Arterien sein. Abb. 3.15 zeigt ein großes Aneurysma der rechten A. carotis interna vom Siphon bis intradural reichend bei einem Patienten mit gleichzeitig bestehender Aortenektasie.

Beim **Aneurysma verum bestehen OP-Indikationen** i.d.R. ab einem maximalen Durchmesser der Aorta ascendens bzw. des unmittelbaren Sinus-valsalva-Abschnittes (Bulbus aortae) von über 55 mm, bei gesicherten familiären Erkrankungen (z. B. Marfan-Syndrom) auch schon darunter. Grundsätzlich sind Alter, Geschlecht und die Körperoberfläche auf den Aortendiameter zu normieren. Mit steigendem Durchmesser, insbesondere über die genannten Grenzen hinweg, steigt das Risiko einer akuten Dissektion exponentiell an.

Konservativ therapeutisch wird man von isovolumetrischen und allgemein größeren Belastungen abraten, um die Aortenwand nicht mit einem steilen dp/dt-Wert (Druckanstiegsgeschwindigkeit) zu belasten. Aus diesem Grund empfiehlt sich ein Betablocker als Medikament der ersten Wahl zur Blutdruckkontrolle.

Vor allem für das **Ehlers-Danlos-Syndrom** (hier insbesondere Typ IV) sind **spontane Dissektionen** der hirnversorgenden Gefäße beschrieben. Die Gesamtinzidenz wird in Europa auf 1–3 Fälle pro 100.000 Einwohner und Jahr geschätzt (Giroud et al. 1994). In bis zu 5% werden bei allen spontanen Dissektionen familiäre Häufungen beschrieben. Der Risikofaktor eines erhöhten Homocysteinspiegels (>12 µmol/l) wird in der Literatur kontrovers diskutiert (Caso und Gallai 2003). Spontane Dissektionen betreffen eher die A. carotis interna, wohingegen **traumatische Dissektionen**, insbesondere im Rahmen von Manipulationen der HWS (z. B. „manuelle Einrenkversuche") oder seltener bei Auffahrunfällen beobachtet werden und dann eher im Bereich der Aa. vertebrales auftreten.

Klinik der ACI-Dissektion

- Schmerzen auf der Vorderseite von Hals und Gesicht
- Retroorbitaler oder frontaler Kopfschmerz
- Ipsilaterales Horner-Syndrom durch direkte Schädigung des Plexus caroticus und Affektion des Ganglion stellatum
- Ipsilaterale Hirnnervensymptome (IX–XII)
- Amaurosis fugax des ipsilateralen Auges
- Protrahiert auftretende Ischämien, vor allem im Bereich der A. cerebri anterior und posterior; diese sind möglicherweise auch durch Mikroembolien getriggert

Klinik der A.-vertebralis-Dissektion

- Kopf- und Nackenschmerzen, oft mit einem symptomfreien Intervall
- Ischämien im hinteren Stromgebiet, die meist embolischer Genese sind
- Schwindel
- Doppelbilder
- Fallneigung
- Bewusstseinstrübungen
- Bei extrakraniellen Dissektionen der A. vertebralis ist als abhängiges Stromgebiet oft die A. cerebelli post. inf. betroffen mit dann folgenden Ischämien in Kleinhirn, Hirnstamm und dorsolateraler Medulla. Klinische Manifestation als Wallenberg-Syndrom

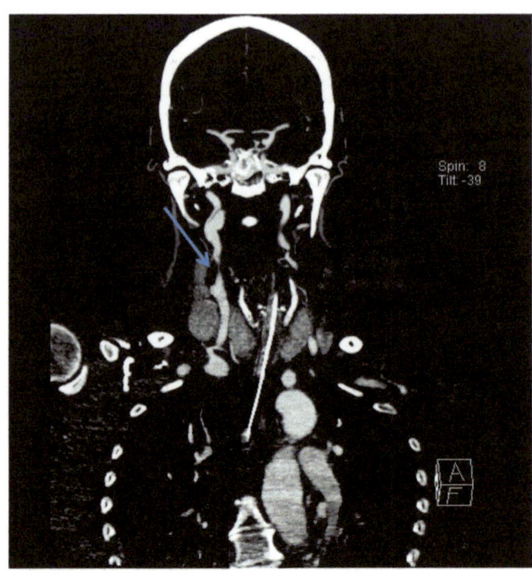

Abb. 3.16 CT-Angiografie bei einem Patienten mit spontan aufgetretener rechtsseitiger ACI-Dissektion. Gut sichtbar ist das intramurale Hämatom

Diagnostische Klärungen erfolgen in der CT-Angiografie, ggf. MR-Angiografie – hier gelingt in vielen Fällen die zuverlässige Darstellung eines Wandhämatoms – und in der digitalen Subtraktionsangiografie (DSA), die allerdings als Goldstandard mittlerweile durch die MR-Angiografie abgelöst wurde (Abb. 3.16, Abb. 3.17, Abb. 3.18).

In der dopplersonografischen Darstellung kann die Dissektion oftmals nicht direkt dargestellt werden. Es ergeben sich jedoch indirekt Hinweise für Gefäßverlegungen durch Nullflüsse oder stark verminderte Flüsse sowie durch kontralateral kompensatorisch beschleunigte Flussverhältnisse (Abb. 3.19, Abb. 3.20).

Therapeutische Optionen nach Leitlinien der Deutschen Gesellschaft für Neurologie (DGN) sind vor allem in einer Therapie mit Thrombozytenfunktionshemmern zu sehen. Es stellt sich die Frage nach dem Rezidivrisiko einer spontanen Dissektion und somit nach der Behandlungsdauer. Zunächst ist eine 6-monatige Behandlung empfohlen, die je nach klinischem und Ultraschallverlauf ausgeweitet werden kann. In Einzelfällen kann eine Stentversorgung, lokale Lyse oder eine Bypassversorgung sinnvoll sein. Eine Antikoagulationsbehandlung sollte nur dann erfolgen, wenn Pseudookklusionen, intraarterielle Thromben oder multiple zerebrale Infarkte vorliegen. Diese sollte bei intraduralem Vorliegen einer Dissektion aufgrund des Risikos einer subarachnoidalen Blutung jedoch nicht erfolgen (Ringelstein und Dittrich 2016).

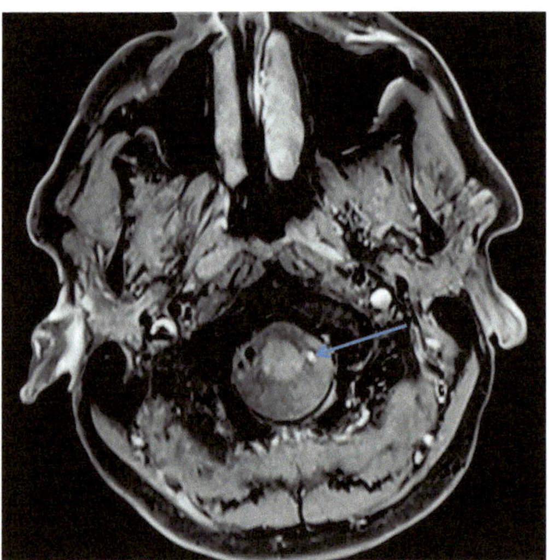

Abb. 3.17 MR-Angiografie in fettsupprimierter T1-Wichtung bei einem Patienten mit traumatischer linksseitiger Dissektion der A. vertebralis. Auch hier Nachweis eines obstruierenden Wandhämatoms

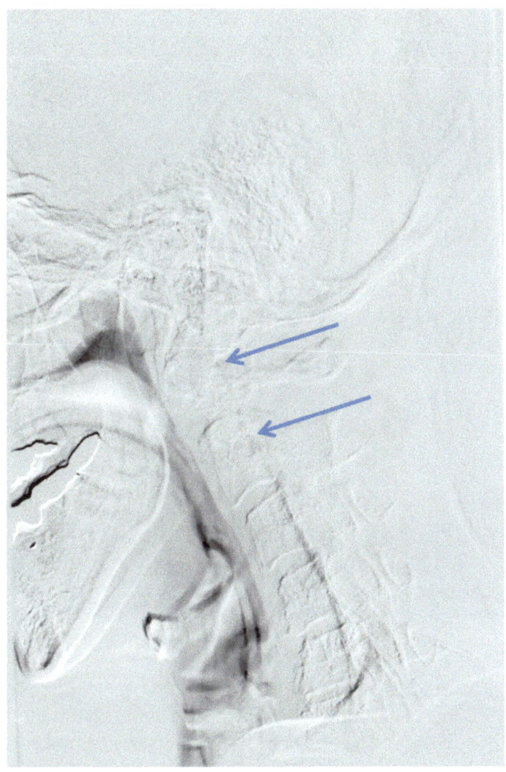

Abb. 3.18 DSA mit verdämmernder linksseitiger A. vertebralis bei traumatischer Dissektion

Das Rückenmark wird von ventral von der A. spinalis anterior versorgt. In diesem Bereich kann es im Rahmen einer Stanford-B-Dissektion oder auch auf dem Boden von Embolien zu Malperfusionen und somit **Querschnittssymptomatiken** kommen. Auf der Dorsalseite hingegen ist die A. spinalis posterior paarweise angelegt und daher für solche Pathologien weniger gefährdet. Die Blutversorgung dieser Arterien kann durch Arteriosklerose oder Embolien eingeschränkt werden. Embolische Ischämien des Rückenmarks sind selten und machen allenfalls 1% der ZNS-Ischämien aus.

Im Thoraxbereich erfolgt die Blutversorgung des Rückenmarks durch die **Adamkiewicz-Arterie** (A. radicularis magna), die meist aus der Aorta in der Höhe des 9.–12. Brustsegmentes entspringt. Wegen der variablen Lage dieser Arterie sind Infarkte hier eine gefürchtete Komplikation bei **Operationen an der thorakoabdominellen Aorta** (► Abschn. 1.8).

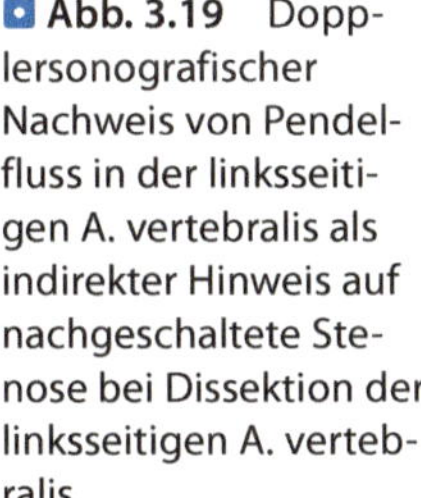

Abb. 3.19 Dopplersonografischer Nachweis von Pendelfluss in der linksseitigen A. vertebralis als indirekter Hinweis auf nachgeschaltete Stenose bei Dissektion der linksseitigen A. vertebralis

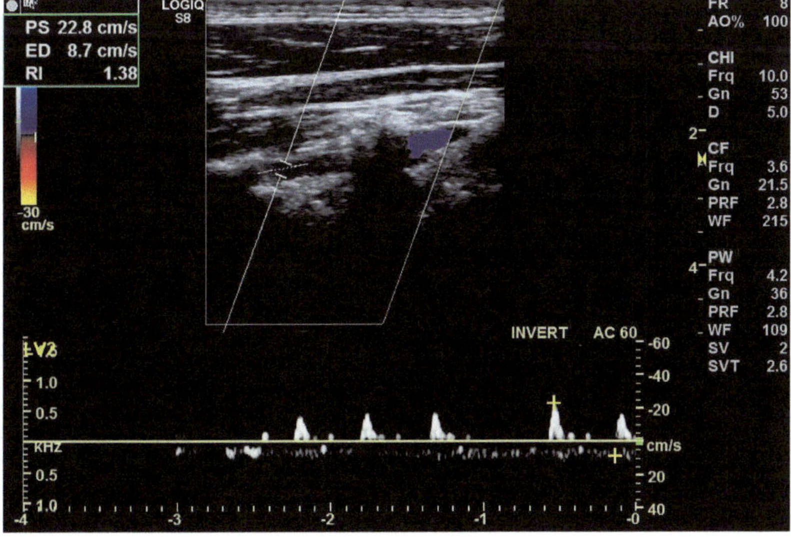

3

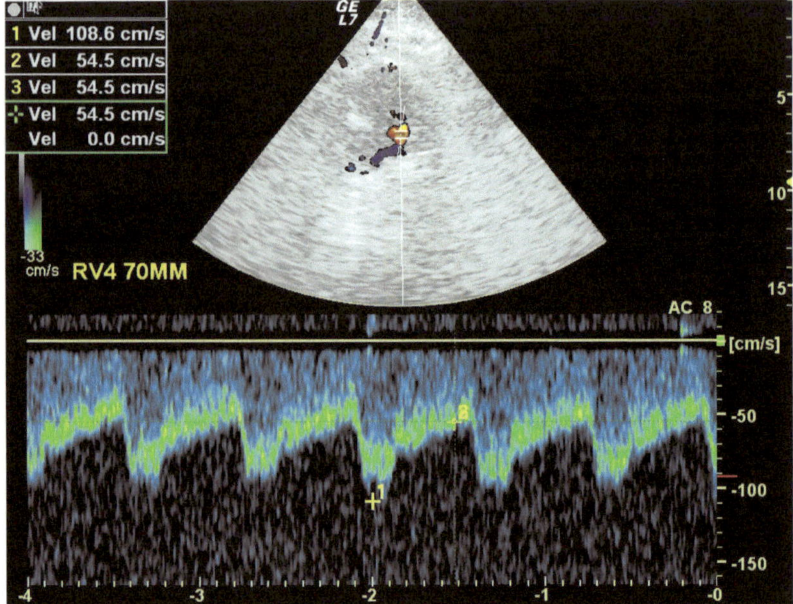

Abb. 3.20 Kompensatorisch leicht erhöhter Fluss mit gutem pulsatilem Muster auf der Gegenseite bei dem gleichen Patienten wie in Abb. 3.19

Zusammenfassung

Unter Makroangiopathie der thorakalen Aorta werden neben atherosklerotischen Veränderungen auch Dissektionen, z. B. im Rahmen von Systemerkrankungen, die das kollagene Bindegewebe betreffen, verstanden. Bei atherosklerotischen Pathologien sind die Plaquedicke und die Beweglichkeit innerhalb des Aortenbogens entscheidend. Dissektionen der aszendierenden Aorta oder des Aortenbogens können sich durch Lumenverlegungen auf die hirnversorgenden Gefäße auswirken. Ischämien des Rückenmarks sind insgesamt selten, treten aber bei Operationen an der thorakoabdominellen Aorta sowie bei Stanford-B-Dissektionen auf.

Literatur

Caso V, Gallai V (2003) Why should mild hyperhomocysteinemia be responsible for CAD? Stroke 34: e209

Duarte MM, Geraldes R, Sousa R et al. (2016) Stroke and transient ischemic attack in Takayasu's arteritis: A systematic review and meta-analysis. J Stroke Cerebrovasc Dis 25: 781–791

Entelmann M, Sheikzadeh A (2001) Thromben der Aorta als Emboliequelle. Dtsch Ärzteblatt 98: A1968–1970

Giroud M, Fayolle H, André N et al. (1994) Incidence of internal carotid artery dissection in the community of Dijon. J Neurol Neurosurg Psychiatry 57: 1443

Heberer G, Köle W, Tscherne H (1986) Chirurgie, 5. Aufl. Springer, Heidelberg

Möhnle P, Kilger E (2002) Kreislaufunterstützung durch die intraaortale Ballongegenpulsation. Anästhesist 51: 687–701

Ringelstein E, Dittrich R (2016) S1-Leitlinie Spontane Dissektionen der extra- und intrakraniellen hirnversorgenden Arterien. In: Deutsche Gesellschaft für Neurologie (Hrsg) Leitlinien für Diagnostik und Therapie in der Neurologie. https://www.dgn.org/leitlinien/3264-030-005-spontane-dissektionen-der-extrakraniellen-und-intrakraniellen-hirnversorgenden-arterien-2016. Zugegriffen: 25.10.2017

Sakamoto Y, Koga M, Ohara T et al. (2016) Frequency and detection of Stanford type A aortic dissection in hyperacute stroke management. Cerebrovasc Disease 42: 110–116

Tunick PA, Perez JL, Kronzon I (1991)Protruding atheromas in the thoracic aorta and systemic embolization. Ann Intern Med 115: 423–427

Tunick PA, Rosenzweig BP, Katz ES et al. (1994) High risk vascular events in patients with protruding aortic atheromas: A prospective study. JACC 23: 1085–1090

Neurokardiogene Synkopen

J. Litmathe, *Neuro-Kardiologie*
https://doi.org/10.1007/978-3-662-57644-1_4

Die von der **Deutschen Gesellschaft für Kardiologie (DGK)** vorgesehene Unterscheidung zum klinischen Formenkreis der Synkopen sieht folgende Einteilung vor (DKG 2009):

- Reflexsynkope, z. B. vasovagal (etwa bei langem Stehen oder bei Erschrecken), Karotissinussynkope (z. B. bei Wendung des Kopfes, Ankleiden von Hemden). Häufigste Synkopenform, bei jüngeren Menschen dominiert eher die vasovagale Form.
- Synkopen bei orthostatischer Hypotonie, meist nach dem raschen Aufstehen, oft medikamentös induziert, bei Volumenmangel, bei sekundärer autonomer Dysfunktion.
- Kardiovaskuläre Synkopen, z. B. bei struktureller Herzerkrankung oder bradykarden Rhythmusstörungen. Insgesamt zweithäufigste Form. Meist bei älteren Patienten.

Die **Inzidenz** einer erstmalig diagnostizierten Synkope beträgt nach Daten der Framingham Heart Study, die über einen 18-jährigen Zeitraum 7814 Patienten evaluiert hat, 6,2 pro 1000 Patientenjahre. Hierbei dominiert die Ätiologie „unbekannt" mit 2,26; kardiale Ursachen treten zu 0,59 pro 1000 Patientenjahre und ischämisch zerebrale Ereignisse mit einer Inzidenz von 0,26 pro 1000 Patientenjahre auf. Die weiteren Inzidenzen in dieser Studie waren: Bewusstseinstrübung durch Krampf 0,3 pro 1000 Patientenjahre, vasovagale Synkope 1,31 pro 1000 Patientenjahre, orthostatische Intoleranz 0,58 pro 1000 Patientenjahre, medikamenteninduziert 0,42 pro 1000 Patientenjahre, sonstige Ursachen 0,47 pro 1000 Patientenjahre. Patienten mit einer kardial relevanten Vorerkrankung zeigten hierbei ein deutlich höheres Risiko, eine Synkope zu erleiden (10,6 pro 1000 Patientenjahre) (Softeriades et al. 2002).

Die besondere **Risikoklassifizierung**, die eine Klinikeinweisung unbedingt erforderlich macht, besteht aus:

- Herzinsuffizienz
- Linksventrikuläre (LV-)Ejektionsfraktion unter 40%
- Z. n. Myokardinfarkt
- Hinweise für eine arrhythmogen getriggerte Synkope

Die Häufigkeit eines Synkopeneintritts steigt mit zunehmendem Alter, zwei Gipfel der Erstmanifestation ergeben sich im jungen Erwachsenenalter sowie bei Patienten über 70 Jahren.

Gemäß Leitlinien der **Deutschen Gesellschaft für Neurologie (DGN)** sind folgende Begriffsdefinitionen von Bedeutung (DGN 2012):

Die klassische **Symptomatik der Synkope** besteht zumeist in einer sehr kurzen Ohnmacht und einer zügigen Reorientierung nach dem Aufwachen. Häufig kommt es während der Ohnmacht zu mehr oder weniger komplexen motorischen Phänomenen, die leicht mit ähnlichen epileptischen Phänomenen verwechselt werden können.

- **TLOC** („transient loss of consciousness"): Zeitlich begrenztes Aussetzen des Bewusstseins ohne Hinweise auf den Pathomechanismus.
- **Eigentliche Synkope**: TLOC durch globale Hirnperfusionsminderung, mit Erholung i.d.R. nach wenigen Minuten. Abzugrenzen sind: traumatische Ursachen, Hirnstammischämien, epileptische Anfälle, metabolische Ursachen, dissoziative/psychogene Ursachen, ebenso wenig zählen Sturzattacken („drop attacks") zu den Synkopen.
- **Präsynkope:** Prodromalstadium einer Synkope mit Schwinden der Sinne („Schwarzsehen, Leisehören"), ggf. Schwitzen, Hyperventilation.
- **Orthostatische Intoleranz:** Zunehmende Unverträglichkeit des Stehens durch Benommenheits- und Schwächegefühl, ggf. mit Auftreten von Schulter- und Nackenschmerzen, Atembeschwerden oder Palpitationen oder Übelkeit. Kann in eine Synkope oder Präsynkope einmünden.
- **Konvulsive Synkope:** Häufige Verlaufsform mit motorischen Entäußerungen einiger Muskeln oder nicht synchronisierten krampfartigen Bewegungen der Extremitäten.

4.1 Orthostatische Dysregulation

Grundsätzliche Mechanismen der physiologischen Kreislaufregulation sind neben dem Rückstrom aus den venösen Poolgefäßen eine ausreichend zirkulierende Menge an Blutvolumen, eine intakte Funktion der Reflexbögen (Barorezeptoren, Hirnstamm, parasympathische Afferenzen, sympathische Efferenzen, α- und β-Adrenorezeptoren an Herz und Gefäßen sowie eine intakte kardiale Funktion). Definitionsgemäß sinkt bei der orthostatischen Hypotonie der systolische Blutdruck im Stehen um mindestens 20 mmHg, der diastolische um mindestens 10 mmHg (Moya et al. 2009). Insbesondere ein Herzfrequenzanstieg ist der sympathikotonen Form der orthostatischen Hypotonie zu eigen (Sonderform POTS ▶ Abschn. 4.5). Die orthostatische Hypotonie ist ähnlich wie das POTS in vielen Fällen nicht mit einem Bewusstseinsverlust verbunden, jedoch oftmals Vorläufer der vasovagalen Synkope.

Folgende Formen der orthostatischen Hypotonie werden unterschieden (Freeman und Miywaki 1993):

Formen der orthostatischen Hypotonie

- **Nichtautonom neurogen vermittelte orthostatische Hypotonie**
  - Sympathikotone orthostatische Hypotonie durch unzureichende arterielle und venöse Vasokonstriktion sowie durch relative Hypovolämie
  - Medikamenteninduzierte Formen (z. B. neu medizierte Antihypertensiva)
  - Vermindertes Blutvolumen (z. B. nach Blutverlust, starkem Schwitzen, überstarkes venöses Pooling, Varikosis, Diabetes insipidus, NNR-Insuffizienz, Bartter-Syndrom)
  - Vasodilatierende Mediatoren bei Karzinoid, Mastozytose
  - Kardiogene orthostatische Hypotonie, z. B. bei Vorhoftumor, diastolische Dysfunktion
- **Autonom neurogen vermittelte orthostatische Hypotonie (asympathikotone oder autonome Dysfunktion)**
  - Bradbruy-Egglestone-Syndrom mit Degeneration efferenter postganglionärer autonomer Neurone
  - Shy-Drager-Syndrom mit Degeneration autonomer und nichtautonomer Strukturen des ZNS
  - Baroreflexversagen mit extremen, aber gleichsinnigen Frequenz- und Blutdruckschwankungen
  - Postprandiale Hypotonie

Die zentrale **diagnostische Maßnahme** bei V. a. orthostatische Hypotonie ist der Stehtest nach Schellong:

- Liegeperiode von 5–10 min mit jeweils 3-maliger Puls und Blutdruckmessung
- Stehperiode von 7–10 min mit jeweils minütlicher Puls- und Blutdruckmessung

Je nach Frequenzverhalten wird eine sympathikotone Form (mit pathologischem Frequenzanstieg, d. h. mehr als 16/min) der orthostatischen Hypotonie bzw. eine asympathikotone Form attestiert.

Die weiteren invasiven und nichtinvasiven Testverfahren zielen unter bestimmten Sondersituationen, wie z. B. Valsalva-Pressversuch, ebenso auf pathologische Veränderungen von Blutdruck und Herzfrequenz. Laborchemisch können Plasmanoradrenalin (efferente autonome Neurone) sowie Plasmavasopressin (parasympathische Afferenzen und zentrale Neurone) bestimmt werden, insbesondere deren Anstieg im Stehen.

Heute nicht mehr routinemäßig durchgeführt, aber in Einzelfällen hilfreich kann ein Steh-EKG sein, das nach einer 10-minütigen Ruheperiode im Stehen, ggf. nach einigen Minuten wiederholt, durchgeführt wird. Die Grenzen zwischen physiologischen Veränderungen und eindeutigen Pathologien sind fließend: Hinweisgebend im Vergleich zum Liegendbefund könnten aber sein: ST-Senkungen um 1 mm, T-Abflachung oder -Negativierung, betonte P-Wellen.

Nichtmedikamentöse therapeutische Ansätze sind vor allem durch Ausdauertraining, langsames Aufstehen, insbesondere nach längeren Ruheperioden, Schlafen mit erhöhtem Oberkörper, Tragen von Kompressionsstrümpfen, Betätigung der Wadenpumpe beim Stehen, ausreichend Flüssigkeitsaufnahme, salzreiche Kost und Vermeidung zu großer, üppiger Mahlzeiten repräsentiert.

Medikamentöse Therapiemöglichkeiten bestehen in der Gabe von α-Rezeptoragonisten (z. B. Midodrin als selektiver α-Rezeptorantagonist kann in einer Tagesdosis von 2-mal 1,25 mg/Tag gegeben werden. Substanzen mit zusätzlicher β-wirksamer Komponente, z. B. Etilefrin (3-mal 15–45 mg/Tag) haben sich bei der sympathikotonen Ausprägung aufgrund der Tachykardie als ungünstig erwiesen. Schließlich kann 9-Fludrocortison (0,1–0,2 mg/Tag) als Mineralkortikoid durch die Rückresorption von Natrium und Wasser sowie durch eine Begünstigung der Noradrenalinfreisetzung von Nutzen sein (DGN 2012). Octeotrid kann bei postprandialen Beschwerden vor der Nahrungsaufnahme s.c. injiziert werden. Als Somatostatin-Analogon bewirkt es eine Vasokonstriktion im Splanchnikusgebiet. Pyridostigmin aktiviert die cholinerge Neurotransmission insbesondere im Stehen. Droxidopa ist seit 2014 in den USA zur Behandlung der orthostatischen Hypotonie zugelassen. Die künstliche Aminosäure wird durch Decarboxylierung zu Noradrenalin umgewandelt. Desmopressin kann eine morgendliche orthostatische Hypotonie mit ausgeprägter vorangehender Nykturie verbessern. Erythropoetin wirkt sich positiv auf Hämatokrit, Blutdruck und zerebrale Oxygenierung aus.

Im Gegensatz dazu kann schließlich auch die **hypertensive Krise** zu Bewusstseinstrübungen führen. Diese ist, nachdem sie mit Sehstörungen, Schwindel und Kopfschmerzen einhergeht, gelegentlich und allein aufgrund der Klinik schwierig von einer Hirnstamm-TIA abzugrenzen, sodass sich diese Unterscheidung erst nach Beendigung eines Stroke-Workouts (► Kap. 1) ergibt.

4.2 Autonom nerval vermittelte vasovagale Synkopen

Diese Form ist die häufigste Variante von Synkopen bei strukturell nicht herzkranken Patienten und als eigentliche Form der nerval vermittelten und kardiovaskulär umgesetzten Ursachen für einen Bewusstseinsverlust – sog. neurokardiogene Synkope – zu betrachten. Zu vagalen Überreaktionen neigen bis zu 20% einer Normalpopulation. In allen Fällen kommt es entweder zu einer Aktivierung einer vasodepressorischen oder einer kardioinhibitorischen Efferenz oder zu einem Mischbild aus beiden. Die Afferenzen des Reflexbogens stammen aus den Urogenital-, Gastrointestinal- oder Kardiopulmonalsystem. Klassische Prodromi sind Benommenheit, Blässe, Übelkeit, Schwäche, „kalter Schweiß", Sehstörungen und langsames, vertieftes Atmen. Da diese Prodromi oft mehr als nur einige Sekunden anhalten, können bereits erfahrene Patienten einen Bewusstseinsverlust z. B. durch Hinlegen vermeiden. Rhythmogene Synkopen verlaufen meist ohne diese typischen Prodromi und können daher anamnestisch i.d.R. gut abgegrenzt werden. Allerdings verspüren einige wenige, zumeist ältere Patienten mit vasovagaler Synkope keine Prodromi, was die Abgrenzung wiederum erschwert. Die typischen Symptome einer bereits eingetretenen Synkope sind:

- Bewusstseins- und Tonusverlust
- Kurze asymmetrische Myoklonien, die die zerebrale Hypoxie widerspiegeln
- Einnässen

Die postsynkopale Phase ist meist durch ein rasches Wiedererlangen des Bewusstseins gekennzeichnet mit oft fortbestehender Schwäche, Übelkeit und Benommenheit. Nur selten besteht eine retrograde Amnesie. Die Dauer einer vasovagalen Synkope ist meist nicht länger als 20–30 s.

Emotionssynkopen treten bei Angst oder Schreck auf. Sie werden durch kortikohypothalamische Steuerung mit Aktivierung vagaler und Inhibierung sympathischer Hirnstammzentren gesteuert. **Situative Synkopen** sind als autonom nerval vermittelte Synkopen mit einer viszeralen Afferenz definiert. Wichtige Kennzeichen sind die geringe Prävalenz und das Auftreten gekoppelt an einen eindeutigen Auslöser, meist handelt es sich zusätzlich zur viszeralen Afferenz um Valsalva-Situationen:

- Miktionssynkopen bei Männern im Stehen
- Defäkationssynkopen
- Hustensynkopen
- Postprandiale Synkopen
- Koitale Synkopen

Zentrales **diagnostisches Element ist die Kipptischuntersuchung**. Diese ist zwar aufwendig, aber ambulant durchführbar und gibt oft die entscheidenden Hinweise, gerade wenn anamnestische Eingrenzungen nicht möglich sind, insbesondere bei wiederholten Synkopen, die mit einer hohen – auch beruflichen – Verletzungsgefahr einhergehen, bei fehlender organischer Herzerkrankung oder zur Abgrenzung zwischen orthostatischer Hypotonie und einer Reflexsynkope. Schließlich kann sie auch zur Unterscheidung zwischen Synkopen mit motorischen Entäußerungen und der Epilepsie beitragen. Es werden drei Protokolle unterschieden:

- Westminster-Protokoll: Patient liegt 20 min. Danach passives Stehen für 45 min bei einem Stehwinkel von 60–70 Grad.
- Isoprenalin-Protokoll: Patient liegt 20 min. Danach passives Stehen für 20 min bei einem Stehwinkel von 60–70 Grad. Dann im Stehen Gabe von 1–3 µg Isoprenalin/min i.v., danach weiteres Stehen für 20 min. Ziel ist ein Frequenzanstieg um 20–25%.
- Italienisches Protokoll: Patient liegt 20 min. Danach passives Stehen für 20 min bei einem Stehwinkel von 60–70 Grad. Dann im Stehen Gabe von 0,4 mg Nitroglycerin sublingual zur Provokation, danach weiteres Stehen für 20 min.

Interpretation der Ergebnisse:

- Typ I: Bradykardie, allerdings nicht unter 40/min. Zudem Blutdruckabfall vor der Bradykardie
- Typ IIa: Kardioinhibitorische Antwort, d. h. Puls für mehr als 10 s unter 40/min
- Typ IIb: Kardioinhibitorische Antwort mit Asystolie, d. h. Pause von mehr als 3 s
- Typ III: Vasodepressorische Antwort, d. h. Blutdruck sinkt, Frequenz sinkt nicht mehr als 10%
- Chronotrope Inkompetenz: Kein Pulsanstieg oder exzessiver Pulsanstieg auf über 130/min beim Kippen des Tisches

Eine medikamentöse Therapie ist nach Empfehlungen der DGK in den meisten Fällen entbehrlich. Das entscheidende Hilfsmittel ist meist die Vermeidung der auslösenden Situation, wie sie auf dem Kipptisch simuliert wird. Selbst bei ausgeprägter kardioinhibitorischer Antwort sollte eine Schrittmacherindikation äußerst zurückhaltend gestellt werden. Hier ist besonders die Synkopenhäufigkeit mit in Betracht zu ziehen.

4.2.1 Hypersensitiver Karotissinus

Der hypersensitive Karotissinus stellt eine seltene Sonderform der autonom nerval vermittelten Synkopen dar, ist klinisch mit ca. 1% Anteil an allen Synkopen eher selten, klinisch jedoch recht eindrucksvoll. Zugrunde liegend ist eine mechanische Reizung der Barorezeptoren des Karotissinus, z. B. beim Kragenknöpfen, Rasieren oder Kopfwenden. Die Vermittlung erfolgt über eine glossopharyngeal induzierte Stimulation der kardioinhibitorischen Neurone der Medulla oblongata. Es kommt letztlich zu einer überschießenden Antwort des Baroreflexes und somit zur Bewusstseinstrübung. Beim Karotissinus-Druckversuch als Provokationstest (zuvor Ausschluss Karotisstenose!) sind ein Blutdruckabfall von mehr als 50 mmHg oder Pausen von mehr als 3 s als pathologisch zu werten. Atropin und Notfallmedikamente sind bereit zu halten. Schrittmacherindikationen bei reflexvermittelter ausgeprägter Bradykardie ergeben sich nur bei häufigen Synkopen. Insgesamt ist aber auch hier eine Vermeidung von auslösenden Situationen angezeigt, was nicht immer einfach für den Patienten ist, da es sich ja um Alltagssituationen handelt. Therapeutisch kann die Karotissinusmassage durch Ausnutzung des Baroreflexes in seiner Gesamtheit auch zur Terminierung paroxysmaler supraventrikulärer Tachykardien (SVT) genutzt werden.

Autonome Fehlfunktionen werden auch im Rahmen anderer neurologischer Erkrankungen beobachtet: So ist insbesondere beim **Morbus Parkinson** mit einer Zunahme der dopaminergen Medikation sowie bei fortschreitendem Schweregrad der Erkrankung mit einer Aggravierung der autonomen Dysfunktion zu rechnen. Diese äußert sich meist durch motorische Einschränkungen, Schlaflosigkeit, Tagesmüdigkeit und durch kognitive Einschränkungen (Verbaan et al. 2007). Besonders ungünstig erscheint hierbei das zusätzliche Vorhandensein einer linksventrikulären Dysfunktion zu sein.

Auf die Funktion und pathophysiologische Bedeutung des autonomen Nervensystems mit Blick auf das Erfolgsorgan Herz wird im Zusammenhang mit der Erkrankung Guillain-Barré-Syndrom in ▶ Kap. 5 gesondert eingegangen.

4.3 Zerebrovaskuläre Synkopen

Synkopen bei **vertebrobasiliärer Insuffizienz** sind gekennzeichnet durch zusätzliche, oft vorangehende Symptome wie Schwindel, Ataxie, Doppelbilder und Dysarthrie. Die Hirnstamm-TIA geht oftmals mit einem kurzen Bewusstseinsverlust einher.

Drop attacks wurden früher ebenfalls diesem Formenkreis zugeschrieben, haben aber meist andere Ursachen (Subclavian Steal, psychogen, Morbus Menière, Begleiterscheinung bei Rhythmusstörungen, medikamentös induziert, extrapyramidal motorische Störungen). Kennzeichen in Abgrenzung zu einer echten Synkope ist stets das erhaltene Bewusstsein.

Atherosklerotische Prozesse der hirnversorgenden Gefäße schränken die Autoregulation der Gefäße, die bei den autonom nerval vermittelten Synkopen ohnehin gestört ist, weiter ein (◘ Abb. 4.1, ◘ Abb. 4.2).

Beim **Subclavian Steal** kann eine zerebrale Minderperfusion durch den Umkehrfluss in der A. vertebralis entstehen und in einer ynkope münden. Synkopen sind ebenfalls bei der **Takayasu-Arteriitis** und bei der Basilarismigräne, die typischerweise Zeichen einer Hirnstammischämie aufweist, als ausgeprägte

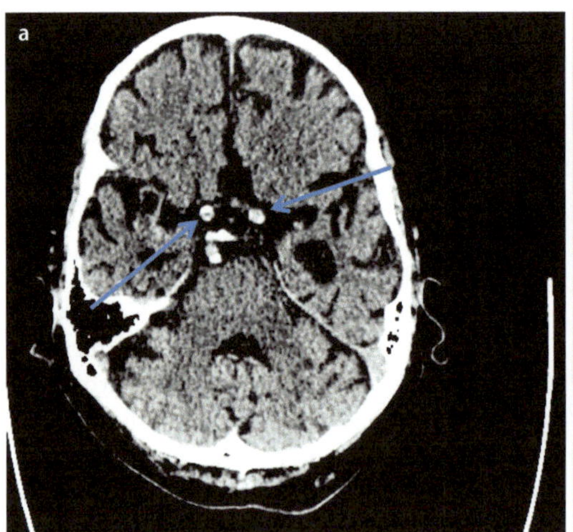

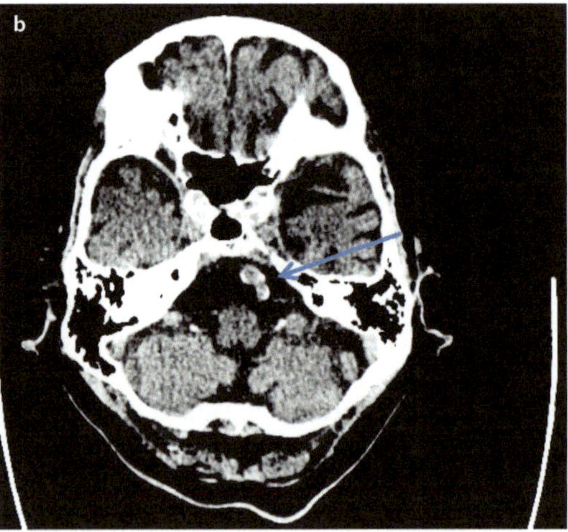

◘ **Abb. 4.1a,b** Disseminierte Makroangiopathie (CT-Angiografie) im vorderen wie im hinteren Stromgebiet als Ausdruck einer zusätzlich eingeschränkten Gefäßautoregulation, die autonom nerval vermittelte Synkopen zusätzlich begünstigt

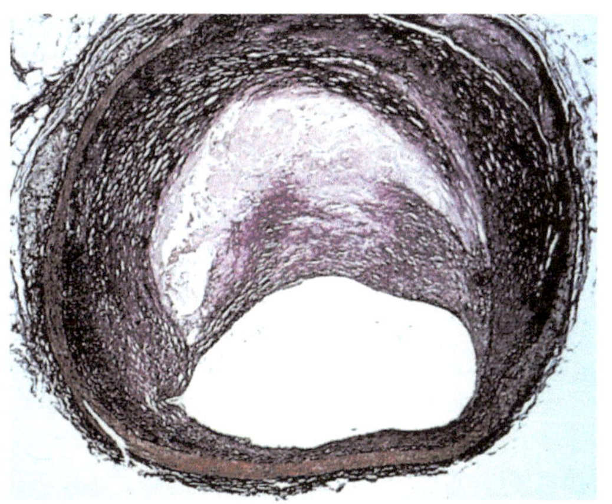

Abb. 4.2 Kongruentes histologisches Präparat der zerebralen Makroangiopathie (HE-Färbung)

vasovagale Antwort auf den starken Schmerzreiz beschrieben.

4.4 Kardiogene Synkopen

4.4.1 Aortenklappenstenose

Typischerweise ist hier die senile, kalzifizierende valvuläre Stenose der Aortenklappe gemeint. In einigen Fällen kommt es durch Verschmelzung der Aortenklappentaschen zu einer Bikuspidalisierung der Klappe. Klinische Symptome sind neben Zeichen der Herzinsuffizienz, Angina pectoris bei oftmals begleitender Linksherzhypertrophie und als Leitsymptom die Synkope, die in vielen Fällen nach Belastung auftritt. Schon der typische Auskultationsbefund ist vielfach richtungsweisend: Deutliches Systolikum im 2. ICR rechts parasternal, das in die Karotiden fortgeleitet werden kann. Goldstandard in der Diagnostik ist die Echokardiografie. Entscheidend für die Indikationsstellung zur operativen Therapie ist in Zusammenschau mit der Klinik die Klappenöffnungsfläche (KÖF). Hierbei ist das Symptom Schwindel für die Indikationsfindung zur operativen Behandlung weit weniger aussagekräftig als die Synkope. Beim Leitsymptom Schwindel sollten in jedem Fall konkurrierende Ursachen ausgeschlossen werden. Park und Mitarbeiter untersuchten 498 Patienten mit einer hochgradigen Aortenklappenstenose (KÖF 0,74+0,19 cm^2) und fand eine Prävalenz für Synkopen von ca. 3% (Park et al. 2017).

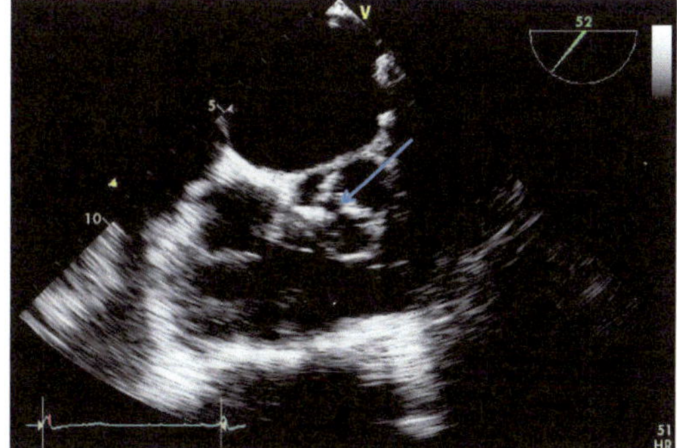

Abb. 4.3 TEE bei hochgradiger Aortenklappenstenose, planimetrische Öffnung der Klappe

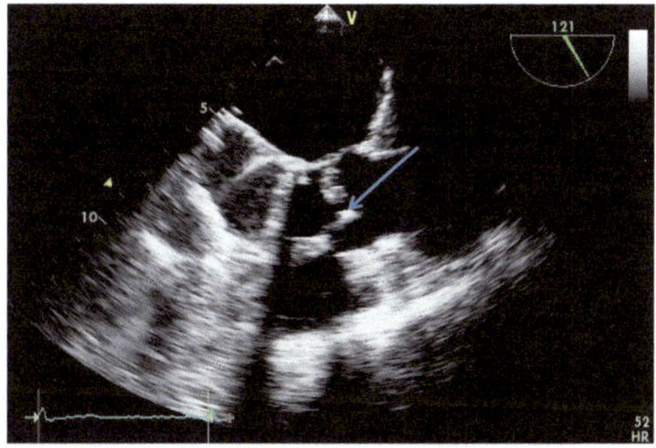

Abb. 4.4 Lange Achse der Aortenklappe beim gleichen Patienten wie Abb. 4.3, TEE

Echokardiografisch gilt zur Quantifizierung einer Aortenklappenstenose (AKS) folgende Graduierung:

- Über 1,5 cm^2: leichte AKS
- 1,0–1,5 cm^2: mittelgradige AKS
- Unter 1,0 cm^2: hochgradige AKS (Abb. 4.3, Abb. 4.4)
- Unter 0,7 cm^2: kritische, „chirurgische" AKS

Die Klappenöffnungsfläche kann planimetrisch wie in Abb. 4.3 und Abb. 4.4 ermittelt werden, hierzu ist meist ein TEE erforderlich. Bei guter Bildqualität kann diese auch in einer transthorakalen Untersuchung gelingen. Hier kann die Klappenöffnungsfläche auch indirekt über die Kontinuitätsgleichung unter Verwendung des maximalen Druckgradienten in der Aorta (Dp max. über Aortenklappe, d. h. in der proximalen Aorta), dem maximalen Druckgradienten im linksventrikulären Ausflusstrakt (LVOT) und dem Diameter des LVOT berechnet werden. Nach der modifizierten Bernoulli-Gleichung ist hierbei $V^2 \times 4 = \Delta P$. Auf dieser Grundlage gilt für die Kontinuitätsgleichung (KG) nach Bestimmung der maximalen Flussgeschwindigkeiten in der proximalen Aorta, dem LVOT sowie nach Bestimmung des LVOT-Diameters folgende Beziehung (VTI = „velocity time integral"):

$$\text{KÖF nach KG (cm}^2\text{)} = \frac{\text{LVOT} - \text{Diameter} \times \text{VTI des LVOT [pw} - \text{Doppler]}}{\text{VTI in der proximalen Aorta [cw} - \text{Doppler]}}$$

Die operative Versorgung ist bei Klappenöffnungsflächen von unter 1 cm^2 oder bei weniger als 0,6 cm^2/m^2 KOF in Betracht zu ziehen. Neben dem operativen Klappenersatz ist heutzutage auch bei Patienten mit mittlerem operativen Risiko ein interventioneller Klappenersatz (TAVI) möglich. Meist wird man, nachdem es sich i.d.R. um Patienten höheren Lebensalters handelt, einen biologischen Prothesentyp wählen. Bei eindeutiger Indikation zu einem mechanischen Klappenersatz beispielsweise bei jüngeren Patienten muss der Eingriff offen chirurgisch erfolgen.

4.4.2 Subvalvuläre Aortenstenose

Diese wird vor allem im Jugendalter manifest und ist gekennzeichnet durch kongenitale subvalvuläre fibromuskuläre Ringstrukturen („fibromuskuläres Diaphragma oder Tunnel"), die den LVOT einengen. Diese fibröse Leiste darf nicht mit der HOCM (s. unten) verwechselt werden. Nachdem zwischen 2 und 6% der jugendlichen Patienten, die synkopal werden, kardiale Ursachen aufweisen, ist diese Malformation insgesamt in der Ätiologie sicher nur sehr selten vertreten (Scheller et al. 2017).

4.4.3 Hypertrophe obstruktive Kardiomyopathie (HOCM)

Synonym: hypertrophe idiopathische Subaortenstenose., sog. typische HOCM mit Einengung und Flussbeschleunigung im LVOT. In ca. der Hälfte der Fälle besteht ein autosomaldominanter Erbgang. Im Gegensatz hierzu ist morphologisch die nichttypische Form mit mesoventrikulärer Obstruktion abzugrenzen. Ferner sind non-obstruktive Formen der hypertrophen Kardiomyopathie und Mischformen bekannt. Die Inzidenz für Synkopen ist mit 20–30% bei der typischen HOCM sehr hoch. Diese treten insbesondere unter Belastung auf, da hier eine kritische Obstruktion im Vergleich zu Ruhebedingungen unterschritten wird. Im EKG zeigt sich oft eine linksventrikuläre Hypertrophie mit positivem Sokolow-Index (S in V1 + R in V5 >3,5 mV). Meist liegt ein Links-Typ vor, zudem T-Negativierungen. Angina pectoris ist hierdurch möglich, ohne dass eine koronare Herzkrankheit vorliegt. Der **diagnostische Goldstandard** ist einmal mehr die **Echokardiografie:** Hier kann schon bildmorphologisch (▪ Abb. 4.5) wie in der M-Mode-Echokardiografie die – insbesondere septale – Hypertrophie dargestellt werden. Insgesamt gilt ein enddiastolischer Durchmesser des inter-

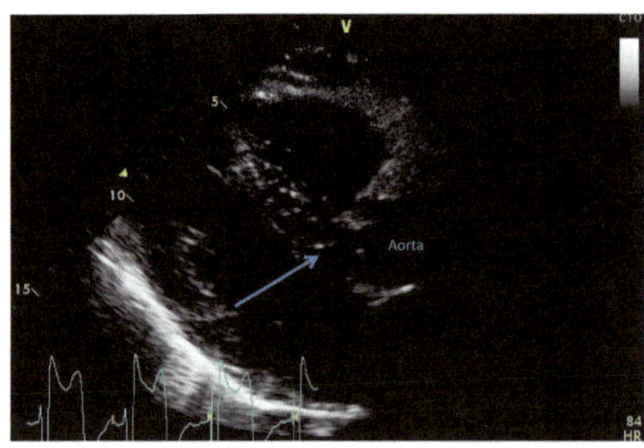

▪ **Abb. 4.5** Parasternale Längsachse, TTE, massive LV-Hypertrophie, hier konzentrisch, jedoch mit Einengung des LVOT durch das interventrikuläre Septum

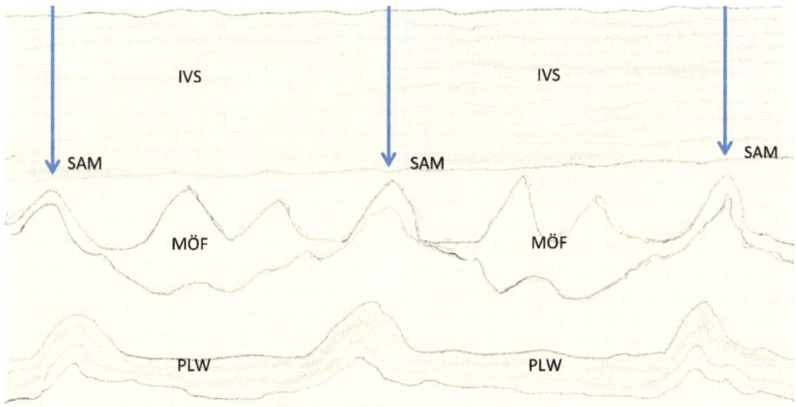

Abb. 4.6 SAM-Phänomen („systolic anterior movement"), schematische M-Mode-echokardiografische Darstellung der Mitralklappenöffnung *(MÖF)* und des Mitralklappenschlusses mit der typischen systolischen Vorwärtsbewegung des anterioren Segels und Annäherung an das interventrikuläre Septum *(IVS)*. *PLW* Posterolateralwand

ventrikulären Septums von über 11 mm als beginnend pathologisch. Wichtig in diesem Zusammenhang ist die Differenzierung zwischen einer konzentrischen LV-Hypertrophie wie bei arterieller Hypertonie oder dem sog. Sportlerherz und einer isolierten Septumhypertrophie. Entscheidend ist aber die Bestimmung der maximalen Flussgeschwindigkeit (Vmax) und erneut über die modifizierte Bernoulli-Gleichung des maximalen Druckgradienten unter Ruhe und bei Belastung. Hier kann ein Handgrip zur körperlichen Anstrengung betätigt werden. Ein weiterer echokardiografischer Marker für die HOCM ist das SAM-Phänomen (Abb. 4.6), die systolische Vorwärtsbewegung des anterioren Mitralsegels (begünstigt durch den turbulenten Strom im LVOT, den sog. Venturi-Effekt), das in der M-Mode-Darstellung sichtbar wird. Dies führt zu einer Verstärkung der LVOT-Obstruktion. Gradienten von über 50 mmHg mit klinischen Zeichen der (diastolischen) Herzinsuffizienz stellen an sich eine Indikation zur **subvalvulären Myektomie** dar. Insbesondere gilt dies in Zusammenhang mit einer stattgehabten Synkope. Die Myektomie kann chirurgisch oder auch interventionell mit Hilfe von Alkoholinstillation zur ischämischen „Verödung" des betroffenen Abschnittes durchgeführt werden. Auch angiografisch können durch invasive Messung Druckgradienten bestimmt werden. Hierbei ist das Brockenbrough-Phänomen auslösbar: Der invasiv gemessene Druckgradient zwischen LV und Aorta steigt nach Provokation einer Extrasystole signifikant an. Pathophysiologisch kommt es nach einer kompensatorischen Pause nach einer Extrasystole zu einer verlängerten diastolischen Füllung des LV. Das nun vermehrt gepoolte Blut aus dem LV-Cavum muss die Stenose im LVOT zusätzlich überwinden, was zu einer Zunahme des Druckgradienten führt. Eine solche Drucksteigerung bliebe bei den non-obstruktiven Formen der Kardiomyopathie aus. Eine solche invasive Druckmessung kann ebenfalls intraoperativ herzchirurgisch, beispielsweise vor Korrektur von Aortenklappenstenosen durchgeführt werden, um LVOT-Obstruktionen bei systemisch hypertrophierten Ventrikeln zu detektieren.

In der **medikamentösen Therapie** sollten alle positiv inotropen Substanzen vermieden werden (Digitalis, Kalziumpräparate, Dobutamin). Zur Blutdrucksenkung sind Kalziumantagonisten Mittel der Wahl. Auch sollten Nitrate vermieden werden, um die Vorlast vor der Obstruktion nicht zu beeinträchtigen. Dies gilt für die valvuläre Aortenstenose mit Hypertrophie analog.

4

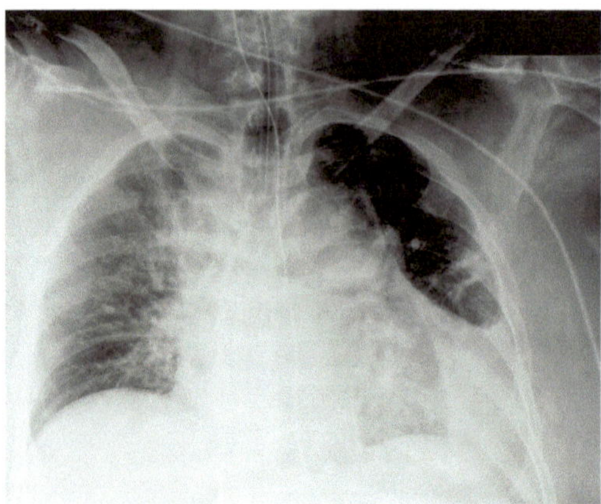

Abb. 4.7 Dilatative Kardiomyopathie mit erheblich pathologischem Herz-Thorax-Quotienten in der Röntgenübersicht

4.4.4 Hochgradig reduzierte linksventrikuläre Funktion

Allein durch eine hochgradig reduzierte LV-Funktion (EF <30%) ist an sich noch keine erhöhte Inzidenz von Synkopen begründet. Diese ist jedoch sehr wohl in dieser Patientengruppe erhöht, nachdem natürlich ein erhöhtes Risiko für ventrikuläre Rhythmusstörungen vorliegt (s. unten), die wiederum ihrerseits mit kurzfristigen Bewusstseinstrübungen einhergehen können. Ätiologisch liegen einer dilatativen Kardiomyopathie idiopathische sowie familiär gehäufte Ursachen zugrunde. Daneben werden stattgehabte Virusmyokarditiden und toxische Einflüsse (Alkohol, sonstiger Drogenabusus) unterschieden. Abzugrenzen hiervon ist die ischämische Kardiomyopathie, deren morphologisches Erscheinungsbild aber durchaus ähnlich ist (Abb. 4.7).

Bewusstseinstrübungen, die aufgrund von Herzrhythmusstörungen auftreten, werden **als Morgagni-Adam-Stokes Anfälle** bezeichnet:

4.4.5 Sinuatriale (SA-)-Blockierungen

Diese lassen sich in drei Schweregrade unterteilen: Grad I ist im Oberflächen-EKG nicht erkennbar. Bei Grad II verlängert sich der RR-Abstand periodisch, bis ein QRS-Komplex ausfällt, und der drittgradige SA-Block kommt einem Sinuskontenstillstand gleich. Patienten mit Pausen, die mehr als 3 Sekunden andauern und mit einer Synkope einhergehen, sollten mit einem Schrittmacher versorgt werden (Abb. 4.8). Wichtig ist, vorher reversible Ursachen eines Sinusarrests zu eliminieren (z. B. medikamentöse Therapie mit Betablocker, Kalziumantagonisten, Digitalis, Amiodaron).

Das **Sick-Sinus-Syndrom** (SSS) geht zudem mit ausgeprägten Sinusbradykardien einher, oftmals fehlt ein adäquater Frequenzanstieg unter Belastung. Schrittmacherindikationen bestehen bei positiver Klinik bei Frequenzabsenkungen unter 30/min, die mindestens 30 s vorliegen.

Das **Sinusknotensyndrom** zeigt wechselnd bradykarde und tachykarde sowie normofrequente Verhältnisse, kann aber auch zu signifikanten Bradykardien führen.

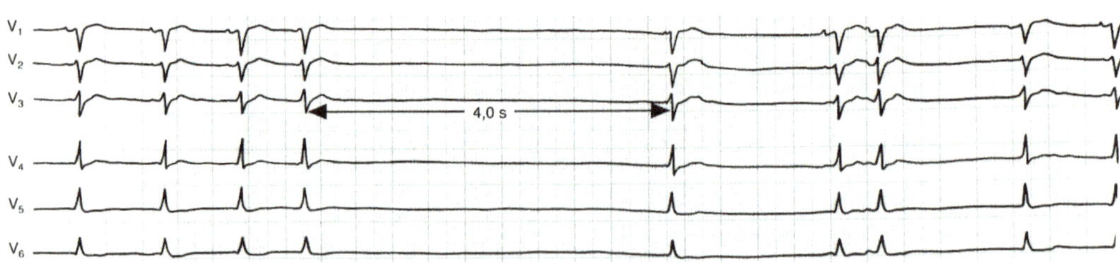

Abb. 4.8 Sinusarrest von 4 s. Schrittmacherindikation bei einem synkopalen Patienten

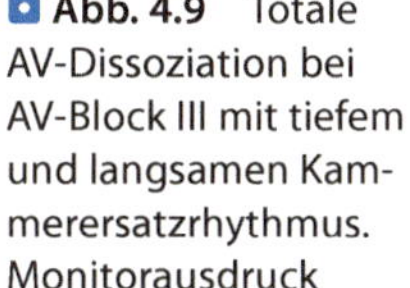

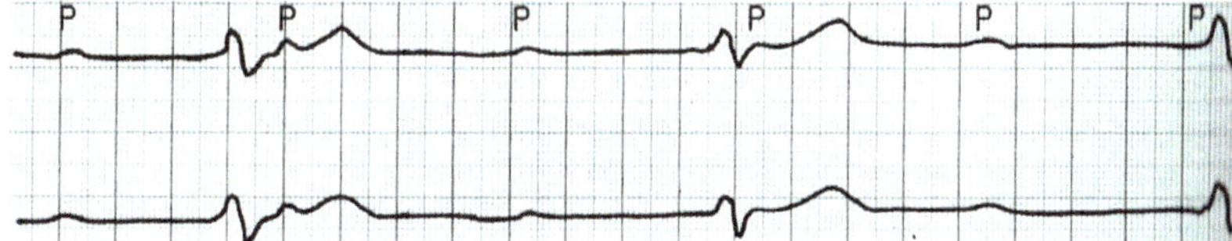

Abb. 4.9 Totale AV-Dissoziation bei AV-Block III mit tiefem und langsamen Kammerersatzrhythmus. Monitorausdruck

4.4.6 Atrioventrikuläre (AV-)-Blockierungen

Für Patienten mit Synkopen ist meist nur die totale **AV-Dissoziation** von Bedeutung (AV-Block III, Abb. 4.9). Prinzipiell ist von einer Indikation zur Schrittmachertherapie auszugehen. Bei ausgeprägtem Vagotonus, z. B. bei der Provokation eines AV-Blocks III auf dem Kipptisch, ist die Indikation eher zurückhaltend zu stellen, da mit Verhaltensregeln zur Patientenschulung mehr erreicht werden kann. AV-Blockierungen im Rahmen von Myokardinfarkten oder mit hohem ventrikulären Ersatzrhythmus bei nichtsynkopalen Patienten erfahren auch zunächst eine abwartende Haltung im Hinblick auf eine mögliche Schrittmacherimplantation.

Seit einiger Zeit kann ein kabelloser Einkammerschrittmacher verwendet werden. Dieser ist besonders bei Patienten mit nur intermittierend und selten auftretendem totalen AV-Block, der zu Synkopen führt, aufgrund des geringen Energieverbrauchs im Sinne einer Bedarfsfunktion eine sinnvolle Alternative zu den klassischen pektoral subfaszial zu implantierenden Systemen (Abb. 4.10 und Abb. 4.11).

Zweitgradige AV-Blockierungen (Mobitz-I-Block mit Wenckebach'scher Periodik oder Mobitz-II-Block mit einem festen Überleitungsverhältnis) führen meist nicht zu einer Bewusstseinstrübung, müssen aber mit Blick auf die Prognose regelmäßig mit Hilfe des Holter-Monitorings kontrolliert werden (Abb. 4.12, Abb. 4.13).

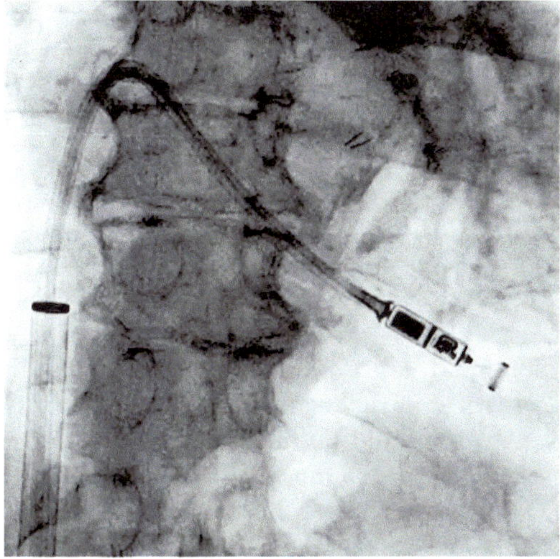

Abb. 4.10 Kabelloser Einkammerschrittmacher. (Reprinted with the permission of Medtronic)

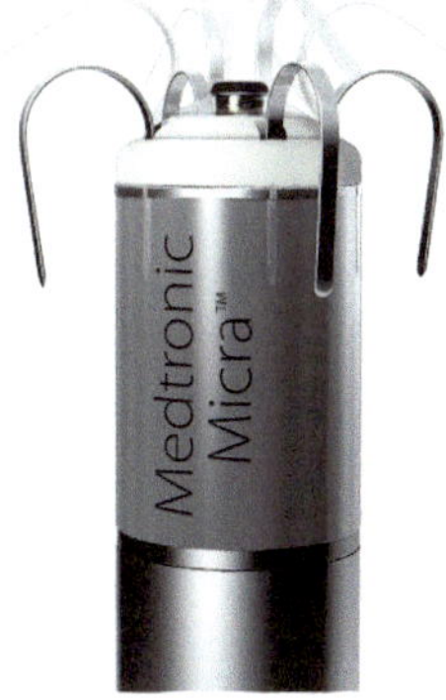

Abb. 4.11 Implantation eines kabellosen Einkammerschrittmachers. Durchleuchtung. (Reprinted with the permission of Medtronic)

4.4.7 Bradyarrhythmia absoluta

Die absolute Arrhythmie, die auch bei der bradykarden Form des Vorhofflimmerns (VHF)

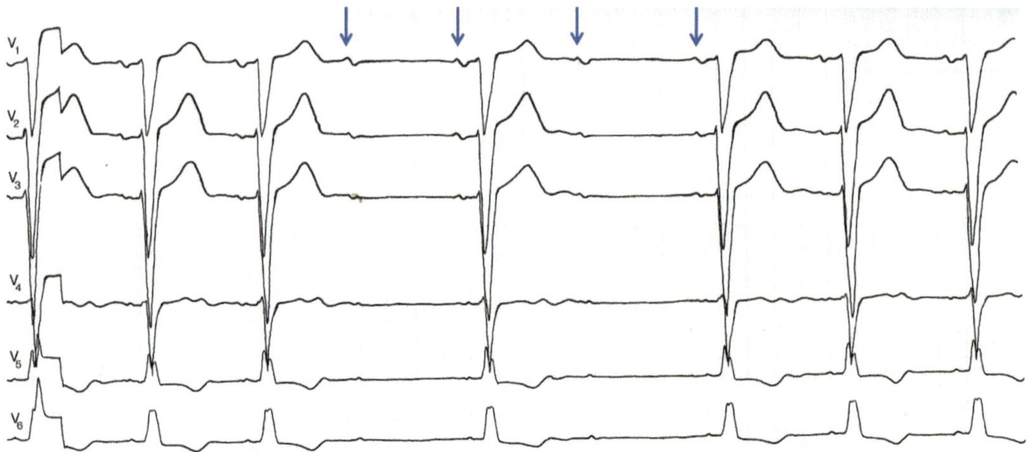

Abb. 4.12 Mobitz-II-Block mit typischer 2:1-Überleitung

dominiert, führt dazu, dass von Haus aus längere RR-Intervalle als im Sinusrhythmus vorliegen. Daher sind insbesondere unter medikamentöser Einstellung des VHF Pausen von 3 s hierbei eher möglich. Die Schrittmacherindikation ist auch hier nur in Zusammenschau mit der Klinik zu stellen und zwar stets nach Optimierung einer etwaigen bradykardisierenden Medikation.

4.4.8 Maligne ventrikuläre Rhythmusstörungen

Diese treten oft in Zusammenhang mit den oben genannten dilatativen bzw. ischämischen Kardiomyopathien auf. Bei den primär rhythmogenen Erkrankungen sind vor allem das **Long-QT-Syndrom** (frequenzkorrigierte QT-Zeit [QTC] nach Bazett – bei Männern unter 450 ms, bei Frauen unter 470 ms) und das **Brugada-Syndrom** (rechtsschenkelblockartiges Bild im Ruhe-EKG) zu nennen. Auf die QTC-verlängernden Medikamente, die neurologisch relevant sind, wird in ► Abschn. 7.6 eingegangen.

In der Prophylaxe ventrikulärer Automatismen bei dilatativer oder ischämischer Kardiomyopathie sind medikamentöse Ansätze mit Hilfe von Amiodaron oder eine ICD-Implantation in Betracht zu ziehen.

4.4.9 Sonstige tachykarde Rhythmusstörungen

Hier sind vor allem die paroxysmal auftretenden supraventrikulären Tachykardien (SVT) und die Präexzitationssyndrome zu nennen. Gerade im jungen Erwachsenenalter manifestiert sich in einigen Fällen eine **AV-Knoten-Reentry-Tachykardie (AVNRT)**; diese führt – ausgelöst durch eine SVES – durch zwei Leitungsbahnen im AV-Knoten zu einer SVT, die mit teils hohen Ventrikelfrequenzen einhergeht (z. B. bis 180/min). Sie ist vagalen Manövern i.d.R. gut zugänglich bzw. wird durch Adenosin prompt beendet (Abb. 4.14; ► Abschn. 1.2). Synkopen sind hier – wie beim paroxysmalen VHF – zwar selten, aber je nach linksventrikulärer Funktion möglich, insbesondere wenn diese eingeschränkt ist und Kompensationsmechanismen in der Tachykardie fehlen. Bei rezidivieren Anfällen, die klinisch relevant sind, z. B. durch Auftreten synkopaler Ereignisse, ist eine elektrophysiologische Untersuchung (EPU) indiziert.

Leitbefunde bei den **Präexzitationssyndromen** sind: kurzes PQ-Intervall (<120 ms), QRS-Verbreiterung durch Deltawelle, im Anfall Tachykardie mit schmalen QRS-Komplexen, hohe Frequenzbereiche mit Maximalwerten bis zu 250/min. Daher ist die Inzidenz von Synkopen auch bei Patienten mit guter

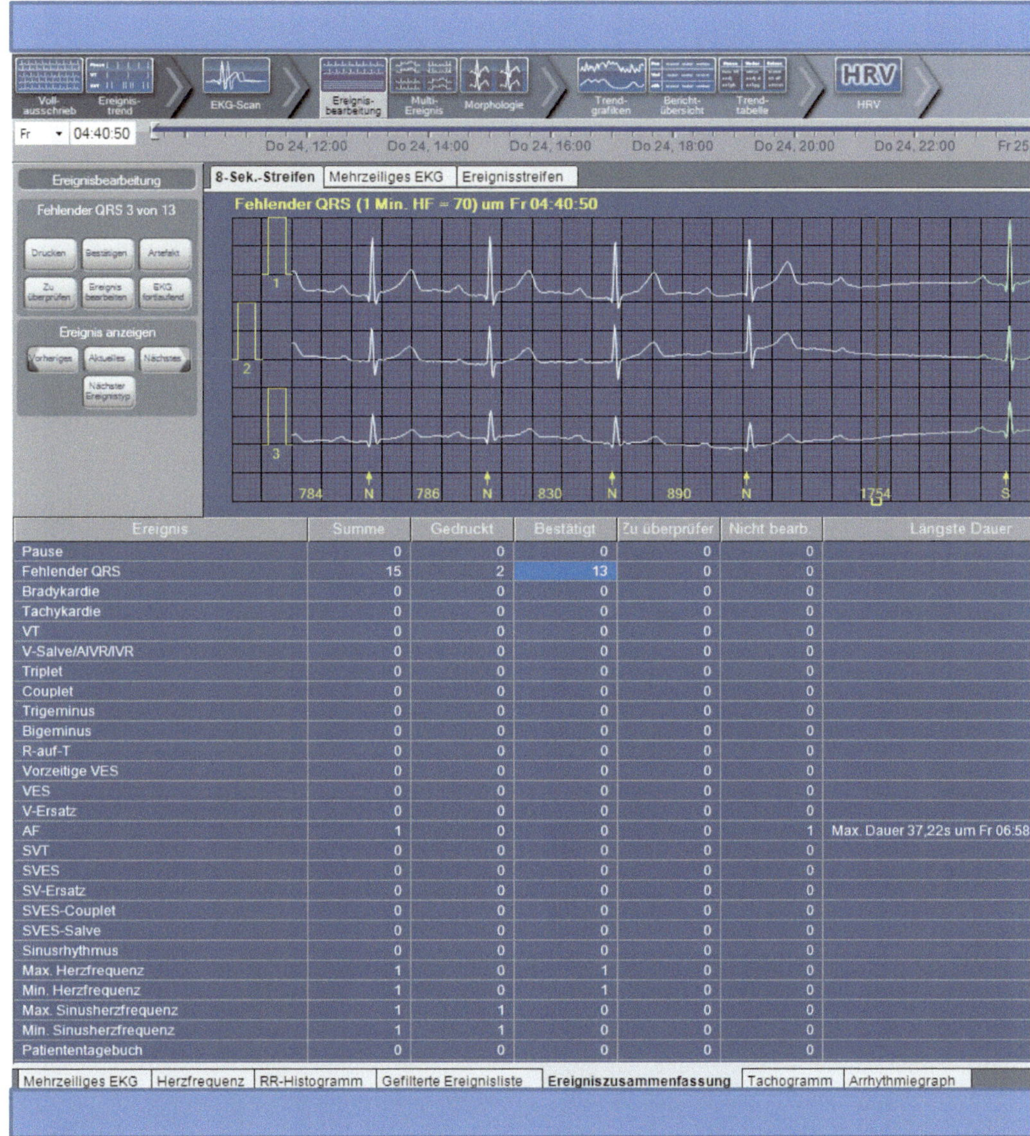

Ereignis	Summe	Gedruckt	Bestätigt	Zu überprüfen	Nicht bearb.	Längste Dauer
Pause	0	0	0	0	0	
Fehlender QRS	15	2	13	0	0	
Bradykardie	0	0	0	0	0	
Tachykardie	0	0	0	0	0	
VT	0	0	0	0	0	
V-Salve/AIVR/IVR	0	0	0	0	0	
Triplet	0	0	0	0	0	
Couplet	0	0	0	0	0	
Trigeminus	0	0	0	0	0	
Bigeminus	0	0	0	0	0	
R-auf-T	0	0	0	0	0	
Vorzeitige VES	0	0	0	0	0	
VES	0	0	0	0	0	
V-Ersatz	0	0	0	0	0	
AF	1	0	0	0	1	Max. Dauer 37,22s um Fr 06:58
SVT	0	0	0	0	0	
SVES	0	0	0	0	0	
SV-Ersatz	0	0	0	0	0	
SVES-Couplet	0	0	0	0	0	
SVES-Salve	0	0	0	0	0	
Sinusrhythmus	0	0	0	0	0	
Max. Herzfrequenz	1	0	1	0	0	
Min. Herzfrequenz	1	0	1	0	0	
Max. Sinusherzfrequenz	1	1	0	0	0	
Min. Sinusherzfrequenz	1	1	0	0	0	
Patiententagebuch	0	0	0	0	0	

Abb. 4.13 Holter-Monitoring eines Patienten mit einem Mobitz-I-Block mit Wenckebach'scher Periodik

Ventrikelleistung hier ungleich höher. Bei symptomatischen Patienten besteht in jedem Fall die Indikation zur EPU. In der medikamentösen Therapie sind Adenosin, Betablocker, Kalziumantagonisten und Digitalis kontraindiziert, da sie die effektive Refraktärzeit des akzessorischen Leitungsbündels (Kent-Bündel, Mahaim-Faser, James-Bündel) verkürzen und somit die Gefahr von Kammerflimmern erhöhen.

4.5 Synkopen beim posturalen Tachykardiesyndrom (POTS)

Streng genommen handelt es sich beim POTS nicht um eine Nebenform der orthostatischen Hypotonie, denn ihr ausschlaggebendes Kennzeichen ist neben der Tachykardie der stabile oder sogar ansteigende Blutdruck. 170 von 100.000 Patienten mit orthostatischer Intoleranz

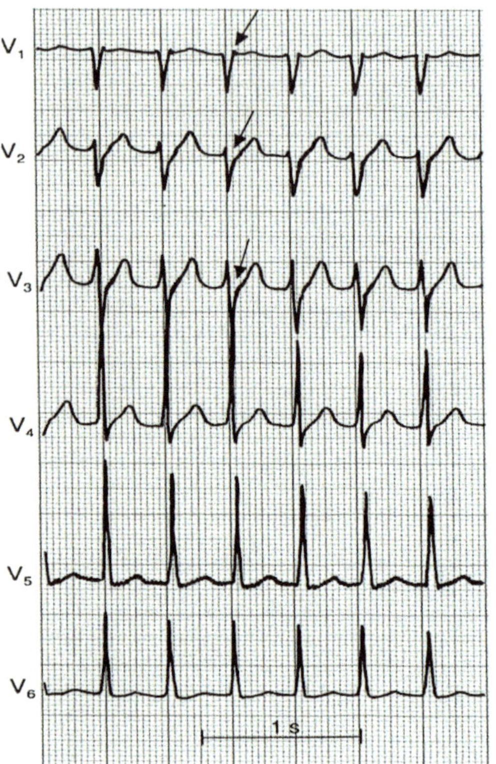

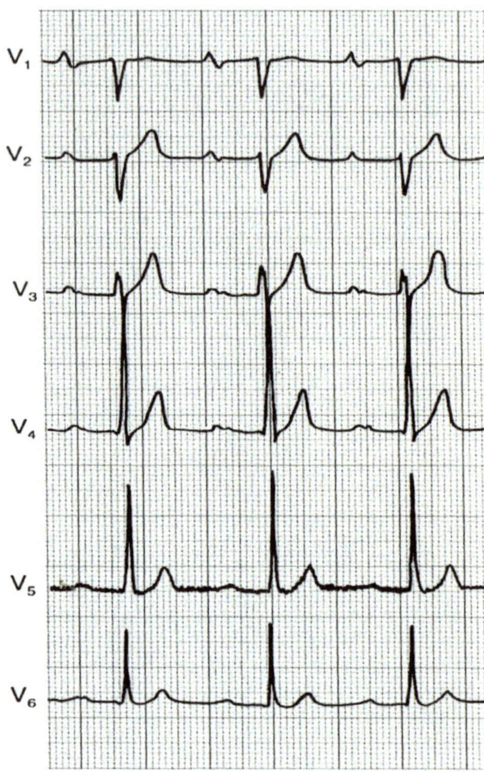

Abb. 4.14 AVNRT vor *(links)* und nach Valsalva-Manöver *(rechts)*. Nach Valsalva besteht zunächst ein AV-Block I. Im Anfall sind keine P-Wellen darstellbar. Diese befinden sich hier „im QRS-Komplex versteckt (Pfeil)".

zeigen auch ein POTS (Verbaan et al. 2007). Eine Diagnosesicherung erfolgt durch einen einfachen Test, nämlich durch einfaches 10-minütiges Stehen, was zu einem Frequenzanstieg von 30/min, aber nicht zu einem Blutdruckabfall führt. Virale Infekte, Stress, Unfälle, das Ehlers-Danlos-Syndrom (hier Typ III) begünstigen ein POTS. Störungen des Noradrenalin-Transporters, im Renin-Angiotensin-Aldosteron-System (RAAS) oder ein vermehrtes venöses Pooling vorzugsweise im Splanchnikus-Gebiet, werden ätiologisch diskutiert. In über 80% der Fälle sind Frauen betroffen. Die Zeichen der zerebralen Hypoperfusion, die im Rahmen des POTS auftreten, gelten als **Vorläufer der klassischen Synkope**. Akrozyanosen werden häufig beobachtet. Die therapeutischen Optionen sind vergleichbar denen der orthostatischen Hypotonie. Bei ausreichender LV-Funktion können Versuche mit Betablockern unternommen werden.

4.6 Diagnostischer Algorithmus bei unklarem Bewusstseinsverlust

Behandlungspfad in der Notaufnahme

Die Ausführungen sind beispielhaft als klinikeigener Behandlungspfad dargestellt.

Alle Patienten mit der Aufnahmediagnose Synkope erhalten:

- Eine ausführliche Anamnese mit Fokus auf
  - Synkopenhergang: Auslösende Faktoren, Auslösung durch körperliche Belastung, Prodromi, Körperhaltung bei Auftreten der Synkope (vor allem im Sitzen oder Liegen), vegetative Begleitsymptome wie Thoraxschmerz (wichtig!), Dauer der Reorientierungsphase
  - Verletzungsfolgen

  - Vorerkrankungen (insbesondere kardial, hier zuvorderst eingeschränkte LV-Funktion)
  - Frühere Synkopen
  - Familienanamnese für plötzlichen Herztod
- Eine gründliche körperliche Untersuchung mit Fokus auf
  - das kardiorespiratorische System (inkl. Auskultation des Herzens und der Lunge)
  - Verletzungsfolgen, Zungenbiss
  - rektal-digitale Untersuchung mit Frage nach GI-Blutung
- Eine Messung von RR, HF, sO_2
  - Kritische Werte: HF <50/min oder >100/min, sO_2 <94%
- Ein 12-Kanal-EKG
  - Arrhythmien, Bradykardie, Tachykardien, höhergradige Blockbilder, Präexzitationssyndrome, Hinweise auf (abgelaufene) kardiale Ischämien, Hypertrophiezeichen
- Ein Aufnahmelabor
  - Elektrolyte, BB mit Hb, Krea/Harnstoff, CRP

Finden sich in der Basisdiagnostik Hinweise auf eine kardiale oder pulmonale Genese (z. B. Lungenembolie), so erfolgt die kardiologische Vorstellung in der Notaufnahme und es besteht eine dringende Indikation zur stationären Abklärung. Eine laborchemische Abklärung auf Myokardinfarkt/Lungenembolie/Aortendissekat erfolgt nur bei entsprechenden Hinweisen und nicht als Teil der Basisdiagnostik.

Sind die Ergebnisse der Basisdiagnostik unauffällig, so wird bei unklarer Ätiologie (d. h. keine typische Reflexsynkope), bei atypischer Präsentation (wie prolongierter Erholungsphase, Erholung nur unter kreislaufstützenden Maßnahmen) sowie bei ungesicherter Betreuung die stationäre Aufnahme zur Diagnostik angeboten.

Behandlungspfad einer neurologischen Normalstation

Alle Maßnahmen des Notaufnahme-Behandlungspfades, die bislang nicht vorliegen, werden unverzüglich nachgeholt. Die Anamnese wird wiederholt, ebenso die körperliche Untersuchung.

Ergeben sich weiterhin keine Hinweise auf eine kardiale Genese, wird an apparativer Zusatzdiagnostik durchgeführt:

- Insbesondere bei Synkope in Orthostase:
  - Schellong-Test über 3 und 10 Minuten (orthostatische Dysregulation, POTS)
- Insbesondere bei Prodromi wie Gähnen, Schwäche, Übelkeit:
  - Karotissinus-Massage am Monitor nach vorheriger extra- und transkranieller Dopplersonografie oder
  - Kipptisch-Untersuchung (vasovagale Synkope)

    Diese Untersuchung kann ambulant erfolgen und sollte den stationären Aufenthalt nicht verlängern!
- Zur Abgrenzung gegen ein iktales Ereignis:
  - EEG mit Provokation

Soll bei entsprechenden (auch anamnestischen!) Hinweisen eine kardiale Genese ausgeschlossen werden, werden folgende Untersuchungen durchgeführt:

- Transthorakale Echokardiografie (mit entsprechender Fragestellung)
- 24-h-EKG
- 24-h-RR

Alle diese Modalitäten sind in der Klinik für Neurologie kurzfristig verfügbar. Ergeben sich hier Auffälligkeiten, so schließt sich in Rücksprache mit der Klinik für Kardiologie eine spezifische Diagnostik an (Belastungsergometrie, Kardio-MRT, Koronarangiografie, EPU).

Folgende Untersuchungen sind **nicht** regelhafter Bestandteil der Synkopenabklärung und erfolgen nur bei begründetem Verdacht auf eine zerebrovaskuläre Synkope (positive TIA-Anamnese, fokales neurologisches Defizit, Strömungsgeräusch der Karotiden):

- Kraniale Bildgebung (CCT/cMRT)
- Dopplersonografie der Karotiden

Bleiben alle Untersuchungen ohne Ergebnis und handelt es sich um relevante Synkopen (be-

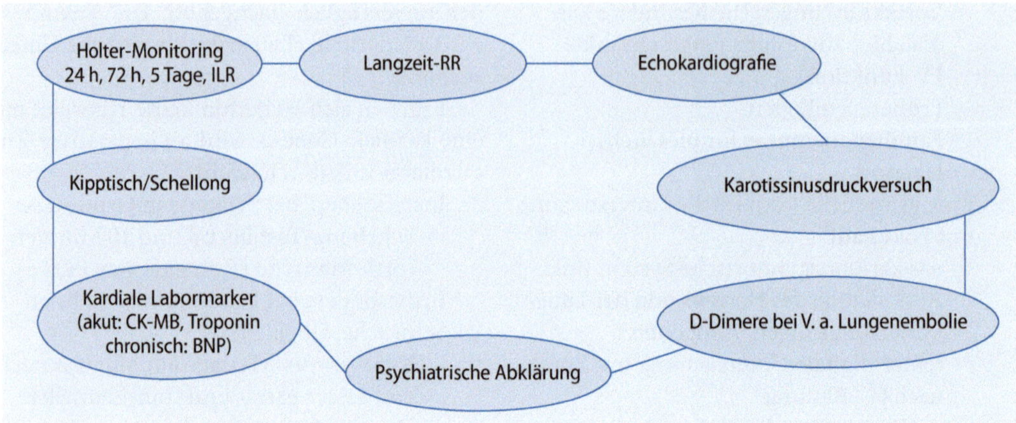

Abb. 4.15 Anamnesegesteuerte Diagnostik bei Synkope. *BNP* Brain natruiretic peptide, *CK-MB* Kreatinkinase-Myokardtyp, *ILR* implantierbarer Loop-Rekorder

rufliche Einschränkungen, Verletzungsfolgen), so kann die Implantation eines Event-Rekorders erwogen werden. Die hohe Prävalenz auch abschließend ungeklärter Synkopenursachen sollte hierbei bedacht werden. Abb. 4.15 fasst alle wesentlichen primären und nach Anamnese gesteuerten Untersuchungsverfahren zusammen.

Tab. 4.1 zeigt synoptisch gezielte Fragen zur Anamnese und wegweisende klinische Zeichen, die zur bestmöglichen Ursachendifferenzierung einer Synkope abgearbeitet werden müssen.

Fahreignung

Nach Synkope („kreislaufabhängige Störung der Hirntätigkeit“) besteht in der Regel zunächst keine Fahreignung. Eine Wiedererlangung der Fahreignung kann nur bei klarem Auslöser, der suffizient therapiert wurde, erfol-

Tab. 4.1 Gezielte anamnestische Fragen und wegweisende klinische Zeichen als Hilfestellung zur Ursachendifferenzierung bei einer Synkope

Reflexsynkope	Synkope bei orthostatischer Hypotonie	Kardiovaskuläre Synkope
- Kein Nachweis einer strukturellen Herzerkrankung - Auftreten nach Anstrengung - Auftreten bei Kopfdrehung oder Kragenknöpfen (Karotissinus) - Nach üppigen Mahlzeiten - Langes Stehen in überwärmten und/oder überfüllten Räumen - Übelkeit und Erbrechen in Zusammenhang mit der Synkope - Bei Erschrecken, Schmerzen, unangenehmen Gerüchen - Wiederholte Ereignisse mit einer langen Krankengeschichte	- Nach raschem Aufstehen - Stehen nach körperlicher Anstrengung - Neu-Rezeption oder Wechsel antihypertensiver Medikamente - Morbus Parkinson - Nachweis einer autonomen Neuropathie - Langes Stehen in überwärmten und/oder überfüllten Räumen	- Bekannte strukturelle Herzerkrankung - Positive familiäre Anamnese für plötzlichen Herztod - Auftreten während körperlicher Anstrengung - Auftreten im Liegen - Palpitationen - EKG-Veränderungen, wie Blockbilder, vor allem aus prognostischer Sicht der AV-Block II, Präexzitationen (Deltawelle), langes oder sehr kurzes QT-Intervall, gehäufte ventrikuläre Automatien (zahlreiche VES, Couplets, Triplets, Salven, VT), Hinweise für einen alten Myokardinfarkt, z. B. signifikante Q-Zacken

gen, dies gilt insbesondere für kardiogene Synkopen, da diese auch ohne äußeren Auslöser und im Sitzen auftreten können. Auf die Problematik der „Hustensynkope" und COPD/Asthma etc. wird hier nur hingewiesen. Patienten mit Synkopen können in der Regel keine Fahrerlaubnisklasse 2 erhalten (Berufskraftfahrer) (Begutachtungsleitlinien 2014). Die erfolgte Aufklärung ist schriftlich zu fixieren.

4.7 Differenzialdiagnose des akuten Bewusstseinsverlustes

Insbesondere im Notarztdienst ist jede Bewusstseinstrübung einer Hypoglykämie verdächtig. Ausgelöst durch mangelnde Nahrungszufuhr bei antidiabetischer Medikation und Anstrengung ist die Klinik durch Prodromi wie Schwitzen, Unruhe, Tachykardie, Delir, orale Automatismen, extrapyramidale Symptome und epileptische Anfälle äußerst vielschichtig. Auch hyperglykäme Zustände wie beim hyperosmolaren Koma gehen mit Bewusstseinstrübungen einher. Rasche Klärung bringt natürlich die sofortige patientenseitige BZ-Bestimmung.

6% der Synkopen sind Pseudosynkopen, bei denen der Patient nicht das Bewusstsein verliert (Hacke 2016). Die Ursachen sind meist psychogen. Zur Abgrenzung echter Synkopen dienen der Muskeltonus (passiv gehobener Arm fällt nicht schlaff herab, Augen werden nach passiver Öffnung wieder geschlossen usw.), die Dauer (Pseudosynkopen dauern meist länger als 30 s) und eine reflexartige Blickwendung weg vom Untersucher. Pseudosynkopen wiederholen sich oft viele Male binnen kürzester Zeit. Blutdruck und Herzfrequenz zeigen i.d.R. keine Auffälligkeiten. Differenzialdiagnostisch muss auch an **dissoziative Anfälle** gedacht werden.

Synkopen können mit motorischen Entäußerungen einzelner Muskeln oder i.d.R. asynchronen krampfartigen Bewegungen der Extremitäten einhergehen (**konvulsive Synkope**). Dies tritt unabhängig von den Synkopen-Ursachen auf. Entscheidend bei der Differenzierung zwischen epileptischen und synkopalen Ereignissen ist vor allem die Phase der Reorientierung: Bei einer Synkope erholt sich der Patient innerhalb kürzester Zeit (meist unter 1 min), während der Patient nach einem epileptischen Anfall deutlich länger dazu benötigt. Fokale Defizite wie z. B. eine transiente Armparese, Todd'sche Parese oder Sprachstörungen nach dem Geschehen weisen deutlich auf ein epileptisches Ereignis hin. Vegetative Begleiterscheinungen während des Anfalls mit Urin- oder Kotabgang, Zungenbiss oder geöffneten Augen mit Blickdeviation sind sowohl beim epileptischen Anfall als auch bei konvulsiven Synkopen bekannt.

Eigene prospektive Daten konnten in der jüngsten Vergangenheit den Stellenwert früher Serumlaktatbestimmungen belegen: Wird diese bis zu 2 Stunden nach dem Ereignis bestimmt und weist pathologisch erhöhte Werte auf, liegt der Bewusstseinstrübung meist ein iktales Ereignis und keine typische Synkope zugrunde. Frühzeitige Serumlaktatbestimmungen haben sich in genau dieser Differenzierung zudem als sensitiver im Vergleich zur Messung der Kreatinkinase im Serum erwiesen (Matz et al. 2017).

Zusammenfassung

Neurokardiogene Synkopen sind insgesamt recht verbreitet und betreffen auch jüngere Patienten. Die autonom nerval vermittelten Formen nehmen hierbei einen breiten Raum ein und stellen nach strenger Definition die eigentliche Form des neurokardiogenen Bewusstseinsverlustes dar. Ein besonderes Risikopotenzial bieten die rein kardial getriggerten Minderperfusionen einer kurzzeitigen zerebralen Minderperfusion. Mit Hilfe einer gezielten Anamnese können die korrekten diagnostischen Pfade und ggf. spezifische therapeutische Maßnahmen eingeleitet werden.

Literatur

Begutachtungsleitlinien zur Kraftfahreignung (2014) Bundesamt für Straßenwesen, Bergisch Gladbach

DGK – Deutsche Gesellschaft für Kardiologie (2009) ESC Pocket Guidelines. Diagnostik und Therapie von Synkopen. http://leitlinien.dgk.org/files/2010_Pocket-Leitlinien_Synkopen_Update.pdf. Zugegriffen: 6.1.2017

4

DGN – Deutsche Gesellschaft für Neurologie (2012) Synkopen. https://www.dgn.org/leitlinien/2304-ll-3-2012-synkopen#definitionundklassifikation. Zugegriffen: 6.11.2017.

Freeman R, Miywaki K (1993) The treatment of autonomic dysfunction. J Clin Neurophysiol 10: 61–82

Hacke W (Hrsg) (2016) Neurologie, 14. Aufl. Springer, Berlin, Heidelberg

Matz O, Heckelmann J, Zechbauer S et al. (2017) Early postictal serum lactate concentrations are superior to serum creatine kinase concentrations in distinguishing generalized tonic-clonic seizures from syncopes. Intern Emerg Med 2017. DOI https://doi.org/10.1007/s11739-017-1745-2

Moya A, Sutton R, Ammirati F et al. (2009) Guidelines for the diagnosis and management of syncopes. Eur Heart J 30: 2631–2671

Park SJ, Enriquez-Sarano M, Chang SA et al. (2013) Hemodynamic patterns for symptomatic presentations of severe aortic stenosis. JACC cardiovasc Imaging 6: 137–146

Scheller RL, Johnson LH, Caruso MC et al. (2017) Sudden collapse of a preschool-aged child on the playground. Pediatr Emerg Care 33: 116–119

Softeriades ES, Evans JC, Larson MG et al. (2002) Incidence and prognosis of syncope. New Engl J Med 347: 878–885

Verbaan D, Marinus J, Visser M et al. (2007) Patient-reported autonomic symptoms in Parkinson disease. Neurology 69: 333–341

Rhythmusspezifische Aspekte beim Guillain-Barré-Syndrom (GBS)

J. Litmathe, *Neuro-Kardiologie*
https://doi.org/10.1007/978-3-662-57644-1_5

5

5.1 Allgemeine Aspekte zum GBS

Das GBS (Synonyme: Landry-Guillain-Barré-Strohl-Syndrom, akute idiopathische Polyradikuloneuritis, akute demyelinisierende Polyneuropathie [AIDP]) ist definitionsgemäß eine akute motorische autoimmune Neuropathie und betrifft vor allem die aus dem Rückenmark hervorgehenden Nervenwurzeln. Die inflammatorischen Prozesse können daher alle vier Extremitäten betreffen. Auch ist die Beteiligung von Hirnnerven möglich. In 40% der Fälle ist zudem das autonome Nervensystem betroffen und somit ein wichtiger Regulationsmechanismus von Herz und Kreislauf. Die Inzidenz des GBS beträgt in Europa im Median 1,1 Fälle/100.000 Einwohner (Mäurer 2017). Die Manifestation erfolgt meist nach vorangehenden Infekten der Atemwege, des Gastrointestinaltraktes sowie nach Epstein-Barr-Virus[EBV]- oder Zytomegalievirus[CMV]-Infektionen. Auch Campylobacter- und Mykoplasmeninfektionen sind beschrieben. Ferner sind GBS-Fälle nach Schädel-Hirn-Trauma und operativen Eingriffen bekannt geworden. Der klinische Verlauf erreicht nach etwa 2–4 Wochen sein Maximum, geht in eine Plateauphase über und ist geprägt von:

- symmetrischer schlaffer Parese mit Beginn an den unteren Extremitäten, Zwerchfell und Atemhilfsmuskulatur können betroffen sein,
- Hirnnervenbeteiligung,
- bilateraler Fazialisparese (bei etwa der Hälfte der Patienten),
- verminderten oder aufgehobenen Muskeleigenreflexen (oft in Verbindung mit Nachweis von Gangliosidantikörpern und einer axonalen GBS-Variante).
- Sensible Symptome stehen nicht unbedingt im Vordergrund, können aber in Form von Schmerzen durchaus vorhanden sein.

Eine autonome Mitbeteiligung kann insbesondere durch die kardiale Involvierung lebensbedrohliche Formen annehmen und ist folgendermaßen charakterisiert:

- Fixierte Sinustachykardien, häufigste Form
- Ausgeprägte Frequenzstarre mit der Möglichkeit der Provokation lebensbedrohlicher ventrikulärer Rhythmusstörungen
- Ausgeprägte Blutdruckschwankungen
- Hyperhidrose
- Harnretentionen
- Vagale Überreaktion bis zum Herzstillstand (z. B. beim Absaugen beatmeter GBS-Patienten). Eine orientierende Testung der Herzfrequenzvariabilität am Monitor ist durch Augenbulbus-Druckversuch möglich.
- Durch Immobilität besteht zusätzlich die Gefahr der tiefen Beinvenenthrombose mit konsekutiver Lungenembolie.

Diagnostisch wegweisend ist der Liquorbefund. Hier imponiert die zytoalbuminäre Dissoziation, d. h., bei normaler Zellzahl (<5 Leukozyten/µl) wird eine erhöhte Proteinkonzentration gefunden (>50 mg/dl). Dies ist eine Folge der entzündlich geschädigten Blut-Hirn-Schranke entlang der betroffenen Nervenwurzeln.

Darüber hinaus ist die **Elektrophysiologie** ein wichtiges Diagnoseinstrument: In der motorischen Neurografie sind meist in der Frühphase der Erkrankung eine Verzögerung bzw. ein Fehlen der F-Wellen möglich (▫ Abb. 5.1 und ▫ Abb. 5.2). Auch A-Wellen können im frühen Verlauf gefunden werden. Im weiteren Verlauf kommt es meist zu einer Reduktion der Nervenleitgeschwindigkeit um 70–80%. Ferner sind die Amplituden der Muskelsummenaktionspotenziale erniedrigt. Die sensible Neurografie zeigt eine Reduktion des sensiblen Muskelaktionspotenzials und eine verminderte sensible Nervenleitgeschwindigkeit.

In der **klinischen Prüfung** sind die Muskeleigenreflexe meist abgeschwächt und es besteht eine progrediente schlaffe Parese der Extremitäten.

Therapeutische Ansätze bestehen nach Leitlinien der Deutschen Gesellschaft für Neurologie (DGN) in der i.v. Gabe von Immunglobulinen (z. B. 5-mal 400 mg/kg KG an 5 Tagen) oder in der Plasmapherese, mit dem Ziel, etwa

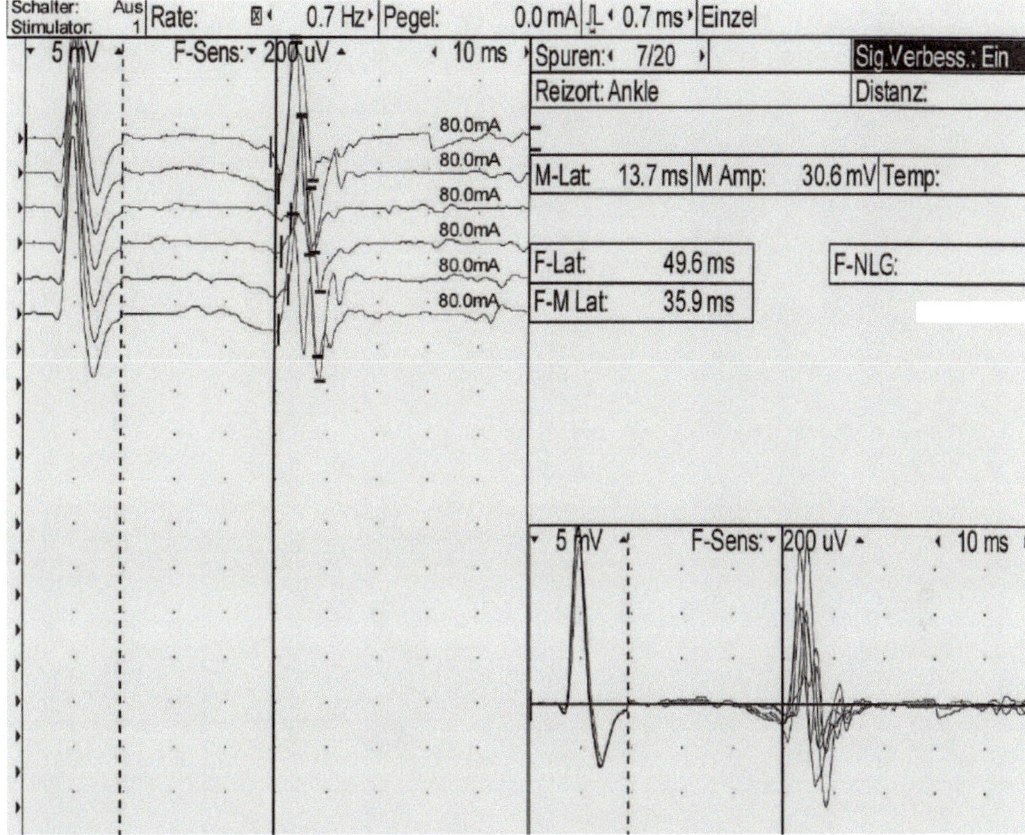

Abb. 5.1 Motorische Neurografie mit normaler Latenz und Amplitude der F-Welle als Ausdruck einer unverzögerten antidromen Antwort

5 Plasmavolumina innerhalb von 2 Wochen auszutauschen (DGN 2015). Indikationen hierzu sind i.d.R. bei einer progredienten Verschlechterung der Gehfähigkeit oder bei einer Verminderung der Vitalkapazität unter 1,5 l bei Männern oder 1,2 l bei Frauen zu sehen als Ausdruck der geschwächten Atemhilfsmuskulatur. Allgemeine therapeutische Maßnahmen, u. a. auch zur weiteren Infektionsprophylaxe, sehen insbesondere bei kritisch kranken Patienten vor:

- Häufiges Lagern, d. h. mind. alle 3 Stunden
- Intensive Physiotherapie, d. h. mind. 2-mal täglich
- Frühzeitige Applikation eines passageren Schrittmachers, transvenös oder perkutan mit Hilfe von Klebeelektroden
- Zurückhaltender Einsatz von Katecholaminen, Betablockern und Antiarrhythmika
- Frühzeitige Tracheotomie
- Pneumonie- und Dekubitusprophylaxe
- Obstipationsprophylaxe
- Ausreichende Analgesie

Der langfristige Verlauf ist oft von einer monatelangen Erholungsphase gekennzeichnet, bei 70% bilden sich die Symptome vollständig zurück. Die Letalität liegt in spezialisierten Behandlungszentren unter 3% (Mäurer 2017). Als negative Prädiktoren gelten Alter über 50 Jahre bei Erkrankungsbeginn, Beatmungspflichtigkeit sowie ein rasches Fortschreiten der Erkrankung vor der Plateauphase.

Autonome Funktionsstörungen sind nicht nur im Rahmen eines GBS, sondern auch bei einer Vielzahl von sonstigen Polyneuropathien möglich:

5

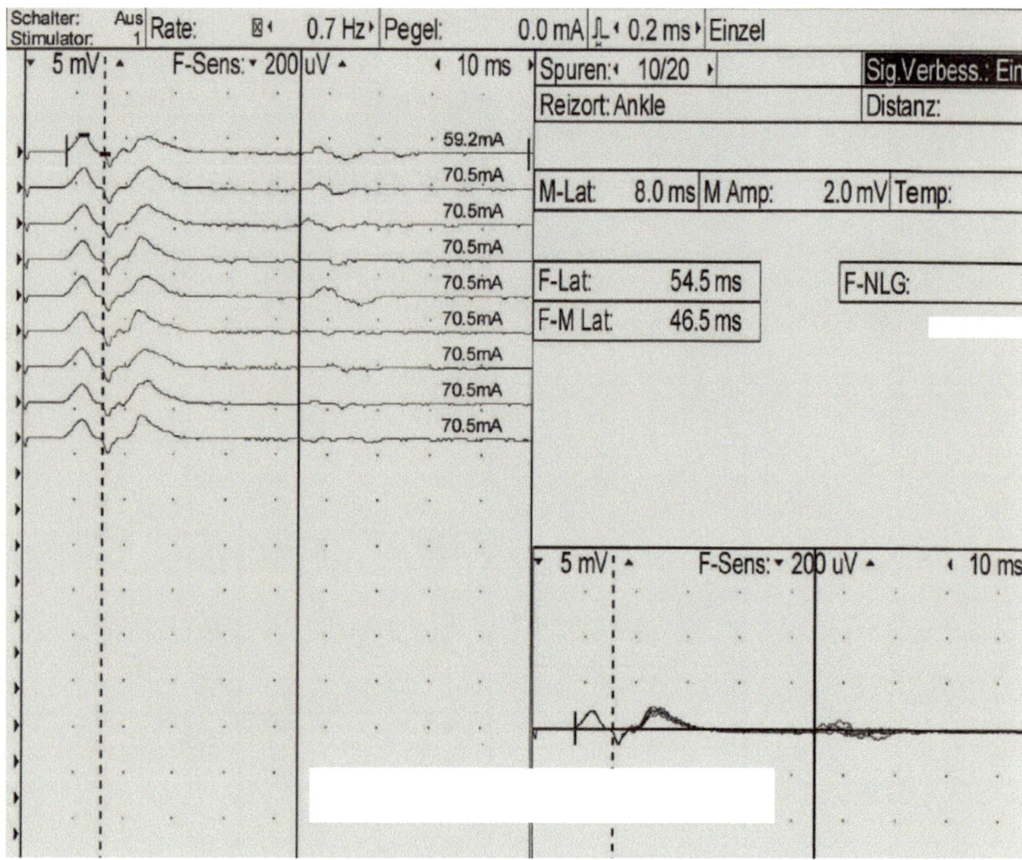

Abb. 5.2 Typischer Befund beim GBS mit deutlicher F-Wellen-Verzögerung bis hin zu einem fast völligen Ausfall

- Critical Illness, z. B. nach komplikativem Verlauf beim SIRS-Sepsis-Syndrom (▶ Kap. 9)
- Infektionskrankheiten, z. B. HIV, Zytomegalie, Influenza, Parotitis, Herpes zoster
- Diabetes mellitus
- Alkoholismus
- Neoplasien
- Paraproteinämien
- Vitaminmangel
- Urämie
- Kollagenosen
- Hereditäre Polyneuropathien bei Amyloidose oder Porphyrie
- Sonderform Small-Fiber-Neuropathie, betrifft die kleinen unmyelinisierten peripheren Fasern und hier besonders die autonome Innervation. Bei Fibromyalgie, Diabetes, Sjögren-Syndrom, HCV- oder HIV-Infektion und beim Ehlers-Danlos-Syndrom
- Medikamentös toxisch, u. a. bei kardiovaskulärer Medikation durch Amiodaron, Dronaderon, Propafenon, Hydralazin

5.2 Sympathikus und Parasympathikus – Herz und Kreislauf

Da die Beteiligung des autonomen Nervensystems beim GBS mit 40% recht hoch ist und insbesondere durch die rhythmusspezifischen Aspekte, die sich daraus ergeben, eine zum Teil vitale Gefährdung ableiten lässt, sollen hier kurz Bau und Funktion von Sympathikus und Parasympathikus rekapituliert werden:

Beiden Systemen ist gemeinsam, dass der Transmitter der präganglionären Fasern Acetylcholin ist. Die Kerngebiete der präganglionären sympathischen Nervenzellen befinden sich in den thorakalen und lumbalen Segmenten des Rückenmarks (C8–L2). Daher wird der Sympathikus auch als der thorakolumbale Teil des vegetativen Nervensystems bezeichnet. Der Grenzstrang liegt paarig rechts und links der Wirbelsäule und besteht auf jeder Seite aus 22–23 kettenförmig angeordneten Ganglien. Präganglionäre Grenzstrangfasern bilden teilweise eigene sympathische Nerven, die durch ihre Größe hervorstechen wie etwa der N. splanchnicus major. In den prävertebralen Ganglien erfolgt eine Umschaltung von prä- auf postganglionäre Neurone. Die prävertebralen Ganglien umgeben die abdominelle Aorta und deren Hauptäste: Ganglia coeliaca, Ganglia mesenterica.

Die Kerngebiete der präganglionären parasympathischen Neurone liegen im Stammhirn in den Kernen der Hirnnerven III, VII, IX und X sowie im 2.–4.Sakralsegment des Rückenmarks. In Bauch-, Becken- und Brusthöhle bilden die Nervenfasern beider Systeme Geflechte, von denen die Fasern zu den Zielgebieten gelangen. Diese Geflechte werden nach ihren anatomischen Strukturen benannt, die sie umgeben: Plexus coeliacus, Plexus hypogastricus, Plexus mesentericus usw.

Stimulation des sympathischen Nervensystems führt zu:

- Schwitzen
- Steigerung der Herzfrequenz
- Steigerung des Blutdrucks
- Piloarrektion
- Pupillodilatation
- Bronchodilatation
- Peripherer Vasokonstriktion
- Hyperglykämie
- Inhibition der Peristaltik
- Ausschüttung von Renin und Noradrenalin

Stimulation des parasympathischen Nervensystems führt zu:

- Bradykardie teilweise als pathologische vagale Überreaktion bis zum Stillstand
- Peripherer Vasodilatation
- Pupillokonstriktion
- Bronchokonstriktion
- Exokriner Drüsensekretion
- Steigerung der Peristaltik

Mit vergleichsweise einfachen Testmethoden kann die Funktion des vegetativen Nervensystems geprüft werden:

- Schellong-Test (▶ Kap. 4)
- Valsalva-Pressversuch: Pressen nach tiefer Inspiration oder Ausatmen gegen einen Widerstand. Hierbei kommt es durch den verminderten venösen Rückstrom zunächst zu einem Abfall des Herzminutenvolumens und zu einer kompensatorischen Tachykardie, was sich jedoch nach Release umkehrt und für die Terminierung von SVT genutzt werden kann.
- Handgriff-Test: Handgriff mit 30% der maximalen Kraft wird 3 Minuten gehalten. Hierbei kommt es physiologischerweise zu einem Anstieg des diastolischen Blutdrucks um mehr als 15 mmHg.
- Steh-EKG (▶ Kap. 4)
- Atemtest: 6 tiefe Atemzüge pro Minute. Die Differenz der Herzfrequenz zwischen Inspiration und Exspiration sollte mehr als 15/min betragen.
- Karotissinus-Druckversuch (▶ Kap. 4): Risikoparameter: Asystolien von 3 Sekunden oder länger.
- Augenbulbus-Druckversuch: Sog. okulokardialer Reflex. Risikoparameter: s. unten

Mit Hilfe solcher standardisierter Reflextestungen zur Erfassung der Herzfrequenzvariabilität (HRV) konnte in Studien bei bis zu 90% der GBS-Patienten eine zunächst meist nur subklinische autonome Dysfunktion nachgewiesen werden (Flachenecker et al. 2001; Pfeiffer 1999; Singh et al. 1987; Tuck und McLeod 1981).

Weiterhin gelten zur Risikoabschätzung lebensbedrohlicher Arrhythmien folgende Aspekte:

- Bereits stattgehabte Asystolie
- Bradyarrhythmia absoluta

- Bei beatmeten Patienten Vagusreflexe beim Absaugen mit Frequenzen von unter 30/min oder Pausen von über 3 s
- Bekanntes Sick-Sinus-Syndrom
- Sehr stark variierende Herzfrequenz

5.3 Das Holter-EKG und seine wichtigsten Marker

Ist das Holter-Monitoring insbesondere für den Stroke-Workout (► Abschn. 1.2, Detektion von VHF) und in der Synkopendiagnostik (► Abschn. 4.4, Detektion von Rhythmusstörungen) von enormer Bedeutung, so hat es im Zusammenhang mit der Erkrankung GBS vor allem mit Blick auf die Frequenzstarre eine entsprechend hohe Wertigkeit. Dieser Umstand soll im Folgenden näher beleuchtet werden.

▪ ▪ Grundlagen der Heart Rate Variability (HRV)

Bei gesunden Menschen ändert sich die Herzfrequenz ständig (innerhalb gewisser Grenzen). Diese Änderungen werden als Herzfrequenzvariabilität (Heart Rate Variability, HRV) bezeichnet. Das autonome Nervensystem (Sympathikus und Parasympathikus) beeinflusst die Herzfrequenzvariabilität. Die veranlasste schon die **Gelehrten vor über 1000 Jahren** zu dem der Legende nach überlieferten Ausspruch:

> **„Wenn der Herzschlag so regelmäßig wird wie das Klopfen des Spechtes oder das Tropfen des Regens, wird der Patient innerhalb von vier Tagen versterben."**

Im Normalfall sind Parasympathikus und Sympathikus „im Gleichgewicht". Überwiegt der Parasympathikus, kommt es zur Frequenzsenkung, überwiegt der Sympathikus, so kommt es zur Frequenzsteigerung (s. oben). Hierbei ist die Reaktionszeit des Parasympathikus innerhalb eines Herzschlages wesentlich kürzer. Das autonome Nervensystem wirkt sich hauptsächlich auf den Sinusknoten und die AV-Überleitung aus. Deswegen müssen alle Schläge, die ihren Ursprung nicht im Sinusknoten haben, für die HRV-Analyse ausgeschlossen werden. Von besonderem Interesse hingegen sind aufeinanderfolgende Intervalle normaler Schläge (RR-Intervalle bzw. genauer **NN**-Intervalle). Dies bedeutet insbesondere den Ausschluss von

- aberranten Schlägen,
- Schrittmacher-Schlägen,
- langen und kurzen „Sprüngen" (63% und 175% des vorherigen Intervalls),
- Pausen und fehlenden QRS-Komplexen,
- SVES und SVT.

Die Durchführung einer Rhythmusanalyse vor der HRV ist daher zwingend erforderlich. Neben GBS-Patienten liefert eine HRV ebenso prognostisch wertvolle Hinweise für Patienten nach Myokardinfarkt, Diabetikern (autonome diabetische Neuropathie) und Patienten mit sonstigen malignen ventrikulären Arrhythmien.

▪ ▪ Wichtige Parameter

- **Mittleres RR-Intervall [ms]:** Mittelwert aller RR-Abstände
  - Typische Werte: 700-1100 ms
- **SDNN [ms]:** Standardabweichung aller NN-Intervalle (▫ Abb. 5.3, ▫ Abb. 5.4)
  - Normalwerte 141±39 (>100)
  - Pathologische Werte <100

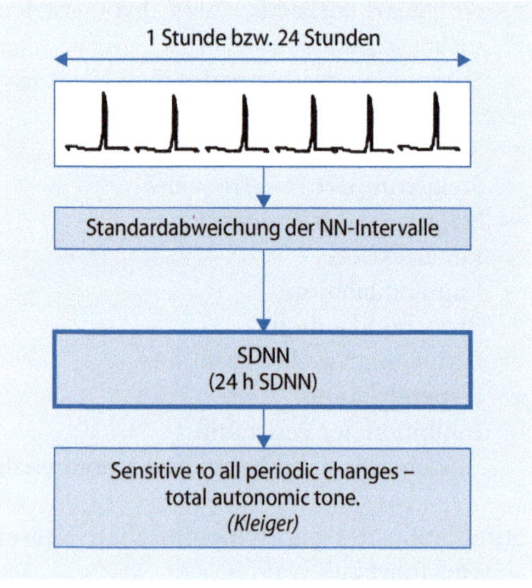

▫ Abb. 5.3 Typische HRV einer 24-h-Holter-Aufzeichnung

Period beginning	Mean RR Interval	sNN50 Increases	sNN50 Decreases	sNN50 Total	sNN6% Increases	sNN6% Decreases	sNN6% Totals	SDNN (ms)	SDNNi	SDANN	RMSSD	Triangle Index	% Analysed
14:23	599	9	16	25	10	17	27	17	11	12	10	4	89
15:00	605	24	28	52	25	37	62	22	12	17	12	7	88
16:00	613	27	31	58	30	43	73	27	13	23	11	6	91
17:00	657	18	27	45	18	28	46	16	10	11	13	3	85
18:00	611	27	18	45	31	43	74	19	8	15	11	4	88
19:00	585	12	18	30	17	23	40	22	12	18	11	7	88
20:00	593	9	12	21	9	17	26	19	9	15	9	4	88
21:00	584	72	14	86	92	68	160	28	11	24	13	6	89
22:00	593	75	21	96	110	45	155	34	12	30	14	5	83
23:00	574	91	46	137	127	96	223	28	14	24	18	6	84
00:00	650	233	218	451	233	295	528	27	17	22	29	5	55
01:00	717	95	151	246	106	151	257	30	22	14	36	4	51
02:00	751	195	356	551	198	357	555	51	46	20	75	6	73
03:00	768	295	516	811	296	519	815	59	58	8	95	4	66
04:00	660	168	321	489	175	329	504	48	33	35	53	5	74
05:00	605	191	312	503	202	333	535	39	29	24	47	8	70
06:00	617	241	225	466	290	292	582	46	26	38	42	9	56
07:00	670	143	199	342	146	210	356	29	22	16	35	7	37
08:00	643	9	7	16	13	9	22	13	8	9	7	4	55
09:00	602	28	34	62	40	48	88	22	13	18	12	6	85
10:00	625	137	172	309	148	222	370	43	21	37	30	10	78

Abb. 5.4 Standardabweichung aller NN-Intervalle (SDNN)

  - Erhöhtes Risiko für plötzlichen Herztod bei Werten <50
- **Triangular-Index** oder auch St. George's Index (Abb. 5.5)
  - Repräsentiert den Grad der Herzfrequenzvariabilität der gesamten Aufzeichnung
  - Unempfindlich gegenüber möglichen Artefakten
  - Pathologische Werte <20
  - Erhöhtes Risiko für plötzlichen Herztod <15

Weitere Marker

- **SDANN [ms]:** Standardabweichung aller 5-Minuten-Mittelwerte (Abb. 5.6)
  - Zeigt langfristige Änderungen
  - Spontanvariabilität der Herzfrequenz über ein **kurzes, nicht von tageszeitlichen Schwankungen** beeinflusstes Intervall
  - Normalwerte: 127±35 (>100)
  - Pathologische Werte <90
  - Erhöhtes Risiko für den plötzlichen Herztod bei Werten <55

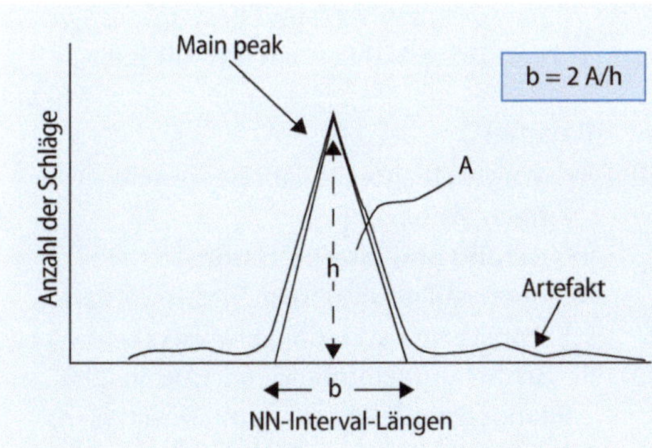

- Ein imaginäres Dreieck wird in die NN-Verteilung projiziert.
- Auftragung x-Achse: NN-Intervall-Längen
- Auftragung y-Achse: Anzahl der Schläge
- TI → NN-Intervall-Variation innerhalb des Dreiecks
- Berechnung: b = 2A/h Mit A: Fläche, h: Höhe, b: Breite

Abb. 5.5 Mathematische Herleitung des Triangular-Index

5

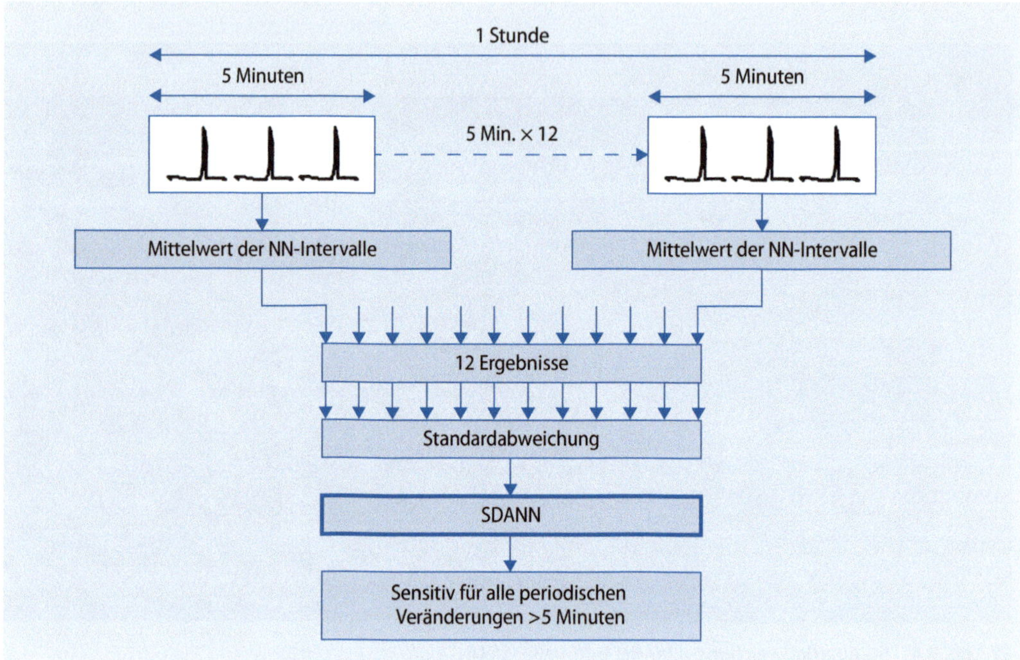

Abb. 5.6 Standardabweichung aller 5-Minuten-Mittelwerte

- **SDNNi [ms]:** Mittelwert der 5-Minuten-Standardabweichungen (Abb. 5.7)
  - zeigt **kurzzeitige Änderungen**
  - Normalwerte >100
- **RMSSD [ms]:** Die Quadratwurzel aus dem Mittelwert der quadrierten Abstände aller benachbarten Schläge
  - Durch die Quadrierung werden **große Differenzen** stärker gewichtet
  - Pathologische Werte <20 ms
- **sNN50:** Anzahl der Intervalle mit mindestens 50 ms Abweichung vom vorangehenden Intervall
  - Kann noch differenziert werden in sNN50-Verlängerungen (durch parasympathischen Einfluss) bzw. sNN50-Verkürzungen (durch sympathischen Einfluss)
  - Normalwerte Tag: 150–250
  - Normalwerte Nacht: 350–450
- **sNN6%:** Anzahl der Intervalle mit mindestens 6% Abweichung vom vorangehenden Intervall
  - „s" steht für standardisiert, da dieser Wert nur für den pro Zeiteinheit auftretenden Prozentsatz von NN-Intervallen berechnet wird

Beispiel 1

- **Vorgeschichte:** 40-jähriger Manager mit ausgeprägter **Stresssymptomatik**
- Erhöhte Herzfrequenz (im Mittel 92/min) bei eingeschränkter Modulation der Herzschlagfolge (HRV-Parameter: SDNN = 20,2 ms; RMSSD = 10,1 ms; pNN50 = 0%)
- Der Befund weist auf eine verminderte parasympathische und gesteigerte sympathische Aktivität hin (Abb. 5.8).

Beispiel 2

- **Vorgeschichte:** 24-jähriger beschwerdefreier Proband
- **Befund und Interpretation:** Herzfrequenzaufzeichnung im Sitzen während Applikation von ruhiger Musik (1–2), schneller Taktatmung mit 12/min (2–3), langsamer Taktatmung mit 6/min (3–4) und „Kopfrechnen-Stressbelastung" (4–5). Relativ typischer Kurvenverlauf, der den

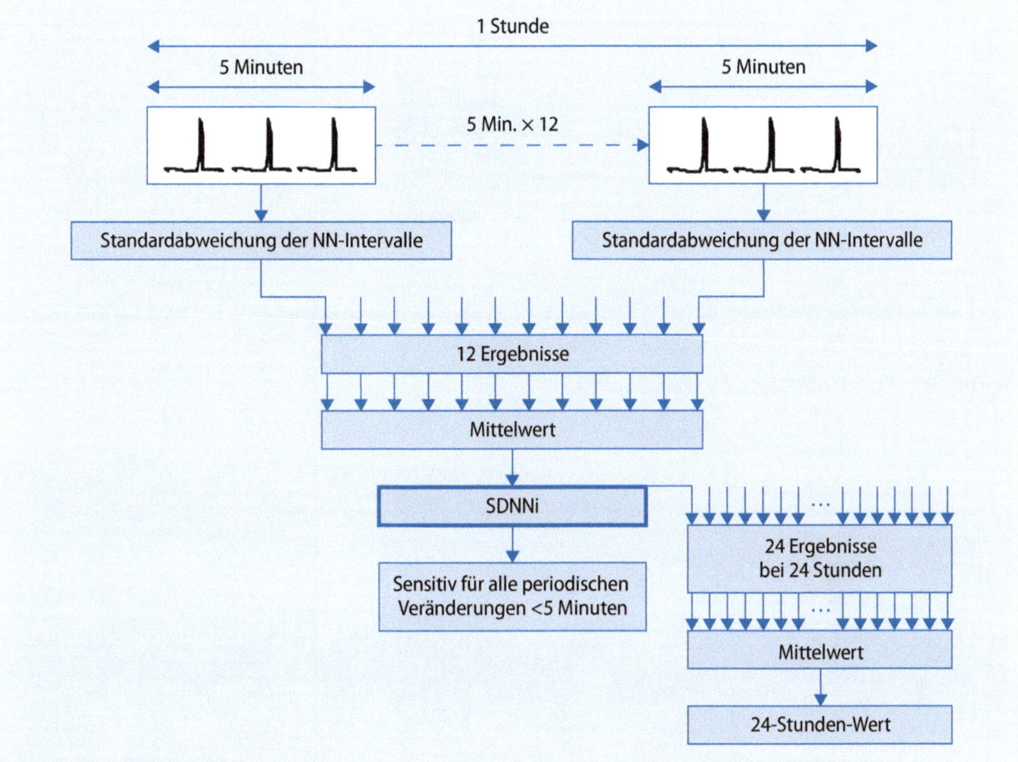

Abb. 5.7 Mittelwert der 5-Minuten-Standardabweichungen (SDNNi)

Einfluss interner (Atmung) und externer (Rechenanforderung) Modulatoren der HRV widerspiegelt.
Abschnittweise Beschreibung des Kurvenverlaufes:

- (1–2) Deutliche Ausprägung der HRV (RMSSD = 37 ms) bei einer HF von 67/min, entsprechend einer relativen Parasympathikusdominanz
- (2–3) Leichter Anstieg (RMSSD = 42 ms) und atmungsbezogene Rhythmisierung der HRV
- (3–4) Weitere atemsynchrone Zunahme der HRV (RMSSD = 72/min) bei deutlich erkennbarer respiratorischer Sinusarrhythmie in Folge koordinierter Rhythmizität
- (4–5) Zunächst Anstieg-Abfall-Wiederanstieg der Herzfrequenz als Zeichen adaptiver Prozesse an den Stressor „Rechnen". Hernach sinkende HF bei leicht reduzierter HRV (22 ms), was durch erhöhten Sympathikotonus bei gleichzeitig vermindertem Parasympathikotonus erklärt wird.

- **Empfehlung:** Keine spezielle Therapie nötig aufgrund des Normalbefundes – das Herz reagiert flexibel mit, wie dieser Versuch zeigt (Abb. 5.9).

Darstellungsform Histogramm

Eine ebenso aussagekräftige Darstellungsform der HRV ist das Histogramm (Abb. 5.10). In einem Verlaufsdiagramm wird hierbei gezählt, wie viele der Herzschläge in eine bestimmte Frequenzkategorie fallen. Bei einer hohen HRV verteilen sich die Herzschläge gleichmäßig über möglichst viele Klassen. Unter starker Belastung oder bei gestörter autonomer Funktion verschiebt sich die vegetative Balance und die HRV schränkt sich auf einige, wenige Klassen ein.

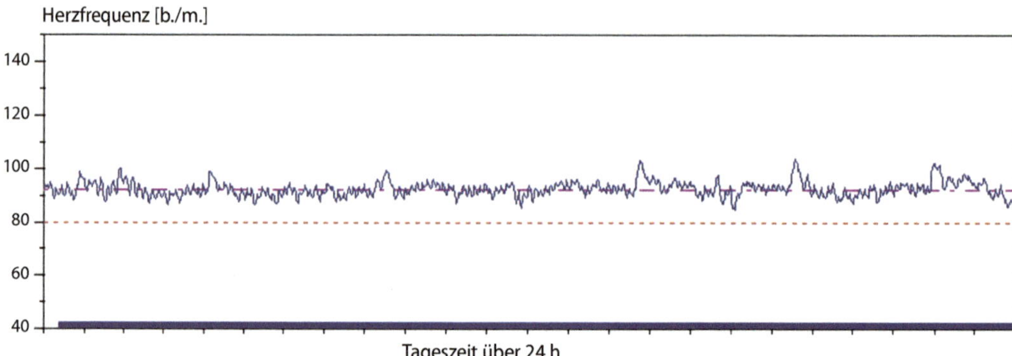

Abb. 5.8 Frequenzanalyse zum Fallbeispiel 1

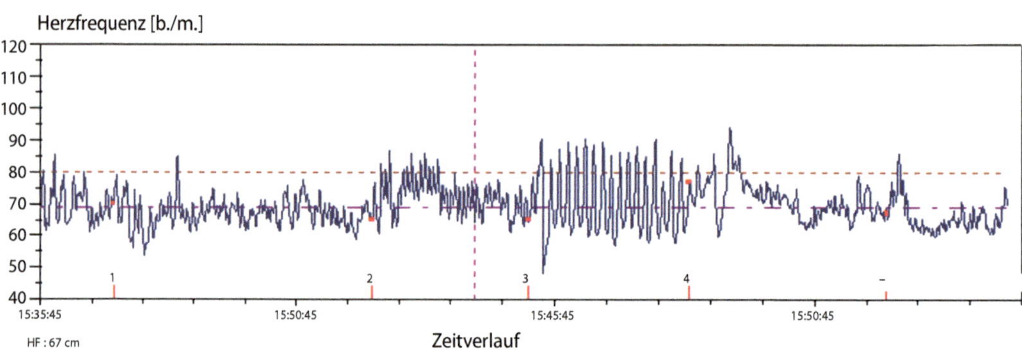

Abb. 5.9 Frequenzanalyse zum Fallbeispiel 2

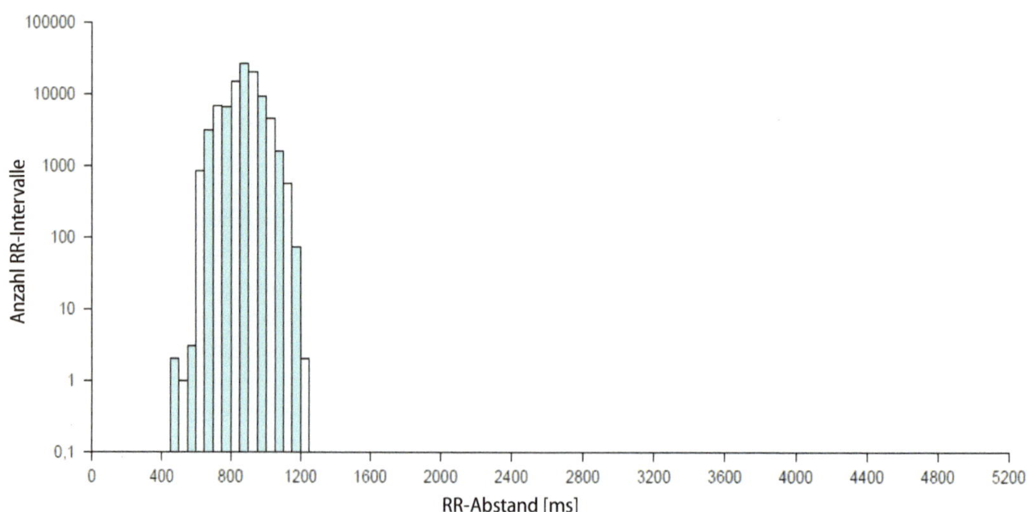

Abb. 5.10 Frequenzhistogramm; im Beispiel deutliche Stauchung der Gauß'schen Normalverteilung als Hinweis auf eine eingeschränkte Frequenzmodulation

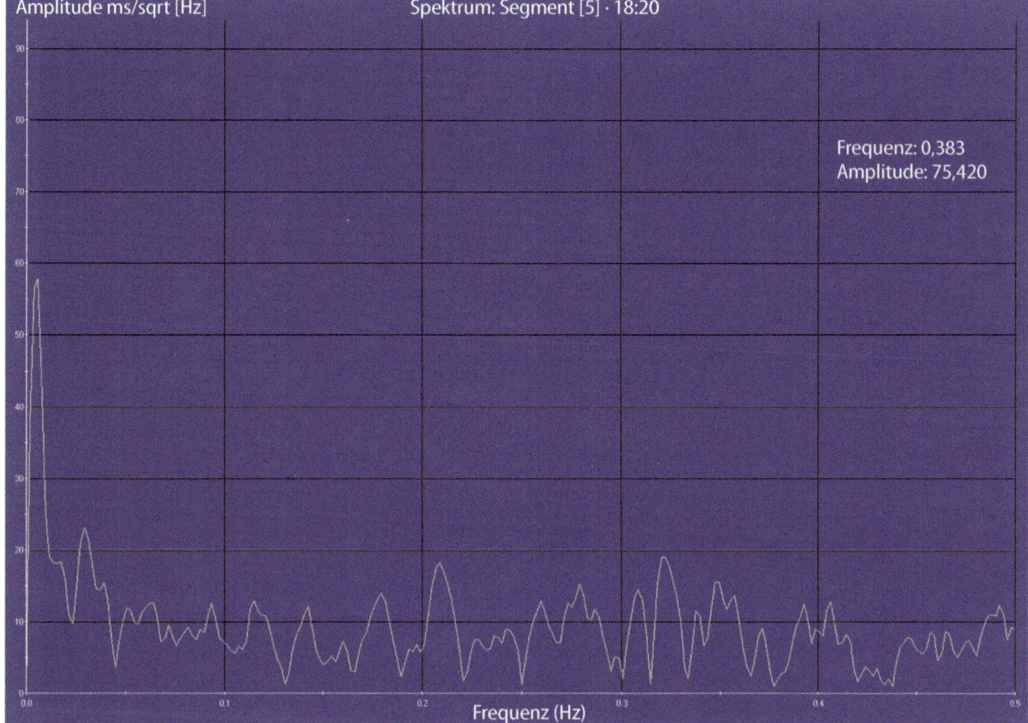

Abb. 5.11 Beispiel einer Spektralanalyse

Spektralanalysen

Die HRV-Analyse ist sowohl im Zeitbereich (Time Domain) als auch als Spektralanalyse im Frequenzbereich (Frequency Domain) möglich. Durch Spektralanalyse wird eine Folge von Datenwerten aus dem Zeitbereich in eine Folge von Frequenzwerten umgewandelt. Die Spektralanalyse soll die unterschiedlichen Einflüsse des Sympathikus und des Parasympathikus auf den Herzrhythmus differenzieren (Abb. 5.11).

Der Parasympathikus spiegelt sich vor allem in „mehr" HF(„high frequency")-Aktivität wider. Der Sympathikus spiegelt mehr LF („low frequency") bzw. VLF(„very low frequency")-Aktivität wider. Das Verhältnis zwischen sympathischer und parasympathischer Aktivität (LF/HF) liegt bei 1,5–2,0 in der Norm. Wenn die LF/VLF-Aktivität einseitig überwiegt, drohen Herzrhythmusstörungen.

5.4 Bedeutung der Frequenzstarre

Die asiatische Weisheit aus ► Abschn. 5.3 zeigt zwei wesentliche Aspekte der Frequenzstarre auf: Zum einen weist die Frequenzstarre eine erhöhte Anfälligkeit für Rhythmusstörungen auf, insbesondere wenn Extrasystolen in die Refraktärperiode fallen. Besonders ungünstig ist in diesem Zusammenhang das Vorliegen eines Long-QT-Syndroms (QTc-Zeit über 450 ms bei Männern und 470 ms bei Frauen). Im Rahmen des GBS verläuft die häufigste Form, die persistierende Sinustachykardie jedoch meist harmlos. Tachykarde Rhythmusstörungen wie VHF oder Kammertachykardien, die hierdurch provoziert würden, sind allenfalls in Einzelfallberichten beschrieben und nicht systematisch untersucht (Pfeiffer 1999; Flachenecker et al. 2001). Auf die Bedeutung der QTc-Zeit wird nochmal in ► Abschn. 7.6 in Zusammenhang mit der neurologisch spezifischen Medikation und deren kardialen Auswirkungen eingegangen. Von wesentlich größerer Bedeutung ist jedoch die vagale Überreaktion.

5.5 Vagale Überreaktion

Im Gegensatz zu den oben beschriebenen Veränderungen sind also vagal vermittelte Bradykardien von großer klinischer Relevanz, die nicht selten in eine Asystolie münden und den notfallmäßigen Einsatz von Atropin (z. B. 3 mg i.v. zur vollständigen Vagolyse) notwendig machen. Auch kann der Einsatz eines temporären Schrittmachers erwogen werden, wenn bedrohliche Bradykardien bereits in häufiger Folge auftreten. Die temporäre Schrittmacherstimulation kann transkutan bei analgosedierten Patienten mit Hilfe von Klebeelektroden erfolgen oder auch mit Hilfe von transjugulär (vornehmlich V. jugularis interna rechts) einschwemmbaren Systemen. Bei weichen Elektroden kann dies im intensivmedizinischen Kontext einfach bettseitig und ohne Durchleuchtung durchgeführt werden. Die Häufigkeit von signifikanten Bradykardien, die medikamentöse oder technische Interventionen erfordern, liegt bei GBS-Patienten zwischen 7 und 34% (Flachenecker et al. 2001). Hierbei scheint es keine Rolle zu spielen, ob es sich um einen beatmeten oder spontan atmenden Patienten handelt.

Die pathophysiologische Grundlage der vagalen Überreaktion ist in einer Hypersensibilisierung der hirnstammnahen Vaguskernregionen zu sehen, deren Efferenzen über den Tractus solitarius vermittelt werden. Diese Hypersensibilisierung ist primär durch eine fehlende Modulation des autonomen Nervensystems im Rahmen der Grunderkrankung GBS zu sehen. Die Prognose hängt von dem spontanen Verlauf der Erkrankung ab. Nur selten sind dauerhafte Schrittmacherimplantationen nötig. Passagere Schrittmacherapplikationen, z. B. in der Akutphase der Erkrankung, können in vielen Fällen leicht im intensivmedizinischen Kontext durchgeführt werden. Bei analgosedierten Patienten sind transkutane Klebelektroden möglich oder auch transvenöse Sonden, die meist über eine transjuguläre Schleuse eingeschwemmt werden können (◘ Abb. 5.12).

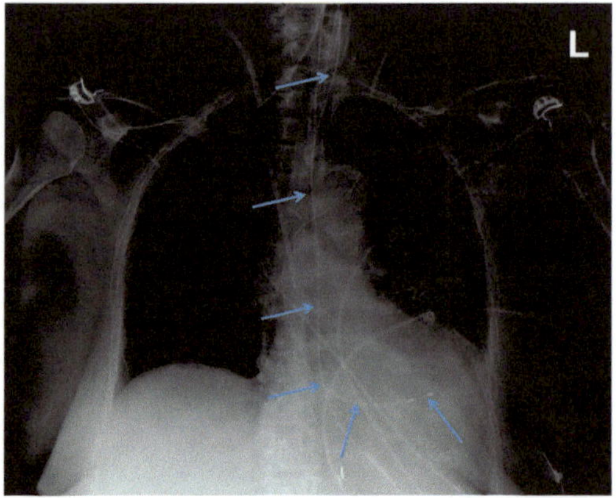

◘ **Abb. 5.12** Röntgen-Thoraxübersicht nach Anlage eines über eine V.-jugularis-interna-Schleuse eingeschwemmten transvenösen Schrittmachersystems

▪▪ Der kardiovaskuläre Risikofaktor Adipositas und das vegetative Nervensystem

Auch die Adipositas bewirkt ein Ungleichgewicht von Sympathikus und Parasympathikus. Der hierbei meist erhöhte Sympathikotonus stimuliert die Lipolyse und vermindert durch Vasokonstriktion die Perfusion. Gerade Letzteres trägt zur Verschärfung einer autonomen Dysfunktion bei. Ferner ist die Adipositas ein unabhängiger Risikofaktor für periphere Polyneuropathien (▶ Abschn. 5.1). Da sensorische Nervenendigungen nicht durch die Blut-Nerven-Schranke geschützt werden, sind sie für toxische Einflüsse besonders anfällig. Hier führt die zunehmende Konzentration an freien Fettsäuren zu einer entzündlich getriggerten axonalen Degeneration und somit zur Polyneuropathie. Dies geschieht unabhängig von der Entwicklung eines Diabetes. Diese Veränderungen sind reversibel und können durch Kalorienrestriktion und Lebensstilmodulation günstig beeinflusst werden. Ebenso günstig wirken sich bariatrisch chirurgische Eingriffe aus (O'Brien et al. 2017).

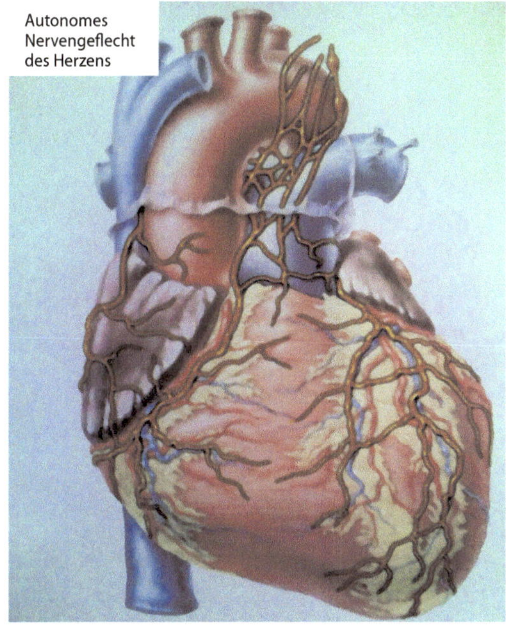

Abb. 5.13 Autonomes Herznervengeflecht. Die totale Denervierung erfolgt zunächst durch die chirurgische Absetzung des Spenderorgans

5.6 Das denervierte Herz – Z. n. Herztransplantation

Nachdem mit dem implantierten Transplantat bei orthotoper Transplantation zunächst eine totale autonome Denervierung – artefizielle Kardioneuropathie – verbunden ist, lohnt im Kontext der autonomen Neuropathien und ihrer kardiologischen Konnotationen ein Blick auf diesen speziellen Aspekt (Abb. 5.13):

Häufige klinische Phänomene sind zunächst starrfrequente Bradykardien oder auch eine erhöhte Ruhefrequenz. Bradykarde Rhythmusstörungen können zunächst mit den epikardialen Schrittmacherelektroden, die zum Ende des operativen Eingriffs angelegt wurden, meist mühelos behandelt werden (Abb. 5.14).

Auch in der längeren Phase nach Transplantation ist der Frequenzanstieg unter Belastung oftmals noch verzögert und auch die Erholungsphase dauert länger. Hier ist systematisches, langsam steigerbares Ausdauertraining die wirksamste Therapie. Im Hinblick auf medikamentöse Therapieansätze ist insbesondere in

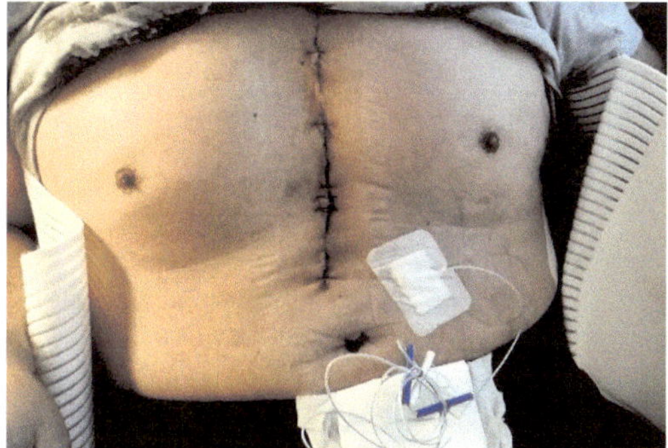

Abb. 5.14 Intraoperativ angelegte epikardiale Schrittmacherelektroden, perkutan ausgeleitet, konnektierbar mit einem externen Impulsgeber. Z. n. orthotoper Herztransplantation

der Frühphase zu bedenken, dass Substanzen wie Atropin, Nifedipin oder Hydralazin keine nennenswerten Effekte hervorrufen. Im Rahmen von Abstoßungskrisen können bradykarde Episoden bedrohliche Ausmaße annehmen, sodass u. U. dauerhafte Schrittmacherimplantationen nötig werden.

Im Spätverlauf (meist nach Ablauf von 12 Monaten) nach Transplantation ist eine Reinnervation möglich, was vor allem an der Normalisierung der HRV abgelesen werden kann. Der bildgebende Nachweis erfolgt mittels Myokardszintigrafie mit Hilfe radioaktiv markierter Katecholaminanaloga (z. B. 11C-Hydroxyephedrin) (Bengel et al. 1999). Die Reinnervation scheint von anterobasal nach apikal fortzuschreiten. Hierdurch könnte auch der oftmals fehlende Nachweis der Reinnervation in apikal entnommenen Myokardbiopsien erklärt werden (Schmid et al. 2009).

Zusammenfassung

Das GBS ist eine akute motorische immunvermittelte Neuropathie. Diese betrifft in vielen Fällen auch das autonome Nervensystem. Daher kann es wie bei den anderen Formen von Polyneuropathien zu einer kardialen Beteiligung kommen. Diese ist vor allem wegen der vagalen Überreaktion mit der Möglichkeit der Asystolie gefürchtet. Wichtigstes diagnostisches Element ist das Langzeit-EKG mit der Analyse der Herzfrequenzvariabilität.

Literatur

Bengel FM, Ueberfuhr P, Ziegler SI et al. (1999) Serial assessment of sympathetic reinnervation after orthotopic heart transplantation. A longitudinal study using PET and C-11-hydroxyephedrine. Circulation 99: 1866–1871

DGN – Deutsche Gesellschaft für Neurologie (2015) Therapie akuter und chronischer immunvermittelter Neuropathien und Neuritiden. https://www.dgn.org/images/red_leitlinien/LL_2014/PDFs_Download/030130_LL_Neuritiden_Neuropathien.pdf. Zugegriffen: 25.11.2017

Flachenecker P, Wermuth P, Hartung HP et al. (1997) Quantitative assessment of cardiovascular autonomic function in Guillain-Barré syndrome. Ann Neurol 42: 171–179

Flachenecker P, Toyka KV, Reiners K (2001) Herzrhythmusstörungen beim Guillain-Barré-Syndrom. Eine Übersicht zur Diagnostik einer seltenen, aber potentiell lebensbedrohlichen Situation. Nervenarzt 72: 610–617

Mäurer M (2017) Diagnostik und Behandlung des Guillain-Barré-Syndroms. Neurologe Psychiater 18: 38–41

Pfeiffer G (1999) Dysautonomie beim Guillain-Barré-syndrome. Nervenarzt 70: 136–148

O'Brien PD, Hinder LM, Callaghan BC et al. (2017) Neurological consequences of obesity. Lancet Neurol 16: 465–477

Schiebler T, Schmidt W (1987) Anatomie. Springer, Berlin Heidelberg

Schmid C, Hirt S, Scheld HH (2009) Leitfaden Herztransplantation. Steinkopff, Wiesbaden, S 160–162

Singh NK, Jaiswal AK, Misra S et al. (1987) Assessment of autonomic dysfunction in Guillain-Barré-syndrome and its prognostic implications. Act Neur Scand 75: 101–105

Tuck RR, McLeod JG (1981) Autonomic dysfunction in Guillain-Barré-syndrome. J Neurol Neurosurg Psychiatry 44: 983–990

Kardiologische Aspekte bei Patienten mit hirnorganischen Anfallsleiden

J. Litmathe, *Neuro-Kardiologie*
https://doi.org/10.1007/978-3-662-57644-1_6

6.1 Allgemeine Bemerkungen zu hirnorganischen Anfallsleiden

▪▪ Klinische Erscheinungsformen von epileptischen Anfällen

Die ätiologische Einordnung passagerer Vigilanzstörungen ist insgesamt eine fachübergreifende Fragestellung und bleibt in vielen Fällen trotz umfangreicher Diagnostik ungeklärt. Aus neurologisch-kardiologischer Betrachtung ist insbesondere die Abgrenzung zwischen epileptischen und nichtepileptischen Anfallsereignissen bzw. Bewusstseinstrübungen sonstiger Genese relevant. Bei Letzteren sind insbesondere Synkopen, vor allem auch kardiogene Synkopen, und psychogene Anfälle als wichtigste Differenzialdiagnosen zu nennen. Daneben bestehen noch die qualitativen und quantitativen Bewusstseinsstörungen auf dem Boden metabolischer oder medikamenteninduzierter Ursachen. Diagnostisch sind dabei primär die klinische Einschätzung sowie die Eigen- und Fremdanamnese für die Einordnung des Krankheitsbildes entscheidend. In einigen Fällen ist es jedoch auch für erfahrene Mitarbeiter schwierig, ein beobachtetes Ereignis differenzialdiagnostisch sicher zuzuordnen. Das liegt zum einen daran, dass sich die Krankheitsbilder wie im Falle einer konvulsiven Synkope und eines generalisierten tonisch-klonischen Anfalls klinisch stark ähneln können. Andererseits gibt es insbesondere bei den epileptischen Anfällen sehr variable Ausprägungen: So können die Anfälle zwischen nur Sekunden andauernden kurzen Abwesenheitsphasen bis hin zu komplexen Bewegungs- und Bewusstseinsstörungen variieren.

Grundsätzlich ist ein einmaliger epileptischer Anfall (Krampfanfall) auch nicht mit einer Epilepsie als komplexes Krankheitsbild gleichzusetzen. Ein epileptisches Anfallsereignis ist zunächst eine unspezifische Reaktion des Nervensystems und kann durch verschiedenste Faktoren provoziert werden, ohne dass z. B. eine tiefgreifende Hirnschädigung vorliegt. Insgesamt liegt die Wahrscheinlichkeit, im Laufe des Lebens einen einmaligen epileptischen Anfall zu erleiden, sogar bei bis zu 5% (Holthausen 1994). Zu den Provokationsfaktoren zählen u. a. ausgeprägter Schlafentzug, Alkoholentzug, Fieber oder die Einnahme bestimmter Medikamente (z. B. Theophyllin, bestimmte Antibiotika, z. B. Ciprofloxacin aus der Gruppe der Chinolone, oder Neuroleptika, s. unten).

Von einer Epilepsie hingegen spricht man, wenn mehr als ein nicht provozierter epileptischer Anfall aufgetreten ist oder bereits beim ersten epileptischen Anfall eine eindeutige Ursache wie z. B. ein Hirntumor gefunden wurde (Elger et al. 2012).

Epilepsien und die damit verbundenen Anfälle werden einerseits nach der Ursache und andererseits nach dem Ursprungsort unterteilt (Berg et al. 2010). Ätiologisch unterscheidet man zwischen „symptomatischen" bzw. „metabolisch/strukturellen" Epilepsien, die z. B. durch Hirninfarkte, Schädel-Hirn-Traumata oder metabolische Erkrankungen induziert sind, und „idiopathischen" oder „genetischen" Epilepsien, bei denen ein oder mehrere genetische Defekte als Auslöser angenommen werden (Beispiel: Absence-Epilepsien). Letztere sind in den meisten Fällen nur im Kindesalter relevant. Außerdem gibt es noch eine dritte Gruppe: die „kryptogenen" Epilepsien. Hier lässt sich keine Ursache finden, sodass keine Zuordnung zu den ersten beiden Gruppen erfolgen kann. Wahrscheinlich liegt in den meisten Fällen eine symptomatische Epilepsie vor. Das Wort kryptogen bedeutet „versteckte Ursache" und lässt anklingen, dass eine spezifische Ursache (z. B. Gendefekt) hoch wahrscheinlich ist, jedoch mit den derzeitigen technischen Möglichkeiten noch nicht nachgewiesen werden kann (◘ Tab. 6.1).

Bezüglich des Ursprungsortes unterscheidet man zwischen fokalen Epilepsien, bei denen der Anfall in einer definierten Region des Gehirns generiert wird, und generalisierten Epilepsien, wo beide Großhirnhemisphären direkt betroffen sind.

Symptomatische und idiopathische Epilepsien können jeweils sowohl fokal als auch generalisiert entstehen, wobei idiopathische Epilepsien eher generalisierte Anfallsmuster und

Tab. 6.1 Einteilung von Epilepsien nach Ursache und Ausgangsort

		Fokale Formen	Generalisierte Formen
Idiopathische Epilepsien	Bekannter oder angenommener genetischer Defekt, epileptische Anfälle sind klinisches Symptom	Eher seltene Formen, die zumindest der Neurologe kennen sollte: z. B. Rolando-Epilepsie, bestimmte Temporal- und Frontallappenepilepsien	Meist im Kindesalter: z. B. Absence-Epilepsie, bestimmte Fieber- und Neugeborenenkrämpfe
Symptomatische Epilepsien	Strukturelle Veränderung bzw. Grunderkrankung im zentralen Nervensystem liegt vor	Strukturelle Schäden durch z. B.: Hirninfarkt, intrazerebrale Blutung, Schädel-Hirn-Trauma, Enzephalitis, Meningitis, Geburtstraumata	Stoffwechselstörungen, Hypoxie, Enzephalitis, Hirnentwicklungsstörungen, haben je nach Anfallsart Einzelnamen: z. B. Lennox-Gastaut-Syndrom
Kryptogene Epilepsien	Ursache unklar, wahrscheinlich liegt eine symptomatische Genese vor, noch nicht nachgewiesen	Wahrscheinlich in den meisten Fällen fokale Formen	

symptomatische Epilepsien eher fokale Anfallsmuster zeigen.

Das klinische Erscheinungsbild eines epileptischen Anfalls richtet sich danach, in welchem Bereich des Gehirns das Ereignis generiert wird. Prinzipiell können sowohl fokale als auch generalisierte Anfälle ein sehr variables klinisches Bild verursachen. Folgende zählen zu den häufigsten Anfallsarten:

▪ Generalisierter tonisch-klonischer Anfall (Grand Mal)

Der klassische generalisierte tonisch-klonische Anfall (GTKA = Grand Mal) ist klinisch gekennzeichnet durch eine initiale tonische Phase. Hierbei kommt es zu einer Versteifung bzw. Verkrampfung der Muskulatur. Häufig ist zu Beginn ein Stöhnen oder Schreien zu hören, welches durch die Kontraktion des Zwerchfells generiert wird. Die Patienten werden außerdem oft zyanotisch, da die tonische Phase keine Atemexkursionen erlaubt und daher auch für die Mitreaktion von Herz und Kreislauf von äußerstem Interesse ist. Im Anschluss setzt dann die klonische Phase ein, die gekennzeichnet ist durch einen Wechsel von Anspannung und Erschlaffen der Muskulatur, was vom (Laien-)Beobachter häufig als „Krampfen" oder „Zucken" beschrieben wird. Dabei kommt es durch den vermehrten Speichelfluss zur Schaumbildung vor dem Mund. Die Augen sind in dieser Phase in der Regel geöffnet und eventuell verdreht. Die Pupillen sind weit und zeigen nur eine schwache Lichtreaktion. Die Anfälle dauern zumeist nicht länger als 2 Minuten. Die Zeit des Anfalls nennt man auch iktale oder iktuale Phase.

Nach Sistieren des Anfalls besteht bei den Patienten in der postiktalen Phase zunächst eine ausgeprägte Vigilanzstörung. Die Patienten können anfangs kaum erweckbar sein. Im Verlauf besteht häufig zunächst eine Verwirrtheit und psychomotorische Verlangsamung, der sog. postikt(u)ale Dämmerzustand. Teilweise sind die Patienten auch agitiert bis aggressiv. Bezüglich des Ereignisses besteht eine Amnesie. Am Folgetag wird gehäuft über Muskelschmerzen berichtet.

▪ Einfach-fokale Anfälle

Einfach-fokale Anfälle gehen nicht mit einer Bewusstseinsstörung einher. Die motorischen Entäußerungen können in Form von Myoklonien (vereinzelte eher unregelmäßige Muskelkontraktionen), klonischen Anfällen (regelmäßiges Auftreten von Myoklonien) und tonischen Anfällen (anhaltende Muskelkontraktion) auftreten (Gellner und Fritsch 2013). Die Entäußerungen beginnen zumeist in der Hand und breiten sich dann auf weitere proximale Muskelgruppen aus. Man nennt einen solchen Anfallsablauf einen „Jackson-March", benannt nach dem englischen Neurologen John H. Jackson (1835–1911). Teilweise haben die Jackson-Anfälle die Tendenz zur Generalisierung im Sinne eines Grand Mal. Die klinische Symptomatik eines Jackson-Anfalls kann auch aus sensiblen Symptomen wie Kribbeln und Taubheitsgefühlen bestehen. Einfach-fokale Anfälle können außerdem sensorische, akustische, visuelle oder aphasische Symptome aufweisen. Es können teilweise auch lediglich Gesichtsfeldausfälle oder besondere Riech- und Hörwahrnehmungen auftreten.

Komplex-fokale Anfälle

Komplex-motorische Anfälle gehen definitionsgemäß mit einer Bewusstseinsstörung einher. Teilweise bestehen ausgeprägte Vigilanzstörungen bis hin zum Sopor oder Koma, teilweise sind die Patienten aber auch wach, jedoch verwirrt und psychomotorisch verlangsamt. Häufig bestehen motorische Automatismen, die in Form von Schmatzen, Schlucken, Lippenlecken oder Nesteln auftreten. Es können jedoch auch komplexere motorische Abläufe wie z. B. Gegenstände-Rücken auftreten. Die Abgrenzung zu psychiatrischen Verhaltensstörungen bzw. dissoziativen Anfällen ist dabei teilweise sehr schwierig. Viele fokale Anfälle können sich im Verlauf zu einem sekundär generalisierten tonisch-klonischen Anfall entwickeln.

Absencen

Absencen sind mit klinischer Symptomatik kurzzeitiger Bewusstseinsstörungen eventuell in Kombination mit dezenten motorischen Symptomen von komplex-fokalen Anfällen häufig nicht zu unterscheiden. In vielen Fällen treten mehrere Absencen kurz hintereinander auf. Ätiologisch liegt bei der dazugehörigen Absence-Epilepsie eine generalisierte idiopathische Epilepsie vor.

Status epilepticus

In der Regel sistieren epileptische Anfälle spontan und ohne therapeutische Intervention. Im Fall eines Persistierens des Anfalls spricht man von einem Status epilepticus.

Bei einem Grand Mal spricht man ab einer Dauer von 5 Minuten von einem generalisierten tonisch-klonischen Status epilepticus. Dieser liegt ebenso vor, wenn mehrere Grand Maux innerhalb von 5 Minuten nacheinander auftreten, ohne dass das Bewusstsein zwischenzeitlich wiedererlangt wird.

Ab diesem Zeitpunkt sinkt erfahrungsgemäß die Wahrscheinlichkeit eines spontanen Sistierens. Da es beim Grand-Mal-Status bereits nach ca. 30 Minuten im Rahmen eines Hirnödems zu irreversiblen neuronalen Schädigungen kommen kann und häufig systemische Komplikationen wie Ateminsuffizienz, metabolische Azidose (► Abschn. 6.4), Nierenversagen und Rhabdomyolyse auftreten, ist ein rasches und zielgerichtetes therapeutisches Handeln geboten (Meldrum und Brierly 1973; Walton 1993).

Ein generalisierter tonisch-klonischer Anfallsstatus ist immer ein absoluter Notfall und muss intensivmedizinisch behandelt werden. Hier ergeben sich für den weiteren Verlauf die wesentlichen Berührungspunkte zu Herz und Kreislauf.

Bei allen anderen Statusformen spricht man dagegen erst nach 30 Minuten von einem Status epilepticus. Klinisch relevant ist dabei bei den generalisierten Formen vor allem der Absence-Status und bei den fokalen Formen der einfach- und komplex-fokale Anfallsstatus. Bei den einfach-fokalen Anfällen gibt es Statusformen, die therapierefraktär sind und über Monate bis Jahre andauern (sog. Kojevnikoff-Anfälle).

Bei den fokalen Statusformen sowie auch den nichtkonvulsiven generalisierten Statusformen geht man davon aus, dass es zu keiner neuronalen Schädigung kommt, weshalb eine Therapie möglichst komplikationsarm gestaltet werden sollte (Rosenow et al. 2012). Auch für die kardiovaskuläre Beteiligung sind letztlich nur der generalisierte Status und der Grand Mal von Bedeutung.

Tab. 6.2 Differenzialdiagnostisch wichtige Charakteristika: Epilepsie, Synkope, psychogener Anfall. (Mod. nach Elger et al. 2012)

	Epileptischer Anfall	Psychogener Anfall	Synkopales (konvulsives) Ereignis
Augen	Offen, starr, verdreht	Geschlossen, häufig zusammengekniffen	Offen und nach oben gerichtet
Dauer	Meist <2 Minuten	Meist >2 Minuten	Meist <1 Minute
Anfallsphänomene	Variabel, bei einzelnen Patienten laufen Anfälle häufig identisch ab	Irreguläre und häufig undulierende Bewegungen, areaktives Verhalten	Asynchrone Myoklonien, eher Gesichtsblässe statt Zyanose
Postiktaler Verlauf	Schläfrig, verlangsamt, Reorientierung verzögert, Muskelkater (Folgetag)	Reorientierung häufig verzögert	Rasche Reorientierung, rasche Wachheit

Differenzialdiagnose

Hier ist im kardiologischen Kontext insbesondere die Abgrenzung zu Synkope wichtig. Tab. 6.2 zeigt auch zur Abgrenzung zu psychogenen Anfällen die jeweils wichtigsten Charakteristika.

Aus der Anamnese kann die Einnahme folgender krampfschwellensenkender Medikamente wegweisend sein:

- Theophyllin
- Opiate bzw. deren Auslass
- Antidotgaben von Naloxon oder Flumazenil, z. B. bei Narkoseüberhang oder nach Intoxikationen mit Opiaten oder Benzodiazepinen
- Methylphenidat
- Kontrastmittel
- Neuroleptika
- (vor allem trizyklische) Antidepressiva
- Antibiotika (Penicilline, Carbapeneme, Isoniazid, Chinolone)
- Baclofen

Ferner sind Elektrolytentgleisungen, Schlafentzug, Opiatentzug, Fieber, thyreotoxische Krisen, Alkoholentzug oder auch übermäßiger Alkoholkonsum krampffördernd (s. oben).

Zu dem wichtigsten **diagnostischen Tool**, dem EEG, sei auf die einschlägigen Lehrbücher der Neurologie verwiesen. Die Erläuterung der dezidierten Diagnosesicherung ist nicht Gegenstand dieser neurokardiologischen Abhandlung.

Ebenso vielschichtig sind die therapeutischen, vor allem medikamentösen Optionen, die hier nur kurz zusammengefasst werden sollen. Da die höchste kardiale Relevanz ausschließlich hiervon ausgeht, soll für den generalisierten tonisch klonischen Anfall/Status hier ein Stufenschema, wie im eigenen Hause verwendet, dargestellt werden (Abb. 6.1).

6.2 Stresskardiomyopathie (Tako-Tsubo)

Definitionsgemäß handelt es sich bei der Tako-Tsubo-Kardiomyopathie (syn. Stresskardiomyopathie, Erstbeschreibung durch Sato et al. 1990) um eine eigenständige Form der Kardiomyopathie, die im Zusammenhang mit Stresssituationen wie schwerer Sepsis, Hirnblutung, Polytrauma, generalisiertem tonisch-klonischem Anfall oder nach **Status epilepticus** (seltener auch im Zuge starker emotionaler Belastung) auftritt und mit den typischen Symptomen einer Myokardischämie einhergeht. Besonders charakteristisch ist hierbei eine meist vollständig reversible apikale und/oder mittventrikuläre Akinesie des linken Ventrikels bei hyperkontraktilen Anteilen der Herzbasis. Die Koronarangiografie ist unauffällig. Das apikale

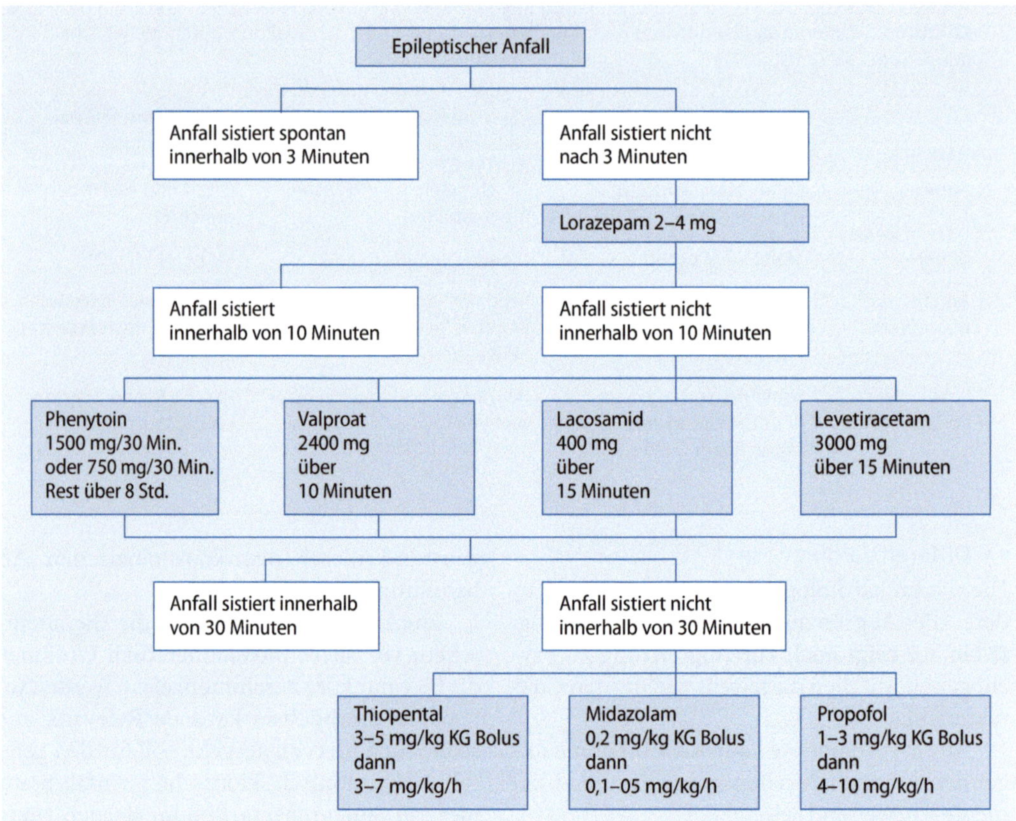

Abb. 6.1 Medikamentöses Stufenschema für den generalisierten, tonisch-klonischen Status epilepticus bei einem normgewichtigen Patienten. Zum Einsatz von Phenytoin (auch wirksam als Klasse-I-B-Antiarrhythmikum, Natriumkanalblocker) ist die negativ chronotrope, dromotrope und vor allem inotrope Wirkung bei kardial vorerkrankten Patienten von Bedeutung. Bei gleichzeitiger Einnahme von AV-Knoten-wirksamen Kalziumantagonisten kann es zu einer Wirkverstärkung mit Hemmung der AV-Überleitung kommen. Auch bei Sick-Sinus-Syndrom und insbesondere bei bekanntermaßen eingeschränkter LV-Funktion sollte der Einsatz vermieden werden.

und mittventrikuläre Ballooning, das eindrücklich in der Laevokardiografie darstellbar ist, erinnert an die in Japan verwendeten Tako-Tsubo-Tintenfischfallen, die für dieses Krankheitsbild namensgebend sind. Die Bildgebung kann echokardiografisch oder auch im Kardio-CT sowie Kardio-MRT bestätigt werden (Abb. 6.2, Abb. 6.3, Abb. 6.4).

Der apikale Typ der Stresskardiomyopathie mit seinen oben beschriebenen pathologisch anatomischen Charakteristika ist mit über 80% am weitaus häufigsten anzutreffen. Weiterhin werden der isoliert mittventrikuläre Typ (14,6%), eine basale (also invers zur apikalen Ausprägung) Form (2,2%) sowie ein fokaler Typ (1,5%) unterschieden (Templi et al. 2015).

Ursächlich ist eine überschießende Ausschüttung von Stresshormonen durch eine Überreaktion des autonomen Nervensystems, hier vor allem Adrenalin und Noradrenalin sowie Metanephrine, wie sie eben z. B. auch nach Grand-Mal-Entäußerungen beobachtet wird. Neben den oben beschriebenen Stressoren sind ähnliche Phänomene ebenso bei Patienten mit Phäochromozytom bekannt. Postuliert werden dürfen Vasospasmen der Koronararterien, die eine reversible Myokardinsuffizienz provozieren. Der Katecholaminspiegel bei Tako-Tsubo-

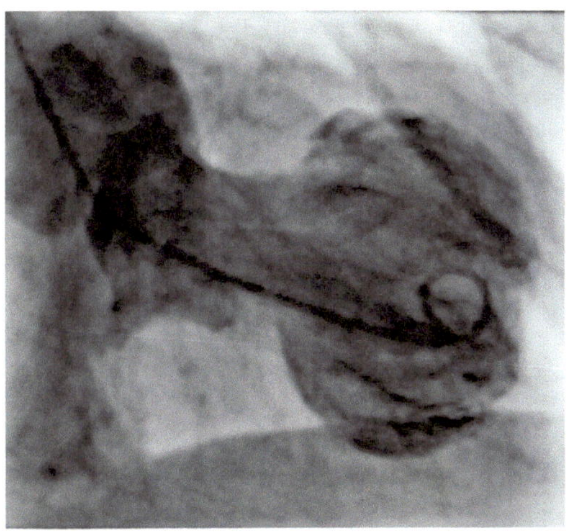

Abb. 6.2 LV-Angiografie. Ausgeprägtes mittventrikuläres und vor allem apikales Ballooning bei einem Patienten mit Tako-Tsubo-Kardiomyopathie

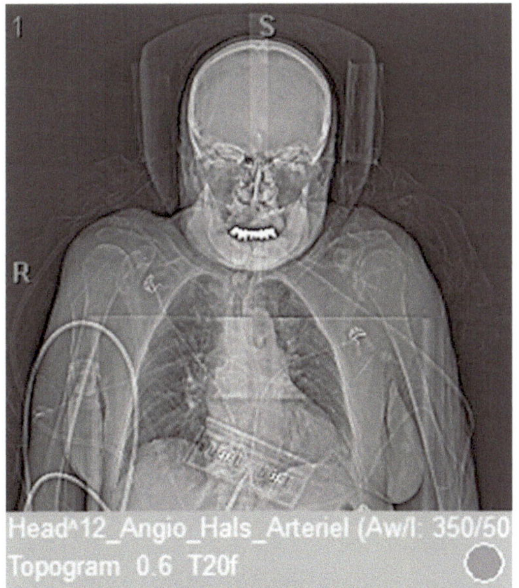

Abb. 6.3 CT-Topografie mit deutlich erweitertem LV und daher deutlich pathologischem Herz-Thorax-Quotienten (HTQ) beim gleichen Patienten wie in Abb. 6.2

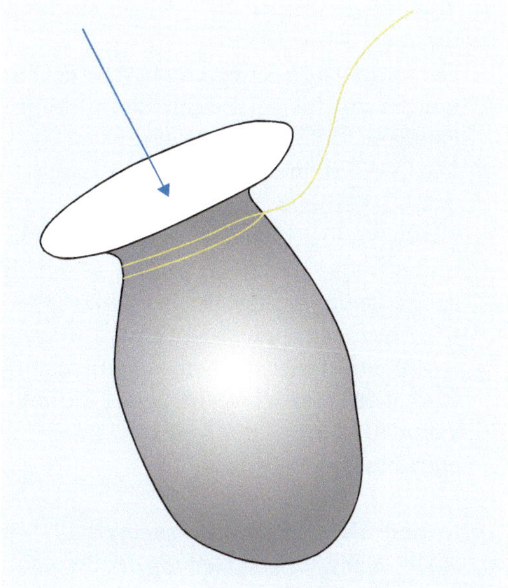

Abb. 6.4 Schemazeichnung einer Tintenfischfalle, wie sie in Japan im Fischfang verwendet wird und aufgrund ihrer Form namensgebend für die Erkrankung ist. Vergleiche die schematische Abbildung mit der LV-Angiografie in Abb. 6.2!

Patienten liegt bis zu 3-fach höher als im atherosklerotisch bedingten Myokardinfarkt und bis zu 34-mal höher als bei gesunden Vergleichspersonen (Wittstein et al. 2005). Regelmäßig kommt es zu signifikanten Troponin-Ausschüttungen bei Ausschluss einer KHK sowie zu reversiblen aber ischämietypischen EKG-Veränderungen (z. B. St-Streckenveränderungen und später T-Negativierungen). Die Veränderungen sind meist nach ca. einer Woche rückläufig, können jedoch in der Akutsituation nachhaltige Auswirkungen auf die Kreislaufsituation bis zum kardiogenen Schock mit der Notwendigkeit einer pharmakologischen und/oder mechanischen Kreislaufunterstützung haben. Die Krankenhaussterblichkeit liegt zwischen 0 und 8% und ist somit geringer als nach einem Myokardinfarkt (Erdmann 2011).

In einer großen retrospektiven Analyse aus dem europäischen und US-amerikanischen Tako-Tsubo-Register untersuchten Templin und Mitarbeiter 1750 Fälle von Stresskardiomyopathie und führten einen Vergleich zu Patienten mit akutem Koronarsyndrom durch (Templi et al. 2015). Hierbei konnten folgende Charakteristika abgebildet werden:

- Frauen sind mit 89% deutlich häufiger betroffen.

- Emotionale Trigger sind seltener als somatische (27,7% vs. 36%).
- Neurologische oder psychiatrische Erkrankungen sind bei der Tako-Tsubo-Gruppe häufiger (55,8% versus 25,7%)
- Die LV-EF ist in der Tako-Tsubo-Gruppe deutlich geringer (40,7% vs. 51,5%).
- Akutneurologische Veränderungen, somatische Trigger und hohe Troponin-Konzentrationen im Zuge der Erkrankung sowie eine bereits präexistent eingeschränkte LV-Funktion stellen einen wesentlichen Risikofaktor für schwerwiegende Komplikationen während des Krankenhausaufenthaltes dar.

Porto und Mitarbeiter untersuchten 2013 in einer Metaanalyse die Verteilung der Stresskardiomyopathie bei 124 Patienten mit neurologischer Grunderkrankung und fanden als gewichtigste Trigger neben der Hirnblutung und dem ischämischen Schlaganfall bei 18 Patienten das Vorliegen einer Epilepsie. Auch hier waren insgesamt Frauen häufiger betroffen (Porto et al. 2013).

6.3 Sudden unexpected death in epilepsy (SUDEP)

Ohne Zweifel liegen dem Krankheitsbild SUDEP im Formenkreis der Epilepsie kardiale Trigger zugrunde. Ein Status epilepticus ist nicht zwingende Voraussetzung für ein SUDEP, sehr wohl aber das Vorliegen generalisierter tonisch-klonischer Anfälle. Verschiedene Mechanismen können für diese plötzlichen Todesfälle unter bzw. nach Grand-Mal-Situationen diskutiert werden: Tachykarde und bradykarde Episoden während des Anfalls sowie die Hypoxie spielen hierbei zweifelsohne die zentrale Rolle. Auch die Auswirkung der Epilepsie selbst auf die Atemtätigkeit sowie die Ausbildung eines neurogenen Lungenödems (Acute Respiratory Distress Syndrome, ARDS durch neurogene Stressoren, vgl. hierzu auch ► Kap. 9) werden ursächlich in Betracht gezogen. Der Umstand, dass eine Vielzahl von SUDEP-Ereignissen während der Schlafphasen auftritt, untermauert deutlich den Einfluss des vegetativen Nervensystems bei dieser Erkrankung. Es wird davon ausgegangen, dass durch SUDEP bis zu 9 Todesfälle pro 1000 Patientenjahre provoziert werden. Die höchsten Quoten ergeben sich im Alter zwischen 20 und 40 Jahren sowie bei chronischer, teils therapierefraktärer Epilepsie (Shankar et al. 2013). Als zusätzliche Risikofaktoren gelten:

SUDEP-Risikofaktoren

- Frühzeitiger Erkrankungsbeginn
- Weitere neurologische Grunderkrankungen
- Epilepsiespezifische Polypharmazie
- Bekannte Einschränkungen der kardialen Funktion, vor allem Frequenzstarre, bekannte Einschränkungen der vegetativen Funktionen (vgl. ► Kap. 4 und 5).
- Neigung zu Arrhythmien, z. B. hohe Anzahl an VES (polymorph, vorzeitig) im Holter (► Abschn. 5.3)
- Geringe Einnahme-Compliance der verordneten Medikation
- Häufiger Wechsel der Medikation
- Schlafen in Bauchlage („prone position")

Präventiv hingegen wirken die Steigerung der Compliance, Schlafen in Rückenlage, Schlafen „unter Aufsicht", d. h. mit einer weiteren Person im Schlafzimmer, Vermeidung von Alkohol und ein kardiologisches Screening.

In diesem Zusammenhang ist eine gemeinsame Stellungnahme der American Academy of Neurology (AAN) und der American Epilepsy Society (AES) von großem Interesse (Harden et al. 2017). Hierin konnten folgende Kernaussagen getroffen werden:

- Kinder sind vom SUDEP seltener betroffen (die Inzidenz beträgt hier 0,22 pro 1000 Patientenjahre).
- Das Risiko für ein SUDEP steigt mit zunehmender Häufigkeit generalisiert tonisch-klonischer Anfälle: So ist das Risiko bei Patienten mit einer Anfallsfrequenz von drei oder mehr im Monat um das 15-Fache erhöht.

- Nächtliche Anfälle und eine postiktale Atemdepression können ein SUDEP begünstigen (geringe Evidenz).
- Nächtliche Begleitung von Epilepsiepatienten wirkt sich günstig in Bezug auf ein mögliches SUDEP aus.
- In Bezug auf das SUDEP-Risiko ungünstige Medikationen sind Lamotrigin und die Einnahme von Anxiolytika (geringe Evidenz). Bei Letzteren könnte ein etwaiger Atemstillstand im Anfall besonders ungünstig verstärkt werden.

Niederländische Registerdaten der ARREST-Studie erlauben überdies einen Vergleich bei wiederbelebten Patienten zwischen solchen mit einer Epilepsie als Grundleiden und anderen (Bardai et al. 2015). Hier wurde ein 2,7-fach höheres Risiko für einen Kreislaufstillstand bei Patienten, die generell an einer Epilepsie leiden, dokumentiert. Im Falle einer guten medikamentösen Anfallskontrolle sinkt das Risiko hier auf das 1,7-Fache. Bei medikamentös schwierig zu kontrollierenden Formen hingegen steigt das Risiko den Autoren zufolge sogar auf das 5,9-Fache an.

6.4 Die Bedeutung des Laborparameters Laktat zur Diagnosesicherung Grand Mal

Unterschiedliche Laborwerte werden bei der diagnostischen Einordnung unklarer transienter Bewusstseinsstörungen als mehr oder weniger zuverlässige Marker verwendet. Für Bewusstseinsstörungen, die durch eine Synkope (z. B. kardiogene Synkope, ► Kap. 4) oder einen generalisierten tonisch-klonischen Anfall (GTKA) bedingt sind, galt bisher ausschließlich die Erhöhung der Serumkreatinkinasekonzentration (CK) im Abstand von bis zu 48 Stunden nach Ereignis als möglicher diskriminatorisch-diagnostischer Indikator für den GTKA.

Bisher wenig untersucht ist jedoch der diagnostische Stellenwert der Serumlaktatkonzentration bei unklaren Bewusstseinsstörungen unmittelbar bei der Aufnahme auf einer Notaufnahme. In eigenen Untersuchungen konnte in diesem Zusammenhang nachgewiesen werden, dass in einem Zeitraum von etwa 2 Stunden nach einem generalisiert tonisch-klonischen Anfall im Vergleich zu anderen transienten Bewusstseinsstörungen wie Synkopen oder psychogenen Anfällen sich die Serumlaktatkonzentration deutlich erhöht zeigte und somit als diagnostischer Marker für das Vorliegen eines generalisierten Anfalls tatsächlich in Betracht kommt (Matz et al. 2016).

Ursache für die Hyperlaktatämie beim Grand Mal ist ein gesteigerter anaerober Glukosemetabolismus während einer kurzzeitigen Hypoxie der Muskelzellen, die wiederum durch den Atemstillstand bedingt ist.

Zusätzlich konnte in eigenen Untersuchungen gezeigt werden, dass in diesem frühen Zeitfenster nach dem Anfall der Serumlaktatwert sogar wesentlich besser geeignet ist als die CK, um zwischen einem GTKA und einer Synkope zu differenzieren (Matz et al. 2017). ◘ Abb. 6.5 zeigt diesen Zusammenhang. Auch andere Parameter wie die Anionenlücke oder das Bicarbonat haben sich als weniger diskriminatorisch gezeigt.

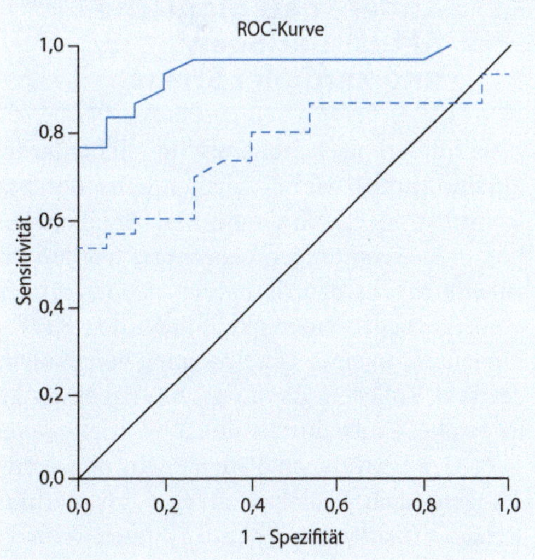

◘ **Abb. 6.5** ROC-Analyse zu Sensitivität und Spezifität für die Serumlaktat *(durchgehende Linie)*- und CK-Konzentration *(gestrichelte Linie)* als Marker für das Vorliegen eines generalisierten tonisch-klonischen Anfalls (GTKA)

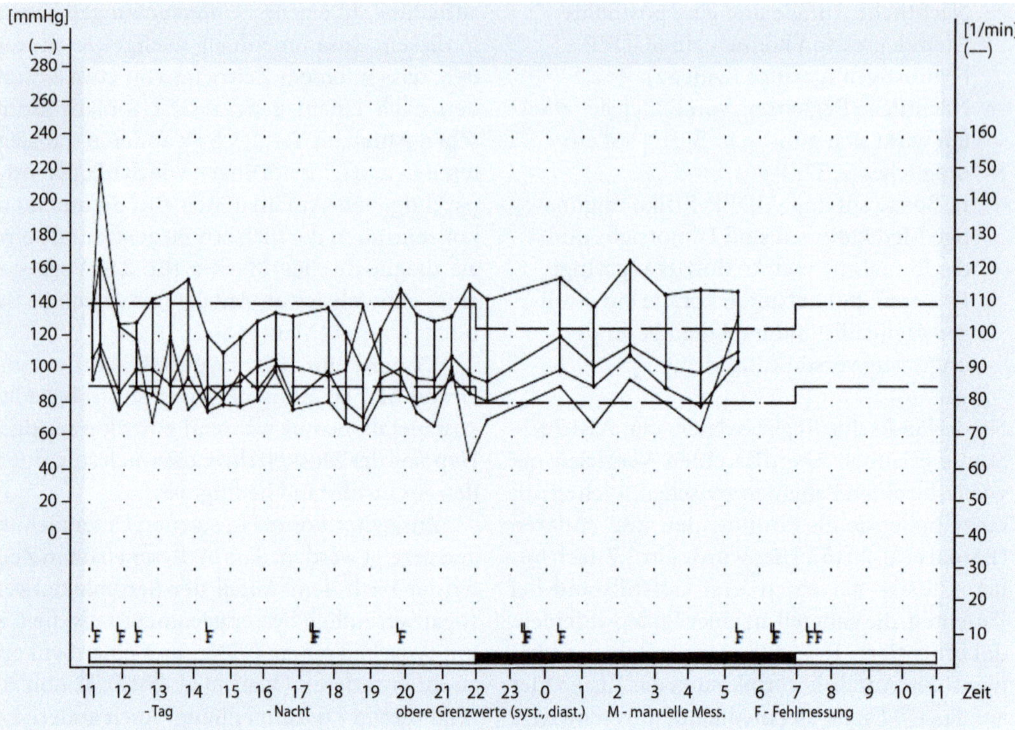

Abb. 6.6 Sogenannter Non-Dipper im Langzeit-RR-Profil

6.5 Andere neurologische Akutsituationen und kardialer Stress

Insbesondere nach **ischämischen Schlaganfällen** sind ähnlich wie bei anhaltendem emotionalen Stress oder nach Grand-Mal-Anfällen Troponin-Ausschüttungen beobachtet worden, die auf eine myokardiale Ischämie – jedoch oftmals ohne Vorliegen einer okkludierenden KHK – hindeuten. In einer Untersuchung von Gattringer und Kollegen, die an 46.000 Patienten auf 32 Stroke Units durchgeführt wurde, zeigten 1,3% der betroffenen Patienten in den ersten 3 Tagen nach Schlaganfall eine myokardiale Ischämie (Gattringer et al. 2014). Auch wenn das Risikoprofil ischämischer Schlaganfall und Myokardinfarkt weitgehend deckungsgleich ist, kommt es gerade in der Akutsituation ischämischer Stroke durch die oben beschriebenen Mechanismen zu solchen Koinzidenzen. Insbesondere in Fällen, bei denen der insuläre Kortex der rechten Hemisphäre betroffen ist, kann es zu Störungen der zirkadianen kardialen Rhythmik kommen, die durch Modulationen des autonomen Nervensystems bedingt sind. Auch die QTc-Zeit kann betroffen und dabei verlängert sein, was die Anfälligkeit für Rhythmusstörungen weiter erhöht. Alterationen der insulären Kortexregion gehen zudem nicht nur mit einer vermehrten Katecholamin-Ausschüttung einher, sondern auch mit erhöhten Plasmakonzentrationen des Herzinsuffizienzmarkers BNP sowie von Troponin, sie führen ferner zu aufgehobenen physiologischen und zirkadianen Blutdruckschwankungen (Dipper vs. Non-Dipper, Abb. 6.6), zu pathologischen Atemmustern während des Schlafes und erhöhen die Blutglukosekonzentration (Nagai et al. 2010). Letzteres ist ebenfalls am ehesten als Ausdruck des Stressstoffwechsels im Sinne einer gesteigerten Glukoneogenese zu werten. Insgesamt dürfte der gleiche Mechanismus wie bei der Tako-Tsubo-Kardiomyopathie anzunehmen sein. Die ◻ Abb. 6.7 und ◻ Abb. 6.8 zeigen CT- und MRT-Beispiele für Ischämien im Bereich der rechtsseitigen insulären Kortexregion.

Differenzialdiagnostische Klärung solcher NSTEMI-Situationen in akuten Stressphasen bringt in fast allen Fällen nur die Koronarangiografie, die jedoch gerade, wenn im frischen Stroke oder nach stattgehabter ICB bzw. SAB (s. unten) bei inzidenteller Koronarstenose doch angioplastiert werden soll (Memo: Loading von Thrombozytenaggregationshemmern), oftmals nicht sofort durchgeführt werden kann. Im Einzelfall muss erwogen werden, wann diesbezüglich der gebotene Zeitpunkt besteht (vgl. 1-3-6-12-Tage-Regel nach ischämischem Stroke, ► Abschn. 1.2.6)

Schließlich sind auch **intrazerebrale Blutungen**, hier besonders die SAB, Auslöser kardialer Mitreaktionen: Kardiale Arrhythmien und Myokardläsionen mit erhöhten Troponin-Spiegeln werden auch hierbei beobachtet. Als ursächlich werden die gleichen Mechanismen wie beim ischämischen Stroke diskutiert. Insbesondere die negativen Auswirkungen auf Hämodynamik und Atmung/Beatmung erfordern ihre rasche Terminierung im Rahmen der intensivmedizinischen Behandlung. Der in diesem Zusammenhang spezielle Aspekt „SAB als Auslöser eines ARDS" wird in ► Abschn. 9.3 thematisiert.

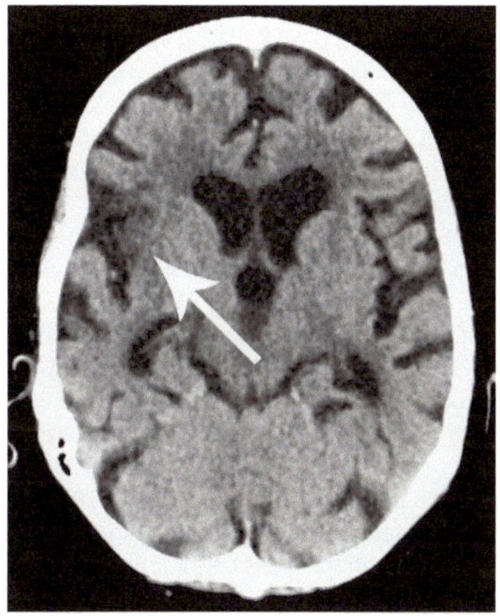

◻ **Abb. 6.7** CT-Befund einer 77-jährigen Patientin mit einer Dysarthrie sowie einer linksseitigen Mundastschwäche und latenten Hemiparese seit dem Vortag. Infarkt in der rechten Insel *(Pfeil)* und kleine, nicht abgebildeten kortikalen Infarkte

Zusammenfassung

Die Verknüpfungen zwischen Epilepsie und kardiologischen Erkrankungen sind vornehmlich in der Stresskardiomyopathie zu sehen. Diese tritt überwiegend bei Frauen auf und ist in vielen Fällen reversibel. Der SUDEP wird meist von kardialer Seite getriggert. Laktatmessungen im Serum nach einem GTKA können wertvolle Hinweise auf eine zunächst ungeklärte Ursache ei-

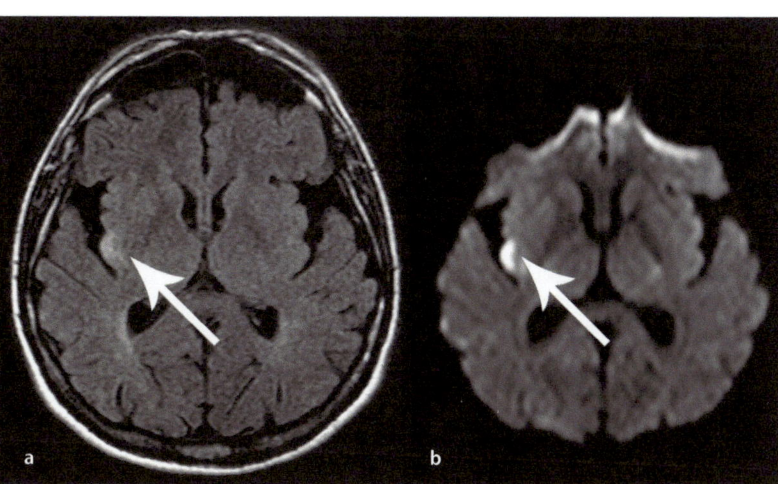

◻ **Abb. 6.8** **a** MR-T2-FLAIR und **b** diffusionsgewichtete Aufnahme (DWI) eines 70-jährigen Patienten mit einer leichtgradigen linksseitigen Hemiparese und Feinmotorikstörung seit dem Vortag und einem Infarkt in der rechten Insel *(Pfeil)*

ner Bewusstseinstrübung liefern, wenn sie frühzeitig durchgeführt werden. Auch andere neurologische Erkrankungen, insbesondere bei Alterationen des rechtsseitigen insulären Kortex können zu myokardialen Ischämien führen, die nicht in Zusammenhang mit einer koronaren Herzerkrankung stehen.

Literatur

Bardai A, Blom MT, van Noord C et al. (2015) Sudden cardiac death is associated both with epilepsy and with use of antiepileptic medications. Heart 101: 17–22

Berg AT, Berkovic SF, Brodie MJ et al. (2010) Revised terminology and concepts for organization of seizures and epilepsies: Report of the ILAE Commission on classification and terminology, 2005–2009. Epilepsia 51: 676–685

Elger CE, Baumgartner C, Beyenburg S et al. (2012) Leitlinie: Erster epileptischer Anfall und Epilepsien im Erwachsenenalter. In: Diener HC, Weimar C (Hrsg) Leitlinien für Diagnostik und Therapie in der Neurologie, 5.Aufl. Thieme, Stuttgart, S 28–47

Erdmann E (2011) Klinische Kardiologie, 8. Aufl. Springer, Heidelberg, S 353

Gattringer T, Niederkorn K, Seyfang L et al. (2014) Myocardial infarction as a complication in acute stroke: results from the austrian stroke unit registry. Cerebrovasc Dis 37: 147–152

Gellner AK, Fritsch B (2013) Semiology and propagation of epileptic seizures. Nervenarzt 84: 747–759

Harden C, Tomson T, Gloss D et al. (2017) Practice guideline summary: Sudden unexpected death in epilepsy incidence rates and risk factors: Report of the guideline development, dissemination, and implementation subcommittee of the American Academy of Neurology and the American Epilepsy Society. Neurology 88: 1674–1680

Holthausen H (1994) Febrile convulsions, mesial temporal sclerosis and temporal lobe epilepsy. In Wolf P: Epileptic seizures and syndromes. Libbey, London, pp 449–467

Matz O, Zdebik C, Zechbauer S et al. (2016) Lactate as a diagnostic marker in transient loss of consciousness. Seizure 40: 71–75

Matz O, Heckelmann J, Zechbauer S et al. (2017) Early postictal serum lactate concentrations are superior to serum creatine kinase concentrations in distinguishing generalized tonic-clonic seizures from syncopes. Intern Emerg Med 107, doi: 10.1007/s11739-017-1745-2

Meldrum BS, Brierley JB (1973) Prolonged epileptic seizures in primates. Ischemic cell change and its relation to ictal physiological events. Arch Neurol 28: 10–17

Nagai M, Hoshide S, Kario K (2010) The insular cortex and cardiovascular system: A new insight into the brain-heart axis. J Am Soc Hypertens 4: 174–182

Porto I, Della Bona R, Leo A et al. (2013) Stress cardiomyopathy (Tako-tsubo) triggered by nervous system diseases: a systematic review of the reported cases. Int J Cardiol 167: 2441–2448

Rosenow F, Knake S, Hamer HM (2012) Non-convulsive status epilepticus: Temporary fad or reality in need of treatment? Nervenarzt 83: 1551–1558

Sato HTH, Uchida T, Dote K et al. (1990) Tako-tsubo-like left ventricular dysfunction due to multivessel coronary spasm. In: Kodama K, Haze K, Hori M (eds) Clinical aspect of myocardial injury: From ischemia to heart failure. Kagakuhyoronsha, Tokyo, pp 56–64 (Original Japanisch)

Shankar R, Cox D, Jalihal V et al. (2013) Sudden unexpected death in epilepsy (SUDEP): Development of safety checklist. Seizure 22: 812–817

Templi C, Ghadri JR, Napp LC et al. (2015) Clinical features and outcomes of Tako-tsubo (stress) cardiomyopathy. New Engl J Med 373: 929–938

Walton NY (1993) Systemic effects of generalized convulsive status epilepticus. Epilepsia 34: 54–58

Wittstein JS, Thiemann DR, Lima JA et al. (2005) Neurohumoral features of myocardial stunning due to sudden emotional stress. New Engl J Med 352: 539–548

Kardiologische Implikationen bei sonstigen neurologischen Erkrankungen

J. Litmathe, *Neuro-Kardiologie*
https://doi.org/10.1007/978-3-662-57644-1_7

7.1 Neurodegenerative Erkrankungen und Low Output

Über die ischämische Kardiomyopathie ist schon in ► Abschn. 1.6 berichtet worden. Für den Kontext der Auswirkung einer verminderten Herzleistung auf die zerebrale Perfusion soll hier nun neben einer allgemeinen Betrachtung zur Herzinsuffizienz zunächst eine allgemeine Darstellung der Kardiomyopathien, die hiermit assoziiert sind, erfolgen.

■■ Allgemeine Bemerkungen zur Herzinsuffizienz

Neben der koronaren Herzkrankheit (KHK) zählen zu den häufigsten Ursachen einer Herzinsuffizienz:

- Hypertensive Herzerkrankung
- Myokarditis
- Intoxikationen, z. B. im Rahmen von Polychemotherapien etwa mit Adraimycin, Cyclophosphamid, chronisch ethyltoxisch
- Tachymyopathie, z. B. bei nicht ausreichend frequenzkontrollierter chronischer Tachyarrhythmia absoluta bei VHF (► Abschn. 1.2)
- Nicht korrigierte Vitien
- Spezifische Herzmuskelerkrankungen
- Hypoxie
- Hypovolämie
- Anämie
- Im Rahmen von systemisch inflammatorischen Prozessen (SIRS/Sepsis)

Die Prävalenz der Herzinsuffizienz beträgt bis zu 5% bei über 65-jährigen und etwa 10% bei über 80-jährigen Patienten. Männer sind häufiger betroffen. Zu unterscheiden von der systolischen Form der Herzinsuffizienz („Pumpversagen") ist die diastolische Relaxations- oder Compliance-Störung. Diese hat i.d.R. nur dann eine medikamentöse Konsequenz, wenn nach NYHA-Stadium tatsächlich auch eine entsprechende Klinik vorliegt, und kann im Rahmen der linksventrikulären Hypertrophie, bei Amyloidose und Hämochromatose, bei arterieller Hypertonie oder im Rahmen von Perikarderkrankungen sowie bei intrakardialen Neubildungen auftreten.

Folgende Adaptationsmechanismen werden bei einer Herzinsuffizienz zunächst aktiviert:

- Frank-Starling-Mechanismus: Dehnung der Ventrikelfasern begünstigt innerhalb physiologischer Grenzen die Kontraktionskraft
- Myokardiale Hypertrophie: Versuch,
- einer erhöhten Wandspannung entgegenzuwirken
- Aktivierung des RAAS und Abnahme des Vagotonus mit der Folge von Tachykardie und Vasokonstriktion zur Steigerung von HZV und Blutdruck
- Zunahme der Ausschüttung von Plasmakatecholaminen

Die klinische Beurteilung richtet sich nach dem Grad der Belastungsintoleranz bei nachgewiesenem strukturellem Korrelat nach NYHA (New York Heart Association). Das Leitsymptom ist Dyspnoe.

NYHA-Klassifikation der Herzinsuffizienz

- Grad I: Keine Einschränkung bei der alltäglichen körperlichen Belastung
- Grad II: Leichte Einschränkung der körperlichen Aktivität, Beschwerden bei normaler Alltagsbelastung
- Grad III: Deutliche Einschränkung der körperlichen Aktivität, Beschwerden bei geringer Alltagsbelastung
- Grad IV: Beschwerden bei jedweder Belastung, Ruhedyspnoe

Zur Graduierung von AP-Beschwerden gilt im Übrigen die analoge Klassifikation der Canadian Cardiovascular Society (CCS).

Neben der Dyspnoe als Leitsymptom imponieren periphere Ödeme (insbesondere Knöchelödeme), Pleuraergüsse und radiologische Zeichen der pulmonalvenösen Stauung, Nierenfunktionsstörungen (Auswirkungen des Low-output auf ein prärenales Nierenversagen, oft als chronisch kompensierte Niereninsuffizienz), allgemeine und zunehmende Leistungsschwäche und Tagesmüdigkeit.

Bildgebender Goldstandard in der Diagnostik ist die **Echokardiografie**, bei der die systolischen wie auch die diastolischen Funktionsparameter bestimmt werden können. Insbesondere bei (ausgeprägten)Einschränkungen der systolischen Funktion kann eine defizitäre Perfusion auch auf das zerebrale Stromgebiet angenommen werden, was sich im Rahmen von neurodegenerativen Erkrankungen ungünstig auswirkt. Die diastolische Dysfunktion kann die typischen klinischen Symptome einer Herzinsuffizienz induzieren, was dann eine medikamentöse Therapie erfordert. Ob sich hierdurch Malperfusionen auf die zerebrale Perfusion ergeben, ist jedoch fraglich. Wesentliche echokardiografische Parameter, die auf ein Pumpversagen hindeuten, sind:

- Eingeschränkte linksventrikuläre Ejektionsfraktion (EF biplan aus Vier- und Zweikammerblick nach Simpson errechnet [deutlich] unter 55%)
- Erweiterter enddiastolischer Durchmesser des LV als Ausdruck der Gefügedilatation, linksventrikulärer enddiastolischer Durchmesser (LVEDD) über 55 mm (◘ Abb. 7.1 und ◘ Abb. 7.2)
- Bedeutsame regionale Wandbewegungsstörungen
- Zu Einschränkungen der diastolischen Funktion werden das E/A-Verhältnis aus dem Mitraleinstromprofil mit Hilfe des pw-Dopplers, die Geschwindigkeit des septalen und lateralen MK-Annulus (im Gewebedoppler) sowie eine verlängerte Dezelerationszeit der E-Welle (Dec T, ◘ Abb. 7.3 und ◘ Abb. 7.4) gemessen.

Die Beispiele in ◘ Abb. 7.5, ◘ Abb. 7.6, ◘ Abb. 7.7 und ◘ Abb. 7.8 zeigen insgesamt typische Befunde bei chronischer Herzinsuffizienz.

Die **sonografische Volumenabschätzung** von Pleuraergüssen, z. B. im Kontext intensivmedizinischer Behandlungen kann nach folgender Näherungsformel erfolgen:

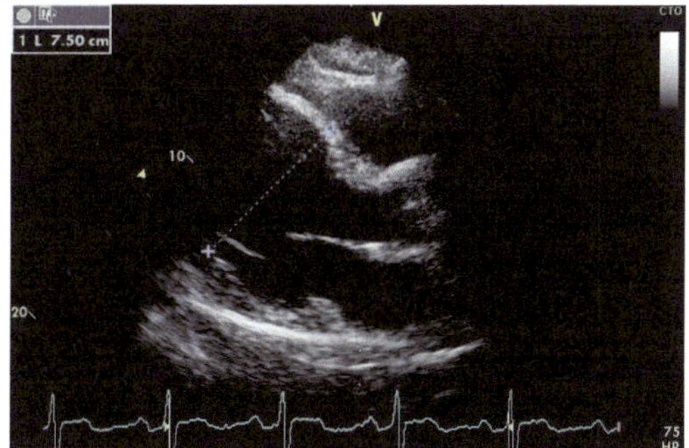

◘ **Abb. 7.1** TTE-Beispiel eines deutlich dilatierten LV (linksventrikulärer enddiastolischer Durchmesser, LVEDD 75 mm)

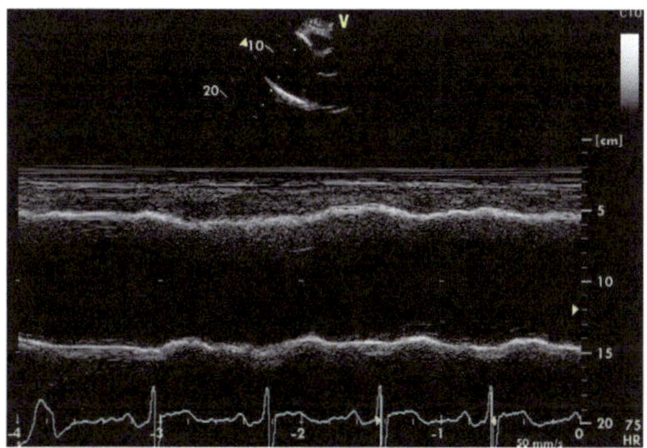

◘ **Abb. 7.2** Eindimensionale Echokardiografie, M-Mode als Querschnitt durch den LV beim gleichen Patienten wie in ◘ Abb. 7.1

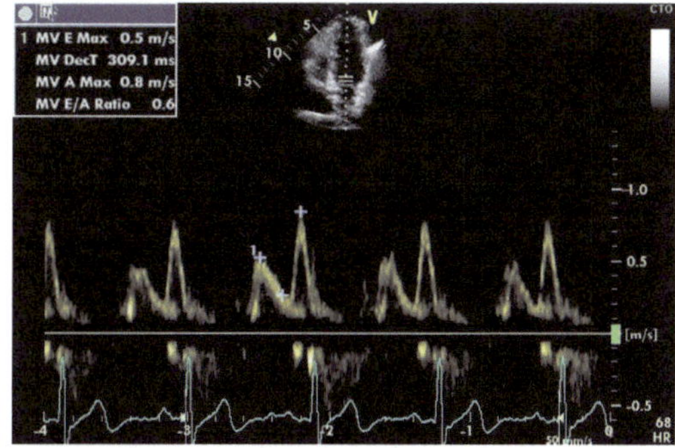

◘ **Abb. 7.3** Diastolische Dysfunktion bei einem Patienten mit dem klinischen Stadium NYHA II. Gestörtes E/A-Verhältnis und protrahierte Dezelerationszeit (Dec T) der E-Welle (309 ms)

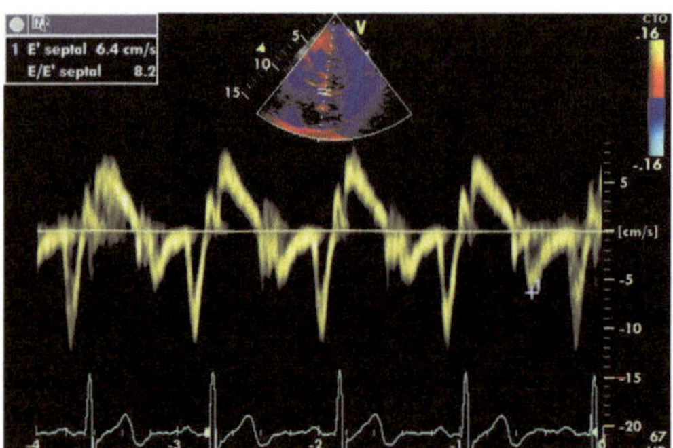

Abb. 7.4 Diastolische Dysfunktion ausgedrückt durch eine verminderte Geschwindigkeit im Gewebe-Doppler (sog. E' septal unter 8 cm/s) beim gleichen Patienten

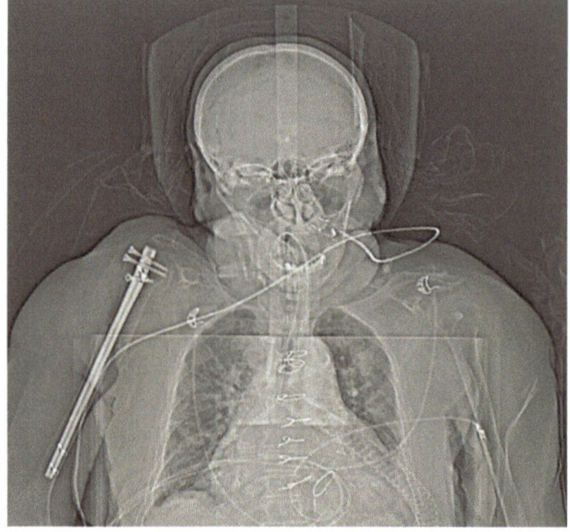

Abb. 7.5 Pathologischer Herz-Thorax-Quotient bei LV-Dilatation aus der CT-Übersicht. Z. n. Mitralklappenrekonstruktion

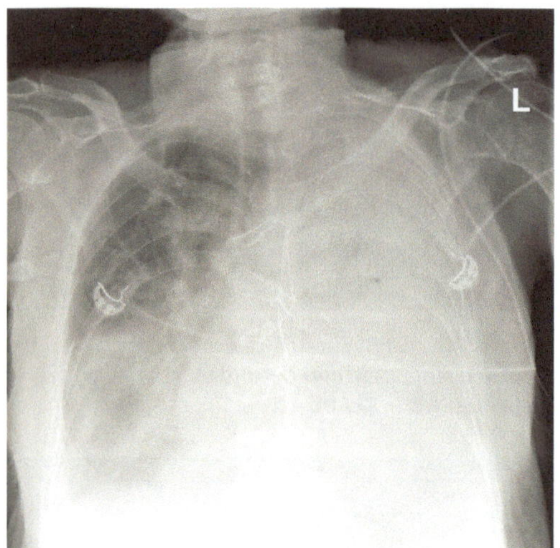

Abb. 7.6 Thoraxübersicht mit deutlichem Pleuraerguss links und Atelektase als Kompressionsatelektase. Hier Z. n. aortokoronarer Bypass-OP

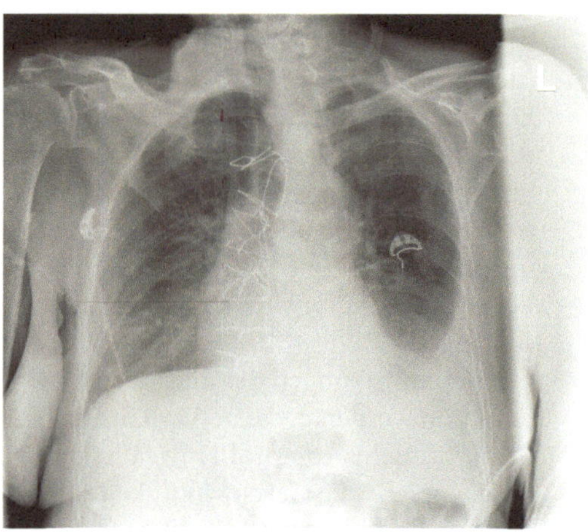

Abb. 7.7 Residueller Pleuraerguss links und größtenteils entfaltete Lunge nach Pleurapunktion bei der gleichen Patientin wie in Abb. 7.6

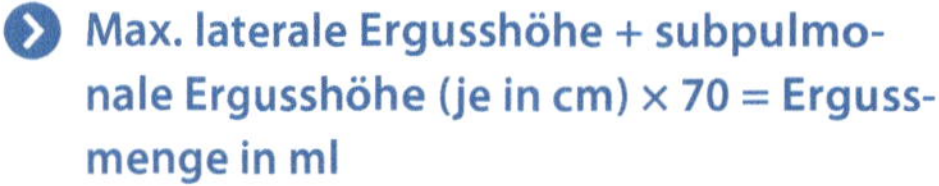

Max. laterale Ergusshöhe + subpulmonale Ergusshöhe (je in cm) × 70 = Ergussmenge in ml

z. B.: 12 cm + 6 cm × 70 = 1260 ml (nach nachstehendem Schema):

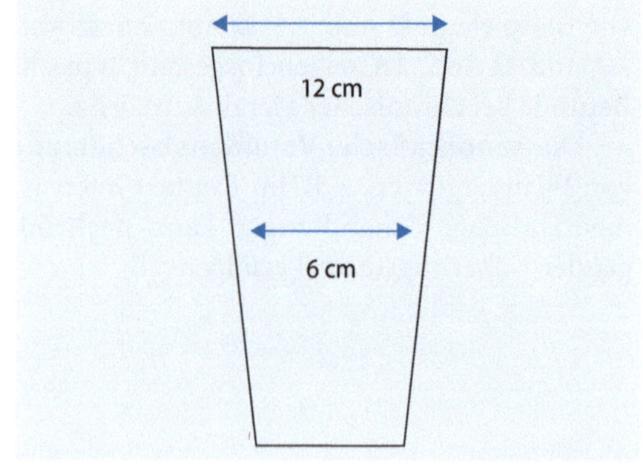

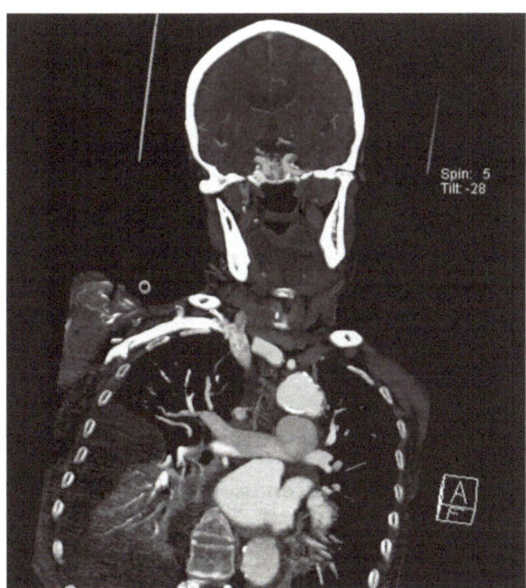

Abb. 7.8 CT-Befund eines großen, stauungsassoziierten Pleuraergusses auf der rechten Seite mit zentraler Atelektase

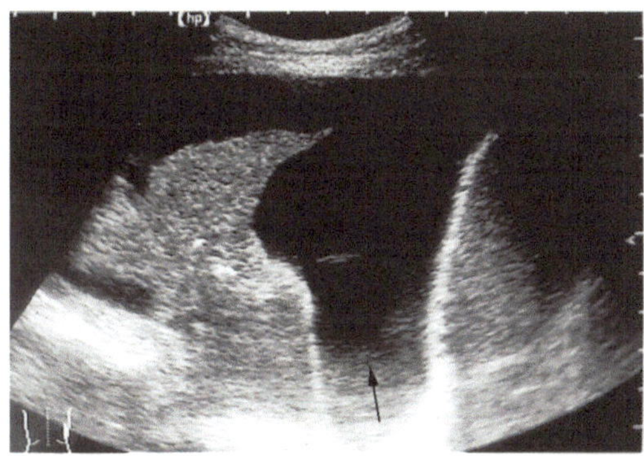

Abb. 7.9 Pleuraerguss mit Kompressionsatelektase. (Aus Reuß 2016)

Abb. 7.9 illustriert das sonografische Grundbild für die obige Schemazeichnung.

Laborchemisch ist der BNP-Wert von größter Wertigkeit, der teilweise noch vor echokardiografisch positiven Befunden auffällig wird. BNP ist ein Hormon, das bei myokardialer Dilatation von den Herzmuskelzellen ausgeschüttet wird. Die Bezeichnung „brain natriuretic peptide" geht darauf zurück, dass BNP im Gehirn von Schweinen und in geringer Menge auch beim Menschen nachgewiesen werden konnte. Klinisch gebräuchlich ist die Bestimmung des N-terminalen (NT-)proBNP-Wertes, der eine hohe Sensitivität und zudem eine gute Korrelation zur Klinik der Herzinsuffizienz aufweist. Die eigentliche und physiologische Wirkung der BNP-Ausschüttung beruht auf einer über zyklisches Guanosinmonophosphat (cGMP) vermittelten Verminderung des intrazellulären Kalziums und konsekutiven Relaxation der glatten Gefäßmuskulatur, die wiederum eine Senkung von Vor- und Nachlast bedeutet. Ferner wirkt BNP natriuretisch und diuretisch. Bei chronischer bzw. akuter Herzinsuffizienz gelten folgende Beziehungen:

- NT-proBNP (>300 pg/ml) oder BNP (>100 pg/nl) bei akut einsetzender Herzinsuffizienz
- NT-proBNP (>125 pg/ml) oder BNP (>35 pg/nl) bei chronischer Herzinsuffizienz

Tab. 7.1 Alters- und geschlechtsabhängige Normwerte von BNP und NT-proBNP

Messwert	Bei Frauen	Bei Männern
BNP	<150 pg/ml	<100 pg/ml
NT-proBNP	unter 50 Jahre: <155 pg/ml 50–65 Jahre: <222 pg/ml	unter 50 Jahre: <84 pg/ml 50–65 Jahre: <194 pg/ml

Außerdem gelten geschlechts- und altersspezifisch unterschiedliche Normwerte (Tab. 7.1):

Therapeutische Ansätze, die die Perfusion der Peripherie verbessern sollen, bestehen in erster Linie aus einer medikamentösen Herzinsuffizienztherapie. Insbesondere bei PV-Stauung und abgrenzbaren Pleuraergüssen sind Diuretika Mittel der Wahl (cave: kaliumsparende Diuretika bei gleichzeitig bestehender fortgeschrittener Nierenfunktionsstörung). Ansonsten kommen Thiazidpräparate (z. B. Hydrochlorothiazid 25–50 mg pro Tag) oder Schleifendiuretika (z. B. Torasemid, zwischen 2,5 und 200 mg pro Tag je nach Wirkung, gewünschtem Wirkeintritt und Nierenfunktion). Zu den Säulen gehören je nach Herzfrequenz sowie RR-Profil außerdem:

- ACE-Hemmer
- Digitalisglykoside, insbesondere bei gleichzeitig bestehendem tachykarden VHF
- AT-1-Rezeptorantagonisten, insbesondere bei UAW bei Therapie mit ACE-Hemmern
- Betablocker (ohne intrinsische sympathomimetische Aktivität, ISA)

Übersicht Kardiomyopathien

Sind diastolische Dysfunktionen oftmals mit hypertrophen Formen der Kardiomyopathie verbunden, so ist ein systolisches Vorwärtsversagen, das den Hauptausschlag für einen mangelnden zerebralen Perfusionsdruck gibt, vornehmlich mit dilatativen Formen der Kardiomyopathie assoziiert (Tab. 7.2).

Die klinisch bedeutsamsten neurodegenerativen Erkrankungen als Auszug aus der Systematik nach Mackenzie (2010) sind:

- Tauopathien, z. B. Morbus Alzheimer
- Synucleinopathien, z. B. Morbus Parkinson, außerdem
  - Lewy-Körperchen-Demenz
  - Multisystematrophie
- Trinukleotiderkrankungen, z. B. Chorea Huntington, außerdem
  - Friedreich-Ataxie
  - Spinozerebelläre Ataxie
- Prionenerkrankungen, z. B. Creutzfeldt-Jakob-Krankheit
- Motoneuronerkrankungen, z. B. amyotrophe Lateralsklerose

Weiterhin bedeutsam vor dem Hintergrund einer reduzierten kardialen Leistung ist die **vaskuläre Demenz**, die mit 20% nach der Alzheimer-Demenz den häufigsten Typ unter den Demenzformen ausmacht. Hier ist die subkortikale atherosklerotische Enzephalopathie, die durch mangelnde Perfusion weiter verschlechtert wird, der führende Befund. Fast immer findet sich ein typisches kardiovaskuläres Risikoprofil. **CADASIL** (**c**erebrale **a**utosomal **d**ominante **A**rteriopathie mit **s**ubkortikalen **I**nfarkten und **L**eukenzephalopathie) ist ein monogenes Krankheitsbild, das ebenfalls mikroangiopathisch zu einer Demenz führt und ebenso negativ von nicht ausreichendem Perfusionsdruck beeinflusst wird. Auch für die Multiinfarktdemenz ist dieser Mechanismus haltbar.

Gerade für die Demenz vom Alzheimer-Typ ist für die Zukunft aufgrund der demogra-

Tab. 7.2 Die häufigsten Formen der Kardiomyopathie

	Hypertrophe Kardiomyopathien	Dilatative Kardiomyopathien	Sonstige Kardiomyopathien
Primäre Verlaufsformen	- Hypertrophe Form mit Obstruktion - Hypertrophe Form ohne Obstruktion - Jede Myokardhypertrophie ohne erkennbare Ursache	- Dilatative Kardiomyopathie	- Restriktive Kardiomyopathie - Non-Compaction-Kardiomypathie
Sekundäre Verlaufsformen	Im Rahmen von: - Arterieller Hypertonie - Phäochromozytom - Friedreich-Ataxie - Speicherkrankheiten, z. B. Morbus Fabry oder Morbus Pompe - Hyperthyreose - Diabetes mellitus	Ischämische Kardiomyopathie Im Rahmen von: - Toxischen Einflüssen, z. B. Alkohol, Cyclophosphamid, Methotrexat, Anthrazyklin - Postinfektiös, z. B. nach Virusmyokarditis - Bei neuromuskulären Erkrankungen	Im Rahmen von: - Karzinoid - Sarkoidose - Amyloidose - Sklerodermie - Hämochromatose

fischen Entwicklung in den westlichen Industrienationen von einer weiteren und deutlichen Zunahme an Neuerkrankungen auszugehen. Für den Morbus Parkinson ist eine Vielzahl nichtmotorischer Störungen beschrieben, die sich durch Einschränkungen der autonomen Funktion äußern können und dann von hoher Relevanz für die Kreislauffunktion sind. In diesem Zusammenhang und auch im Kontext der oben gelisteten Erkrankungen sind eine Stabilisierung der Kreislauffunktion und physiotherapeutische Maßnahmen wesentlich und sollen sich günstig auswirken auf typische, teils autonom dysregulierte Phänomene wie etwa die Besserung von: Kognition, Aufmerksamkeit, Mobilität, orthostatischen Beschwerden, Lebensqualität und Tagesschläfrigkeit. In der prospektiven PaKogOH-Studie (**Pa**rkinson, **Kog**nition, **o**rthostatische **H**ypotonie), die aktuell zu diesem Thema bei Patienten mit Morbus Parkinson durchgeführt wird, werden eben diese Aspekte in regelmäßigen klinischen und initialen echokardiografischen Kontrollen aufgenommen. Letztlich können für die Verschlechterung von Symptomen bei neurodegenerativen Erkrankungen bei gleichzeitig bestehender Herzinsuffizienz ähnliche Phänomene postuliert werden wie bei einem prärenalen Nierenversagen, das durch nicht ausreichende Perfusion der Nephrone unterhalten wird. Diese Annahme wird unterstützt durch Beobachtungen aus der „Leiden 85 plus“-Studie, in der bei 560 Teilnehmern über 85 Jahren die kognitiven Funktionen anhand des Mini-Mental-State-Tests in Abhängigkeit von den gemessenen NT-proBNP-Werten sowie vom systemischen Blutdruck bestimmt wurden. Hierbei schnitten die Probanden mit geringeren Blutdruckwerten und höheren Blutdruckwerten (p-Wert jeweils <0,001) deutlich schlechter im Vergleich zu den „Herz-/Kreislauf-gesunden“ Teilnehmern ab (van Vliet et al. 2014).

Für die Friedreich-Ataxie sind insbesondere zudem Zeichen der linksventrikulären Hypertrophie beschrieben.

7.2 Schlafstörungen

Allgemeines

Die Versorgungsstrukturen in der Schlafmedizin sind in Deutschland zumeist der Neurologie, häufig jedoch auch aufgrund der hohen Prävalenz des obstruktiven Schlaf-Apnoe-Syndroms (OSAS) pulmologischer Expertise zugeordnet. In der Mehrzahl der Fälle handelt es sich tatsächlich um ein OSAS, das durch die Mund-, Kiefer- und Halsphysiognomie begünstigt wird. Die Verteilung zwischen OSAS und einem zentralen Schlaf-Apnoe-Syndrom (ZSAS) mit dem Hauptkennzeichen einer intermittierenden Cheyne-Stokes-Atmung beträgt 80 zu 20% zugunsten des OSAS. Schlafbezogene Atmungsstörungen (SBAS) weisen jedoch in jedem Fall rhythmologisch sowie in den Bereichen Herzinsuffizienz und Hypertonie ein hohes Maß an kardiologischer Implikation auf. Je ausgeprägter der Befund ist, desto stärker können sich auch die Folgen für Herz und Kreislauf verhalten. Wichtigster Marker in diesem Kontext ist der Apnoe-Hypopnoe-Index (AHI). Bei Werten von ≥30/h wird von einer hochgradigen SBAS, bei ≥15/h von einer mittelgradigen und bei 5 und mehr Ereignissen pro Stunde von einer leichtgradigen SBAS ausgegangen. Die ◘ Abb. 7.10 und ◘ Abb. 7.11 zeigen typische Polysomnografie-Befunde für apnoische und hypopnoische Verläufe bei einem OSAS.

Kardiologische Implikationen

Die Prävalenz von SBAS bei Patienten mit einem **arteriellen Hypertonus** beträgt 20–60%, bei solchen mit einer therapierefraktären Hypotonie sogar bis zu 71% (Oldenburg et al. 2015). In einem Beobachtungszeitraum von 10 Jahren steigt die Rate an Myokardinfarkten sowie auch Schlaganfällen signifikant an. Gerade die Hypoxiephasen legen die Vermutung nahe, dass die **Thrombophilie** und damit die Neigung zur **Hyperkoagulabilität** hierbei ursächlich sind. Als nachgewiesen gilt ferner der Zusammenhang zwischen OSAS als unabhängigem Risikofaktor für Vorhofflimmern und somit als weiterem wichtigen Prädiktor für **Vor-**

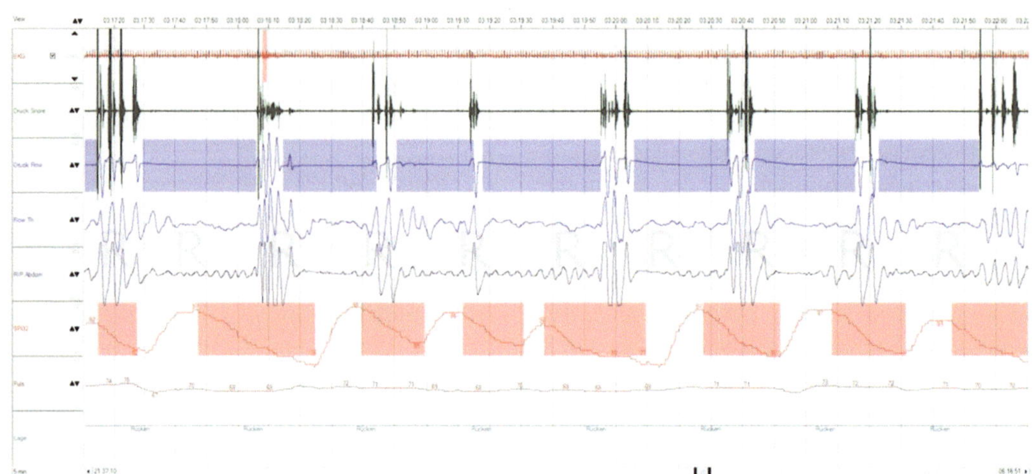

Abb. 7.10 Polysomnografie-Befund bei einem Patienten mit OSAS. Deutlich zu sehen sind in diesem Beispiel die apnoischen Phasen anhand der praktisch fehlenden Thoraxexkursionen sowie die ausgeprägten Sättigungseinbrüche.

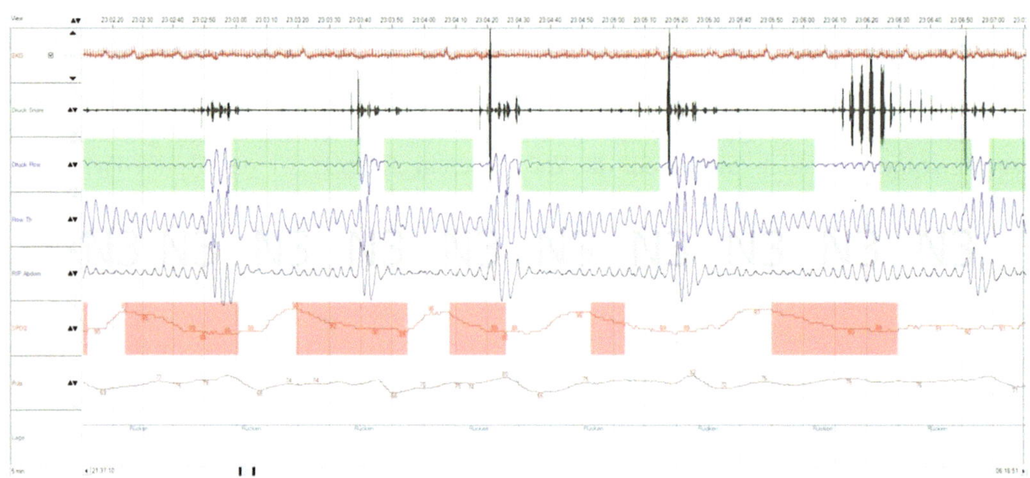

Abb. 7.11 Hier sind bei einem anderen OSAS-Patienten hypopnoische Phasen dargestellt. Insbesondere die O_2-Sättigungsverlsute sind wesentlich milder ausgeprägt.

hofflimmern. Nach erfolgreicher Kardioversion ist die Rezidivrate bei OSAS-Patienten zudem höher, das Ansprechen auf eine antiarrhythmische medikamentöse Therapie ist schlechter (Oldenburg et al. 2015).

An rhythmuswirksamen Ereignissen sind vor allem bradykarde Episoden durch **SA- wie AV-Blockierungen** im Rahmen von SBAS beschrieben. Hier wird die bereits in ▶ Kap. 5 beschriebene Modulation des autonomen Nervensystems – hier durch Hypoxie und Hyperkapnie getriggert – mit einem Überwiegen vagaler Einflüsse diskutiert. Rhythmusstörungen zeigen eine zirkadiane Rhythmik, was sich bei SBAS besonders negativ auswirken kann. OSAS gilt als Risikofaktor für den plötzlichen Herztod, der dann besonders zwischen 0.00 Uhr und 6.00 Uhr auftritt (Gami et al. 2005; Deschauer et al. 2016).

SBAS sind als Auslöser der **Herzinsuffizienz** bekannt, hier besonders als Trigger für Einschränkungen der systolischen Funktion.

Für den Zusammenhang mit diastolischen Funktionsstörungen liegen keine ausreichenden Daten vor.

Therapeutische Ansätze für SBAS sind vor allem in der Verwendung der nächtlichen CPAP-Beatmung zu sehen, mit deren Hilfe insbesondere die gefürchteten Hypoxien und konsekutiv auch die meisten abgeleiteten kardialen Sekundärerkrankungen gemildert werden können.

7.3 Kardiale Funktion bei neuromuskulären Erkrankungen

Neuromuskuläre Erkrankungen zählen zu den sog. Orphan Diseases, d. h. seltenen Erkrankungen. In Deutschland leiden Schätzungen zufolge etwa 4 Mio. Menschen an einer der insgesamt über 5000 verschiedenen seltenen Erkrankungen. Definitionsgemäß liegt eine seltene Erkrankung dann vor, wenn weniger als 6 von 10.000 Personen an dieser leiden. Die Entwicklung spezifischer Pharmaka, sog. Orphan Drugs, gestaltet sich aufgrund der als gering zu erwartenden Absatzzahlen aus der Interessenlage der Hersteller als wenig reizvoll.

Neuromuskuläre Erkrankungen umfassen eine große Anzahl von zumeist genetisch bedingten Erkrankungen und sind bezüglich ihrer klinischen Ausprägung und mit Blick auf ihren Schweregrad außerordentlich variabel. Die korrekte Diagnose und Zuordnung von neuromuskulären Erkrankungen beruht primär auf dem Zusammenspiel klinisch neurologischer Befunde und genetischer Nachweise.

Kardiale Beteiligungen sind bisher in unterschiedlicher Häufigkeit und Ausprägung u. a. bei folgenden neuromuskulären Erkrankungen beschrieben:

- Dystrophinopathien
- Emery-Dreifuss-Muskeldystrophie
- Fazioskapulohumerale Muskeldystrophie
- Sarkoglykanopathien
- Myotone Dystrophie Typ 1 und 2
- Glykogenose Typ II, III, IV, VII und IX
- Carnitinmangel
- Myoadenylat-Deaminase-Mangel

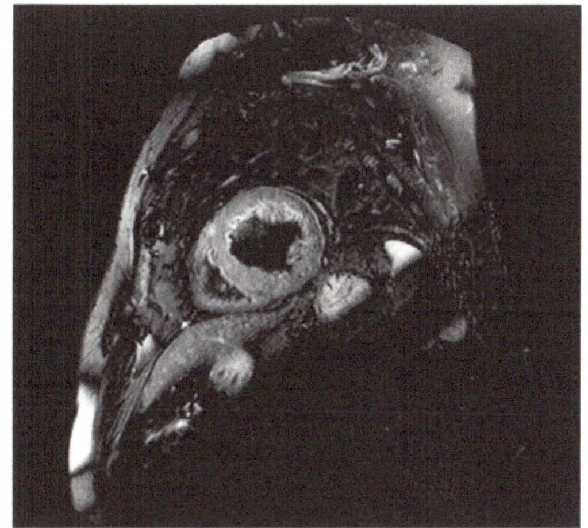

Abb. 7.12 MR-Beispiel eines Transversalschnitts mit noch mild ausgeprägter LV-Hypertrophie. Auf die Bedeutung der Echokardiografie für die Darstellung der oben genannten Veränderungen, insbesondere der Hypertrophie, sei hier z. B. durch ► Abb. 2.3 verwiesen (massive LV-Hypertrophie im parasternalen Längsschnitt, TTE)

- Acyl-CoA-Dehydrogenase-Mangel
- Lysosomale Glykogen-Speicherkrankheit
- Mitochondriopathien
- Desmin-Myopathie
- Nemalin-Myopathie
- Central-Core-Krankheit
- Kongenitale Fasertypen-Disproportion
- Barth-Syndrom
- McLeod-Syndrom
- Bethlem-Myopathie

Mögliche Manifestationsformen von kardiologischen Befunden bei neuromuskulären Erkrankungen beinhalten beispielsweise:

- Störungen der Erregungsbildung und -ausbreitung, z. B. SA- oder AV-Blockierungen oder intraventrikuläre Blockbilder
- Herzmuskelhypertrophie (Abb. 7.12)
- Abnorme Textur des Myokards
- Linksventrikulär verstärkte Trabekelzeichnung
- Dilatation der Herzhöhlen auch mit sekundärer, also myogener Klappeninsuffizienz, also erhaltener Klappenmorphologie
- Reduktion koronarer Flussreserven

- Regionale Wandbewegungsstörungen
- Systolische oder diastolische Funktionsstörungen (s. oben) mit oder ohne klinische Zeichen der Herzinsuffizienz (vgl. NYHA-Klassifikation)
- Endo-/Myokardfibrose

Die aktuellen Leitlinien der DGN empfehlen ausdrücklich im Falle des Vorliegens oder des dringenden klinischen Verdachts einer Myopathie die kardiologische Mitbeurteilung sowie die Durchführung einer transthorakalen Echokardiografie und eines Langzeit-EKG zur Detektion der oben genannten Störungen (Deschauer et al. 2016). Isolierte CK-Erhöhungen im Serum, die häufig auch als Zufallsbefund auftreten, bedürfen im Rahmen der Diagnosefindung immer auch der Bestimmung der kardialen Ischämiemarker (insbesondere Troponin und CK-MB), um keine Myokardischämie zu übersehen.

7.4 Neurologisch/kardiologisch relevante Systemerkrankungen

7.4.1 Morbus Fabry

Der Morbus Fabry ist eine seltene lysosomale Speicherkrankheit, die X-chromosomal vererbt wird. Durch eine mangelnde Aktivität des Enzyms α-Galaktosidase A kommt es zu einer progressiven Akkumulation von Globotriaosylceramiden in den Lysosomen verschiedener Körperzelltypen. Erste Symptome (z. B. Akroparästhesien, chronische Arthralgien, gastrointestinale Beschwerden, Hitzeempfindlichkeit und Tinnitus) treten meist bereits in der Kindheit oder in der frühen Adoleszenz auf. Mit zunehmendem Alter kommt es zu einer Fibrosierung und Sklerosierung mit entsprechender Endorganschädigung auch an den vitalen Organsystemen Herz, Niere und Gehirn (Wiedemann und Breunig 2008).

Die **kardiale Beteiligung**, die sog. Fabry-Kardiomyopathie, ist vor allem gekennzeichnet durch

- Endomyokardfibrose
- LV-Hypertrophie (führender Befund)
- Systolische und diastolische Dysfunktion mit klinischen Zeichen der Herzinsuffizienz
- Reizleitungsstörungen auf dem Boden der LV-Hypertrophie
- Eingeschränkte Frequenzmodulation
- Maligne ventrikuläre Rhythmusstörungen
- Supraventrikuläre Tachykardien

Die Herzbeteiligung beginnt i.d.R. ab dem 3. Lebensjahrzehnt und schreitet kontinuierlich fort. Heterozygote Frauen zeigen einen klinisch weniger ausgeprägten Typ. Das pathologische Substrat der Fabry-Kardiomyopathie besteht in der intrazytoplasmatischen Ablagerung von Globotriaosylceramiden auch in den Kardiomyozyten, die dann die entsprechenden pathologisch anatomischen Veränderungen triggern (Wiedemann und Breunig 2008).

Diagnostischer Goldstandard ist auch hier die Echokardiografie, ferner das Kardio-CT und -MRT. BNP-Bestimmungen sowie indirekte Zeichen (z. B. Linksherzhypertrophie-Merkmale im EKG) tragen zudem zur Diagnosesicherung bei.

Auf **neurologischer Seite** imponieren vor allem neurovaskuläre Phänomene, die akut insbesondere zu Schlaganfall und TIA führen können sowie auch zu einer vaskulären Demenz. Die Schlaganfallprävalenz beträgt im Fabry-Outcome-Survery (Auswertung von 366 Patienten) 27% bei Frauen und 12% bei Männern (Mehta et al. 2004). Hinweise auf eine ZNS-Beteiligung in der Bildgebung sind MRT-Signalveränderungen im Pulvinar thalami. Die Diagnosesicherung neben klinischen Kriterien besteht in der Bestimmung der Enzymaktivität der α-Galaktosidase A in Blutleukozyten bei Männern. Die Bestätigung eines hier positiven Befundes sowie bei Frauen unumgänglich ist die molekulargenetische Analyse des GLA-Gens.

Therapeutische Ansätze sind zum Aufhalten der Progression aller Organmanifestationen in der Enzym-Replacement-Therapie (ERT) zu sehen. Ferner erfolgt die symptomatische Behandlung beispielsweise einer manifesten Herzinsuffizienz. Bei rezidivierenden malignen ventrikulären Rhythmusstörungen kann dies bis zu einer ICD-Implantation führen.

7.4.2 Lupus erythematodes

Es handelt sich um eine autoimmunbedingte systemische Inflammationsreaktion, die prinzipiell jedes Organ betreffen kann. Es sind vorwiegend jüngere Frauen betroffen. Die Prävalenz in Mitteleuropa beträgt 10–60 Fälle pro 100.000 Einwohner und Jahr. Die Diagnosesicherung erfolgt klinisch nach Kriterien des American College of Rheumatology (ACR) (ACR 1997). Fehlende Anti-ds-DNA-Antikörper machen die Diagnose sehr unwahrscheinlich.

Die **kardiale Beteiligung** besteht in bis zu 50% der Fälle in einer Endokarditis Libman-Sacks (s. auch ► Abschn. 1.4.5). Oft ist diese abakterielle Verlaufsform jedoch klinisch wenig relevant. Ferner bestehen oft eine Perikarditis mit reaktivem Perikarderguss bis hin zur Perikardtamponade mit Anstieg des zentralen Venendrucks (ZVD), Tachykardie und systemischem RR-Abfall, Niedervoltage im EKG. Myokardial sind periarterioläre Nekrosen beschrieben, die klinisch zur Herzinsuffizienz führen können.

Von **neurologischer Seite** ist die Schlaganfallneigung erhöht: Dies hängt einerseits mit der autoimmun vermittelten zerebralen Vaskulitis zusammen, andererseits mit der prokoagulatorischen Wirkung der Systemerkrankung Lupus, die das sekundäre Antiphospholipid-Syndrom mit Bildung von Antikörpern z. B. gegen Cardiolipin unterhält und lokale oder paradox vermittelte Embolien begünstigt. In einer prospektiven Analyse mit 1826 Lupus-Patienten konnten Hanly und Mitarbeiter in einem Zeitraum von etwas über 6 Jahren eine Inzidenz von zerebrovaskulären Ereignissen von 4,55 zeigen. Hierbei waren Stroke und TIA die mit Abstand führenden Entitäten (Hanly et al. 2018). Weiterhin ist die neurologische Symptomatik des Lupus äußerst heterogen und umfasst zudem enzephalopathische und extrapyramidal motorische Phänomene sowie epileptische Entäußerungen.

Therapeutische Ansätze sind in der Gabe von Methylprednisolon (1 g pro Tag über 3 Tage) zu sehen. Immunsuppressiva kommen je nach Schweregrad der Organbeteiligung zum Einsatz. So gilt Cyclophosphamid als effektivste Substanz bei neuropsychiatrischer Manifestation (DGN 2012).

7.4.3 Sarkoidose

Die Sarkoidose (Morbus Boeck) ist eine systemische, das Bindegewebe betreffende Erkrankung, die mit einer Granulombildung einhergeht. Männer sind etwas häufiger betroffen. Der Manifestationsgipfel liegt zwischen dem 20. und 40. Lebensjahr. Die akute Verlaufsform wird als Löfgren-Syndrom bezeichnet. Die Granulombildung geht mit einer verstärkten Immunantwort einher. Die Lunge ist in über 90% der Fälle betroffen. Prinzipiell sind Manifestationen an allen anderen Organen möglich. Kardiale und neurologische Beteiligungen sind eher selten, so ist das Herz meist nur in ca. 5% der Fälle betroffen.

Typische **kardiale Befunde** beruhen auf einer myokardialen Granulomeinlagerung:
- Ventrikuläre Tachykardien
- AV-Blockierungen
- Schenkelblockbilder
- Restriktive Kardiomyopathie
- Dilatative Kardiomyopathie
- Klinische Zeichen der Herzinsuffizienz
- Perikardbeteiligung mit Perikarderguss
- Bei Löfgren-Syndrom Fieber, Arthralgien, Erythema nodosum

Die Diagnosesicherung erfolgt durch eine Myokardbiopsie. Typische echokardiografische Veränderungen können dargestellt werden. Gegebenenfalls sind Schrittmacher- bzw. ICD-Implantationen notwendig. Die Therapie besteht einmal mehr in der Gabe von Prednisolon (z. B. 1 mg/kg KG und Tag für 4 Wochen, danach schrittweise Reduktion, Erhaltungsdosis 10–15 mg/Tag für ca. 6 Monate). Auch Immunsuppressiva kommen bei schwerwiegender kardialer Beteiligung in Betracht.

Die **Neurosarkoidose** ist in ihrer klinischen Verlaufsform sehr unspezifisch und es bedarf der Ausschlussdiagnose anderer neurologischer Systemerkrankungen (Neurotuberkulose, Tumoren, HIV, multiple Sklerose). Enzephalitische Symptome wie Kopfschmerzen oder Vigilanzminderungen sind nicht selten. Liegen bestimmte Lokalisationen einer dominant betroffenen Hirnregion vor, treten fokale Symptome in den Vordergrund. Oft gelingt die Diagnose nur durch ihre Sicherung anhand anderer Organsysteme. Die zerebrale Kernspintomografie zeigt ein großes Spektrum an möglichen Auffälligkeiten, etwa in den T2-gewichteten Aufnahmen periventrikuläre Signalhyperintensitäten oder eine leptomeningeale Kontrastanreicherung in T1-gewichteten Aufnahmen. Die Liquordiagnostik zeigt typischerweise eine leichte bis mäßige mononukleäre Pleozytose. Gesamteiweiß und Immunglobulin (Ig)G können sich oberhalb der Norm befinden. Der Liquordruck kann erhöht sein. Keine dieser Befunde ist jedoch allein wegweisend für die Diagnosestellung und eine Biopsie aufgrund fehlender lokaler Verdichtungen oftmals schon in der Planung problematisch. Ferner ist eine Muskelbeteiligung im Sinne einer Myositis granulomatosa zusätzlich beschrieben.

Die klinischen Verläufe der Neurosarkoidose variieren ebenfalls von akut monophasisch bis rezidivierend chronisch. Auch bei der Neurosarkoidose sind Kortikosteroide Therapeutika der ersten Wahl.

Zur zerebralen Amyloidangiopathie war bereits in ▶ Abschn. 2.3 Stellung genommen worden, die kardiale Manifestation der Amyloidose äußert sich meist in

- echokardiografischen und klinischen Befunden der Restriktion (i.d.R. rechtsbetont)
- systolischer Herzinsuffizienz
- Reizleitungsstörungen
- orthostatischer Hypotonie durch Beteiligung des autonomen Nervensystems
- Hypovolämie bei zusätzlicher Nierenbeteiligung und nephrotischem Syndrom

7.5 Kardiovaskuläres Risikoprofil bei Migräne

Auf den Zusammenhang zwischen Migräne und der hierbei erhöhten Prävalenz eines PFO wurde bereits in ▶ Abschn. 1.3 ausführlich eingegangen.

Nachdem Migräne eine der häufigsten Kopfschmerzformen darstellt und bei etwa 8% der Männer, 15% der Frauen und 3–5% der Kinder auftritt (Hacke 2015), lohnt sich hier ein kurzer Exkurs zum zugehörigen kardiovaskulären Risiko: Hier imponiert insbesondere die Nurses' Health Study II, nach der Frauen ein um 50% gesteigertes Risiko an schwerwiegenden kardiovaskulären Ereignissen haben als Frauen, die nicht unter einer Migräne leiden. Es nahmen über 115.000 Personen an dieser Beobachtungsstudie während eines 20-jährigen Nachbeobachtungszeitraums teil. Auch nach Bereinigung bereits vorbestehender typischer kardiovaskulärer Risikofaktoren zeigten sich folgende erhöhte Risikokonstellationen bei Migränepatientinnen:

- Myokardinfarkt plus 39%
- Schlaganfall plus 62%
- Angina pectoris 73%

gegenüber Frauen ohne Migräne (Kurth et al. 2016). Der Risikoanstieg bleibt zudem unabhängig vom Alter. Die Interpretation der Daten ist jedoch auch in dieser wie in einigen vorangehenden Untersuchungen schwierig. Mithin muss das Krankheitsbild Migräne als **systemischer Prozess** mit Auswirkungen auf die **Gefäßvulnerabilität und Thrombogenität** betrachtet werden. Dieses würde jedoch bedeuten, dass eine kardiovaskuläre Primärprävention auch für die meisten Migränepatienten sinnvoll sein könnte. Die Rolle der Aura bei Migränepatienten wurde in der vorliegenden Studie nicht untersucht.

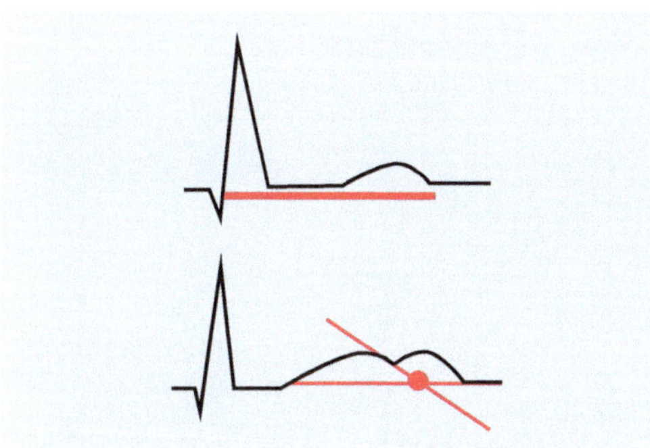

Abb. 7.13 Bestimmung der QT-Dauer im Oberflächen-EKG, hier mit Verschmelzungswelle zwischen T- und U-Welle. (Aus Olshausen 1996)

7.6 Wichtige Interaktionen für Herz und Kreislauf bei neurologisch spezifischer Medikation

Eine Vielzahl neurologisch relevanter Medikation hat Auswirkungen auf die Erregungsbildung- und -leitung am Herzen bzw. kann negativ inotrope Effekte haben.

Ein wesentlicher Aspekt zur Vermeidung medikamentös induzierter maligner Rhythmusstörungen ist die Betrachtung der QT-Zeit bzw. frequenzkorrigiert der QTc-Zeit im Oberflächen-EKG (Abb. 7.13, Abb. 7.14). Dies sollte stets vor der Entscheidung einer entsprechenden Medikation erfolgen. Die QT-Dauer entspricht der Gesamtdauer der Kammererregung, inkl. der Erregungsrückbildung. Sie unterliegt auch unter physiologischen Bedingungen verschiedenen Einflüssen, insbesondere der Herzfrequenz und sollte daher nur frequenzkorrigiert als QTc-Wert nach Bazett verwendet werden:

$$QTc = QT/\sqrt{60/f}\,;\, f\text{: gemessene Frequenz}$$

Bei Verschmelzungen der T-Welle mit einer möglicherweise vorhandenen U-Welle gilt der Schnittpunkt der der Tangente des T-Wellenabfalls mit der isoelektrischen Linie als Ende der QT-Dauer (Abb. 7.13). Das Ende der T-Welle ist meistens am besten in den Brustwandableitungen V2 bis V4 zu bestimmen. Besteht eine absolute Arrhythmie, müssen die mittlere Frequenz sowie die mittlere QT-Dauer aus mindestens 10 Zyklen als Grundlage für die Berechnung ermittelt werden. Normwerte der QTc-Zeit sind:

- Männer >450 ms
- Frauen >470 ms
- Kinder >460 ms

Das spezielle Risiko der QTc-Zeit-Verlängerung ist in der möglichen Generierung von Torsaden zu sehen für den Fall, dass vorzeitige Erregungen in eine verlängerte vulnerable Phase treffen (Abb. 7.15). Eine weitere QTc-Zeit-Verlängerung ist zudem über erhöhte Plasmaspiegel bei spezieller Komedikation über die Hemmung des durch Cytochrom P450 vermittelten enzymatischen Abbaus des proarrhythmogenen Medikamentes möglich. So kann es beispielsweise zu 20-fach erhöhten Plasmaspiegeln des Antihistaminikums Terfenadin durch die gleichzeitige Gabe von Ketoconazol kommen.

In jedem Fall liegen pathologische Werte ab einer QTc-Zeit von 480 ms vor, bei denen eine spezifische, ggf. risikoreiche Medikation überdacht werden sollte und je nach Gefahrenabwägung unterbrochen werden muss. Regelmäßige EKG-Kontrollen sind unbedingt indiziert.

Streng zu trennen von der erworbenen Verlängerung der QTc-Zeit ist das angeborene Long-QT-Syndrom, das einem autosomal-dominanten Erbgang unterliegt, allerdings ebenfalls durch ventrikuläre Arrhythmien zu lebensbedrohlichen Rhythmusstörungen führen kann.

Typische QTc-Zeit-verlängernde Substanzen im neurologisch/psychiatrischen Kontext

- Clonidin
- Chorpromazin
- Haloperidol
- Mesoridazin
- Pimozid

		Berechnet nach der Formel $QT = 0{,}39\sqrt{RR} \pm 0{,}04$ nach Hegglin und Holzmann				
RR	HF	−20 %	−10 %		+10 %	+20 %
0,30	200	0,168	0,189	0,21	0,231	0,252
0,31	190	0,168	0,189	0,21	0,231	0,252
0,33	180	0,176	0,198	0,22	0,242	0,264
0,35	170	0,184	0,207	0,23	0,253	0,276
0,38	160	0,192	0,216	0,24	0,264	0,288
0,40	150	0,200	0,225	0,25	0,275	0,300
0,42	142	0,200	0,225	0,25	0,275	0,300
0,44	136	0,208	0,234	0,26	0,286	0,312
0,46	129	0,216	0,243	0,27	0,297	0,324
0,48	125	0,216	0,243	0,27	0,297	0,324
0,50	120	0,224	0,252	0,28	0,308	0,336
0,52	115	0,224	0,252	0,28	0,308	0,336
0,54	111	0,232	0,261	0,29	0,319	0,348
0,56	107	0,232	0,261	0,29	0,319	0,348
0,58	103	0,240	0,270	0,30	0,330	0,360
0,60	100	0,240	0,270	0,30	0,330	0,360
0,62	96	0,248	0,279	0,31	0,341	0,372
0,64	93	0,248	0,279	0,31	0,341	0,372
0,66	91	0,256	0,288	0,32	0,352	0,384
0,68	89	0,256	0,288	0,32	0,352	0,384
0,70	85	0,264	0,297	0,33	0,363	0,396
0,72	83	0,264	0,297	0,33	0,363	0,396
0,74	81	0,272	0,306	0,34	0,374	0,408
0,76	79	0,272	0,306	0,34	0,374	0,408
0,78	77	0,280	0,315	0,35	0,385	0,420
0,80	75	0,280	0,315	0,35	0,385	0,420
0,82	73	0,288	0,324	0,36	0,396	0,432
0,84	71	0,288	0,324	0,36	0,396	0,432
0,86	70	0,288	0,324	0,36	0,396	0,432
0,88	68	0,296	0,333	0,37	0,407	0,444
0,91	66	0,296	0,333	0,37	0,407	0,444
0,92	65	0,296	0,333	0,37	0,407	0,444
0,94	63	0,304	0,342	0,38	0,418	0,456
0,96	62	0,304	0,342	0,38	0,418	0,456
0,99	60	0,312	0,351	0,39	0,429	0,468
1,03	58	0,320	0,360	0,40	0,440	0,480
1,07	56	0,320	0,360	0,40	0,440	0,480
1,11	55	0,328	0,369	0,41	0,451	0,492
1,15	52	0,336	0,378	0,42	0,462	0,504
1,20	50	0,344	0,387	0,43	0,473	0,516
1,25	48	0,352	0,396	0,44	0,484	0,528
1,30	46	0,352	0,396	0,44	0,484	0,528
1,36	44	0,360	0,405	0,45	0,495	0,540
1,43	42	0,376	0,423	0,47	0,517	0,564
1,50	40	0,384	0,432	0,48	0,528	0,576
1,73	35	0,408	0,459	0,51	0,561	0,612
2,00	30	0,424	0,477	0,53	0,583	0,636
2,40	25	0,480	0,540	0,60	0,660	0,720

Abb. 7.14 Tabellarische Übersicht zur frequenzabhängigen QTc-Zeit-Berechnung. (Aus Olshausen 1996)

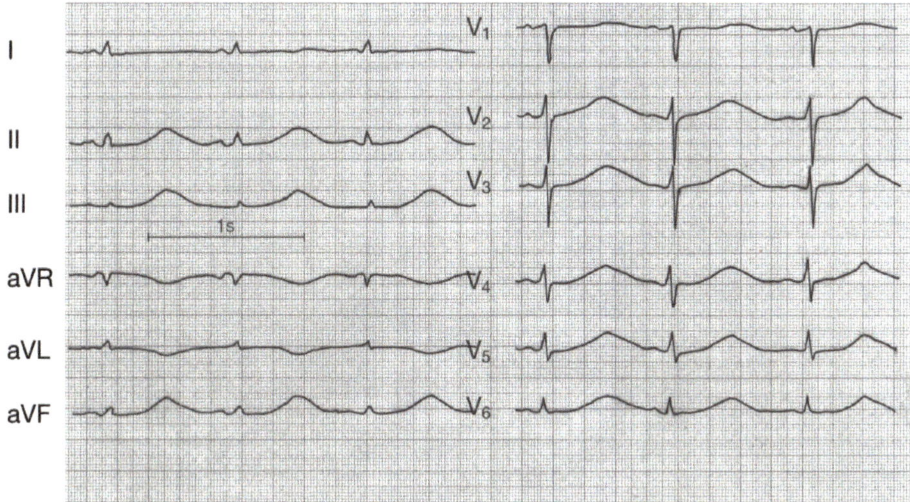

Abb. 7.15 Beispiel eines deutlich verlängerten QTc-Intervalls. (Aus Olshausen 1996)

- Thioridazin
- Ziprasidon
- Trizyklische Antidepressiva
- Risperidon
- Clozapin
- Venlafaxin
- Quetiapin
- Paliperidon
- Lithium
- Methadon
- Amiodaron (wichtig, z. B. im Rahmen einer Aufsättigung zur Widerherstellung des Sinusrhythmus bei der Erstdiagnose VHF und Schlaganfall).
- Lacosamid, hier zusätzlich Gefahr der AV-Blockierungen und Sinusbradykardien

Für das oben genannte Clonidin, das bevorzugt bei psychomotorischen Erregungszuständen zum Einsatz kommt, ist seit 2011 ein weiterer Wirkstoff mit einem günstigeren Nebenwirkungsprofil verfügbar: Clonidin hat ein α1/α2-Rezeptoren-Selektivität von 1:200, Dexmedetomidin dagegen von 1:1600. Die klinische Konsequenz hieraus ist somit in mehr Nebenwirkungen bei Clonidin und einer anfänglich hypertensiven Kreislaufreaktion, die durch die Stimulation der α1-Rezeptoren bewirkt wird, zu sehen. Clonidin bindet sehr lange am Rezeptor, Dexmedetomidin hingegen nur kurz, daher ist Dexmedetomidin als Medikament im intensivmedizinischen Kontext besser steuerbar als Clonidin. Die klinische Bedeutung ergibt sich beispielsweise in postoperativ deliranten Zuständen, wie sie oft nach herzchirurgischen Eingriffen erlebt werden und bei denen unerwünschte kardiovaskuläre Ereignisse besonders problematisch sind (▶ Abschn. 10.5).

Außer bei dieser spezifischen Medikation kann es auch im Rahmen von Hirndrucksteigerungen und bei der SAB zu Verlängerungen des QTc-Intervalls kommen.

Auch für das Krankheitsbild **Myasthenia gravis** kommen andererseits einige kardial wirksame Medikamente in Betracht, die die Symptomatik verschlechtern können, wie z. B. Chinidin, Thiaziddiuretika, oder die Gabe von Magnesium zur Rhythmusstabilisierung.

Zusammenfassung

Auch in anderen Bereichen ergeben sich viele Anknüpfungen zwischen den Fächern Kardiologie und Neurologie. In der Schlafmedizin ist besonders das obstruktive Schlaf-Apnoe-Syndrom mit seinen Auswirkungen auf Herz und

Kreislauf zu nennen. Neuromuskuläre und systemische Erkrankungen zeigen in vielen Fällen kardiale Beteiligungen, die oft mit einer LV-Hypertrophie einhergehen. Auswirkungen eingeschränkter LV-Funktion wirken sich negativ auf neurodegenerative Erkrankungen aus. Neurologisch psychiatrisch spezifische Medikamente haben in vielen Fällen durch eine Verlängerung des QTc-Intervalls ein proarrhythmogenes Gefahrenpotenzial.

Literatur

ACR – American College of Rheumatology (1997) Update of the 1982 American College of Rheumatology revised criteria for classification of systemic lupus ertymatodes. https://www.rheumatology.org/Portals/0/Files/1997%20Update%20of%20 1982%20Revised.pdf. Zugegriffen: 14.2.2018

Deschauer M et al. (2016) S1-Leitlinie Diagnostik von Myopathien. 2016. In: Deutsche Gesellschaft für Neurologie (Hrsg) Leitlinien für Diagnostik und Therapie in der Neurologie. https://www.dgn.org/images/red_leitlinien/LL_2016/PDFs_Download/030115_LL_Diagnostik_von_Myopathien_2016.pdf. Zugegriffen: 5.2.2018

DGN – Deutsche Gesellschaft für Neurologie (2012) Leitlinien zerebrale Vaskulitis. https://www.dgn.org/leitlinien/11-leitlinien-der-dgn/2322-ll-30-2012-zerebrale-vaskulitis#systemischerlupus erythematodes. Zugegriffen: 14.2.2018

Gami AS, Howard DE, Olson EJ et al. (2005) Day night pattern of sudden death on obstructuve sleep apnea. N Engl J Med 352: 1206–1214

Gami AS, Olson EJ, Shen WK et al. (2013) Obstructive sleep apnea and the risk of sudden cardiac death: A longitudinal study of 10701 adults. J Am Coll Cardiol 62: 610–616

Hacke W (Hrsg) (2015) Neurologie. Springer, Berlin Heidelberg, S 444–451

Hanly JG, Li Q, Su L et al. (2018) Cerebrovascular events in systemic Lupus rythematosus. Arthritis Care Res 2018. doi: 10.1002/acr.23509. [Epub ahead of print]

Kurth T, Winter AC, Eliassen AH et al. (2016) Migraine and risk of cardiovascular disease in women: prospective cohort study. BMJ 353: i2610

Mackenzie R (2010) Nomenclature and nosology for neuropathologic subtypes of frontotemporal lobar degeneration: An update. Acta Neuropathologica 119: 1–4

Mehta A, Ricci R, Widmer U et al. (2004) Fabry disease defined: baseline clinical manifestations of 366 patients in the Fabry Outcome Survey. Eur J Clin Invest 34: 236–242

Oldenburg O, Arzt M, Bitter T et al. (2015) Positionspapier „Schlafmedizin in der Kardiologie". Update 2014. Kardiologe 9: 140–158

Olshausen K (1996) EKG-Informationen, 7. Aufl. Steinkopff, Darmstadt

Reuß J (2016) Pleura.In: Mathis G (Hrsg) Bildatlas der Lungensonographie. Springer, Berlin Heidelberg, S 23–52

Vliet van P, Sabayan B, Wijsman LW et al. (2014) NT-pro BNP, blood pressure, and cognitive decline in the oldest old. The Leiden 85-plus Study. Neurology 83: 192–199

Wiedemann F, Breunig F (2008) Kardiale Beteiligung bei M. Fabry. Med Klinik 103: 161–165

Neurologische Folgen des Cardiac Arrest

J. Litmathe, *Neuro-Kardiologie*
https://doi.org/10.1007/978-3-662-57644-1_8

8.1 Allgemeine Bemerkungen zum Cardiac Arrest

Als wichtigste Ursache für einen Kreislaufstillstand sind klar die kardialen Entitäten zu nennen; in der Basisliteratur werden diese mit über 80% betitelt. Unter ihnen ist wiederum der Myokardinfarkt als führender Grund zu sehen (Youness et al. 2016). Ferner spielen zwar primäre rhythmuswirksame Erkrankungen (z. B. Long-QT-Syndrom, Brugada-Syndrom, medikamentös induziert) eine Rolle, zahlenmäßig fallen sie jedoch eher zu einem geringeren Anteil ins Gewicht. Als extrakardiale Ursachen sind vor allem Lungenembolien und Verletzungen mit Volumenmangelsituationen z. B. im Rahmen von Polytraumen zu nennen, aber auch zerebrovaskuläre Ursachen, die mit einer Beeinträchtigung des Atemantriebes einhergehen (hier insbesondere Hirnstamminsulte) sind von Bedeutung. Weiterhin spielen Intoxikationen, primär pulmonale Ursachen (z. B. Pneumothorax mit Mediastinalverlagerung etwa nach Thoraxtrauma) sowie Ersticken oder Ertrinken eine Rolle.

Sowohl für den Notarztdienst wie auch für die Gesamtprognose ist die Differenzierung möglicher Ursachen eines Kreislaufstillstandes von großer Bedeutung. Vor allem die primäre Rhythmusanalyse (Kammerflimmern versus Asystolie versus elektromechanischer Entkopplung, d. h. pulslose elektrische Aktivität), lässt Rückschlüsse auf die Dauer des Kreislaufstillstandes zu, da Kammerflimmern oft im Rahmen akuter myokardialer Ischämien als Erstsymptom auftritt.

In epidemiologischen Studien wird in Deutschland von ca. 80.000–100.000 Fällen des plötzlichen Herztodes pro Jahr ausgegangen, daraus ergibt sich eine Inzidenz von 250 Ereignissen pro Tag. Die Rate innerklinischer Ereignisse zeigt eine Bandbreite von 150–350 Ereignissen pro 100.000 aufgenommene Patienten (Nolan 2005).

◘ Tab. 8.1 fasst die wesentlichen Ursachen mit ihren Häufigkeiten zusammen.

Bereits seit 2005 ist bekannt, dass ein suffizienter Perfusionsdruck von enormer Bedeutung für die (neurologische) Prognose nach einer Wiederbelebung ist. Das führte zu einer nachhaltigen Reform der Handlungsempfehlungen, die die Wertigkeit der Thoraxkompression betonte und im Algorithmus zu der bekannten 30:2-Regelung (Kompression : Beatmung) geführt hat. Auf dieser Grundlage ist auch die Empfehlung zur endotrachealen Intubation zu sehen: Diese sollte die Thoraxkompression nur kurz unterbrechen und daher auch nur von geübten Personen durchgeführt werden; ansonsten ist die Verwendung einer Larynxmaske zu bevorzugen und ein gesicherter Atemweg erst nach ROSC („return of spontaneous circulation") anzustreben.

◘ **Tab. 8.1** Die häufigsten Ursachen des Kreislaufstillstandes nach European Resuscitation Council (ERC). (Mod. nach Ziegenfuß 2011)

Ursache	Prozentualer Anteil
Kardiale Grunderkrankung	82
Pulmonal	4
Zerebrovaskulär	2
Trauma	3
Ersticken, Ertrinken	2
Intoxikationen	2

Bezüglich der sachgerechten Durchführung der Reanimation sei hier auf die entsprechenden Leitlinien der Fachgesellschaften in Europa und den USA verwiesen: Ähnliche Empfehlungen wie die der American Heart Association (AHA) werden vom European Resuscitation Council (ERC) erarbeitet und in regelmäßigen, d. h. 5-jährigen Zyklen aktualisiert (ERC 2015). Zudem erfolgt eine übergreifende evidenzbasierte Bewertung der Empfehlungen der einzelnen Länder- und Fachgesellschaften durch das International Liaison Committee on Resuscitation (ILCOR) – die ILCOR Consensus Statements. Diese dienen wiederum als Basis für die regelmäßigen nationalen Anpassungen. Die derzeit gültigen Standards beziehen sich auf das Jahr 2015. Hier sind aus den aktuellen Leit-

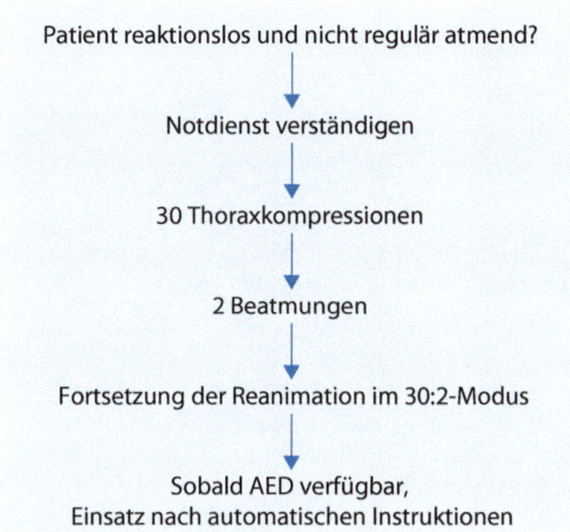

Abb. 8.1 BLS/AED-Algorithmus Erwachsene nach ERC-Guidelines 2015

linien zunächst die wichtigsten Flow-Schemen für die Erwachsenenreanimation des Basic-Life-SupportAutomated External Defibrillator (BLS/AED, Abb. 8.1) sowie für den Advanced-Life-Support (ALS, Abb. 8.2) wiedergegeben. Abb. 8.3 zeigt ein Beispiel für einen nicht ermüdbaren Thoraxkompressionsautomaten.

Seit 2005 bekommt die Forderung nach einer suffizienten Perfusion noch mehr Nachdruck durch den 30:2-Algorithmus. Dass jede Sekunde (nicht etwa nur jede Minute!) zählt, um nachhaltige zerebrale Schäden zu vermeiden bzw. zu minimieren, zeigt sich u. a. in der Förderung der Laienreanimation und seit einiger Zeit auch durch spezielle Smartphone-Apps für medizinisches Personal, die anzeigen, wenn innerhalb eines Radius von z. B. 1000 m der Bedarf nach einer sachgerechten Reanimation eingetreten ist, sodass diese Distanz zunächst schneller als durch ein erstes Rettungsmittel überwunden werden kann. Auch der nächstgelegene AED kann auf diesem Wege durch einen vernetzten Helfer herbeigebracht werden. Unterstützend wirkt hierbei der Telenotarzt. Solche Systeme sind u. a. in Aachen, Duisburg oder Delmenhorst etabliert (Corhelper 2018).

8.2 Behandlungsstrategien nach Reanimation

Sämtliche Maßnahmen nach einer Reanimation zielen darauf ab, das neurologische Outcome günstig zu beeinflussen. Bereits 10–15 Sekunden nach einem Kreislaufstillstand erlischt das Bewusstsein. Gemessen daran ist leicht vorstellbar, wie nachhaltig die Folgen sein können, wenn zu spät mit einer Wiederbelebung begonnen wird oder diese nicht von ausreichender Qualität ist. Nach ERC-Empfehlungen (ERC 2015) sind folgende Punkte in der Postreanimationsbehandlung von großer Bedeutung:

- Perfusionsdruck mit einem systolischen Druck von mindestens 100 mmHg
- Normovolämie herstellen
- Ggf. Gabe von Inotropika und/oder Vasopressoren
- Sauerstoffsättigung 94–98%
- Körperkerntemperatur 32–36°Celsius für mindestens 24 Stunden
- Vermeidung von Fieber für 72 Stunden
- Normoglykämie (cave intensivierte Insulinbehandlung beim analgosedierten Patienten! Unbedingte Vermeidung von Hypoglykämien). Ausgeprägte Hyperglykämien verschlechtern das neurologische Outcome deutlich!
- Ursachenklärung (z. B. Lungenembolie, Myokardinfarkt)
- Hämodynamische Stabilisierung (Laktat, $ScVO_2$, CO, Diurese)
- Monitoring und Behandlung von epileptiformen Entäußerungen

Insbesondere das Temperaturmanagement ist noch immer von zentraler Bedeutung, wenn auch die angestrebte Körperkerntemperatur nicht mehr zwingend unter 34°Celsius gesenkt werden muss. Die Vermeidung von Fieber mit Blick auf die neurologische Prognose ist jedoch weiterhin für mindestens 72 Stunden wesentlich. Entscheidend ist der möglichst frühzeitige Beginn des Temperaturmanagements beispielsweise durch Auslass von Decken bereits im Rettungswagen. Die Art der Kühlung kann auf unterschiedlichen Wegen erfolgen, z. B. durch

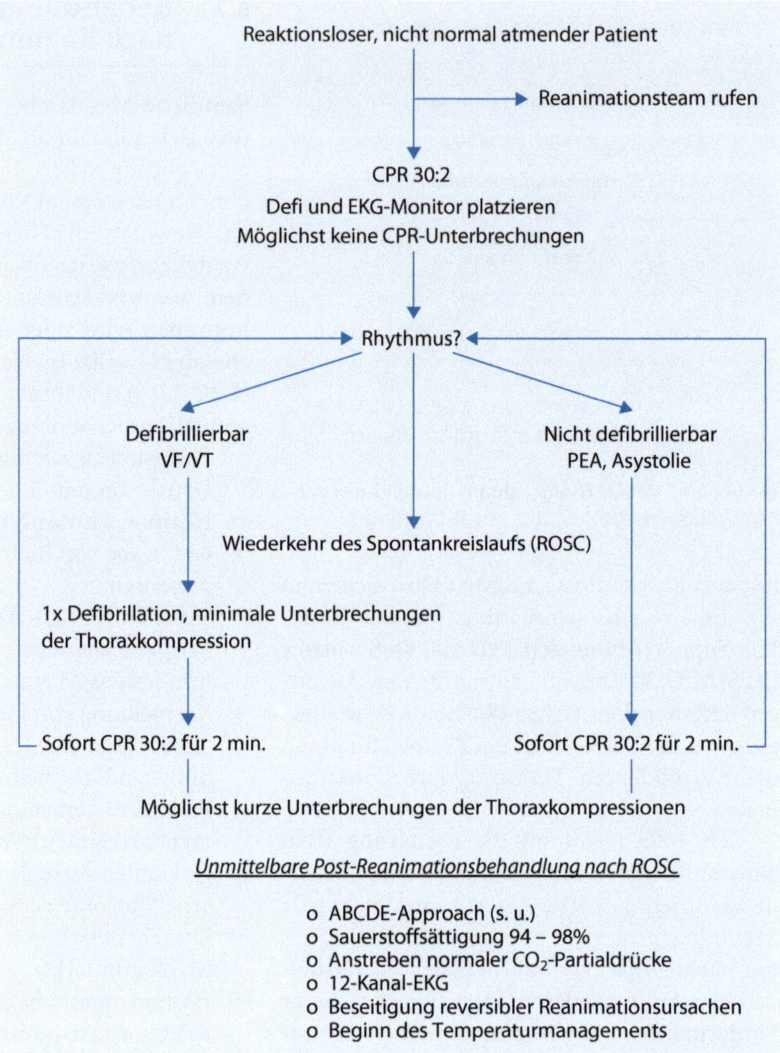

Abb. 8.2 ALS-Algorithmus Erwachsene nach ERC-Guidelines 2015

externe Coolpacks auf der Intensivstation. Ein kontrolliertes Temperaturmanagement oder auch die zuverlässige Senkung von Fieber sind meist jedoch nur durch die Applikation von Kühlkathetern, die in eine zentrale Vene eingebracht werden, möglich (Targeted Temperature Management, TTM). Hierbei sollten die Vv. jugulares ausgespart werden, um die venöse zerebrale Drainage bei möglicher Hirnschwellung nicht zu gefährden (Abb. 8.4, Abb. 8.5, Abb. 8.6).

Die gegenwärtigen Studien zum TTM nach Cardiac Arrest befassen sich ausschließlich mit komatösen Patienten. Letztlich ist die Empfehlungsgrundlage für die Tiefe der Hypothermie sowie für deren Dauer nicht abschließend beantwortet. So konnte in drei Kohorten-Studien mit insgesamt 1034 Patienten, die einen außerklinischen Kreislaufstillstand (OHCA) erlitten hatten, kein signifikanter Vorteil mit Blick auf das neurologische Outcome bei Hypothermie (32–34°Celsius) versus einem nicht durchgeführten TTM erbracht werden (Duma et al. 2011; Testori et al. 2011; Vaahersalo et al. 2013). Ob Subpopulationen von einem TTM sicher profitieren könnten, ist bisher ebenfalls nicht

Abb. 8.2 (Fortsetzung)

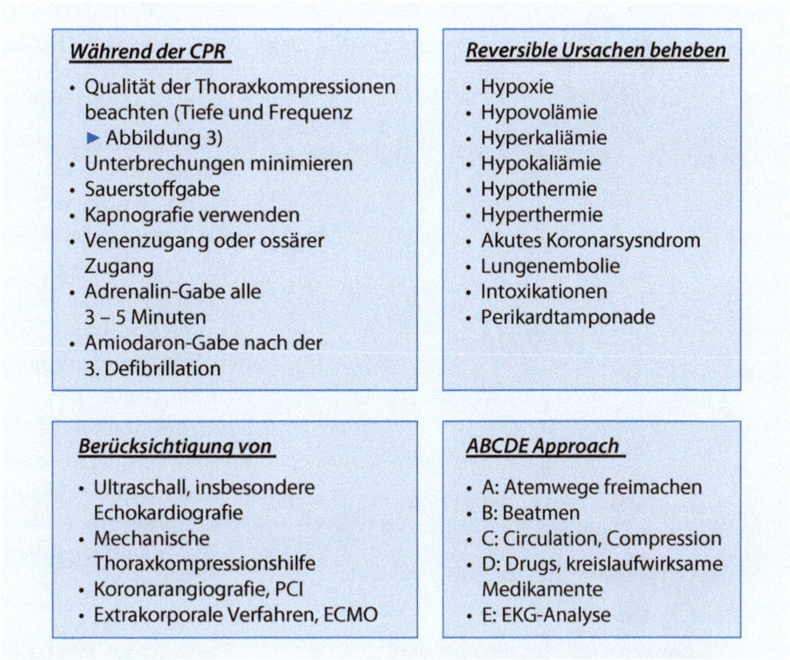

Während der CPR

- Qualität der Thoraxkompressionen beachten (Tiefe und Frequenz ► Abbildung 3)
- Unterbrechungen minimieren
- Sauerstoffgabe
- Kapnografie verwenden
- Venenzugang oder ossärer Zugang
- Adrenalin-Gabe alle 3 – 5 Minuten
- Amiodaron-Gabe nach der 3. Defibrillation

Reversible Ursachen beheben

- Hypoxie
- Hypovolämie
- Hyperkaliämie
- Hypokaliämie
- Hypothermie
- Hyperthermie
- Akutes Koronarsysndrom
- Lungenembolie
- Intoxikationen
- Perikardtamponade

Berücksichtigung von

- Ultraschall, insbesondere Echokardiografie
- Mechanische Thoraxkompressionshilfe
- Koronarangiografie, PCI
- Extrakorporale Verfahren, ECMO

ABCDE Approach

- A: Atemwege freimachen
- B: Beatmen
- C: Circulation, Compression
- D: Drugs, kreislaufwirksame Medikamente
- E: EKG-Analyse

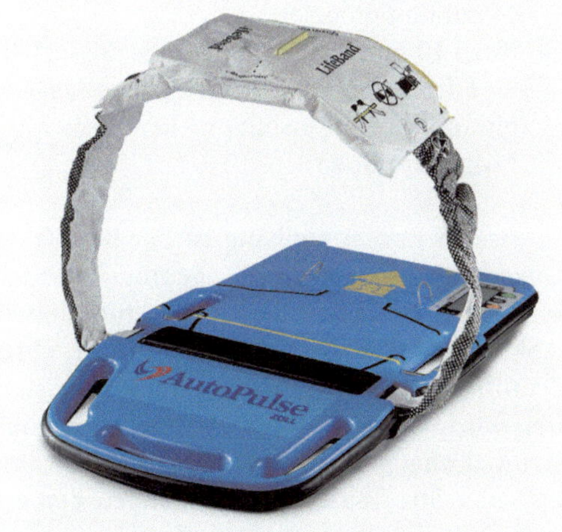

Abb. 8.3 AutoPulse zur kontrollierten und nicht ermüdbaren Applikation von Thoraxkompressionen. (Mit freundlicher Genehmigung der Fa. Zoll)

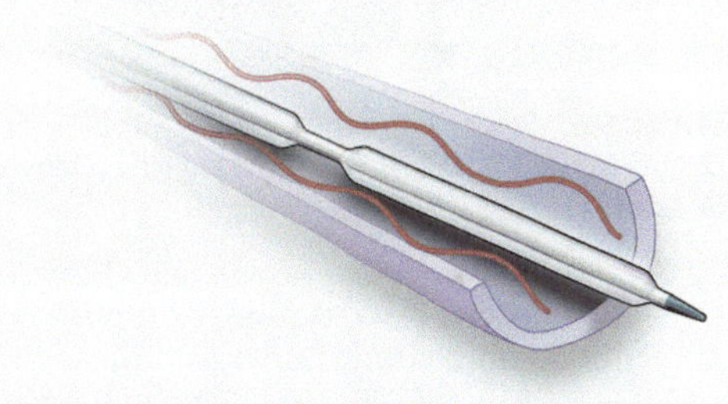

Abb. 8.4 Prinzip des zentral zu applizierenden Venenkatheters durch Umspülung gekühlter kristalloider Lösung für ein TTM. (Mit freundlicher Genehmigung der Fa. Zoll)

Abb. 8.5 Verwendeter Katheter zu Abb. 8.3. (Mit freundlicher Genehmigung der Fa. Zoll)

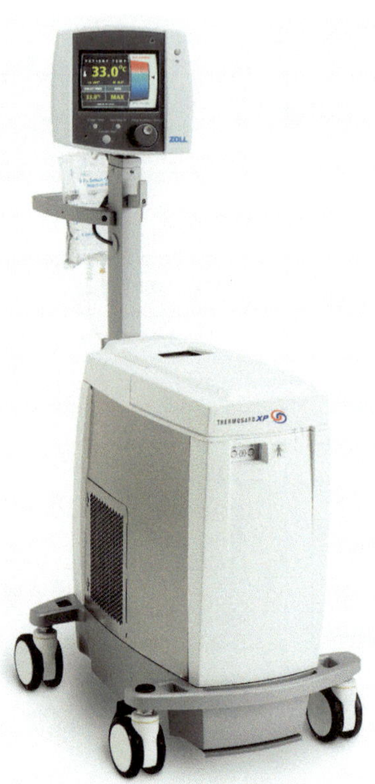

Abb. 8.6 Steuerungskonsole zu Abb. 8.3, Abb. 8.4 und Abb. 8.5. (Mit freundlicher Genehmigung der Fa. Zoll)

abschließend geklärt. Als allgemein anerkannt gilt jedoch – und somit findet sich diese Empfehlung auch weiterhin in den ERC-Leitlinien –, dass sich der frühzeitige Beginn einer milden Hypothermie (unter 36°Celsius) und in jedem Fall die Vermeidung von Fieber in den ersten 72 Stunden günstig auswirken. Die unerwünschten Wirkungen wie etwa eine Beeinträchtigung der Blutgerinnung treten insbesondere für nicht frisch operierte Patienten eher in den Hintergrund. In jedem Fall sollte unter einem TTM Muskelzittern beispielsweise durch neuromuskuläre Blockade und Sedierung vermieden werden, um die CO_2-Produktion einzugrenzen und das Therapieziel der Normokapnie nicht zu gefährden. Ferner steigt unter TTM die Gefahr der Elektrolytimbalance sowie die die periphere Insulinresistenz, was zur Erhaltung der geforderten Normoglykämie beachtet werden muss.

8.3 Klinische Bilder nach Kreislaufstillstand

Das Krankheitsbild der hypoxischen Enzephalopathie tritt zumeist nach einem Kreislaufstillstand auf, kann aber auch durch andere schwere Hypoxien, z. B. im Rahmen einer CO-Intoxikation oder bei einem schweren Asthmaanfall bedingt sein.

Nach einem Cardiac Arrest ist letztlich die gesamte klinische Spannbreite von der spontanen Wiedererlangung des Bewusstseins ohne nennenswerte Defizite bis zum apallischen Syndrom denkbar. Folgende „Fristen" sind vor diesem Hintergrund bemerkenswert:

- Nach 10 s Kreislaufstillstand: Bewusstseinsverlust
- Nach 30–60 s Kreislaufstillstand: Sistieren der Atmung
- Umgekehrt gilt: Nach 3 min Atemstillstand erfolgt der Herzstillstand (Memo: ATP-Reserven und vorerst noch vorhandenes Membranpotenzial)
- Nach 10 min zerebraler Anoxie: dissoziierter Hirntod mit Schwellung, Stauungsblutungen und Ausbildung hyaliner Mikrothromben

In diesem Zusammenhang ist der Begriff des **Dezerebrationssyndroms** geprägt worden, unter dem definitionsgemäß eine funktionelle Abkoppelung des Hirnmantels vom Hirnstamm – diese oft als Hypoxiefolge – verstanden wird. Klinisch imponieren eine gebeugte Armhaltung, gestreckte Beinhaltung mit Beuge- oder Streckkrämpfen. Störungen der Augen- und Pupillomotorik sind meist vorhanden, z. B. Bulbusdivergenz oder eingeschränkte Reaktionen auf Licht. Die Störung des Wachbewusstseins beruht i.d.R. auf einer Einschränkung des retikulären Aktivierungssystems im Hirnstamm.

Das **apallische Syndrom** (Synonyme: persistierender vegetativer Zustand, Wachkoma, Coma vigile). Die Patienten erwecken den Anschein wach zu sein, sind jedoch nicht in der Lage, mit der Umwelt gerichteten Kontakt aufzunehmen. Es besteht eine Diskrepanz zwi-

8

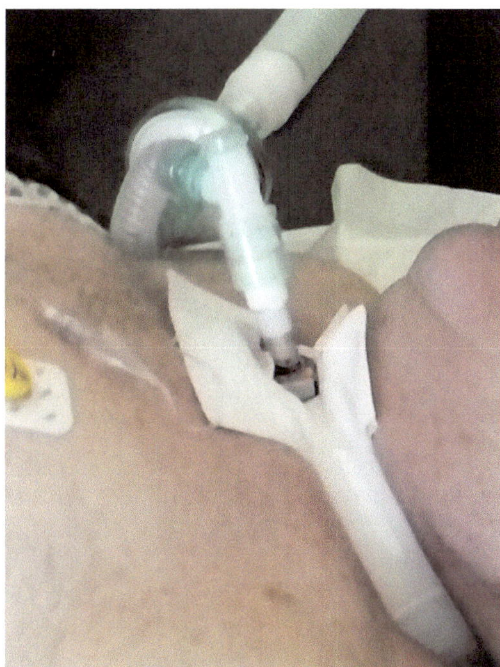

Abb. 8.7 Patient im intensivmedizinischen Kontext mit Tracheostoma zur dauerhaften Beatmung bei eingeschränktem Atemantrieb

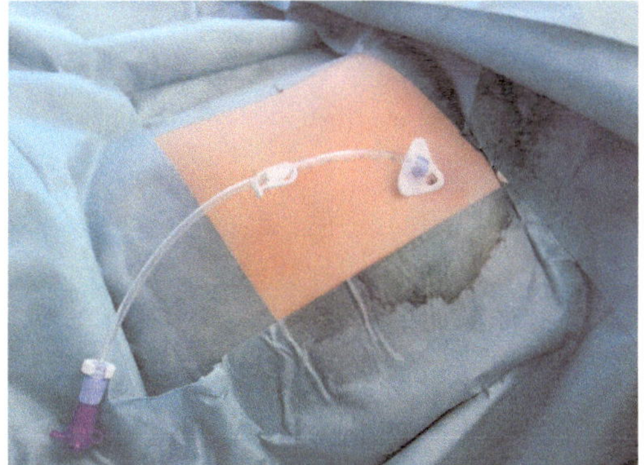

Abb. 8.8 Perkutane enterogastrale Ernährungssonde (PEG) zur dauerhaften Applikation von Ernährung

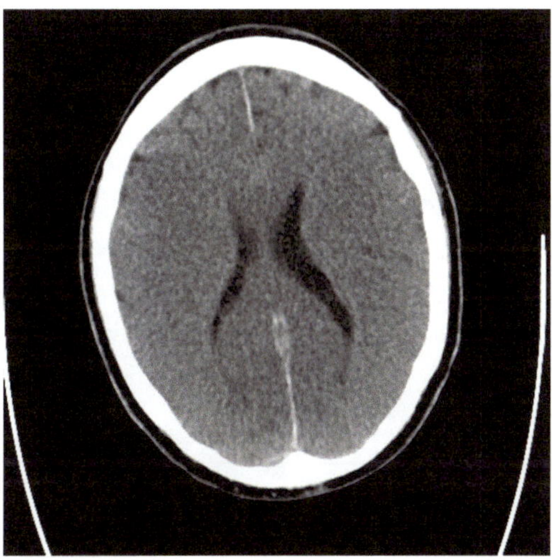

Abb. 8.9 CT-Befund mit deutlicher Hirnschwellung und aufgehobener Mark-Rinden-Differenzierung

schen kognitiven Möglichkeiten und vegetativen Funktionen. Pyramidenbahnzeichen können positiv sein. Die Kreislauffunktion ist meist ungestört. Bei fehlendem Atemantrieb ist die Anlage eines Tracheostomas nötig (Abb. 8.7). Dieses sollte i.d.R. als epithelialisiertes, operativ angelegtes Stoma erfolgen, um im Langzeitverlauf die Trachealkanülenwechsel sicher zu gewährleisten. Zur dauerhaften Ernährung ist die Anlage einer perkutanen enterogastralen Sonde (PEG) nötig (Abb. 8.8). Neuropathologisch können normale Kortexstrukturen vorhanden sein, aber auch laminäre Nekrosen und ausgedehnte bilaterale Schädigungen des Marklagers, der Basalganglien und des Hypothalamus sowie eine Aufhebung der Mark-Rinden-Differenzierung. Für die Anlage von Tracheostoma und/oder PEG sollte eine gerichtliche Betreuung eingerichtet werden sowie auch zur Planung einer etwaigen Frührehabilitation. Im Idealfall besteht bereits vorab eine Vorsorgevollmacht oder Betreuungsverfügung. Oft ist klinisch mit dem vegetativen Syndrom jedoch ein Endzustand erreicht und sekundäre Komplikationen wie eine Pneumonie bringen vitale Gefährdungen mit sich. Ethische Aspekte mit einer möglichst zuverlässigen Ergründung des mutmaßlichen Patientenwillens rücken dann in den Vordergrund. Mögliche Korrelate zur hypoxischen Enzephalopathie in der Bildgebung insbesondere aus CT und MR zeigen Abb. 8.9, Abb. 8.10, Abb. 8.11, Abb. 8.12, Abb. 8.13, Abb. 8.14 und Abb. 8.15.

Der **akinetische Mutismus** ist verwandt mit dem apallischen Syndrom, wobei hier eine

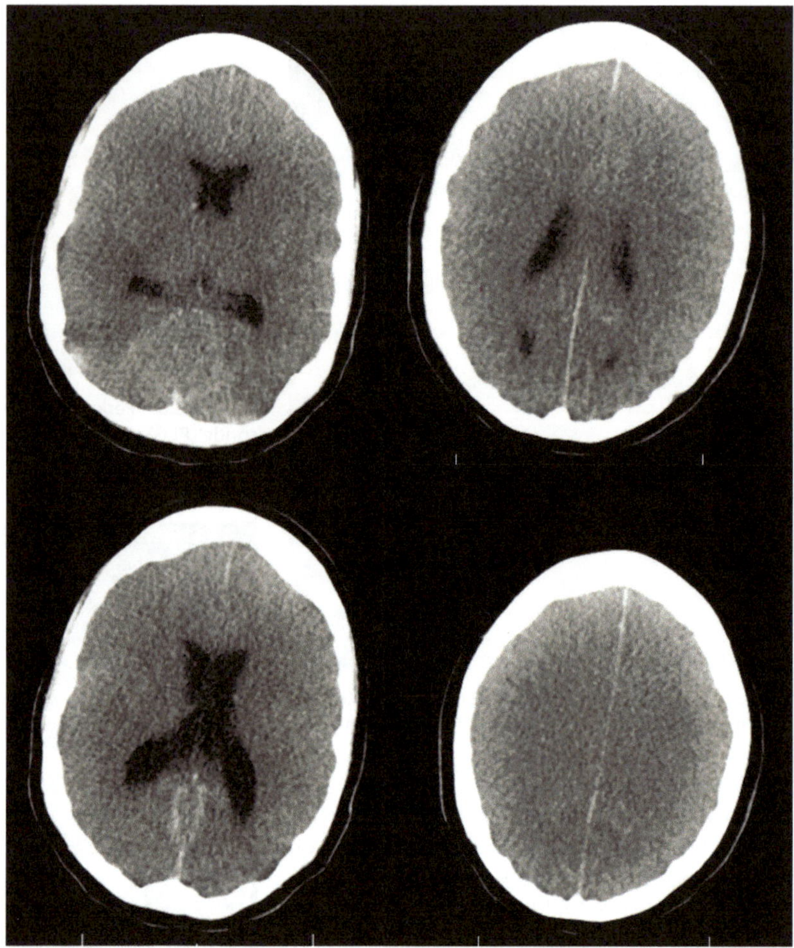

Abb. 8.10 Weiteres CT-Beispiel bei Z. n. Reanimation. Hypoxieursache hier Strangulation mit konsekutivem Kreislaufstillstand. Deutlich sichtbar ist die globale Hirnvolumenvermehrung mit fehlender Abgrenzbarkeit der Stammganglien. Auch hier aufgehobene Mark-Rinden-Differenzierung

von dienzephal wirkende Raumforderung auf den dritten Ventrikel vorliegt, die jedoch auch bei bilateralen Ischämien beobachtet wurde. Die Pyramidenbahnschädigung ist meist geringer ausgeprägt.

Beim **Locked-in-Syndrom** (deefferenzierter Zustand), der bei primärer Schädigung des Hirnstammes – also streng infratentoriell – (meist jedoch bei ischämischen oder hämorrhagischen Basilarisprozessen) auftritt. Das Bewusstsein ist erhalten, es besteht jedoch die Notwendigkeit der Beatmung bei Tetraparalyse und Lähmung fast aller Hirnnerven.

Minimal conscious state (MCS): Das Bewusstsein ist nicht komplett ausgeschaltet, aber auf ein Minimum an Reaktions- und Interaktionsfähigkeit eingeschränkt.

Bei massiver Schwellung mit einer entsprechenden Raumforderung und Liquorzirkulationsstörung nach Kreislaufstillstand kann sich ein komplettes Erlöschen, der **dissoziierte Hirntod**, mit Aufgabe sämtlicher Hirnfunktionen ergeben. Diagnostische Kriterien hierbei sind:

Dissoziierter Hirntod

- Koma (cave Analgosedierung!). Unbedingte Beachtung (auch kontextsensitiver) Halbwertszeiten
- Lichtstarre Pupillen (ohne Mydriatikum mindestens mittelweit, meist maximal weit)

Abb. 8.11 **a** Hypoxischer Hirnschaden im MR: Marklager-Hypoxie und Quellung in Diffusion und ADC-Map. **b** Im Gegensatz hierzu praktisch Normalbefund bei Z. n. nur kurzer Reanimation

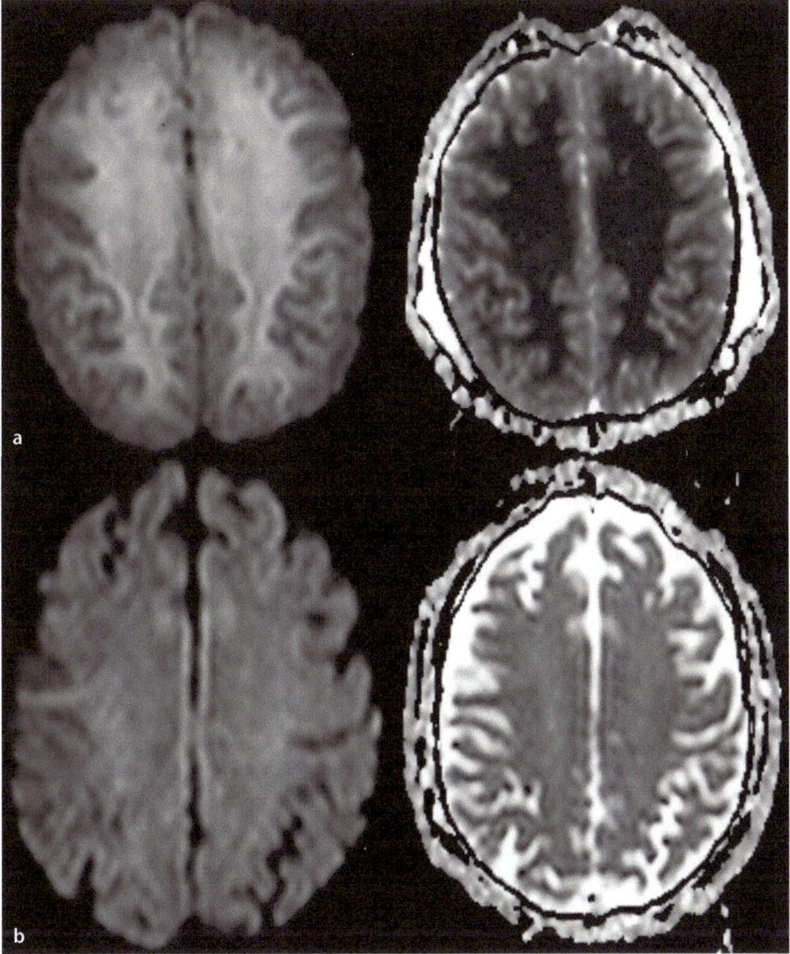

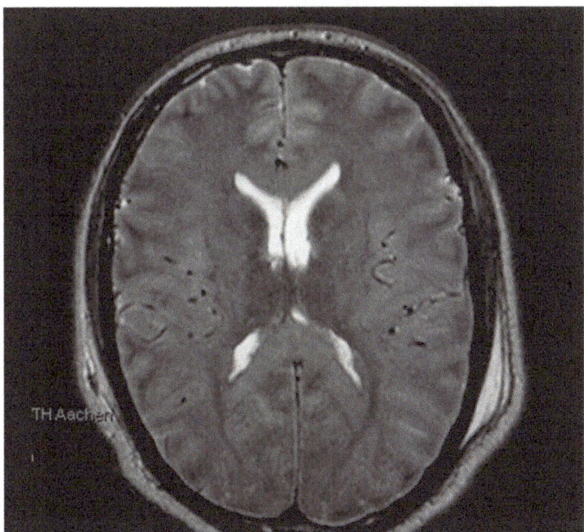

Abb. 8.12 Nur beginnend aufgehobene Mark-Rinden-Differenzierung. T2-gewichtete MR-Darstellung

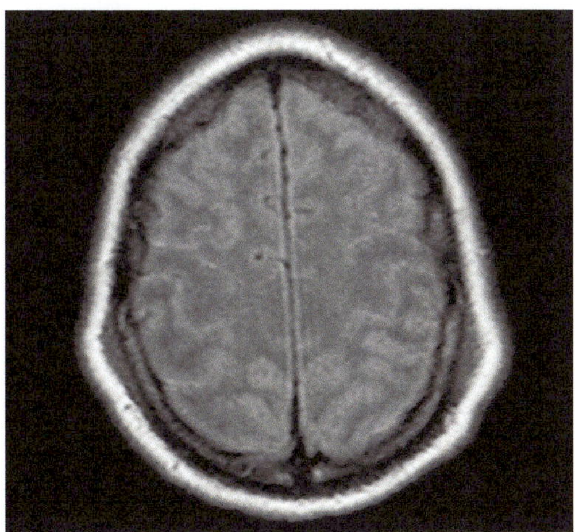

Abb. 8.13 MR-FLAIR-Sequenz bei nur leicht eingeschränkter Mark-Rinden-Differenzierung nach Hypoxie

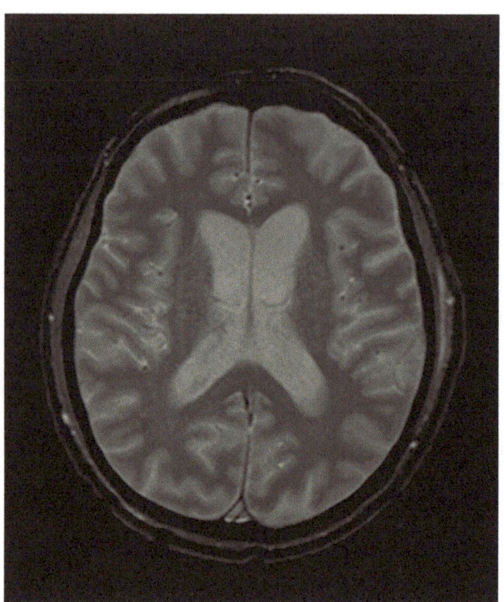

Abb. 8.14 Signalhyperintenser Kortex im MR bei Z. n. Reanimation als indirekter Hinweis auf einen hypoxischen Hirnschaden. Kein Nachweis einer Hirnschwellung oder einer Ödembildung

- Fehlen des Kornealreflexes
- Fehlende Reaktionen auf Schmerzreize im Versorgungsgebiet des N. trigeminus
- Fehlen des pharyngealen Trachealreflexes
- Ausfall der Spontanatmung (bei einem PCO_2 von mind. 60 mmHg)
- Fehlen des vestibulookulären Reflexes

Wird der Hirntod festgestellt, sollte geprüft werden, ob eine Organspende in Betracht kommt. Andernfalls muss nach gesichertem Hirntod das Beatmungsgerät abgeschaltet werden. Zum Algorithmus der Hirntoddiagnostik sind auf der Basis des Transplantationsgesetzes die Vorgaben der Deutschen Stiftung Organtransplantation (DSO) anzuwenden (DSO 2018).

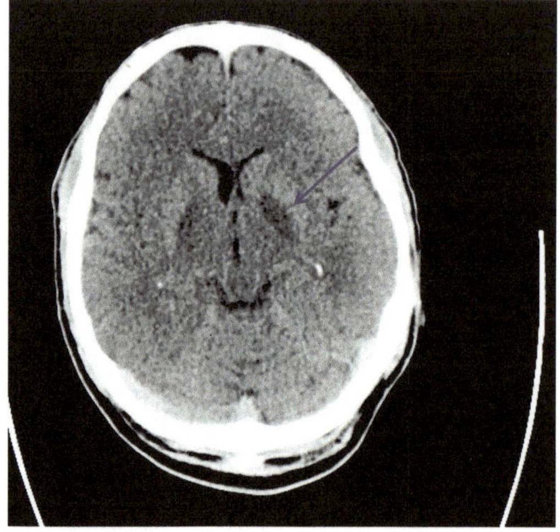

Abb. 8.15 CT-Befund einer linksführenden Pallidum- und Thalamusischämie bei hypoxischem Hirnschaden als besonders gering hypoxietolerante Strukturen. Ursache der Hypoxie war eine Strangulation.

8.4 Prognostische Erwägungen nach Kreislaufstillstand

Prognoseabschätzungen nach einem Kreislaufstillstand sind außerordentlich schwierig und dürfen keinesfalls zu früh getroffen werden. Hilfreich hierzu können Informationen aus dem Vorfeld sein, wie etwa der vorgefundene Initialrhythmus (Kammerflimmern, Asystolie, elektromechanische Entkopplung). Gerade im Falle von Kammerflimmern kann angenommen werden, dass reversible Ursachen vorliegen und der Stillstand u. U. erst kurze Zeit vorgelegen hat (Kammerflimmern war noch nicht zur Asystolie „degeneriert“). Auch Informationen, ob während oder kurz nach der Reanimation eine Hyper-/Hypoglykämie oder eine Hypo-/Hyperthermie vorgelegen hat, nimmt Einfluss auf die Wertigkeit weiterer Marker (Tab. 8.2).

Die Kernelemente in der Bewertung bestehen vor allem im Vigilanzgrad sowie in der Bildgebung. Wird initial i.d.R. ein natives CCT durchgeführt, sind im weiteren Verlauf MR-Darstellungen, insbesondere bei nicht eindeutigen CT-Befunden, meist unerlässlich. Typische Zeichen sind die globale und diffuse

Tab. 8.2 Instrumente zur Prognosebewertung nach Kreislaufstillstand in Abhängigkeit verschiedener klinischer Situationen und im zeitlichen Verlauf, basierend auf den Leitlinien der DGN (DGN 2012)

Vor Reanimation		Tag1	Tag 2	Tag 3
Hyperglykämie Normothermie Hyperthermie Verzögerte Reanimation Lange Reanimation	Ohne therapeutische Hypothermie	Spontane, generalisierte Myoklonien (cave Medikamenteneffekte) NSE erhöht (nur bei Normothermie verwertbar!)		GCS motorisch < 3 oder nur Strecksynergismen Fehlender Pupillenreflex Fehlender Kornealreflex Fehlender vestibulookulärer Reflex Fehlende EEG-Reaktivität oder Burst-Suppression-Muster Niederspannungs-EEG (< 20 u V) Cave Medikamenteneffekte
			Medianus SEP (N20) bds. fehlend	
	Mit therapeutischer Hypothermie			Fehlender Pupillenreflex Fehlender Kornealreflex Cave Medikamenteneffekte
				Medianus SEP (N20) bds. fehlend
				Burst-Suppression-Muster im EEG
				Niederspannungs-EEG (<20 uV) Cave Medikamenteneffekte

Hirnschwellung mit Raumforderungen, Ödembildung und die sich daraus ergebende aufgehobene Abgrenzbarkeit von Marklager und Kortex. Im MR kann ein hyperintenses Kortexband Hinweis für eine abgelaufene Ischämie sein (Abb. 8.9 bis Abb. 8.15). Weiterhin stellen das Auftreten von epileptischen Entäußerungen und die Antworten aus somatosensibel evozierten Potenzialen (SSEP) wichtige Instrumente zur Prognosebewertung dar.

Die **neuronenspezifische Enolase (NSE)** ist ein Enzym des Glukosestoffwechsels, das die Bildung von Pyruvat katalysiert. Sie kommt im Gehirn, in neuroendokrinen Geweben und in den peripheren Nerven vor. Außer nach einem Reanimationsereignis kann sie beim zerebralen Trauma und bei der Creutzfeldt-Jakob-Erkrankung erhöht sein. Sie ist jedoch relativ spezifisch für hypoxische Schädigungen. So zeigen sich bei einer Vielzahl von Patienten auch mit ausgedehnten ischämischen Insulten nur mäßige NSE-Ausschüttungen. Je nach Referenz werden in verschiedenen Laboren Serumkonzentrationen bis 18,5 μ/l als Normwert angegeben. Der Wert ist unter laufendem TTM bei erniedrigter Körperkerntemperatur nicht verwertbar. Ferner ist er auch bei einer hypothermen Ausgangssituation bei Reanimation (z. B. Unterkühlung, Ertrinkungsunfälle) kritisch zu hinterfragen. Werte von über 33 μ/l werden unter normothermen Verhältnissen als zumindest problematisch betrachtet. Die Höhe des NSE-Wertes steht in Korrelation zum Umfang des geschädigten Hirngewebes. Jedoch darf dieser Wert niemals als alleiniger Marker im Sinne eines Cut-off-Values herangezogen werden

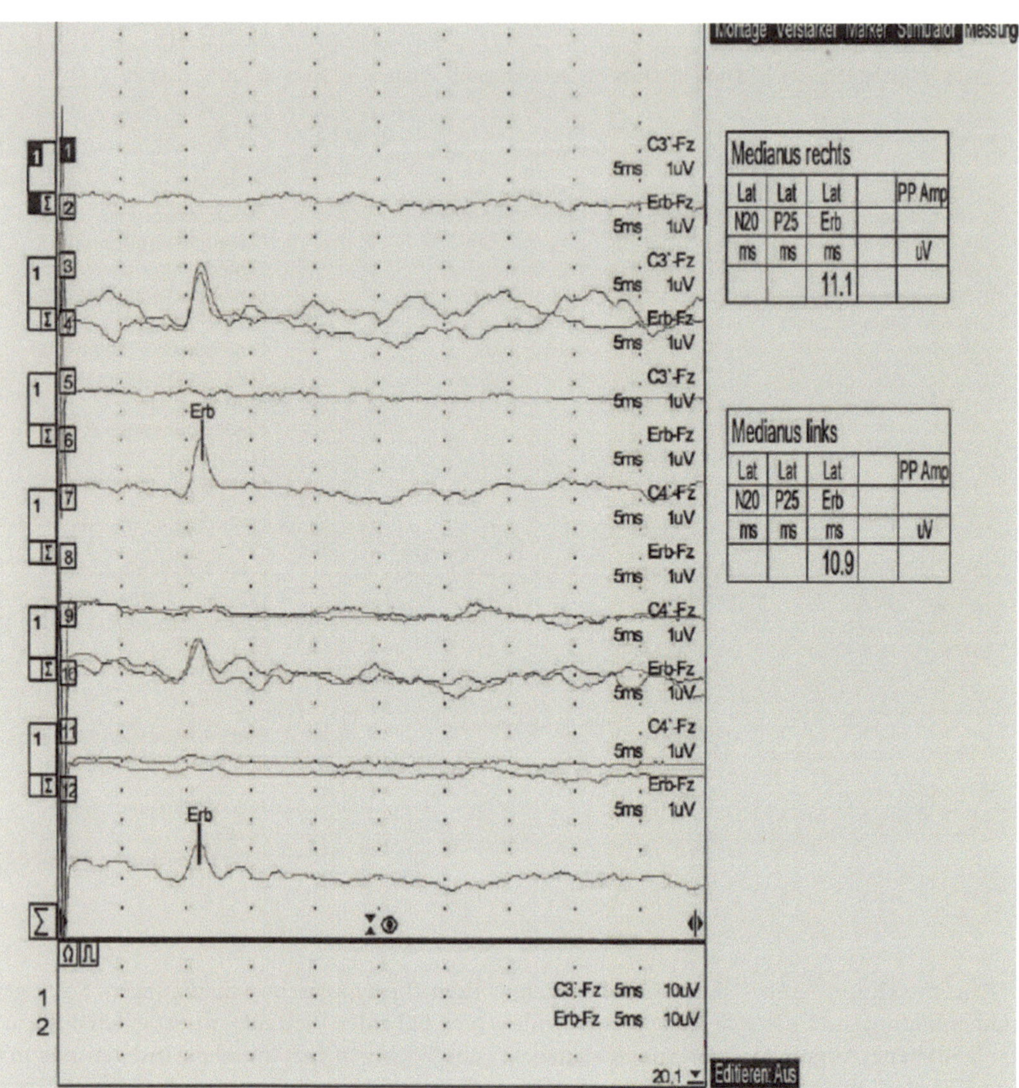

Abb. 8.16 N. medianus: Beidseits ausgefallene kortikale Antworten, bei normalen, gut erhältlichen Antworten bei Ableitung über dem Erb'schen Punkt. Elektrophysiologisch somit Hinweise auf eine Schädigung der zentral sensiblen Leitungsbahn von den Armen

8

(s. unten). Die Validität von **Protein S-100B** ist im Gegensatz zum Stellenwert der NSE weit weniger zuverlässig untersucht.

Somatosensibel evozierte Potenziale (SSEP) sind Aufzeichnungen der elektrischen Antwort schnell leitender sensibler Nerven im Verlauf der Hinterstrangbahn. Sie werden hierbei nach elektrischer Reizung eines peripheren Nerven an verschiedenen Stellen im Verlauf abgeleitet; meistens in Höhe des Eintritts in das Rückenmark und über der zu untersuchenden Gehirnregion. Die Ableitung erfolgt meist über einem oberflächlich gelegenen Nerv (z. B. Medianus-SEP, Abb. 8.16). Normalwerte sind von der Körper- und somit Nervenlänge der untersuchten Person abhängig. Artefakte im intensivmedizinischen Kontext sind häufig und unbedingt bei der Befundinterpretation zu

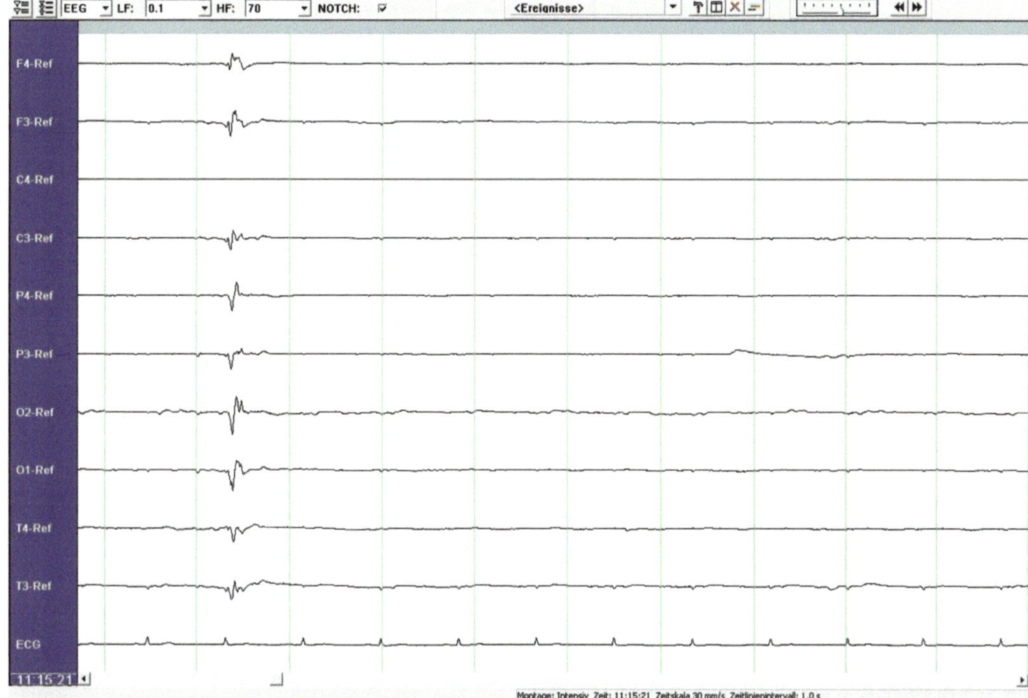

Abb. 8.17 Burst-Suppression-Muster

berücksichtigen. Lassen sich jedoch über Hirnregion eindeutig und wiederholt keine Potenziale ableiten, ist dies ein Hinweis auf eine schlechte Prognose.

Ein **persistierendes Koma, erloschene Lichtreaktivit**ät **der Pupillen und ein ausfallender Kornealreflex** bis zum bzw. über Tag 3 nach Ereignis hinaus und natürlich ohne Analgosedierung sowie unter Normothermie kann allgemein auch als negativer Prädiktor gewertet werden. Etwas Ähnliches gilt für posthypoxische Myoklonien (z. B. Lance-Adams-Syndrom, meist perioral betonte Myokloni).

Regelmäßige EEG-Kontrollen bei normothermen Patienten können ebenfalls zur Prognoseabschätzung beitragen: Fehlende Grundaktivität, ein Burst-Suppression-Muster (alternierende Hochspannung und fehlende Aktivität) sowie ein Status epilepticus sind oftmals mit einem schlechten Outcome vergesellschaftet (Abb. 8.17, Abb. 8.18, Abb. 8.19). Darüber hinaus untersuchte San Juan 52 Patienten mit BiPLEDs („bilateral independent periodic lateralized epileptiform discharges“) und GPEDs („generalized periodic epileptiform discharges“), von denen 14 mit einer hypoxischen Enzephalopathie assoziiert waren. Mehrheitlich zeigte sich hierbei auch eine schlechte Gesamtprognose (San-Jaun et al. 2009).

Ausdrücklich empfohlen ist auch, posthypoxische Krampfanfälle medikamentös zu behandeln. Phenytoin ist bei oftmals koinzidenter eingeschränkter Myokardfunktion kontraindiziert. Beim Einsatz von Valproinsäure muss insbesondere die Leberfunktion berücksichtigt werden. Der Einsatz von Levetiracetam setzt eine ausreichende Nierenfunktion (post reanimationem oft eingeschränkt) voraus. Weiterhin stehen Lacosamid und Benzodiazepine zur Verfügung.

Insgesamt ist es schwierig, schon frühzeitig eine zuverlässige Prognose zu stellen. Basierend auf der initialen Einschätzung zur Beendigung des akut intensivmedizinischen Aufenthaltes muss die weitere Versorgung in Abhängigkeit mit dem Betreuer bzw. der vorsorgebevoll-

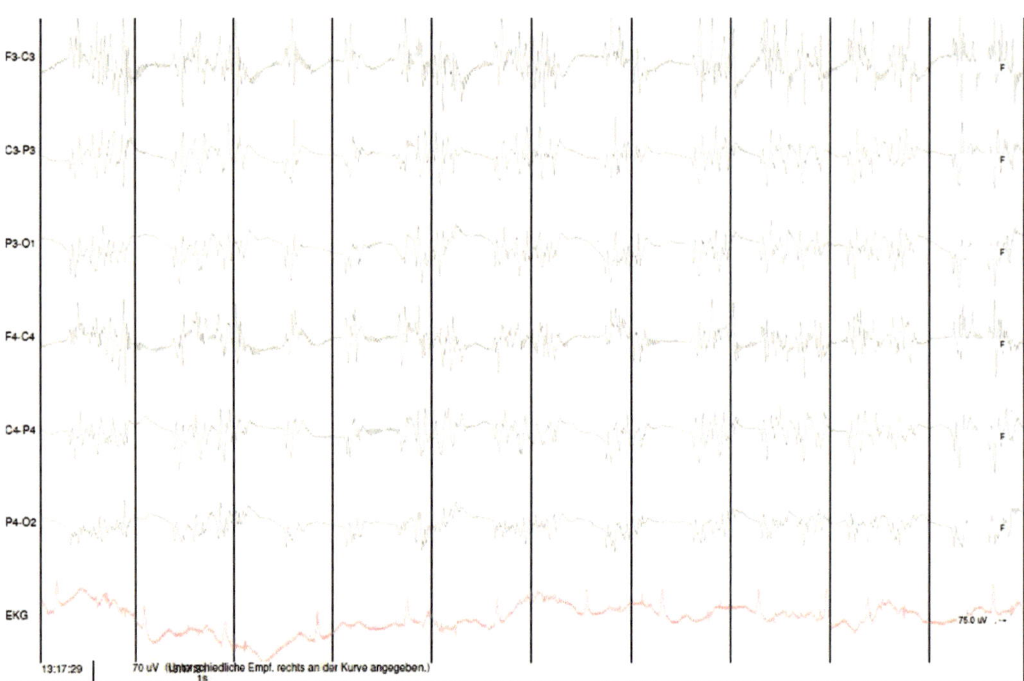

Abb. 8.18 Generalisierte epileptiforme Entladungen

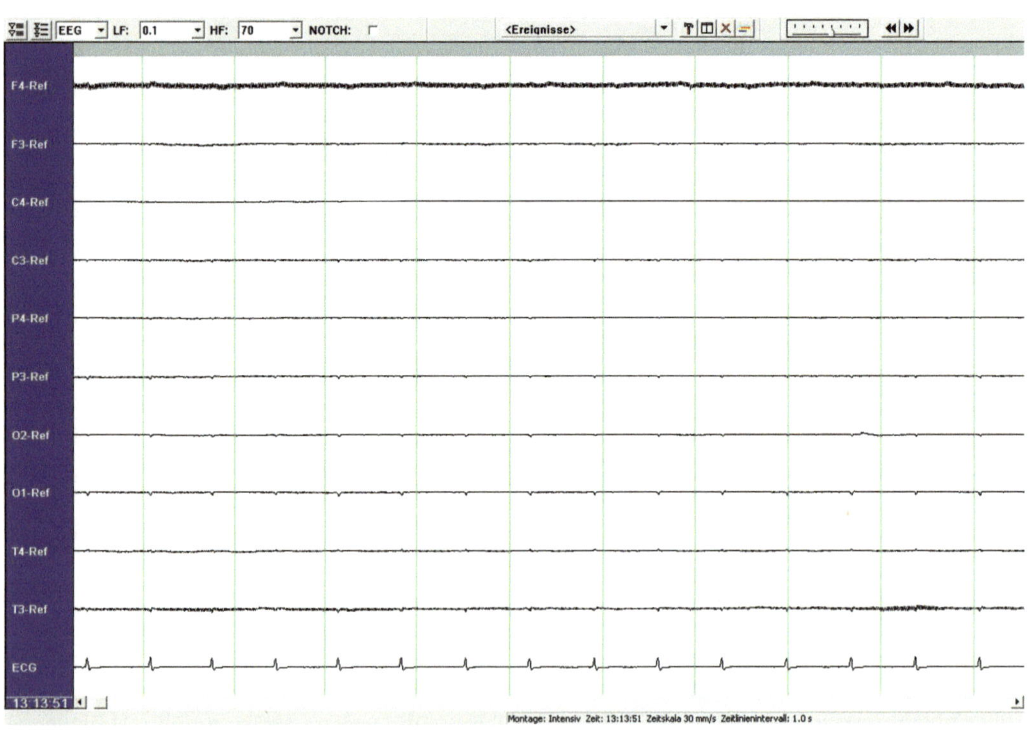

Abb. 8.19 Nulllinien-EEG

mächtigten Person und den Angehörigen getroffen werden. Kommt eine Frührehabilitation in Betracht, müssen nach Barthel-Index jedoch motorische und kognitive Mindestanforderungen erfüllt sein oder anderenfalls müsste ein Pflegeplatz vorbereitet werden. Letztlich zeigt erst der Langzeitverlauf nach 3–6 Monaten, mit welchem Ist-Zustand tatsächlich dauerhaft gerechnet werden kann. Die DGN stellt daher zur Prognoseeinschätzung nach akut stattgehabtem Ereignis Kreislaufstillstand in ihren aktuellen Leitlinien (DGN 2012) fest:

- „Es gibt keine neurologischen Zeichen oder Untersuchungsergebnisse, die eine schlechte Prognose in den ersten 24 Stunden nach Reanimation sicher anzeigen, insbesondere nicht unter oder nach therapeutischer Hypothermie (TH).
- Ohne Medikamenteneffekte und therapeutische Hypothermie zeigt das posthypoxisch tiefe Koma mit bis zum Tag 3 anhaltend erloschenen Lichtreaktionen der Pupillen- und Kornealreflexe die schlechte Prognose an.
- Der komplett erloschene okulozephale Reflex nach 24 Stunden und ein GCS-Motor-Punktwert unter 3 (d. h. ausgefallene Motorik oder Strecksynergismen) nach 72 Stunden sind weniger verlässlich. Andere klinische Zeichen, einschließlich des Myoklonus, sind nach erfolgter TH zur frühen Prognoseaussage ungeeignet.

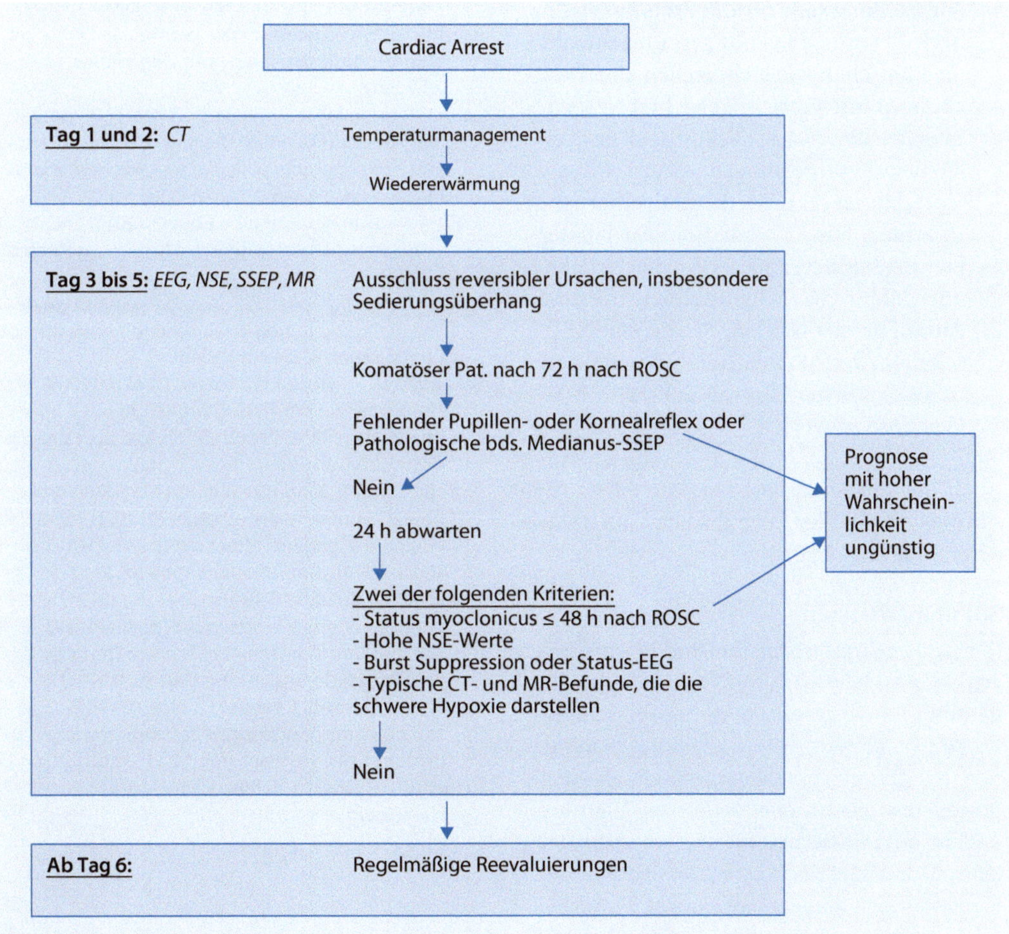

Abb. 8.20 Algorithmus zur Prognosebewertung auf der Grundlage der ERC-Empfehlungen (ERC 2015)

- Die Höhe der NSE-Werte im Serum ist mit dem Ausmaß der Hirnschädigung korreliert. Derzeit können keine sicheren oberen Grenzwerte definiert werden, bis zu denen eine Erholung noch möglich ist. Die NSE kann daher nur sinnvoll als ein Parameter unter mehreren zur Prognostizierung verwendet werden.
- Der Nachweis des beidseitigen SEP-Verlustes innerhalb der Tage 2–3 nach Beginn einer hypoxischen Enzephalopathie spricht unter der Bedingung ausreichender Erfahrung mit der Methode ohne TH für eine schlechte Prognose. Nach vorangegangener TH ist diese Sicherheit allein aufgrund des kompletten SEP-Ausfalls innerhalb von 3 Tagen nicht gegeben.
- Die Zeitintervalle für die Prognosestellung nach TH müssen verlängert und sowohl die klinischen wie technischen Untersuchungen mit Vorsicht gewichtet werden. In erster Linie ist auf Kongruenz der Untersuchungsergebnisse und Ausschluss von Störfaktoren (z. B. Medikationsüberhang) zu achten. Die Konstellation ‚Ausfall der Lichtreaktionen und der Kornealreflexe oder Motor GCS <3 kombiniert mit einem Ausfall bei der N 20 im Medianus-SSEP oder einem reaktiven EEG nach 3 Tagen' ist als deutlicher Hinweis auf eine schlechte Prognose zu werten."

Auch das ERC hat diesbezüglich einen Algorithmus erstellt, der ganz ähnliche Inhalte wiedergibt (▫ Abb. 8.20).

Zusammenfassung

Der Cardiac Arrest ist auf dem Boden vornehmlich myokardialer Ursachen von enormer Bedeutung für die zerebrale Perfusion. Genauso wichtig ist deshalb eine suffiziente Reanimation, bei der die Thoraxkompression als wichtigstes Instrument den zerebralen Blutfluss und die gesamte Kreislaufperfusion sicherstellen soll. Jede Sekunde zählt. Die eindeutigen Empfehlungen zum Ablauf von ALS und BLS sowie zum Post-Resuscitation Care des ERC müssen, um ein möglichst günstiges neurologisches Outcome sicherzustellen, Anwendung finden. Prognoseabschätzungen nach Reanimation sind gerade in der Frühphase schwierig. Instrumente wie Biomarker, SSEP und der klinische Zustand sind jedoch hilfreich.

Literatur

Corhelper (2018) http://corhelp3r.de/. Zugegriffen: 22.2.2018

DGN – Deutsche Gesellschaft für Neurologie (2012) Leitlinien Hypoxische Enzephalopathie. https://www.dgn.org/leitlinien/2376-ll-81-2012-hypoxische-enzephalopathie, https://www.dgn.org/leitlinien/3553-ll-030119-2018-hypoxisch-ischaemische-enzephalopathie-hie-im-erwachsenenalter. Zugegriffen: 26.2.2018

DSO – Deutsche Stiftung Organtransplantation (2018) Diagnostik desirreversiblen Hirnfunktionsausfalls. https://www.dso.de/organspende-und-transplantation/todesfeststellung.html. Zugegriffen: 25.2.2018

Dumas F, Grimaldi D, Zuber B et al. (2011) Is hypothermia after cardiac arrest effective in both shockable and non shockable patients? Insights from a large registry. Circulation 123: 877–886

ERC – European Resuscitation Council (2015) ERC Guidelines. https://cprguidelines.eu/. Zugegriffen: 19.2.2018

Nolan J (2005) European Resuscitation Council guidelines for resuscitation 2005. Section 1. Introduction. Resuscitation 67(Suppl 1): 3–6

San-Juan OD, Chiappa KH, Costello DJ et al. (2009) Periodic epileptiform discharges inhypoxic encephalopathy: BiPLEDs and GPEDs as a poor prognosis for survival. Seizure 18: 365–368

Testori C, Sterz F, Behringer W et al. (2011) Mild therapeutic hypothermia is associated with favourable outcome in patients after cardiac arrest with non shockable rhythms. Resuscitation 82: 1162–1167

Vaahersalo J, Hiltunen P, Tiainen M et al. (2013) Therapeutic hypothermia after out of hospital cardiac arrest in finnish intensive care units: The FINNRESUSCI study. Intensive Care Med 39: 826–837

Youness H, Al Halabi T, Hussein H et al. (2016) Review and outcome of prolonged cardiopulmonary resuscitation. Crit Care Pract, doi: 10.1155/2016/7384649

Ziegenfuß T (2001) Notfallmedizin, 5. Aufl. Springer, Heidelberg

Kardiale Mitbeteiligung beim neurogenen SIRS-Sepsis-Syndrom

J. Litmathe, *Neuro-Kardiologie*
https://doi.org/10.1007/978-3-662-57644-1_9

9.1 Der SIRS-Sepsis-Begriff – Definitionen im Wandel der Zeit

Neben den bakteriellen Ursachen eines SIRS-Sepsis-Syndroms gelangen auch abakterielle Trigger eines reinen systemischen inflammatorischen Response-Syndroms (SIRS) – z. B. durch Polytrauma, Verbrennungen, akute Pankreatitis, Eingriffe mit extrakorporaler Zirkulation – zunehmend in den Vordergrund. Allgemein kann man heute ein SIRS beschreiben als eine überschießende Entzündungsantwort des Körpers auf unterschiedliche Auslöser (bakteriell durch Endotoxine oder abakteriell), die jedoch als uniforme Einbahnstraße in eine **Multiorgandysfunktion** (MODS) münden. Kompensatorisch verlaufen antiinflammatorische Prozesse („compensatory antiinflammatory response syndrome", CARS), mit dem Ziel, die überschießende Antwort einzudämmen. Je nach Ausmaß des einen bzw. anderen Prozesses, vor allem aber mit Verlassen einer „physiologischen" Balance, kommt es zum Ablauf der pathologischen SIRS-Sepsis-Kaskade: An der SIRS-Reaktion sind sowohl das spezifische zelluläre, aus T-Lymphozyten bestehende sowie das humorale Abwehrsystem (B-Lymphozyten) beteiligt. Ferner spielt das unspezifische Abwehrsystem aus Makrophagen, Monozyten, neutrophilen Granulozyten und den Kaskadensystemen (Gerinnung/Fibrinolyse, Komplement, Kallikrein-Kinin) hierbei eine zentrale Rolle. Eine Vielzahl von Mediatoren (z. B. proinflammatorische Zytokine), die aus diesen Systemen freigesetzt werden, beschleunigt den Prozess, der unbehandelt schließlich in einem MODS mündet. Vor allem die Endothelreaktion ist dann uniform, d. h. unabhängig vom eigentlich auslösenden Stimulus. Es kommt zum Verlust des Vasotonus mit Minderperfusion und Capillary Leakage der betroffenen Organe. Die in der Lunge folgende Ödembildung begünstigt eine Hypoxämie und somit das gesamte Krankheitsbild. Durch die peripheren Mikrozirkulationsstörungen und durch die die gestörte Sauerstoffabgabe in das Gewebe kommt es zu einer Erhöhung des HZV mit den sog. hyperdynamen Kreislaufverhältnissen. ◻ Abb. 9.1 gibt zunächst einen Überblick über die ablaufenden Kaskaden nach bakteriellem bzw. abakteriellem Trigger.

Die **Diagnosekriterien** des SIRS-Sepsis-Begriffs sind in den letzten Jahrzehnten mehrfach revidiert worden. In den bisherigen Definitionen, die man post hoc betrachtet als Sepsis-1- bzw. Sepsis-2-Definition bezeichnen könnte, wurde neben der überschießenden Immunantwort im Wesentlichen der Zytokinsturm („cytokine storm") für die Pathogenese des Krankheitsbildes herangezogen. Vor 25 Jahren wurde bereits als Ergebnis der Konsensus-Konferenz des American College of Chest Physicians (ACCP) und der Society of Critical Care Medicine (SCCM) eine Unterscheidung nach dem Schweregrad der Erkrankung getroffen. Die schwere Sepsis wurde als Sepsis mit Organdysfunktion definiert und der septische Schock als Sepsis mit volumenrefraktärer Hypotonie. Ferner mussten zwei der vier klassischen Sepsis-Kriterien (Fieber oder Hypothermie, Tachykardie, Tachypnoe, Leukozytose oder Leukopenie) erfüllt sein (Bone et al. 1992). 2001 wurde diese Definition von der Konsensus-Konferenz überprüft und mit einer Liste von Laborparametern erweitert, die hinweisgebend auf eine Sepsis sein könnten. Grundsätzlich neue Ideen wurden nicht implementiert. Seit 2017 nun wird nach Auswertung von Daten von über 700.000 Patienten die Sepsis als lebensbedrohliche Organdysfunktion aufgrund einer unangepassten Wirtsantwort auf eine Infektion definiert (Singer et al. 2016). Diese Reform wird mithin als Sepsis-3-Definition bezeichnet. Hierbei spielt der SOFA-Score (Sepsis-Related Organ Failure Assessment) bzw. dessen stark vereinfachte Kurzform qSOFA (quickSOFA) die tragende Rolle (◻ Tab. 9.1). Anhand von Subgruppenanalysen der genannten 700.000 Patienten konnte hierfür gezeigt werden, dass bereits bei einem SOFA-Score von 2 oder mehr Punkten die Krankenhausletalität um das 3- bis 11-Fache gesteigert ist (Seymor et al. 2016). Folgende Kernaussagen zur Sepsis-3-Definition können getroffen werden:

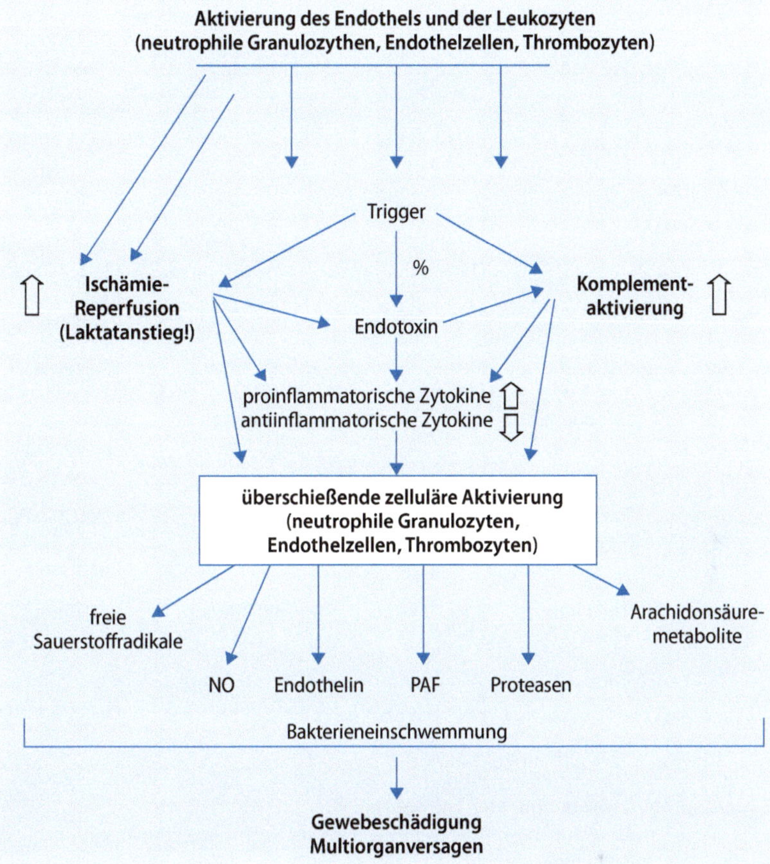

Abb. 9.1 Schematischer Überblick über die überschießende inflammatorische Antwort beim SIRS-Sepsis-Syndrom

- Die Sepsis ist durch die einhergehende Organdysfunktion prinzipiell lebensbedrohlich und durch eine inadäquate Wirtsantwort auf eine Infektion gekennzeichnet.
- Die Organdysfunktion wird durch einen Punktewert von 2 oder mehr im SOFA-Score (Tab. 9.1) abgebildet.
- Der qSOFA-Score ist hilfreich dabei, Risikopatienten rasch zu identifizieren.
- Im septischen Schock ist die Organdysfunktion so stark ausgeprägt, dass die Krankenhausmortalität additiv und nochmal deutlich erhöht ist.
- Der septische Schock ist durch eine volumenrefraktäre Hypotension und der Notwendigkeit einer Vasopressorgabe für einen Ziel-MAP von 65 mmHg und einen Serumlaktatwert von über 2 mmol/l gekennzeichnet.

Die Sepsis-Leitlinien der federführenden Fachgesellschaften (z. B. Deutsche Gesellschaft für Anästhesie und Intensivmedizin, Deutsche Sepsis-Gesellschaft) befinden sich derzeit in Überarbeitung. Als Grundzüge der Therapie lassen sich jedoch festhalten:

- Ein erweitertes hämodynamisches Monitoring, z. B. mit Hilfe der Pulskonturanalyse sollte großzügig eingesetzt werden (► Abschn. 9.3).
- Hämodynamische Stabilisierung nach „Surviving Sepsis Campaign“ (Dellinger et al. 2008), d. h.
  - ZVD >8 bzw. >12 mmHg unter mechanischer Beatmung

Tab. 9.1 SOFA-Score und qSOFA-Score

Organsystem	Parameter	1 Punkt	2 Punkte	3 Punkte	4 Punkte
ZNS	Glasgow Coma Scale (GCS)	13–14	10–12	6–9	<6
Niere	Kreatinin	1,2–1,9 mg/dl (110–170 µmol/l)	2,0–3,4 mg/dl (171–299 µmol/l)	3,5–4,9 mg/dl (300–440 µmol/l) (oder Urin <500 ml/Tag)	>5,0 mg/dl (>440 µmol/l)
Herz-Kreislauf	(Dosierungen angegeben jeweils in µg/kg/min)	MAP <70 mmHg	Dopamin ≤5 oder Dobutamin in jeder Dosis	Dopamin >5 oder Adrenalin ≤0,1 oder Noradrenalin ≤0,1	Dopamin >15 oder Adrenalin >0,1 oder Noradrenalin >0,1
Lunge	PaO_2/FiO_2	<400 mmHg	<300 mmHg	<200 mmHg sowie maschinelle Beatmung	<100 mmHg sowie maschinelle Beatmung
Gerinnung	Thrombozyten	<150.000/µl	<100.000/µl	<50.000/µl	<20.000/µl
Leber	Bilirubin	1,2–1,9 mg/dl (20–32 µmol/l)	2,0–5,9 mg/dl (33–101 µmol/l)	6,0–11,9 mg/dl (102–204 µmol/l)	>12,0 mg/dl (>204 µmol/l)
Appendix: qSOFA	- Atemfrequenz ≥22/min - Bewusstseinstrübung - Systolischer RR ≤100 mmHg Bei Erfüllung **mindestens zwei dieser Kriterien** ist die Prognose mit erhöhter Wahrscheinlichkeit eingeschränkt.				

  - MAP >65 mmHg
  - Diurese >0,5ml/kg/h
  - zentralvenöse Sauerstoffsättigung ($ScvO_2$) >70%
  - Laktat <1,5 mmol/l bzw. Abfall des Laktats
- Adäquate Volumensubstitution vornehmlich mit kristalloiden Lösungen. Insbesondere Hydroxyethylstärke ist nicht empfohlen.
- Als Vasopressor kommt primär Noradrenalin (z. B. bis zu 1 µg/kg/min) in Betracht, bei zusätzlich vorliegendem Pumpversagen Dobutamin (z. B. 5 bis zu 20 µg/kg/min). Additiv kann Vasopressin eingesetzt werden, nicht jedoch als initiale Medikation. Dosis z. B. bis zu 0,002 IE/kg/min.
- Adjunktive Maßnahmen wie die Gabe von Selen (z. B. 1000 µg i.v.) oder niedrig dosiertem Hydrokortison (z. B. 200 mg/24 h i.v. bei septischem Schock) kann erwogen werden.

Zudem sind die frühzeitige Herdsanierung sowie die Sicherung des Erregers (Blutkulturen und Trachealsekret binnen einer Stunde) wesentlich für die Verbesserung der ohnehin hohen Mortalität. Der frühzeitige Einsatz einer kalkulierten Antibiose richtet sich auch heute noch nach den Tarragona-Kriterien (Sandiumenge et al. 2003):

- Hit hard, hit early
- Look at your patient
- Listen to your hospital
- Get to the point
- Focus, focus, focus

Die Kriterien reflektieren den rationalen Einsatz einer adäquaten und frühzeitigen Antibiose, die nach Erhalt der Resistogramme und genauer Identifikation der Infektion auf dem Boden der patienten- und krankenhausimmanenten Resistenzlagen stets kritisch hinterfragt werden sollte. Wo immer möglich sollte auch eine chirurgische Herdsanierung erfolgen. Die Tarragona-Strategie kann heute um den Punkt „think twice and seek advice" erweitert werden, der den Stellenwert des „Antibiotic Stewardship" zum Ausdruck bringt, z. B. durch eine konsiliarische mikrobiologische oder krankenhaushygienische Mitbetreuung.

Die Auswirkungen des SIRS-Sepsis-Syndroms auf die Organfunktionen, die letztlich in dem beschriebenen MODS münden können, sind vielfältig. Zur Herz-Kreislauf-Situation im Rahmen dieses Krankheitsbildes wird ausführlich in ▶ Abschn. 9.4 Stellung bezogen. Darüber hinaus finden sich jedoch auch in fast allen anderen Organsystemen Auswirkungen, die der gestörten Sauerstoffabgabe ins Gewebe geschuldet sind:

- Renale Dysfunktion bis zum akuten Nierenversagen
- Endokrine Dysfunktion, z. B. mit Suppression der gesamten Schilddrüsenachse (TSH, fT3, fT4) und ausgeprägte Insulinresistenz
- Eingeschränkte Leberfunktion mit Anstieg der Transaminasen und eingeschränkter Syntheseleistung, was die disseminierte intravasale Gerinnung zusätzlich unterhält
- Septische Enzephalopathie mit akut deliranten Zuständen, oft schon als Prodromi in der Frühphase einer sich ankündigenden schweren Infektion. Hierdurch tritt unweigerlich eine Prognoseverschlechterung insbesondere durch die Gefahr von Sekundärkomplikationen (z. B. Sturz aus dem Bett oder Entfernen zentraler Zugänge) ein. Die septische Enzephalopathie ist eine Ausschlussdiagnose und meist nur klinisch zu stellen. Herdneurologische Störungen sind i.d.R. nicht vorhanden, das CCT ist oftmals unauffällig.

9.2 Mögliche neurogene Trigger eines SIRS-Sepsis-Syndroms

9.2.1 Bakterielle Meningitis

Typische **Leitsymptome** sind Fieber, Kopfschmerz, Meningismus und Bewusstseinstrübungen. Die Klinik ist jedoch variabel und so findet sich gerade bei immunsupprimierten Patienten, älteren Menschen und Säuglingen z. B. oft kein Meningismus. Petechien sind als Ausdruck einer bereits aktivierten disseminierten intravasalen Gerinnung bereits in der Initialphase hinweisgebend auf Meningokokken als Erreger. Sind von Pneumokokken-Meningitiden eher ältere oder abwehrgeschwächte Patienten betroffen, so trifft die Meningokokken-Infektion oft jüngere Patienten, diese gelegentlich mit vorbestehenden Defekten des Komplementsystems, was sich auf den Ablauf der SIRS-Kaskade eher ungünstig auswirkt. Meningokokken-Infektionen treten oft saisonal in den Wintermonaten auf und können lokal endemisch, z. B. in Gemeinschaftseinrichtungen gehäuft vorkommen. Gerade Patienten mit Pneumokokken-Meningitis sind im Rahmen eines OPSI („overwhelming postsplenectomy infection") als Folge einer foudroyant verlaufenden Sepsis besonders gefährdet.

Die Ausbreitung von Pneumokokken erfolgt entweder per continuitatem, z. B. im Rahmen einer Sinusitis (◘ Abb. 9.2), Mastoiditis oder nach offenem Schädel-Hirn-Trauma. Auch die hämatogene Aussaat, etwa im Rahmen einer ambulant erworbenen Pneumonie ist möglich. Ferner sind als typische, wenn auch seltene Erreger bei Erwachsenen Listerien bekannt. Gerade hier sind bei nicht ausreichender Dauer und Intensität der Behandlung zusätzliche endokarditische Herde oder Leberabsze-

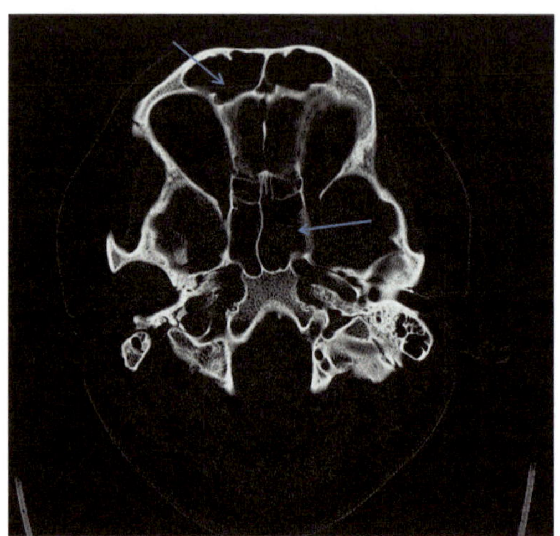

Abb. 9.2 Knochenfenster eines CCT mit Darstellung der Nasennebenhöhlen bei einem Patienten mit Pneumokokken-Meningitis. Deutliche Verschattung durch Schleimhautschwellung bei Sinusitis als mutmaßlicher Eintrittspforte vornehmlich in den Bereichen der linken Keilbeinhöhle und rechtsseitigen Stirnhöhle

dierungen möglich, die eine Eradikation deutlich erschweren.

Goldstandard der **Diagnostik** ist die Gewinnung von Liquor mit Hilfe der Lumbalpunktion. Der Meningokokken-Nachweis gelingt ebenfalls oftmals sehr gut über einen Rachenabstrich. Blutkulturen sollten in jedem Fall abgenommen werden. Beim Streptokokken-Nachweis sollte auch an eine Endokarditis als möglicher Streuherd gedacht werden. Im Serum finden sich meist die typischen Entzündungszeichen wie Leukozytose und CRP-Erhöhung, oft auch ein erhöhtes Procalcitonin (PCT). Immunkompromittierte Patienten zeigen jedoch gelegentlich keine Leukozytose oder Linksverschiebung. Mikroskopisch kann bereits durch die Gram-Färbung ein erster Hinweis auf den vorliegenden Erreger erbracht werden:

- Gramnegative intrazelluläre Diplokokken: N. meningitidis
- Grampositive extra- und intrazelluläre Stäbchen: L. monozytogenes
- Grampositive extrazelluläre Diplokokken: Streptococcus pneumoniae

Der typische Liquorbefund besteht aus einer Pleozytose von >1000/µl mit einem meist granulozytärem Zellbild. Zudem findet sich eine Blut-Liquor-Schrankenstörung mit einem Liquoreiweiß von >1000 mg/l sowie eine erhöhte Laktatkonzentration im Liquor von >3,5 mmol/l. Außerdem ist die Glukosekonzentration im Liquor stark vermindert. Abb. 9.3 zeigt für den gleichen Patienten wie in Abb. 9.2 die Liquorbefunde nach Diagnosestellung sowie nach mehreren Tagen testgerechter Antibiose.

Nachdem die Letalität in Abhängigkeit vom Erreger und oft in einem septischen Schock und Multiorganversagen begründet ist (z. B. Waterhouse-Friderichsen-Syndrom), ist im Sinne der Tarragona-Maßnahmen eine frühzeitige kalkulierte Antibiose notwendig. Prognostisch ungünstige Marker im Initialverlauf sind Bewusstseinstrübungen oder epileptische Anfälle. Die Letalität ist bei Pneumokokken-Infektionen am höchsten, bei Listerien geringer und bei Meningokokken am geringsten (van de Beek et al. 2004).

Kalkulierte Antibiotikatherapie

Außerhalb des Krankenhauses erworbene Meningitis

Neben dem zeitnahen Beginn der antibiotischen Therapie sollte die Behandlung immer systemisch und möglichst hochdosiert sein und das in Frage kommende Spektrum an Keinem möglichst breit abdecken. Zum Einsatz kommen sollten Präparate, die im Liquorraum – insbesondere auch noch nach Erholung der Blut-Liquor-Schrankenfunktion im Rahmen der abklingenden Sepsis – suffiziente Wirkkonzentrationen erreichen. Das antibiotische Regime richtet sich nach Abhängigkeit von Alter, prädisponierenden Umständen und dem zu erwartenden Keimspektrum. Antibiotika der Wahl sind die Cephalosporine der dritten Generation Ceftriaxon oder Cefotaxim. Solange eine Infektion mit Listerien nicht ausgeschlossen ist, wird eine zusätzliche Behandlung mit Amipicillin empfohlen (Listerienlücke bei Cephalosporinen). Laut Robert Koch-Institut, RKI-Ratgeber 2016, führt eine Therapie von Meningokokken mit Penicillin G vermutlich

Liquordiagnostik	Liquor-Aspekt			s. Bem
Liquordiagnostik	Zellstatus (Ll)			***
Liquordiagnostik	Zellzahl (L) /µl	< 5		2879 +
Liquordiagnostik	Erythrozytenz. /µl	< 1000		1000
Liquordiagnostik	Masch.Zelldiff.			***
Liquordiagnostik	Lymp./mon. Ze %	< 50		14.9 +
Liquordiagnostik	polymorph. Zel %	< 50		85.1 +
Liquordiagnostik	Neutrophile %			97
Liquordiagnostik	Bilirubin (L)			negativ
Liquordiagnostik	Hämoglobin n.Z			+
Liquordiagnostik	EIWEIS IM LIQU g/l	0.130 - 0.400		5.590 +
Liquordiagnostik	Glukose (Ll) mg/dl	40 - 70		<2.0 -
Liquordiagnostik	Laktat (Ll) mmol/l	1.1 - 2.4		20.6 +
en-Screening immunch	Barbiturate	negativ	negativ	

Nach 7-tägiger testgerechter Antibiose

Liquordiagnostik	Liquor-Aspekt		s. Bem
Liquordiagnostik	Zellstatus (Ll)		***
Liquordiagnostik	Zellzahl (L) /µl	< 5	88 +
Liquordiagnostik	Erythrozytenz. /µl	< 1000	<1000
Liquordiagnostik	Masch.Zelldiff.		***
Liquordiagnostik	Lymp./mon. Ze %	< 50	58.8 +
Liquordiagnostik	polymorph. Zel %	< 50	41.2
Liquordiagnostik	Neutrophile %		6
Liquordiagnostik	Bilirubin (L)		negativ
Liquordiagnostik	Hämoglobin n.Z		+++
Liquordiagnostik	EIWEIS IM LIQU g/l	0.130 - 0.400	0.590 +
Liquordiagnostik	Glukose (Ll) mg/dl	40 - 70	64
Liquordiagnostik	Laktat (Ll) mmol/l	1.1 - 2.4	4.5 +

Abb. 9.3 Original-Liquorbefunde bei Aufnahme und nach testgerechter Antibiose bei einem Patienten mit Pneumokokken-Meningitis. Deutlich sichtbar sind die Verminderung der Zellzahl sowie die Normalisierung von Glucose und Laktat bei einem Pat. nach testgerechter Antibiose

nur zu einer Suppression, aber nicht zu einer langfristigen Eradikation der nasopharyngealen Besiedelung. Es wurden 2013 2,5% Penicillin-G-resistente Stämme beobachtet (RKI 2016). Da die Resistenzlage bei Erstvorstellung nicht bekannt ist und sich innerhalb kurzer Zeit ein lebensbedrohliches Krankheitsbild entwickeln kann, ist auch hier eine Therapie mit einem Cephalosporin der dritten Generation geboten.

Folgende Therapieschemata werden empfohlen (in Anlehnung an die Leitlinien der Deutschen Gesellschaft für Neurologie; Pfister et al. 2015):

- Standardtherapie bei bisher gesundem Erwachsenen:
  - 1-mal 2 g Ceftriaxon (initial einmalig 4 g) **oder** 3-mal 4 g Cefotaxim plus 6-mal 2 g Ampicillin
  - in Ländern mit hohem Anteil Penicillin-resistenter Pneumokokken zusätzlich 2-mal 1 g Vancomycin **oder** 1-mal 600 mg Rifampicin
- Nosokomiale und fremdkörperassoziierte Infektionen:
  - 1-mal 2 g Vancomycin plus 3-mal 2 g Meropenem **oder** 2-mal 1 g Vancomycin plus 3-mal 2 g Ceftazidim

- Kleinkinder und Kinder
  - 100 mg/kg Ceftriaxon **oder** 100 mg/kg Cefotaxim (ggf. 50 mg/kg Vancomycin bei anzunehmender Resistenz gegenüber Drittgenerationscephalosporin)
- Neugeborene
  - 150–200 mg/kg Cefotaxim plus 200–300 mg/kg Ampicillin **oder** 200–300 mg/kg Piperacillin (plus ggf. 5 mg/kg Gentamicin bei schwerstkranken Neugeborenen)

Nosokomiale Meningitis

Bei Patienten, die eine Meningitis im Rahmen einer Krankenhausbehandlung erwerben, treten aufgrund der häufigen antibiotischen Vorbehandlungen mit höherer Wahrscheinlichkeit resistente Keime auf als bei Infektionen, die außerhalb des Krankenhauses erworben wurden. Insbesondere bei längerfristig intensivmedizinisch behandelten Patienten müssen seltenere, meist gramnegative Erreger wie Pseudomonaden, Klebsiellen und Stenotrophomonas ins Kalkül gezogen werden. Es sollte zunächst eine Therapie mit Vancomycin und Meropenem begonnen und nach Erhalt des Resistogramms ggf. revidiert bzw. möglichst deeskaliert werden (sog. Downstaging im Antibiotic Stewardship, s. oben).

Penicillin-Allergie

Patienten mit einer Allergie gegen Penicillin reagieren in ca. 10% der Fälle im Sinne einer Kreuzreaktion auch allergisch auf Cephalosporine. Als Alternative kann bei begründetem Verdacht einer Unverträglichkeit ein Carbapenem verwendet werden, vorzugsweise sollte dann Meropenem zum Einsatz kommen (geringe Induktion epileptischer Anfälle). Für Fälle von Infektionen mit H. influenzae kann auf Cotrimoxazol ausgewichen werden.

Penicillin-resistente Erreger

Kommt als Infektionsquelle eine Inokulation in Ländern wie Süd-, Südwest- oder Osteuropa oder Nordamerika in Betracht, muss berücksichtigt werden, dass Pneumokokken aus diesen Ländern vermindert empfindlich auf Cephalosporine der dritten Generation sein können. Deshalb sollte die Initialtherapie hier neben Ceftriaxon Vancomycin umfassen. Eine ebensolche Behandlung erhalten Patienten, deren Umgebung eine hohe Inzidenz Oxacillin-resistenter Staphylokokken aufweist wie etwa Gemeinschaftseinrichtungen, z. B. Pflegeheime, Patienten mit dialysepflichtiger Niereninsuffizienz, Diabetes mellitus und hohes Alter. Das nationale Referenzzentrum für Streptokokken in Aachen wies zwischen 1997 und 2003 bei 7,6% der bei bakterieller Meningitis in Nordrhein-Westfalen isolierten Pneumokokken eine Resistenz gegenüber Penicillin G und bei 1,7% eine verminderte Empfindlichkeit auf Ceftriaxon und Cefotaxim nach (Imöhl et al. 2014).

Dexamethason

Dem Eingang der adjuvanten Therapie mit Dexamethason war in den 1990er Jahren eine langwierige Diskussion vorausgegangen. Eine Metaanalyse aus dem Jahr 2010 von Brouwer und Kollegen konnte zeigen, dass Dexamethason die Letalität bei der Pneumokokken-Meningitis senkt und die Häufigkeit schwerer Hörstörungen bei der H.-influenzae-Meningitis reduziert. Eine positive Wirkung von Dexamethason bei der Meningokokken-Meningitis konnte nicht belegt werden (Brouwer et al. 2014).

Die Therapie mit Dexamethason hat mittlerweile auch Berücksichtigung in den Leitlinien der DGN zur Behandlung der purulenten Meningitis gefunden (Pfister et al. 2015). Vor der ersten Antibiotikagabe sollen 10 mg i.v. und nachfolgend über 4 Tage 4-mal 10 mg täglich appliziert werden. Sofern eine Meningokokken-Meningitis nachgewiesen wird, wird die bereits begonnene Medikation mit Dexamethason wieder abgesetzt. Neugeborene und Patienten mit Meningitis in Folge einer bakteriellen Endokarditis sowie unbehandelte HIV-Patienten sollten kein Dexamethason erhalten. Für die Steroidbehandlung bei tuberkulöser Meningitis werden niedrigere Dosen (3-mal 4 mg täglich) über einen längeren Zeitraum (2–3 Wochen, dann Dosisreduktion über 2–3 Wochen) empfohlen.

■ ■ Komplikationen und Prophylaxe

Neben den **Komplikationen** einer septischen Kreislauflage mit einer erhöhten Letalität kann es zur Ausbildung eines Hirnödems kommen. Hier ist im intensivmedizinischen Kontext insbesondere auf eine ausreichende zerebrovenöse Drainage zu achten, z. B. durch Oberkörperhochlagerung und Vermeidung großlumiger Katheter in den Jugularvenen. Liegt außerdem im Rahmen eines SIRS-Sepsis-Syndroms ein ARDS (Acute Respiratory Distress Syndrome) vor, ist es oft schwierig, den besten positiven endexspiratorischen Druck (PEEP) im Rahmen der Ventilation mit den widerstreitenden Indikationen Hirndruck mit möglichst effizienter venöser Drainage und ARDS mit möglichst viel rekrutierten pulmonalen Arealen zu ermitteln.

Jeder Verdachtsfall einer Meningitis ist bereits meldepflichtig. Als hygienische Maßnahmen sind bei Beteiligung von Meningokokken bzw. bei unbekanntem Erreger bis zum Beweis des Gegenteils Isolierungen mit Kittelpflege, Einmalhandschuhen und Mundschutz nötig. Diese Maßnahmen sind mindestens 24 Stunden nach Beginn der Antibiotikatherapie durchzuführen. Ferner sollte eine Expositionsprophylaxe bei Personen, die während der letzten 5 Tage mit einem von Meningokokken betroffenen Patienten Kontakt hatten, mit einmalig 500 mg Ciprofloxacin p.o. durchgeführt werden.

> **Wirksamstes Instrument jedoch zur Vorbeugung von Verschleppung von Erregern, wobei das medizinische Personal den Hauptvektor bildet, ist die hygienische Händedesinfektion (Memo: Vor bzw. nach Patientenkontakt, nach Kontakt mit potenziell infektiösem Material, nach Kontakt der unmittelbaren Patientenumgebung und vor aseptischen Tätigkeiten).**

9.2.2 Ventrikulitis

Als weitere und gerade im Kontext der Intensivbehandlung durchaus bedeutsame Sepsisquelle ist die Ventrikulitis zu nennen. Diese tritt insbesondere im Zusammenhang mit Verweilkathetern (z. B. externe Ventrikeldrainagen oder bei Lumbaldrainagen) auf. Staph. epidermiis und Staph. aureus heften sich gerne an alloplastische Materialien an und besonders bei Staph. aureus sind andauernde Absiedlungen mit Abszedierungen keine Seltenheit. Zur Vermeidung ist absolut steriles Arbeiten unabdingbare Voraussetzung. Diskonnektionen von Drainagesystemen führen unweigerlich zu ihrer Entfernung und nötigenfalls zu einer sterilen Neuanlage. Die Liquorfördermengen sind an den Bedarf (z. B. nach Ventrikelweite) auszurichten, zur Infektvermeidung sollte aber in jedem Fall ein Sistieren der Liquorableitung vermieden werden. Die Verwendung antiseptischer Materialien, z. B. von chlorhexidinhaltigen Gelkissenverbänden, hat sich in der Praxis bewährt (◘ Abb. 9.4). Der Liquorstatus sollte mindestens alle 2 Tage kontrolliert werden; hierbei ist eine leichte Reizpleozytose (bis zu 50 Zellen pro µl) zu berücksichtigen.

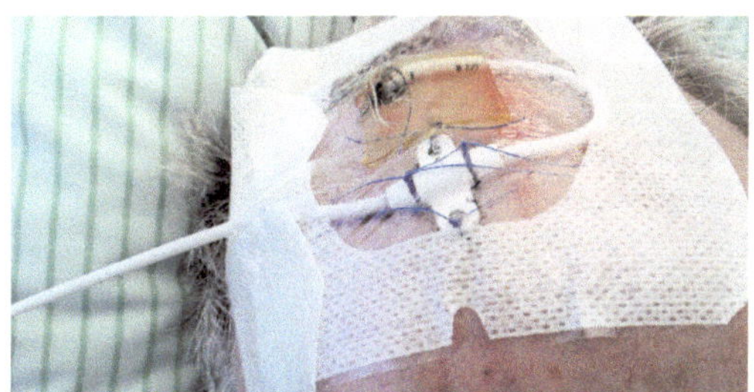

◘ **Abb. 9.4** Externe Ventrikeldrainage als mögliche Quelle einer nosokomialen Infektion im Liquorsystem. Chlorhexidinhaltiger Gelverband zur Prophylaxe

9.2.3 Hirnabszess

Definitionsgemäß handelt es sich um eine eitrige parenchymatöse Entzündung von Hirngewebe mit Gewebeeinschmelzung und Abkapselung, der in den meisten Fällen eine umschriebene Hirnphlegmone vorausgeht. Die Infektion erfolgt meist posttraumatisch oder per hämatogener Aussaat bei Pneumonie oder Endokarditis. Die Trias Kopfschmerzen, Fieber und fokal neurologische Defizite kann anfangs den rich-

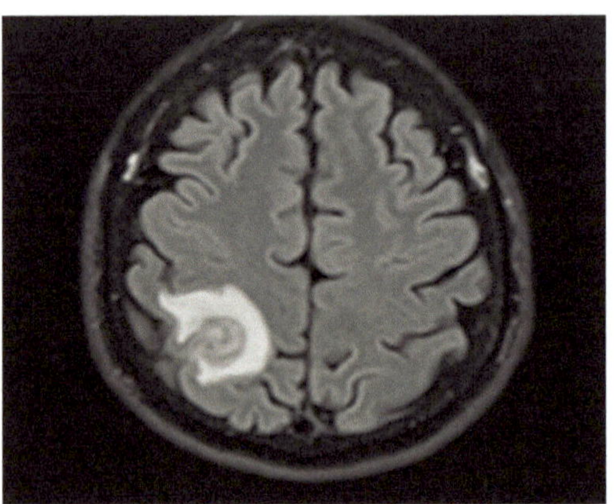

Abb. 9.5 T2-gewichtete MR-Aufnahme bei einem Patienten mit einem rechts-parietalen Parenchymabszess mit perifokalem Ödem

9

tigen diagnostischen Pfad weisen. Die Liquoranalyse trägt nicht entscheidend zur Diagnosesicherung bei. Gelegentlich findet sich eine gemischtzellige Pleozytose mit Laktat- und Eiweißbeimischung sowie eine IgA-Synthese. Der Wert der Lumbalpunktion sollte sorgsam, insbesondere in Fällen intrakranieller Drucksteigerung mit der Gefahr der Herniation, gegenüber seinem potenziellen Nutzen abgewogen werden. Neben CT und MRT (Abb. 9.5) trägt in letzter Konsequenz oft nur die Kraniotomie mit Materialgewinnung zur Diagnosesicherung bei. Die häufigsten Erreger sind Staphylokokken und Streptokokken (vor allem der Viridans-Gruppe, hier muss in jedem Fall eine dezidierte Endokarditisdiagnostik erfolgen, ► Abschn. 1.4). Immunkompetente Patienten entwickeln meist nur rein bakterielle Abszesse, bei immunkompromittierten Patienten müssen auch nosokomiale Erreger und Pilze in Betracht gezogen werden.

Folgende Antibiotikaregime kommen in Abhängigkeit vom Erreger in Betracht:

- Antibiotische Initialtherapie bei noch nicht gesichertem Erreger:
  - 1-ml 2–4 g Ceftriaxon oder
  - 3-mal 2–4 g Cefotaxim plus 3- bis 4-mal 500 mg Metronidazol plus Staphylokokken-Antibiotikum 6-mal 2 g Flucloxacillin oder
  - 3-mal 5 g Fosfomycin
- Bei V. a. Staph. aureus:
  - 6-mal 2 g Flucloxacillin oder 3-mal 5 g Fosfomycin oder
  - 2-mal 1 g Vancomycin plus 1-mal 600 mg Rifampicin (bei dringendem V. a. MRSA)
- Bei V. a. nosokomial erworbenem Keim, nach offenem SHT sowie postoperativ:
  - 1-mal 2–4 g Ceftriaxon oder
  - 3-mal 2–4 g Cefotaxim plus 3- bis 4-mal 500 mg Metronidazol plus 2-mal 1 g Vancomycin oder
  - 2-mal 1 g Vancomycin plus 3-mal 2 g Meropenem
- Bei V. a. Pseudomonas aeruginosa:
  - 2-mal 1 g Vancomycin plus 3- bis 4-mal 500 mg Metronidazol plus 3-mal 2 g Ceftazidim oder
  - 2-mal 1 g Vancomycin plus 3-mal 2 g Meropenem
- Bei V. a. Pilzinfektion:
  - 1-mal 0,5–2 mg/kg Amphotericin B plus 3-mal 50 mg/kg Flucytosin

Die Behandlungsdauer beträgt je nach klinischem Befund i.d.R. 6–8 Wochen, bei Abkapselungen, multiplen zerebritischen Herden und bei Hirnstammprozessen auch darüber hinaus. Sie kann im Verlauf auf p.o.-Gaben umgestellt werden.

Der isolierte Hirnabszess führt meist nicht zu einem fulminanten septischen Krankheitsbild, durchaus häufiger wird dies bei der **septischen Herdenzephalitis** beobachtet. Diese steht fast immer in Zusammenhang mit einer Endokarditis und der Einstreuung multipler metabolischer Herde an beliebiger zerebraler Stelle. Weitere septische Absiedlungen wie Osler-Knötchen, Janeway-Läsionen (schmerzhafte bzw. nicht schmerzhafte septische Absiedlungen meist an den Palmarflächen von Händen und Füßen oder subungual; Abb. 9.6), Roth-Spots (retinale Absiedlungen) sind häufig. Die Antibiotikatherapie richtet sich meist nach der leitliniengerechten Maßgabe zur Endokarditisbehandlung der DGK (► Abschn. 1.4).

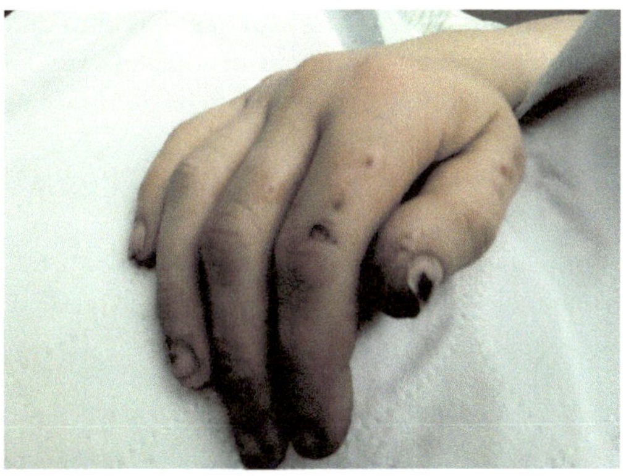

Abb. 9.6 Subunguale septisch metastatische Absiedlungen bei einer Patientin mit septischer Herdenzephalitis auf dem Boden einer Endokarditis

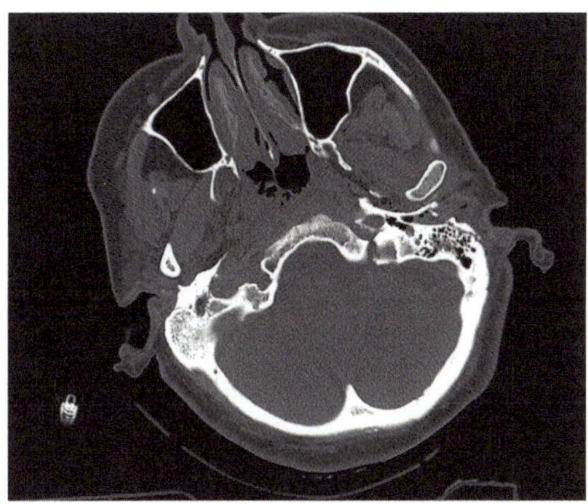

Abb. 9.7 CCT-Befund einer Felsenbeinmehrfachfraktur links, teils disloziert nach Sturz

9.2.4 Schädel-Hirn-Trauma

Schließlich spielt auch das Schädel-Hirn-Trauma (SHT) bei der Entwicklung eines SIRS-Sepsis-Syndroms eine bedeutende Rolle. Dies geschieht entweder auf dem Boden eines penetrierenden Traumas mit der Gefahr der Keimeinschleppung bzw. auch sekundär, z. B. durch nosokomiale Pneumonie, katheterassoziierte Sepsis oder durch Aspirationspneumonie im Rahmen längerer konsekutiver Intensivaufenthalte oder schließlich als Teil eines Polytraumas mit der Folge einer abakteriellen systemischen Ganzkörperinflammation. Treten septische Komplikationen nach einem SHT auf, so ist dies ein unabhängiger Prädiktor für ein schlechtes Outcome (DGNC 2015). Abb. 9.7, Abb. 9.8, Abb. 9.9 und Abb. 9.10 zeigen Bildbefunde einer Schädel-Hirn-Mehrfachverletzung nach Sturz mit prolongiertem Intensivaufenthalt und septischen Komplikationen.

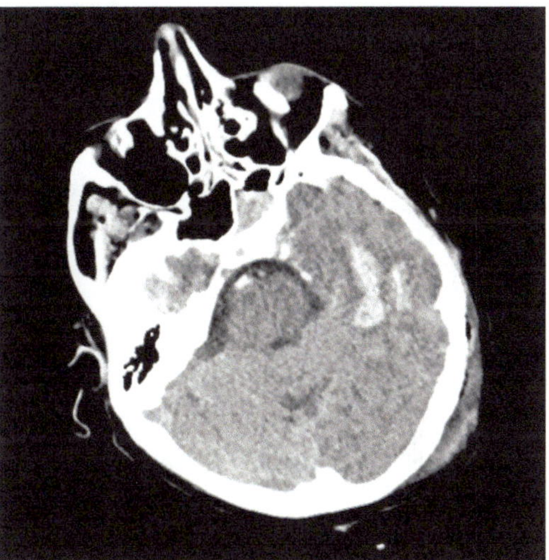

Abb. 9.8 Durch die Felsenbeinfraktur provozierte Parenchymblutung links. CCT-Befund

9.3 Myokardfunktion und Kreislauftherapie bei Sepsis

Durch die ablaufende SIRS-Sepsis-Kaskade und die Ausschüttung von Mediatoren, Komplementaktivierung und Radikalbildung kommt es in der Frühphase der Erkrankung zu der typischen Kreislaufsituation, die von einem Verlust des Gefäßtonus und der Permeabilitätsstörung der Blut-Gewebe-Schranke sowie einer hyperdynamen Myokardfunktion gekennzeichnet ist. Hintergrund hierbei ist, die gestörte Sauerstoffaufnahme in das Gewebe zu erhöhen. Es resultieren hierbei eine Steigerung des Cardiac Output (CO) und ein Verlust des systemischen Gefäßwiderstandes (SVR) als typische hämodynamische Kennparameter. Die gestörte Sauerstoffaufnahme ins Gewebe wird meist von einer Laktaterhöhung im Serum als Zeichen der Sauerstoffschuld begleitet. Folgende grund-

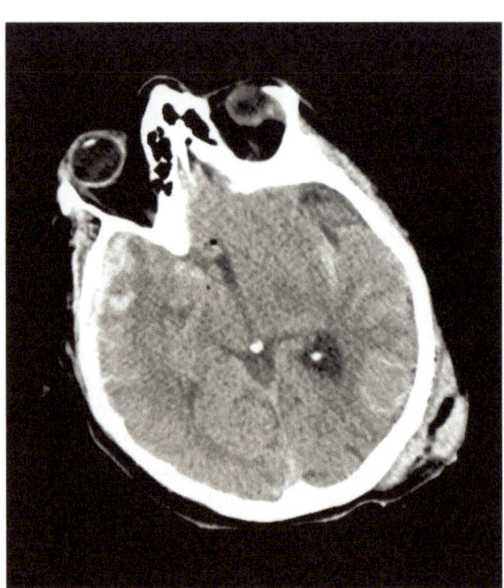

Abb. 9.9 Traumatische SAB-Anteile bei der gleichen Patientin wie in Abb. 9.7 und Abb. 9.8. CCT-Befund

9

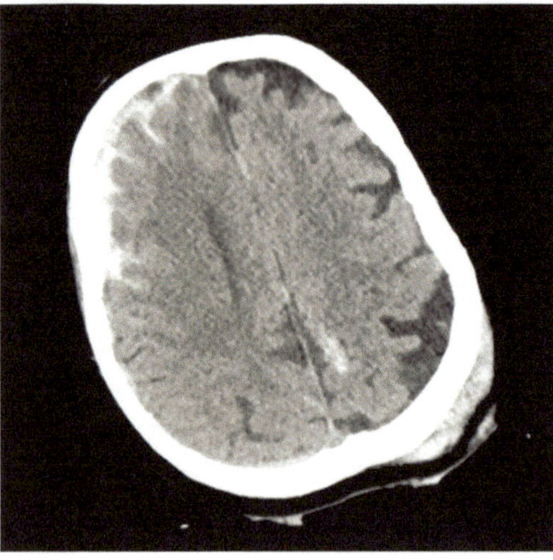

Abb. 9.10 Zusätzlich bestehendes Subduralhämatom nach Sturz. CCT-Befund

legende Überlegungen zum Sauerstoffangebot sind zum Verständnis der veränderten Kreislauflage beim SIRS-Sepsis-Syndrom notwendig:

$$DO_2 = HZV \times CaO_2,$$

d. h., das Sauerstoffangebot („delivery of oxygen", DO_2) hängt im Wesentlichen vom Herzzeitvolumen (HZV) ab, also dem CO und dem Sauerstoffgehalt („content of oxygen", CaO_2). Der Sauerstoffgehalt wiederum ist definiert als:

$$CaO_2 = 1{,}36 \times Hb \times SaO_2 + 0{,}0031 \times PaO_2.$$

Fügt man diese beiden Gleichungen zusammen, so ergibt sich:

$$DO_2 = HZV \times [1{,}36 \times Hb \times SaO_2 + 0{,}0031 \times PaO_2].$$

Das bedeutet, dass das Sauerstoffangebot neben dem HZV vor allem vom Hämoglobinwert (Hb) und der Sauerstoffsättigung (SaO_2) – diese gehen als Faktoren in die Berechnung ein – und weniger vom Sauerstoffpartialdruck (PaO_2, Summand in der Gleichung mit dem Faktor 0,0031) abhängt.

Vor allem das HZV ist der Stellwert, der regelhaft in der Früh- und Hauptphase der ablaufenden Sepsis klinisch gut reproduzierbar als deutlich gesteigert beobachtet werden kann. Hier reicht in den meisten Fällen ein einfacher echokardiografischer Befund aus. Hier lässt sich das Pumpverhalten regelhaft gut darstellen und in vielen Fällen findet sich das Bild der „kissing myocardial walls", d. h., die Hyperkontraktilität führt zu einem im B-Bild sichtbaren Berühren des interventrikulären Septums mit der Posterolateralwand. Auch die zentralvenös abgenommene Sauerstoffsättigung ($ScVO_2$) zeigt die Kreislauflage i.d.R. anschaulich an: Ist diese deutlich erhöht (z. B. Werte von über 80%) bedeutet dies, dass der Großteil des angebotenen Sauerstoffs nicht aufgenommen wurde (sog. fehlende Ausschöpfung) trotz hohen Herzzeitvolumens. Umgekehrt verhält es sich bei Patienten im myokardialen Vorwärtsversagen, die nicht septisch sind. Hier ist die O_2-Ausschöpfung des Gewebes bei niedrigem HZV – also geringem Angebot – jedoch besonders hoch, sodass niedrige $ScVO_2$-Werte (z. B deutlich unter 60%) resultieren. In der Spätphase der Sepsis resultiert insbesondere in Fällen nicht adäquater Kreislauftherapie das Bild der septischen Kardiomyopathie mit eingeschränkter LV-Funktion und ansteigendem system-

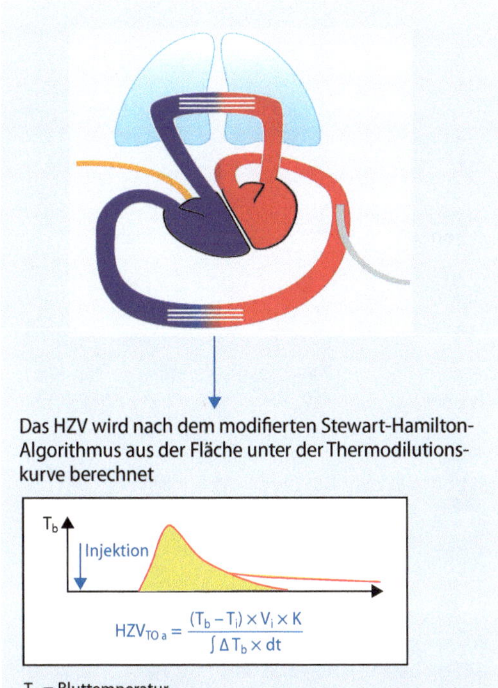

Abb. 9.11 Grundprinzip der PiCCO-Technologie. (Mit freundlicher Genehmigung der Fa. PUSION Medical Systems, Feldkirchen)

vaskulären Widerstand im Sinne eines zunehmenden Pumpversagens.

Hämodynamisches Monitoring ist auch bei durch neurologische Erkrankungen induzierter Sepsis obligat, um adäquate Therapieentscheidungen auf Veränderungen der Kreislaufsituation treffen zu können. Hier hat sich insbesondere die PiCCO („pulse induced continuous cardiac output") durch ihre einfache Anwendung bewährt. Das Grundprinzip besteht in der Kältedilution eines zentralvenös applizierten Bolus nach Passage der kardialen Kavitäten an der peripher einliegenden arteriellen Kanüle und der daraus resultierenden HZV-Berechnung aus der Fläche unter der Kurve (Abb. 9.11). Aus einem komplexen Algorithmus, u. a. unter Verwendung des zentralen Venendruckes und des systemarteriellen Blutdruckes werden dann die hämodynamischen und Volumenberechnungen durchgeführt und mit der jeweiligen Pulskontur verglichen und hierüber kalibriert.

Die wichtigsten Entscheidungen, die aus der komplexen PiCCO-Anwendung getroffen werden müssen, resultieren in vielen Fällen in Korrekturen der Volumen- bzw. Katecholaminzufuhr. Bei Letzterer ist insbesondere auch eine Differenzierung nach primär inotrop oder vasokonstriktorischen Substanzen (Pumpversagen versus Widerstandsverlust) möglich. Der Flowchart des PiCCO-Algorithmus hat sich im klinischen Alltag besonders bewährt (Abb. 9.12).

Darüber hinaus ist die Pulskonturanalyse mit der Vielzahl der beigesteuerten Volumenparameter (GEDI, ELWI, SVV, Abb. 9.12) auch ein probates Mittel in der neurologischen Intensivmedizin zur Steuerung des Volumenmanagements bei der Subarachnoidalblutung (SAB) geworden.

9.4 Neurologische Akuterkrankungen als Auslöser eines ARDS?

Das **A**cute **R**espiratory **D**istress **S**yndrome (ARDS) kann gewissermaßen als Teilerscheinung des SIRS-Sepsis-Syndroms verstanden werden. Aus diesem Grunde ist auch vorstellbar, dass die oben genannten akutneurologischen Trigger des SIRS-Sepsis-Syndroms auch für die Unterhaltung eines ARDS verantwortlich zeichnen, etwa beim SHT im Rahmen eines Polytraumas.

Nach der konsensmäßigen Definition der aus dem Jahre 2011 der European Society of Intensive Care Medicine (ESICM), der American Thoracic Society (ATS) und der Society of Critical Care Medicine (SCCM) – sog. Berlin-Definition – kommen folgende Kriterien für die Diagnosesicherung eines ARDS in Betracht (Ranieri et al. 2012):

- Akutes Auftreten (höchstens binnen einer Woche nach dem initialen Hit)

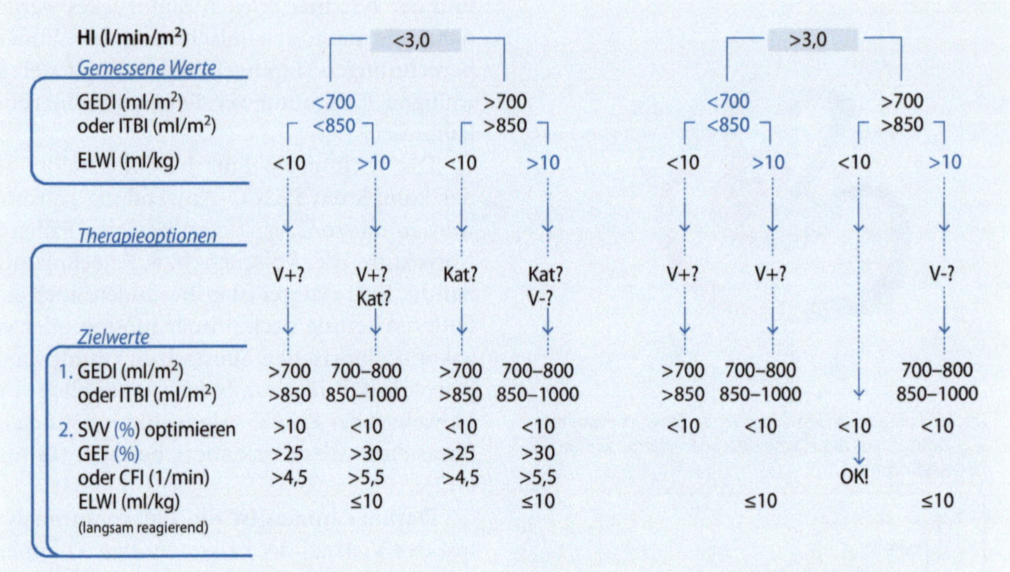

Abb. 9.12 Klinisch anerkannter Flowchart der Entscheidungsfindung zur Kreislauftherapie bei SIRS-Sepsis. *HI* Herzindex, *GEDI* global enddiastolisches Volumen (indiziert auf die Körperoberfläche), *ELWI* extravasales Lungenwasser (indiziert auf die Körperoberfläche), *SVV* Schlagvolumenvarianz, *GEF* globale Ejektionsfraktion. (Aus Heck et al. 2008)

- Bilaterale Infiltrate im Röntgenbild bzw. Thorax-CT ohne sinnvolle konkurrierende Ursache (Abb. 9.13)
- Ausschluss einer Herzinsuffizienz oder einer Hypervolämie
- Oxygenierungsversagen bei einem PEEP von mind. 5 cmH_2O und einem Horovitz-Quotienten (PaO_2/FiO_2) von
  - 300–201 mmHg: mildes ARDS
  - ≤200 mmHg: moderates ARDS
  - ≤100 mmHg: schweres ARDS

Die klinische Verwendung der Definition Acute Lung Injury (ALI) ist verlassen worden.

Therapeutische Grundpfeiler sind neben der SIRS-Sepsis-Behandlung die mit der lungenprotektiven Beatmung angestrebten Tidalvolumina von 6 ml/kg idealisiertes Körpergewicht. Hierbei sollen toxische Beatmungsdrücke, die zum Barotrauma führen, vermieden werden. Die resultierende Hyperkapnie ist permissiv. Weiterhin gilt das Prinzip „Open the lung and keep the lung open" nach Lachmann, was die Höhe des PEEP beeinflusst. Zur Vermeidung von Resorptionsatelektasen sowie von Radikalbildungen sollte der FiO_2 so gering wie möglich gehalten werden. Weitere Optionen bestehen in der NO-Beatmung zur günstigen Beeinflussung des Ventilations-/Perfusions-

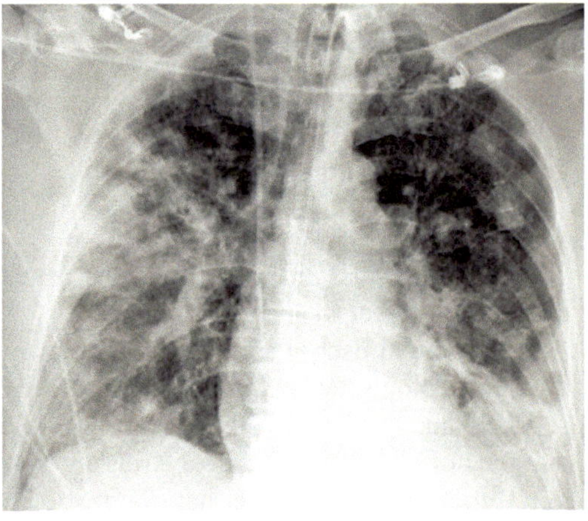

Abb. 9.13 Röntgen-Thoraxübersicht bei einem Patienten mit schwerem ARDS. Deutlich sichtbar sind die ausgeprägten bilateralen Infiltrate. (Aus Schülke et al. 2011)

Koeffizienten und in Extremfällen die extrakorporale Membranoxygenierung, ECMO. Gerade die zuletzt genannten Verfahren dürften jedoch in der neurologischen Intensivmedizin (Memo: Vasospasmen nach SAB und Applikation von NO sowie Notwendigkeit der Vollheparinisierung bei ECMO nach stattgehabter Hirnblutung) äußerst problematisch bis unmöglich sein. Gerade bei der Entwicklung von Hirndruck sollte auch die dorsoventrale Wechseltherapie (DVWT, Bauchlage, sog. „prone position") stets auf ihre Machbarkeit bzw. Verträglichkeit hin geprüft werden. Auch die Auswahl von Katheterinsertionsstellen ist hieran zu bemessen wie etwa die Vermeidung der V. jugularis interna zur freien zerebral-venösen Drainage sowie der V. subclavia bei hohen PEEP-Werten zur Vermeidung eines Pneumothorax. Oft bleibt in einem solchen Kontext kurzfristig nur die V. femoralis als Zielgefäß.

Systematische Aufarbeitungen zum Thema „acute brain injury" und ARDS sind in der aktuellen Literatur eher die Ausnahme. Eine recht umfangreiche Analyse hierzu legte allerdings die Gruppe um Anand vor: Hier wurden zwischen 1993 und 2008 über 193.000 Krankenhausaufnahmen mit einer SAB gescreent. Hierbei zeigten bis zu 37% der Patienten ein ARDS. Mit Hilfe der Multivarianzanalyse konnte gezeigt werden, dass die wesentlichen Risikofaktoren für die Ausbildung eines ARDS nach SAB vor allem vorgerücktes Alter, kardiale Vorerkrankungen (cave: Diagnosestellung ARDS), die Krankenhausgröße (Selektionsbias besonders schwer betroffener Patienten in maximalversorgenden Zentren) und neurologische Defizite waren (Anand et al. 2014).

Klar abzugrenzen hiervon ist die Entwicklung eines **neurogenen Lungenödems**, das durch die Stimulation des autonomen Nervensystems bei schwerwiegender neurologischer Akuterkrankung, besonders nach Hirnblutung (bis 71%), nach Krampfanfall (bis 2%) und nach SHT in bis zu 1% der Fälle beobachtet wird (Brambrink und Dick 1997). Als zugrunde liegende Pathophysiologie wird eine autonom vermittelte Zunahme des systemvaskulären Gefäßwiderstandes angenommen, was konsekutiv zum Linksherzversagen und Ausbildung eines kapillären Ödems führen kann.

Zusammenfassung

Der SIRS-Sepsis-Begriff ist in der jüngsten Vergangenheit noch einmal reformiert worden. Einige wenige neurologische Erkrankungen, vornehmlich Infektionen, können Trigger einer Sepsis sein. Systemische abakterielle Inflammationsreaktionen nach Schädel-Hirn-Trauma sind ebenfalls möglich. Die Myokard- und Kreislauffunktion ist in der Anfangsphase der Sepsis meist hyperdynam. Ein wertvolles Monitoring ist die durch das HZV kalibrierte Pulskonturanalyse. Das ARDS als eine Manifestation des SIRS-Sepsis-Syndroms tritt gerade bei Hirnblutungen gehäuft auf.

Literatur

Anand V, Yi-Ren C, Ludwig C et al. (2014) Acute lung injury in patients with subarachnoid hemorrhage: A nationwide inpatient sample study. World J Neurosurg 82: e235–e241.x

Beek D van de, Gans J de, Spanjaard L et al. (2004) Clinical features and prognostic factors in adults with bacterial meningitis. New Engl J Med 351: 1849–1859

Bone RC, Balk RA, Cerra FB et al. (1992) Definitions for sepsis and organ failure and guidelines for the use of innovative therapies in sepsis. The ACCP/SCCM Consensus Conference Committee. American College of Chest Physicians/Society of Critical Care Medicine. Chest 101: 1644–1655

Brambrink AM, Dick WF (1997) Das neurogene Lungenödem Pathogenese, Klinik und Therapie. Anaesthesist 46: 953–963

Brouwer MC, McIntyre P, de Gans J et al. (2010) Corticosteroids for acute bacterial meningitis. Cochrane Database Syst Rev 2010, doi: 10.1002/14651858.CD004405.pub3

Dellinger RP, Levy MM, Carlet JM et al. (2006) Surviving sepsis campaign: international guidelines for management of severe sepsis and septic shock: 2008. Crit Care Med 36: 1394–1396

DGNC – Deutsche Gesellschaft für Neurochirurgie (2015) Leitlinie Schädel-Hirn-Trauma im Erwachsenenalter. http://www.awmf.org/uploads/tx_szleitlinien/008-001l_S2e_Schaedelhirntrauma_SHT_Erwachsene_2016-06.pdf. Zugegriffen: 21.3.2018.

Heck M, Fresenius M, Zink W (2008) Repetitorium Intensivmedizin, 3. Auflage, 2008, Springer-Verlag, S. 39

Imöhl M, Reinert RR, Tulkens PM et al. (2014) Penicillin susceptibility breakpoints for Streptococcus pneumoniae and their effect on susceptibility categorisation in Germany (1997–2013). Eur J Clin Microbiol Infect Dis 33: 2035–2040

Pfister H-W et al. (2015) S2k-Leitlinie Ambulant erworbene bakterielle (eitrige) Meningoenzephalitis im Erwachsenenalter. In: Deutsche Gesellschaft für Neurologie (Hrsg) Leitlinien für Diagnostik und Therapie in der Neurologie. https://www.dgn.org/leitlinien/3230-030-089-ambulant-erworbene-bakterielle-eitrige-meningoenzephalitis-im-erwachsenenalter-2015. Zugegriffen: 16.3.2018

Ranieri VM, Thompson BT, Ferguson ND et al. (2012) Acute respiratory distress syndrome – The Berlin definition. JAMA 307: 2526–2533

RKI – Robert Koch-Institut (2016) Meningokokken-Erkrankungen. RKI-Ratgeber. https://www.rki.de/DE/Content/Infekt/EpidBull/Merkblaetter/Ratgeber_Meningokokken.html;jsessionid=50FB6EA6F83D0AE83C8E8A503E5E448F.1_cid390. Zugegriffen: 16.3.2018

Sandiumenge A, Diaz E, Bodi M et al. (2003) Therapy of ventilator-associated pneumonia. Intensive Care Med 29: 876–883

Schülke C, Roos N, Buerke B et al. (2011) Thoraxradiologie auf der Intensivstation. Med Klinik 106: 96–102

Seymour CW, Liu VX, Iwashyna TJ et al. (2016) Assessment of clinical criteria for sepsis: For the third international consensus definitions for sepsis and septic shock (Sepsis-3). JAMA 315: 762–774

Singer M, Deutschman CS, Seymour CW et al. (2016) The third international consensus definitions for sepsis and septic shock (Sepsis-3). JAMA 315: 801–810

Psychokardiologie

J. Litmathe, *Neuro-Kardiologie*
https://doi.org/10.1007/978-3-662-57644-1_10

10

10.1 Herzneurose

Die **Definition** des ICD-10-Schlüssels bezeichnet die Herzneurose als „Somatoforme autonome Funktionsstörung des kardiovaskulären Systems". Als synonyme Begriffe sind Herzphobie, funktionelle Herzbeschwerden, Herzangst oder auch Da-Costa-Syndrom und Effort-Syndrom bekannt. Typische **Symptome**, die dem Patienten subjektiv oftmals eine hohe Krankheitslast vermitteln, sind:
- Palpitationen
- Spürbare Extrasystolen, „Aussetzer"
- Thoraxschmerzen, „Herzschmerzen"
- Schwindel
- Atemnot
- Panikattacken
- Hypochondrische Symptome, die auf das Herz bezogen sind
- Wiederkehr der Beschwerden auch nach (mehrfachem) Ausschluss organischer Ursachen
- Erhöhte Schmerzwahrnehmung durch abnorme kortikale Aktivität und Thalamusfunktion, Adenosinfreisetzung

Eine organische Ursache lässt sich nicht eruieren. Insbesondere der echokardiografische Status ist bei den meist jüngeren Patienten unauffällig. Die Herzneurose ist i.d.R. Ausdruck einer generalisierten Angststörung oder auch im Zuge von depressiven Episoden auftretend. Ein häufiges Phänomen ist eine Angststörung, die nach stattgehabtem Myokardinfarkt beobachtet wird. Dies kann nach bereits erfolgter Revaskularisation zu wiederholten Koronarangiografien jedoch ohne neuerlichen Ischämienachweis führen. 10–20% der Patienten, die sich auch ohne stattgehabten Myokardinfarkt mit wiederkehrenden AP-typischen Beschwerden vorstellen, weisen ein normales Koronarangiogramm auf.

Die psychosozialen Auswirkungen sind je nach Kupierung der Erkrankung oftmals weitreichend. Circulusähnliche Steigerungen durch Phobophobie („Angst vor der Angst") sind möglich. Starkes Vermeidungsverhalten (z. B. körperliche Anstrengung) führt zu einer starken Einschränkung der Lebensqualität, u. a. im familiären Umfeld oder Freundeskreis (Anklammerung an Bezugspersonen) sowie auch im Beruf. Berentungen sind gelegentlich die Folge.

Therapeutische Ansätze bestehen zunächst in der Akzeptanz der Symptome durch den Arzt. Der Patient darf nicht das Gefühl haben, als Simulant missachtet zu werden. Die Diagnose bleibt in jedem Fall eine Ausschlussdiagnose. Psychotherapeutische Begleitung, insbesondere die Verhaltenstherapie können den Circulus durchbrechen. Kardiovaskulär wirksame Medikamente sollten nur mit äußerster Zurückhaltung rezeptiert werden. So kann eine milde Betablockertherapie bei Panikattacken oder Palpitationen hilfreich sein (z. B. Bisoprolol 2,5 mg p.o. täglich, Steigerung je nach Wirkung möglich). Ein physiologischer Schlaf-Wach-Rhythmus ist sinnvoll. Eine ebenfalls milde Benzodiazepinbehandlung kann hierfür und zur Durchbrechung der Angststörung hilfreich sein (z. B. Lorazepam 0,5–1 mg p.o. täglich). Leichte körperliche Betätigung, etwa durch ein zu steigerndes Ausdauersportprogramm fördert die autonome Balance. Die Prognose ist bei frühzeitiger Einleitung der Behandlung günstig. Das kardiovaskuläre Risiko ist nicht erhöht. Gerade dieser Umstand sollte dem Patienten mit dem nötigen Nachdruck vermittelt werden.

10.2 Auswirkungen von Depressionen auf die Herz-Kreislauf-Funktion

Nach WHO-Definition ist die Depression die zweithäufigste Ursache unter den chronischen Erkrankungen, die mit einer Minderung der Lebensqualität (**Disa**bilitiy **L**ife **Y**ears, DALY) einhergeht (Murray et al. 2015). In Deutschland liegt die Jahresprävalenz der Depression bei Männern bei 3,5% und bei Frauen bei 8,1% (Busch et al. 2013). Der sozioökonomische Burden dieser Erkrankung ist zunächst in einer direkten Betrachtung recht hoch. Weiterhin sind aber vor allem durch Wiederkehr bzw. Chronifizierung der Erkrankung die indirekten

Folgen, nicht zuletzt die Auswirkungen auf die Herz-Kreislauf-Funktion sowie auf deren Risikofaktoren von enormer Bedeutung: Die Depression stellt nämlich einen unabhängigen Risikofaktor für das Neuauftreten einer Adipositas, des metabolischen Syndroms und des Typ-2-Diabetes dar (Luppino et al. 2010; Pan et al. 2012; Golden et al. 2008). Da sich Depressionen und die genannten zerebrovaskulären Risikoerkrankungen gegenseitig begünstigen, kann man davon ausgehen, dass das Risiko quasi potenziert wird, wenn aus beiden Formenkreisen positive Befunde vorliegen. Die Relevanz wird dann deutlich, wenn man die 7% der Erwachsenenbevölkerung, die an einem Diabetes leidet und die 65% mit erhöhten Blutfettwerten zur Schnittmenge mit depressiven Patienten zusammenfügt. Es ergibt sich hieraus zudem die eindeutige Forderung nach einer nachhaltigen fachspezifischen Behandlung der Depression, zumal bekannt ist, dass das Ansprechen antidepressiver Medikamente bei Patienten mit einem erhöhten zerebrovaskulären Risikoprofil deutlich geringer ist (Gilsanz et al. 2017). Umgekehrt kann die Behandlung von metabolisch erkrankten Patienten, die de novo eine Depression entwickeln, erschwert sein, da einige Medikamente dieser Substanzklasse die Ausbildung von Diabetes und/oder der Adipositas wiederum ihrerseits fördern. Dies gilt in Kombination besonders für

- Citalopram
- Doxepin
- Mirtazapin
- Paroxetin
- Trimipramin

Selbstverständlich muss je nach psychiatrischem Befund und dem kardiovaskulären Risikoprofil im Einzelfall entschieden werden, was die günstigste Ausgangssituation für die jeweilige Medikation ist. Ein günstiges Profil liegt beispielsweise für den selektiven Serotonin-Wiederaufnahmehemmer (SSRI) Sertralin bei Depression und komorbidem Typ-2-Diabetes vor, etwas Ähnliches gilt für Duloxetin bei koinzident schmerzhafter diabetischer Polyneuropathie.

Aus den Ausführungen ergibt sich aber auch die Forderung nach einer wirksamen physikalischen Therapie von Patienten, die komorbide von Depressionen und metabolischen Störungen betroffen sind. Insbesondere körperliche Betätigung, z. B. leichter Ausdauersport, kann zunächst beide Erkrankungsarme günstig beeinflussen, andererseits aber auch einer u. U. nebenwirkungsreichen Pharmakotherapie bereits frühzeitig zuvorkommen.

10.3 Psychologische Aspekte des ICD-Trägers

Bereits vor der Implantation eines Kardioverter-Defibrillators (ICD sind zwei Aspekte für betroffene Patienten von besonderer Bedeutung. Die meist bestehende Herzinsuffizienz und/oder der vorangegangene plötzliche Herztod u. U. mit einem Reanimationsereignis belasten die Psyche eines Patienten sehr. Dies gilt ebenso für übersteigerte negative Interpretationen körperlicher Symptome (z. B. bei Palpitationen) auf die Entstehung von Panikstörungen durch katastrophisierende Gedanken. Besonders Schon- und Vermeidungsverhalten oft mit der Folge des sozialen Rückzugs und depressiver Verstimmung werden häufig beobachtet. Hierzu trägt beispielsweise auch ein komplettes Fahrverbot, das Berufskraftfahrern auferlegt wird und zu Umschulungen oder Berentungen führen kann, bei. Nach der Implantation ergeben sich vor allem durch die Gefahr einer möglicherweise inadäquaten Schockabgabe Ängste vor einem unvorhergesehenen bzw. unkontrollierten Ereignis, das durch die Schmerzbelastung des eigentlichen Stromflusses, wenn einmal eingetreten, meist nachhaltig im Gedächtnis bleibt. Dies gilt insbesondere für mehrere und aufeinander folgende Schocks, die nicht selten bei vollem Bewusstsein erlebt werden. Darüber hinaus wird die Abhängigkeit von einem technischen Gerät, vergleichbar zu Dialyse- oder Kunstherzpatienten (s. unten), in vielen Fällen als problematisch und belastend empfunden, sodass depressive Verstimmungen auch hier nicht

Tab. 10.1 Psychologisch belastende Momente im Zusammenhang mit einer ICD-Implantation

Vor Implantation	Nach Implantation	Soziales Umfeld
Belastung durch das Krankheitsbild Herzinsuffizienz mit Vermeidungsverhalten und Rückzug bei mangelnder Leistungsfähigkeit	Angst vor inadäquater Schockabgabe mit der Folge von Vermeidungs- und Rückzugsverhalten	Anpassungsschwierigkeiten bei den unmittelbaren Bezugspersonen, vor allem dem Lebenspartner (Auswirkungen auf die Sexualität)
Angst nach überlebtem plötzlichen Herztod, u. U. Panikattacken	Problem der vollständigen Abhängigkeit von einem technischen Gerät	Rückzug aus dem erweiterten Freundeskreis, Schamgefühl, nicht mehr voll dazuzugehören
→ Depressive Verstimmung, Angst, Rückzug, Notwendigkeit der psychologischen Begleitung für Patienten und Angehörige, Verhaltenstherapie		

selten die Folge sind. Schließlich sind die Konsequenzen von Grunderkrankung und Implantation eines ICD auch für die Angehörigen belastend; in diesem Kontext wird von Anpassungsstörungen gesprochen, die gerade unter Lebenspartnern oftmals tiefgreifend sind und eine gemeinsame psychologische Begleitung erfordern. Tab. 10.1 fasst die wesentlichen Punkte vor und nach Implantation zusammen. Insgesamt wird die Inzidenz von Angststörungen oder Depressionen bei ICD-Patienten mit bis zu 87% angegeben, hiervon zeigen bis zu 33% die Notwendigkeit einer professionellen Behandlung (Sears et al. 1999).

Seit längerer Zeit ist auch die Messung der Lebensqualität durch standardisierte Fragebögen (z. B. HEALTH-49-Skala, HADS-D-Skala) Gegenstand intensiver Forschung bei Patienten, die mit einem Defibrillator versorgt wurden. Hierbei konnte in einer Erhebung an 123 ICD-Trägern u. a. gezeigt werden, dass etwa 15% der Patienten von einer subjektiven Verschlechterung der Lebensqualität nach der Implantation ausgehen. 40% wünschen sich mehr Unterstützung im Umgang mit ihrem Gerät **und** ihrer Grunderkrankung, etwa durch die behandelnden Ärzte oder durch Einbindung in eine Selbsthilfegruppe. Der Einfluss einer ICD-Implantation auf eine bereits bestehende Depression wird überwiegend als indifferent bewertet. Insgesamt ist die psychische Belastung im Vergleich zu einem gesunden Klientel deutlich erhöht (Frey 2009).

Ähnliche Probleme ergeben sich auch bei **Kunstherzpatienten**, die ja überdies auch aus primärpräventiver Indikation oft bereits im Vorfeld mit einem Defibrillator versorgt wurden. Depressionen und Angststörungen sind bei diesen auch aufgrund der Herzinsuffizienz im präoperativen Vorfeld analog häufig. Die Implantation selbst bringt dann aber kurz- bis mittelfristig eine spürbare psychische Erleichterung, die mit der gesteigerten körperlichen Leitungsfähigkeit einhergeht. Langfristig zeigen sich dann aber erneut wieder das Gefühl der Abhängigkeit und die Bewältigungslast im Zusammenhang mit einem komplizierten technischen Zubehör. Auch die sichtbare Veränderung der körperlichen Integrität spielt eine bedeutende Rolle.

10.4 Neurologisch-kardiologische Rehabilitation

Im Sozialgesetzbuch V werden u. a. die Angelegenheiten der medizinischen Rehabilitation geregelt. Nachdem hier eindeutig festgelegt ist, dass Wiederherstellung grundsätzlich Vorfahrt vor Pflege erfährt, kommt vielen zerebrovaskulären sowie kardiologischen Erkrankungen ein hoher diesbezüglicher Bedarf zu (Abb. 10.1).

Gerade für neurologische und kardiologische Erkrankungen greift das bio-psycho-soziale Modell des ICF (**I**nternational **C**lassification of **F**unctioning, Disability and Health), das As-

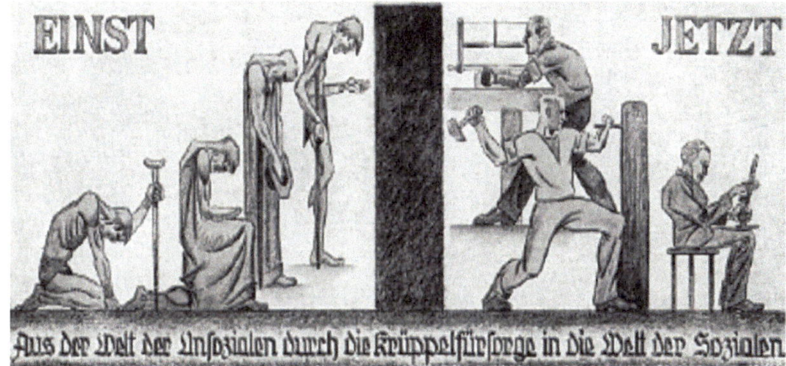

Abb. 10.1 Gestern und heute: Auswirkungen der Rehabilitationsmedizin auf die Wiedereingliederung und damit verbundene vermeidbare indirekte Kosten einer Erkrankung durch Leistungsausfall

pekte der biomedizinischen Integration (gerade nach Schlaganfall) sowie auch (z. B. die oben beschriebenen) psychosozialen Bereiche umfasst (Abb. 10.2 und Abb. 10.3).

Die Rehabilitation kann je nach Zustand in verschiedenen Phasen absolviert werden. So kommt gerade für neurologische und kardiologische Patienten, die auf der Basis gemeinsamer Risikofaktoren nach Schlaganfall und/oder Myokardinfarkt besonders schwer betroffen sind, oftmals eine Frührehabilitation in Betracht. Abb. 10.4 kennzeichnet die verschiedenen Phasen der Rehabilitation in Abhängigkeit vom jeweiligen Funktionszustand. Nach dem Verständnis der Bundesarbeitsgemeinschaft für Rehabilitationsmedizin (BAR) ist das Durchlaufen der verschiedenen Rehabilitationsphasen grundsätzlich metachron angelegt, d. h., dass gemessen am jeweiligen und aktuellen Bedarf die entsprechende Phase genutzt wird.

Im Einzelnen muss der Arzt bei der Antragstellung insbesondere folgende Fragen klären:
- Reha-Bedürftigkeit
- Reha-Fähigkeit
- Reha-Prognose
- Reha-Ziele

Besondere Überlappungen ergeben sich häufig im Bereich der Früh-Rehabilitation bei Patienten, die einen Kreislaufstillstand erlitten und

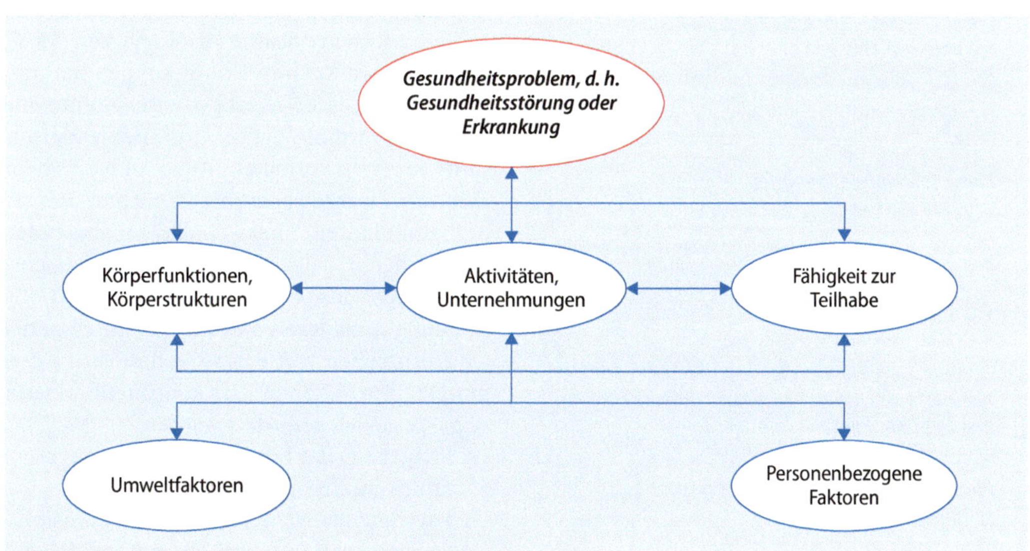

Abb. 10.2 Das bio-psycho-soziale Modell, modifiziert nach ICF

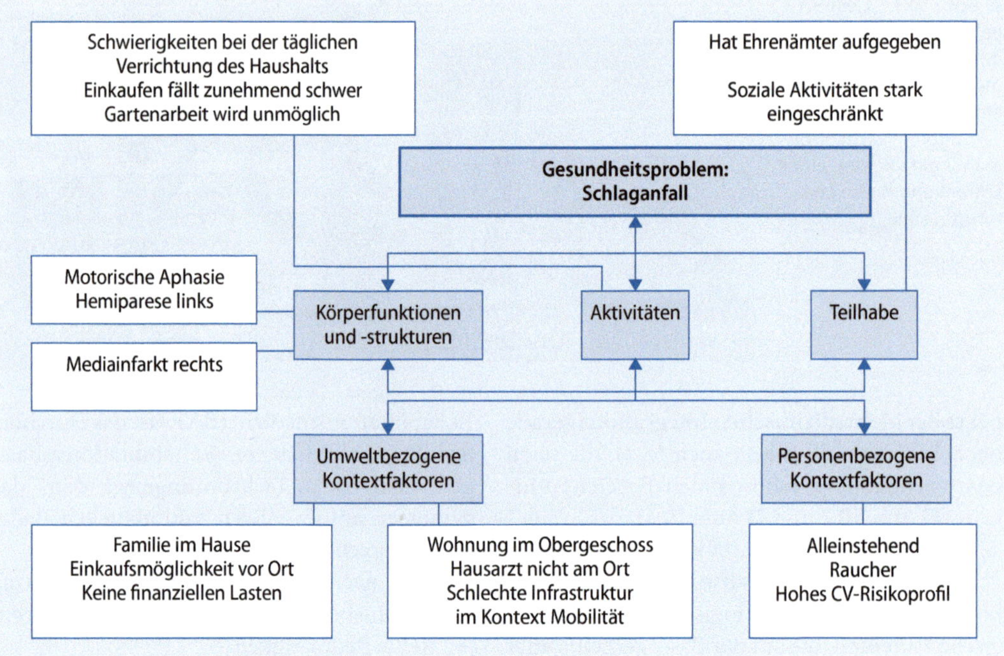

Abb. 10.3 Klinisches Anwendungsbeispiel bei einem Patienten nach Schlaganfall

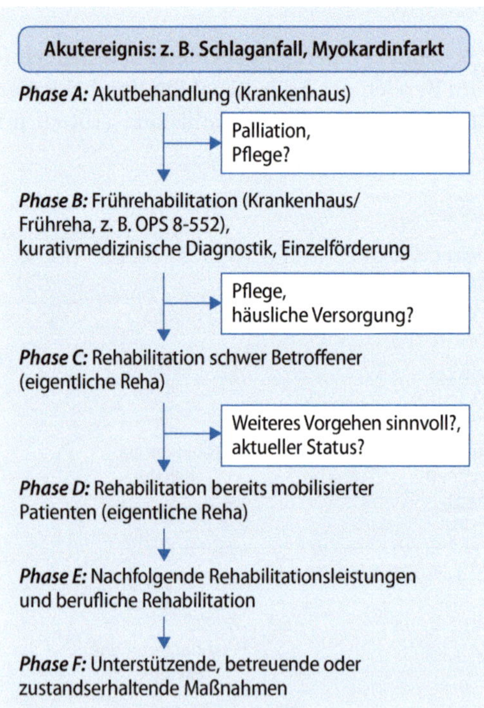

Abb. 10.4 Phasenmodell der Bundesarbeitsgemeinschaft für Rehabilitation (BAR)

neurologische Defizite davongetragen haben (▶ Kap. 8), der hierbei und auch für die sonstige Reha-Planung meist herangezogene Score ist der Barthel-Index, der Auskunft über den Status zur Selbständigkeit bzw. Pflegebedürftigkeit gibt (Abb. 10.5).

Die oft gemeinsame Ätiologie von Stroke und kardiovaskulären Erkrankungen hat dazu geführt, dass eine Vielzahl von Rehabilitationskliniken kardiologische und neurologische Einrichtungen vorhalten. Allein in Nordrhein-Westfalen werden hierzu 14 Zentren, davon 3 mit ambulanten Therapieplätzen angeboten. Neben der physio- und ergotherapeutischen Betreuung (insbesondere die Innervationsschulung nach dem Vojta-Prinzip durch gezieltes Ansprechen von Periost- oder Muskeldehnungsreizen) können hier kongruent folgende Aspekte gezielt gefördert werden:

- Steigerung der körperlichen Leistungsfähigkeit, Ergometrie, Herzsport
- Psychosomatische Betreuung, Desensibilisierung nach traumatischem Krankheitserlebnis

Frühreha-Barthel-Index (FRB)			
Bitte Zutreffendes ankreuzen und Gesamtpunktzahl berechnen			
A) FR-INDEX			
	Nein	**Ja**	**Punkte**
intensivmedizinisch überwachungspflichtiger Zustand (z.B. veg. Krisen,...)	0	-50	
absaugpflichtiges Tracheostoma	0	-50	
intermittierende Beatmung	0	-50	
beaufsichtigungspflichtige Orientierungsstörung (Verwirrtheit)	0	-50	
beaufsichtigungspflichtige Verhaltensstörung (mit Eigen- und/oder Fremdgefährdung)	0	-50	
schwere Verständigungsstörung	0	-25	
beaufsichtigungspflichtige Schluckstörung	0	-50	
Summe FR-Index:			

B) BARTHEL-INDEX			
1. Essen und Trinken ("mit Unterstützung"), wenn Speisen vor dem Essen zurechtgeschnitten werden	nicht möglich	0	
	mit Unterstützung	5	
	selbständig	10	
2. Mobilität Umsteigen aus dem Rollstuhl ins Bett und umgekehrt (einschl. Aufsitzen im Bett)	nicht möglich	0	
	mit Unterstützung	5	
	selbständig	10	
3. Persönliche Pflege (Gesichtwaschen, Kämmen, Rasieren, Zähneputzen)	nicht möglich	0	
	mit Unterstützung	0	
	selbständig	5	
4. Benutzung der Toilette (An-/Auskleiden, Körperreinigung, Wasserspülung)	nicht möglich	0	
	mit Unterstützung	5	
	selbständig	10	
5. Baden/Duschen	nicht möglich	0	
	mit Unterstützung	0	
	selbständig	5	
6. Gehen auf ebenem Untergrund	nicht möglich	0	
	mit Unterstützung	10	
	selbständig	15	
6a. Fortbewegung mit dem Rollstuhl auf ebenem Untergrund (dieses Item nur verwenden, falls das Item 6 mit "nicht möglich" bewertet wurde)	nicht möglich	0	
	mit Unterstützung	0	
	selbständig	5	
7. Treppen auf-/absteigen	nicht möglich	0	
	mit Unterstützung	5	
	selbständig	10	
8. An-/Ausziehen (einschließlich Schuhebinden, Knöpfe schließen)	nicht möglich	0	
	mit Unterstützung	5	
	selbständig	10	
9.Stuhlkontrolle	nicht möglich	0	
	mit Unterstützung	5	
	selbständig	10	
10.Harnkontrolle	nicht möglich	0	
	mit Unterstützung	5	
	selbständig	10	
	Barthel-Punktzahl (B):		
Untersucher:	**FR-Index (A):**		
	FR-Barthel-Index-Gesamtzahl (A+B):		

Abb. 10.5 Barthel-Index (Früh-Reha und allgemeine Reha; sog. Barthel-A und -B) zur Erfassung des Grades der Selbständigkeit bzw. des Pflegebedarfs sowie der Psychomotorik für die Einleitung einer Rehabilitationsmaßnahme

Frühreha-Barthel-Index (FRB)			
Bitte Zutreffendes ankreuzen und Gesamtpunktzahl berechnen			
A) FR-INDEX			
	Nein	**Ja**	**Punkte**
intensivmedizinisch überwachungspflichtiger Zustand (z.B. veg. Krisen,...)	0	-50	
absaugpflichtiges Tracheostoma	0	-50	
intermittierende Beatmung	0	-50	
beaufsichtigungspflichtige Orientierungsstörung (Verwirrtheit)	0	-50	
beaufsichtigungspflichtige Verhaltensstörung (mit Eigen- und/oder Fremdgefährdung)	0	-50	
schwere Verständigungsstörung	0	-25	
beaufsichtigungspflichtige Schluckstörung	0	-50	
Summe FR-Index			
B) BARTHEL-INDEX			
1. Essen und Trinken			
kann selbständig eine feste Mahlzeit in üblicher Zeit zu sich nehmen; sollte i.d. Lage sein, erforderliche Hilfsmittel einzusetzen, Fleisch zu schneiden, Butter aufzustreichen u.s.w.		10	
Hilfe ist erforderlich (s. oben), Pat. isst selbst		5	
unmöglich		0	
2. Mobilität			
a) Gehen in der Ebene			
kann mind. 50 m gehen; Hilfsmittel wie Prothesen, Gehstützen können eingesetzt werden, jedoch kein Rollator; Gebrauch der Hilfsmittel selbständig		15	
auf Hilfe oder Aufsicht angewiesen, mind. 50 m mit geringer Unterstützung		10	
b) Rollstuhlfahren			
selbständiger Gebrauch des Rollstuhls; sollte um Ecken, an Tisch, Bett oder Toilette fahren u. auf der Stelle drehen können; Mind.strecke 50 m		5	
immobil, auf Hilfe angewiesen		0	
3. Treppauf-/Treppabsteigen			
bewältigt ein Stockwerk ohne Hilfe, Gebrauch von Geländer, Gehhilfe möglich		10	
benötigt Hilfe oder Aufsicht		5	
nicht möglich		0	
4. Transfer			
a) benötigt keinen Rollstuhl		15	
b) Transfer Rollstuhl - Bett und zurück			
selbständig in allen Bereichen, fährt sicher an das Bett, betätigt Bremsen, hebt die Fußstützen, wechselt in das Bett, legt sich nieder, kann allein aufrecht auf der Bettkante sitzen, die Position des Rollstuhls korrigieren; analog zurück		15	
geringe Hilfe o. Aufsicht durch 1 Person f. einen oder mehr. Teilschritte erforderlich		10	
kann an der Bettkante sitzen, muss aber von 1 oder 2 Personen aus dem Bett gehoben werden bzw. benötigt deutliche Hilfestellung		5	
unmöglich, keine Sitzbalance		0	
5. An-/Ausziehen			
selbständig beim Auswählen der Kleidung, An- und Ausziehen einschl. Verschlüsse und Schnürsenkel; Hilfsmittel werden selbständig angelegt		10	
benötigt Hilfe (z.B. bei Knöpfen, Reißverschluss); mind. die Hälfte des Aufwandes vom Pat. selbst geleistet in vernünftigem Zeitrahmen		5	
abhängig		0	
6. Persönliche Hygiene			
kann sich Hände und Gesicht waschen, kämmen, Zähne putzen, rasieren, Make-up gebrauchen; Toilettenartikel können bereitgestellt werden		5	
nicht möglich bzw. mit Unterstützung		0	
7. Waschen			
kann Voll- oder Duschbad nehmen; alle Handlungsschritte selbständig		5	
nicht selbständig möglich		0	
8. Toilettenbenutzung			
selbständig einschl. An-/Ausziehen, Kleidung reinhalten, Anus säubern		10	
teilselbständig, aber Hilfsperson nötig		5	
unselbständig		0	
9. Harnkontrolle			
kontinent Tag und Nacht; evtl. Gebrauch einer Harnableitung selbständig		10	
gelegentliches Einnässen/Missgeschick (max. 1/Tag)		5	
inkontinent oder unselbständig		0	
10. Stuhlkontrolle			
kontinent, keine Missgeschicke		10	
gelegentliches Einkoten/Missgeschick (max. 1/Woche)		5	
inkontinent oder unselbständig		0	
Untersucher:	**Barthel-Punktzahl (B):**		
	FR-Index (A):		
	FR-Barthel-Index-Gesamtzahl (A+B):		

Abb. 10.5 (Fortsetzung)

- Prüfung der Fahrtauglichkeit
- Ernährungsberatung, Kochschule
- Betreuung nach herzchirurgischen Eingriffen auch mit neurologischen Komplikationen
- Alkoholabstinenz, Raucherentwöhnung, Sexualverhalten

Zeigt sich während einer intensiven Früh-Rehabilitation, z. B. bei Z. n. Cardiac Arrest, dass kein weiteres Reha-Potenzial generierbar ist, muss zwischenzeitlich auch die Frage nach einer dauerhaften Pflege (z. B. „Beatmungs-WG", Pflegeplatz) geklärt werden. Der mutmaßliche Patientenwille muss bei derlei weitreichenden Planungen stets Beachtung finden. Vorsorgevollmachten sind stets hilfreich; bei langfristigen Angelegenheiten, z. B. bei dauerhafter Geschäftsunfähigkeit, sind gesetzliche Betreuungen einzurichten.

10.5 Postoperatives Delir in der Herzchirurgie

Die Prävalenz des postoperativen Delirs ist gerade nach herzchirurgischen Eingriffen hoch. Gerade bei Vorhandensein besonderer Risikofaktoren wird diese im Rahmen längerer Intensivaufenthalte mit bis zu 81% angegeben (Andrejaitiene und Sirvinskas 2011). Ein häufig synonym verwendeter Begriff ist das „Durchgangssyndrom", der wohl kennzeichnen soll, dass der Patient eine Phase durchläuft, deren unmittelbarer Trigger die OP ist und die potenziell vollständig reversibel ist. Nicht alle Patienten erleiden ein postoperatives Delir; in einer Vielzahl von Studien konnten in den vergangenen Dekaden Risikofaktoren gezeigt werden, die die Entwicklung eines solchen Krankheitsbildes begünstigen:

- Lange OP-Dauer
- Lange Abklemmzeit der Aorta
- Vorgerücktes Alter
- Prolongierter Intensivaufenthalt postoperativ
- Präexistente Suchterkrankungen
- Präexistente psychiatrische Erkrankungen
- Eingeschränkte LV-Funktion
- Auftreten sonstiger postoperativer Komplikationen, z. B. Sepsis, Rethorakotomie
- Höhere Inzidenz bei komplexe Klappeneingriffen

Gosselt und Kollegen führten 2015 eine Metaanalyse durch und konnten anhand von 34 Studien etwa deckungsgleich die oben genannten Punkte als besonders risikoreich kennzeichnen (Gosselt et al. 2015).

Nachdem die Inzidenz des postoperativen Delirs bei herzchirurgischen Eingriffen gegenüber anderen Operationen erhöht ist, scheint insbesondere die Größe des Eingriffs, die damit zusammenhängende Dauer und Intensität der Narkose und der notwendigen postoperativen Intensivbehandlung eine zentrale Rolle zu spielen. Zusätzlich können Mikroembolien durch Einsatz der Herz-Lungen-Maschine (HLM) oder bei Klappeneingriffen sowie Luftembolien, die nach zerebral gerichtet sind, das Risiko weiter erhöhen. In Übereinstimmung hiermit zeigen Untersuchungen beispielsweise zur „beating heart surgery" zwar recht hohe, aber insgesamt geringere Inzidenzen im Vergleich zu den klassischen HLM-Eingriffen: So konnte die Gruppe um Bucerius im Rahmen einer Untersuchung an ca. 18.000 Patienten, die sich einer koronaren Bypass-OP unterziehen mussten, den Eingriff am schlagenden Herzen als diesbezüglich protektiv herausarbeiten (Bucerius et al. 2004). Doch auch der prolongierte Aufenthalt auf einer Intensivstation ist in diesem Kontext besonders beachtenswert. Hier spielen vor allem folgende Aspekte, die delirfördernd sind, eine Rolle:

- Hoher Lärmpegel
- Fehlende Selbstkontrolle, Abhängigkeit vom Personal
- Fehlinterpretation von Reizen unter flacher Analgosedierung
- Schmerzen
- Aufgehobener Tag-Nacht-Rhythmus
- Aufheben bisheriger Gewohnheiten
- Unphysiologische, teils als bedrohlich empfundene Umgebung, z. B. Blick an die Decke oder die weiß gekalkte Zimmerwand, unbekannte Gerätschaften
- Polymedikation

- Komplikationsmanagement, z. B. Kurznarkose zur Kardioversion bei VHF etc.

Es besteht kein Zweifel daran, dass das postoperative Delir mit einer hohen Komplikationsrate behaftet ist, z. B. durch Agitationszustände, die selbst- und fremdgefährdend sein können. Hier sind vor allem das Sturzrisiko, Wundheilungsstörungen und knöcherne Dehiszenzen des Sternums bei unphysiologischen Bewegungen zu nennen.

Im postoperativen, gerade auch intensivmedizinischen Kontext, existiert eine weitere, teils iatrogene, Polyätiologie, die im Merkspruch „I watch death“ abgebildet wird:

„I watch death“

- **I** Infection
- **W** Withdrawal, z. B. Alkohol- oder Opiatentzug (auch medikamentös)
- **A** Acute metabolic, z. B. Azidose bei Nierenversagen, Ketoazidose, Hypernatriämie bei Diabetes insipidus usw.
- **T** Trauma
- **C** CNS-pathology, z. B. im Rahmen akuter epileptischer Entladungen, Hirndruck usw.
- **H** Hypoxia, z. B. im Rahmen eines postoperativen Oxygenierungsversagens
- **D** Deficiencies, z. B. Vitamin B_{12}- oder Thiaminmangel
- **E** Endocrinopathies, vor allem BZ-Entgleisungen
- **A** Acute vascular, z. B. Schlaganfall
- **T** Toxic, drugs
- **H** Heavy metal, z. B. sonstige Vergiftunge

10

Grundpfeiler der Therapie ist neben der medikamentösen Behandlung in der Akutphase akuter Erregungszustände vor allem die Milieutherapie, die dem Patienten ein möglichst normales und für ihn bewährtes Umfeld vermitteln soll. Wesentlich ist auch die Erkennung von Risikopatienten im Zuge der Prämedikation, um bereits frühzeitig für eine entsprechende Behandlung vorbereitet zu sein.

Je nach klinischer Symptomatik sind folgende Substanzklassen in der Akutphase zur medikamentösen Behandlung sinnvoll:

- **Neuroleptika** vor allem bei produktiv psychotischen Symptomen
  - hochpotent, z. B. Haloperidol, cave: nur noch p.o. bzw. i.m. zugelassen
  - niederpotent, z. B. Pipamperon, z. B. bis zu 3-mal 40 mg p.o. pro Tag nach Wirkung
  - atypisch, z. B. Quetiapin, zusätzlicher Serotoninantagonist mit einer günstigen Wirkung auf Apathie und Depression, z. B. 25 mg p.o. einmal täglich, langsam steigern nach Wirkung.

  Insbesondere bei hochpotenten Neuroleptika sind durch tage- bis wochenlange Blockaden der Dopamin-Rezeptoren bei übermäßigem Gebrauch oft ausgeprägte Vigilanzstörungen die Folge. Ferner ist das Parkinsonoid als extrapyramidal-motorische Nebenwirkung eine gefürchtete Komplikation. Alle Neuroleptika tragen zu einer Verlängerung der QTc-Zeit bei (▶ Abschn. 7.6) und sollten nicht ohne vorhergehende EKG-Kontrolle eingesetzt werden.
- Bei eher ängstlich agitierten Patienten sind **Benzodiazepine** Medikation der Wahl, z. B. Lorazepam (z. B. 0,5–2 mg i.v. je nach Kreislauf, Atmung und Vigilanzgrad) oder bei Suchterkrankungen in der Vorgeschichte Diazepam (z. B. 2–5 mg i.v. je nach Kreislauf, Atmung und Vigilanzgrad).
- Über die Wirkung von **Clonidin** (z. B. als Perfusor 0,75 mg/50 ml, Laufrate nach Kreislauf, Herzfrequenz und Wirkung 1–4 ml/h) und **Dexmedetomidin** (z. B. 0,5–0,7 µg/kg/h i.v.) ist bereits in ▶ Abschn. 7.6 berichtet worden. Gerade im Kontext kreislaufsensibler, herzchirurgischer Patienten scheint Dexmedetomidin die bessere Steuerbarkeit zu besitzen.
- **Physostigmin** (z. B. 2 mg i.v. als Einmalgabe) kann insbesondere nach Relaxation sinnvoll sein. Hier ist jedoch bei pulmonal kritischen Patienten aufgrund der cholinergen Wirkung Vorsicht geboten.
- Bei Förderung des physiologischen Tag-Nacht-Rhythmus kann **Melatonin** (z. B. 0,5 bis max. 5 mg p.o. pro Tag) eingesetzt werden.

> Grundsätzlich sollte auf eine Polymedikation (häufiger Fehler auf der Intensivstation durch eine Vielzahl behandelnder Ärzte im Wechselschichtsystem) verzichtet werden, um Wirkverstärkungen und Unübersichtlichkeiten zu vermeiden. Oft ist in diesem Zusammenhang „weniger mehr".

Die oben genannte **Milieutherapie** ist im LZ-Verlauf, besonders auch beim hypoaktiven Delir sinnvoll. Hier kann durch basale Stimulation (vertraute Stimmen der Angehörigen, Abspielen vertrauter Musik im Patientenzimmer) in einer als traumatisch erlebten Situation Normalität vermittelt werden. Bei zum Teil kooperativen Patienten sind ergotherapeutische sowie physiotherapeutische Maßnahmen (insbesondere Frühmobilisation) oft kurativ. Allein die Lagerung im Sitzbett mit der Möglichkeit, nicht nur die Zimmerdecke zu betrachten, wird von den meisten Patienten als angenehm empfunden. Hinweise zu Ort und Zeit (Uhren an der Wand) tragen das Ihre dazu bei.

In der Akutphase sind oft **Fixationen zur Vermeidung von Eigen- und Fremdgefährdung** notwendig. Diese sind in regelmäßigen Abständen kritisch zu hinterfragen und bedürfen der juristischen Handlungssicherheit. Eilbetreuungen müssen frühzeitig bei Gericht beantragt werden.

Zusammenfassung

Psychokardiologische Implikationen ergeben sich in einer Vielzahl klinischer Situationen. Die Herzneurose, der ICD-Träger und der Kunstherzpatient sind typische Anwendungsbeispiele. Psychokardiologische Betreuung wird in fast allen Fällen neurologisch-kardiologischer Rehabilitation angeboten. Die Grundlage hierfür ergibt sich aus der gemeinsamen Ätiologie von Stroke und Myokardinfarkt. Depressionen und kardiovaskuläres Risiko begünstigen sich gegenseitig. Delirante Zustände sind insbesondere nach herzchirurgischen Eingriffen sehr häufig und komplikationsträchtig. Sie können mit der nötigen Detailkenntnis vorhergesagt werden und müssen multiprofessionell behandelt werden.

Literatur

Andrejaitiene J, Sirvinskas E (2011) Early post-cardiac delirium risk factors. Perfusion 27: 105–112

Bucerius J, Gummert JF, Borger MA et al. (2004) Predictors of delirium after cardiac surgery delirium: Effect of beating-heart (off-pump) surgery. J Thorac Cardiovasc Surg 127: 57–64

Busch MA, Maske UE, Ryl L et al. (2013) Prävalenz von depressiver Symptomatik und diagnostizierter Depression bei Erwachsenen in Deutschland (DEGS1). Bundesgesundheitsblatt, Gesundheitsforschung Gesundheitsschutz 56: 733–739

Frey YD (2009) Angst, Depression und Lebensqualität von ICD-Trägern. Dissertation, Universität Ulm. https://d-nb.info/1004984103/34. Zugegriffen: 10. 4. 2018.

Gilsanz P, Kubzansky LD, Tehetgen EJ et al. (2017) Changes in depressive symptoms and subsequent risk of stroke in the cardiovascular health study. Stroke 48: 43–48

Golden SH, Lazo M, Carnethon M et al. (2008) Examining a bidirectional association between depressive symptoms and diabetes. JAMA 299: 2751–2759

Gosselt AN, Slooter AJ, Boere PR et al. (2015) Risk factors for delirium after on-pump cardiac surgery: A systematic review. Critical Care 19: 346

Murray CJ, Barber RM, Foreman KJ et al. (2015) Global, regional and national disability-adjusted life years (DALYs) for 306 diseases and injuries and healthy life expectancy (HALE) for 188 countries, 1990–2013. Lancet 386: 2145–2191

Pan A, Keum N, Okereke OI et al. (2012) Bidirectional association between depression and metabolic syndrome: A systematic review and meta-analysis of epidemiological studies. Diabetes Care 35: 1171–1180

Sears SF, Todaro JF, Lewis TS et al. (1999) Examining the psychosocial impact of implantable cardioverters defibrillators. A literature review. Clin Cardiol 22: 481–489

Standard-Anlotungen der transthorakalen und transösophagealen Echokardiografie

J. Litmathe, *Neuro-Kardiologie*
https://doi.org/10.1007/978-3-662-57644-1_11

Hier werden im Sinne einer Atlas-Übersicht alle wichtigen Schnitte aus transthorakaler (TTE) und transösophagealer Echokardiografie (TEE) wiedergegeben, die in neurologischen Aufarbeitungen bedeutsam sind.

Sollen insbesondere das Vorhofohr oder das IAS detailliert evaluiert werden oder ist die Diagnosesicherung aufgrund erwartet eingeschränkter Schallqualität von transthorakal nur transösophageal möglich, ist ein TEE indiziert. Sollen vornehmlich LV-Funktion und regionale Wandbewegung beurteilt werden ist das TTE, ggf. mit lungengängigem Kontrastmittel, Methode der Wahl.

11.1 Transthorakale Darstellungen

11.1.1 Parasternale Längsachse

1. Übersicht (▫ Abb. 11.1)
2. Aorten und Mitralklappe im Farbdoppler (▫ Abb. 11.2)
3. Aorten- und Mitralklappe im Zoom (▫ Abb. 11.3)
4. M-Mode, eindimensionale Darstellung der Mitralklappe (▫ Abb. 11.4)
5. M-Mode, eindimensionale Darstellung der Aortenklappe (▫ Abb. 11.5)
6. Wanddicken des interventrikulären Septums und der Posterolateralwand sowie enddiastolischer LV-Diameter (▫ Abb. 11.6)
7. Diameter linker Vorhof (▫ Abb. 11.7)
8. Diameter Aorta, unmittelbarer Sinus-valsalva-Bereich und tubuläre Aorta (▫ Abb. 11.8)

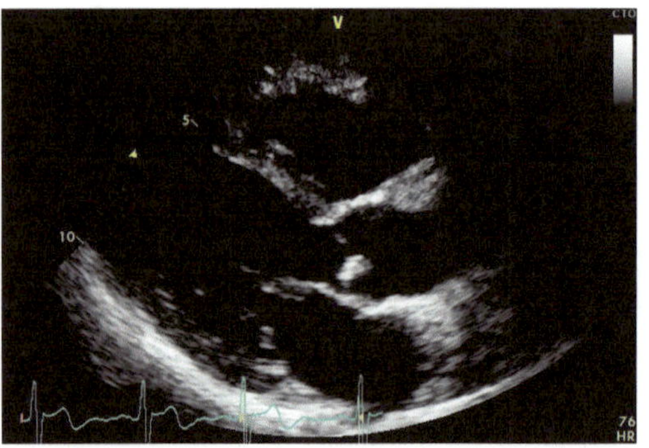

▫ **Abb. 11.1** Übersicht

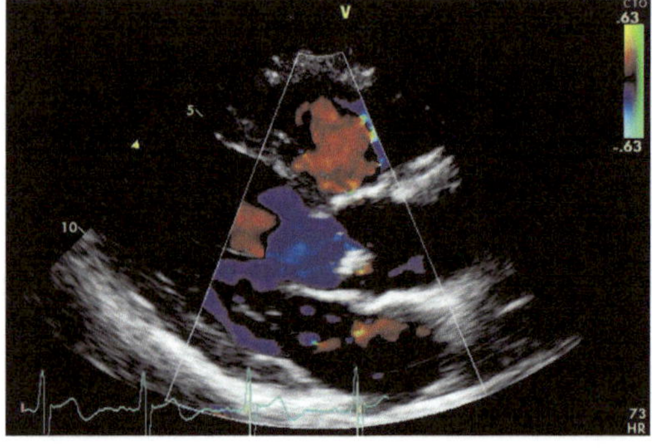

▫ **Abb. 11.2** Aorten und Mitralklappe im Farbdoppler

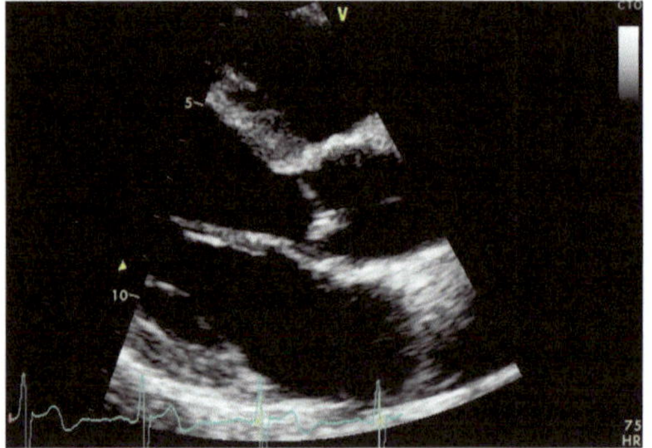

▫ **Abb. 11.3** Aorten- und Mitralklappe im Zoom

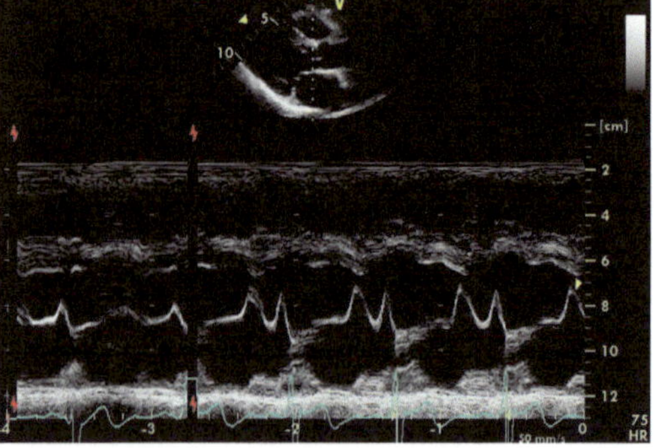

▫ **Abb. 11.4** M-Mode, eindimensionale Darstellung der Mitralklappe

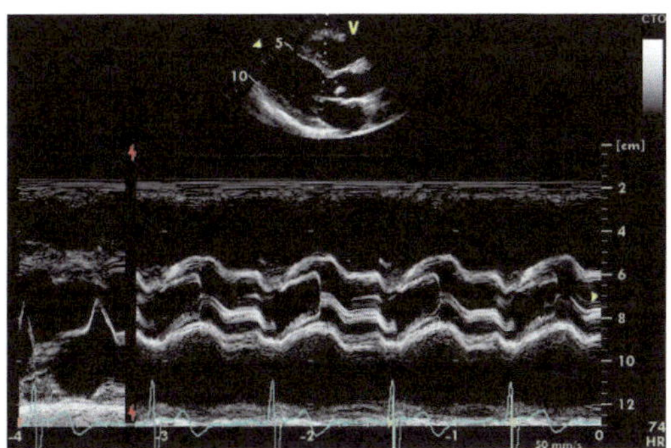

Abb. 11.5 M-Mode, eindimensionale Darstellung der Aortenklappe

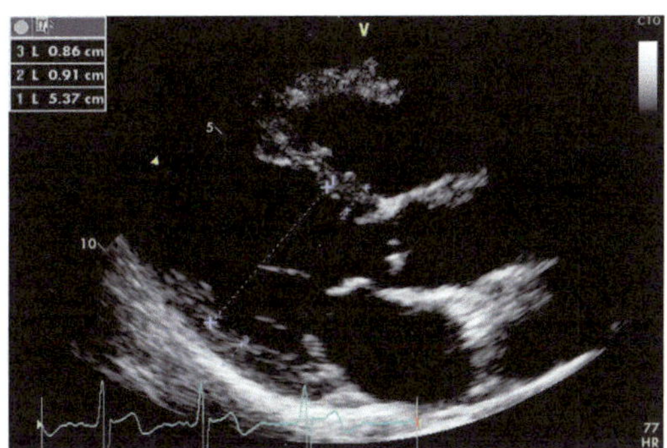

Abb. 11.6 Wanddicken des interventrikulären Septums und der Posterolateralwand sowie enddiastolischer LV-Diameter

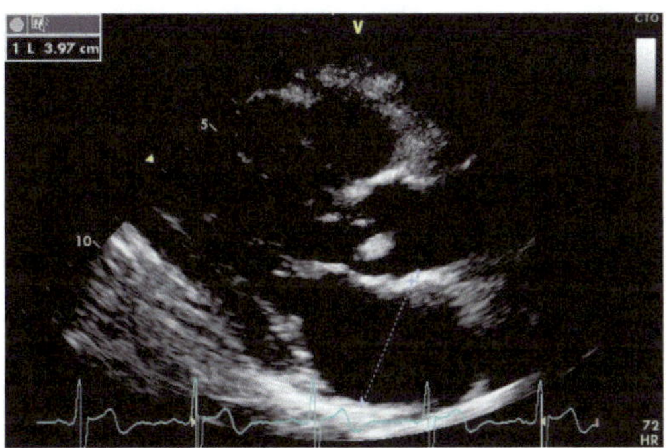

Abb. 11.7 Diameter linker Vorhof

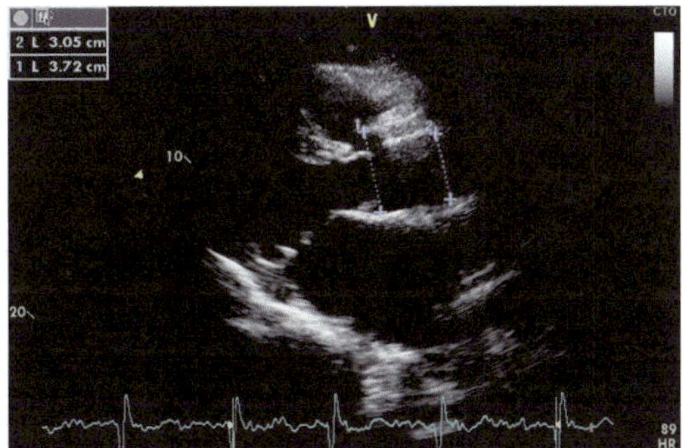

Abb. 11.8 Diameter Aorta, unmittelbarer Sinus-valsalva-Bereich und tubuläre Aorta

11.1.2 Parasternale kurze Achse

1. Papillarmuskelebene (Abb. 11.9)
2. Mitralklappenebene (Abb. 11.10)
3. Aortenklappe, Pulmonalklappe, Trikuspidalklappe (Abb. 11.11)
4. Aortenklappe, Pulmonalklappe, Trikuspidalklappe im Farbdoppler (Abb. 11.12)
5. Aortenklappe im Zoom (Abb. 11.13)

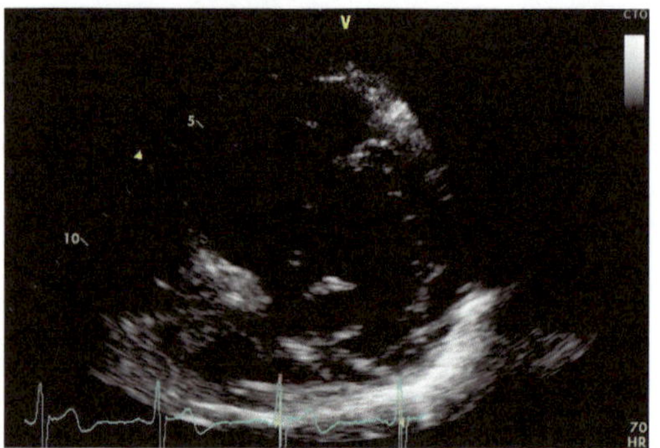

Abb. 11.9 Papillarmuskelebene

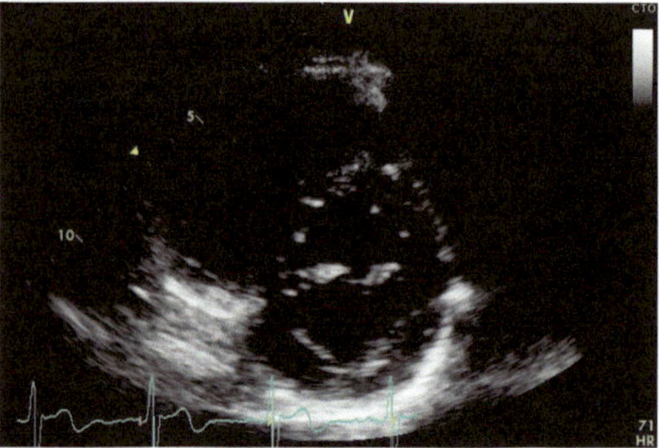

Abb. 11.10 Mitralklappenebene

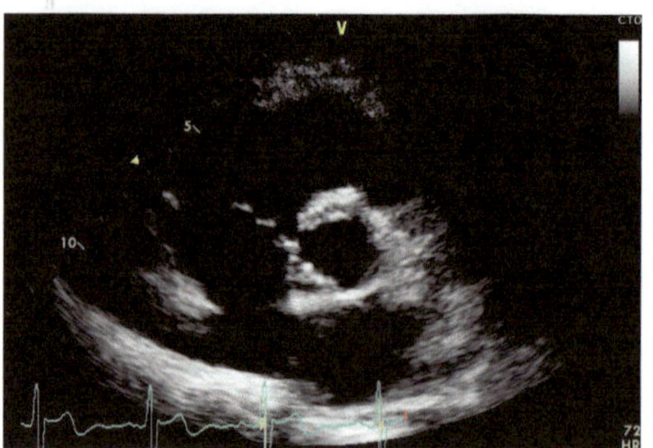

Abb. 11.11 Aortenklappe, Pulmonalklappe, Trikuspidalklappe

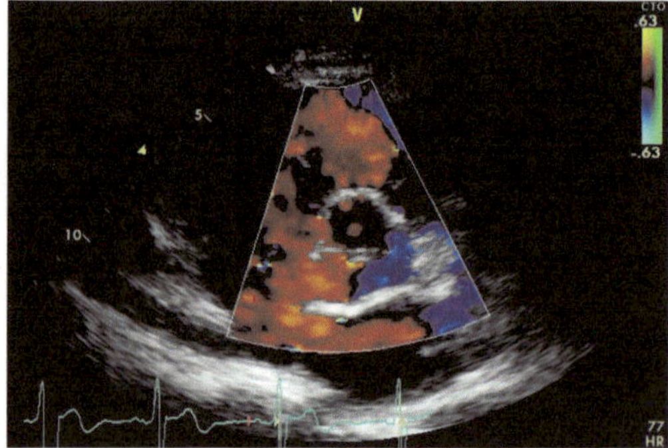

Abb. 11.12 Aortenklappe, Pulmonalklappe, Trikuspidalklappe im Farbdoppler

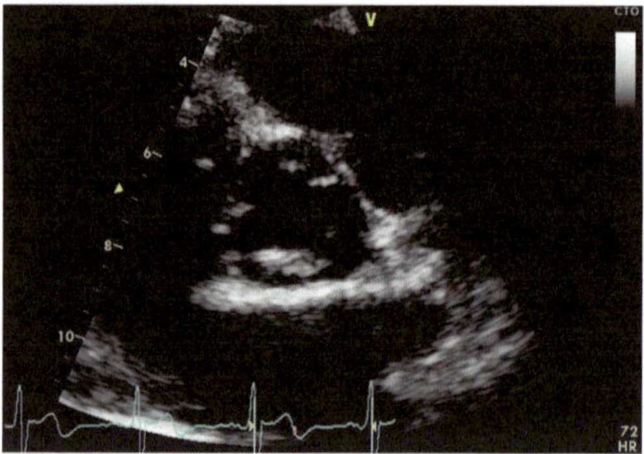

Abb. 11.13 Aortenklappe im Zoom

11.1.3 Apikaler Vierkammerblick

1. Übersicht (◘ Abb. 11.14)
2. Mitralklappe im Farbdoppler (◘ Abb. 11.15)
3. Mitralklappe im Zoom (◘ Abb. 11.16)
4. Regurgitationsprofil der Mitralklappe (◘ Abb. 11.17)
5. Diastolische Funktion: E/A-Verhältnis, Dezelerationszeit (◘ Abb. 11.18)
6. Diastolische Funktion: E′ septal im Gewebedoppler (◘ Abb. 11.19)
7. Trikuspidalklappe im Farbdoppler (◘ Abb. 11.20)
8. Trikuspidalklappe im Zoom (◘ Abb. 11.21)
9. Regurgitationsprofil der Trikuspidalklappe (◘ Abb. 11.22)
10. RV-Funktion: TAPSE (◘ Abb. 11.23)
11. Linker Ventrikel im Zoom (◘ Abb. 11.24)
12. Ejektionsfraktion nach Simpson (◘ Abb. 11.25)
13. Gabe agitierter Kochsalzlösung in Ruhe und unter Valsalva (am Ende der Gesamtuntersuchung durchzuführen) (◘ Abb. 11.26)

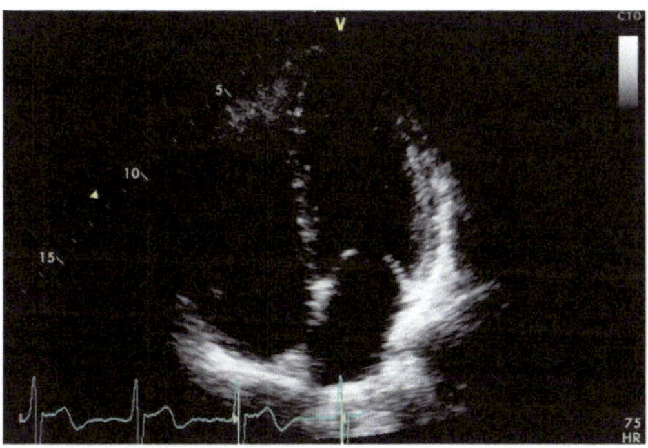

◘ **Abb. 11.14** Übersicht

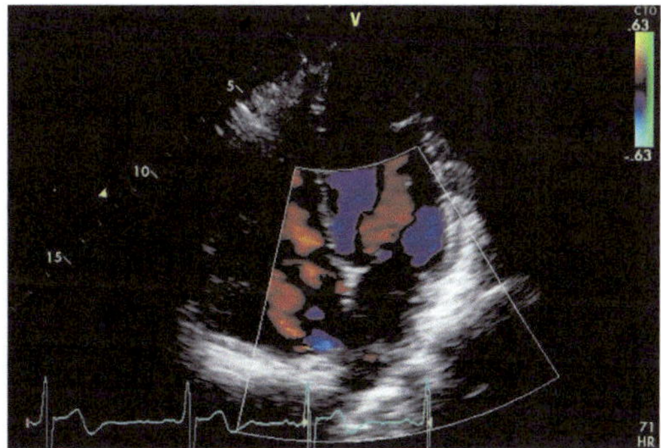

◘ **Abb. 11.15** Mitralklappe im Farbdoppler

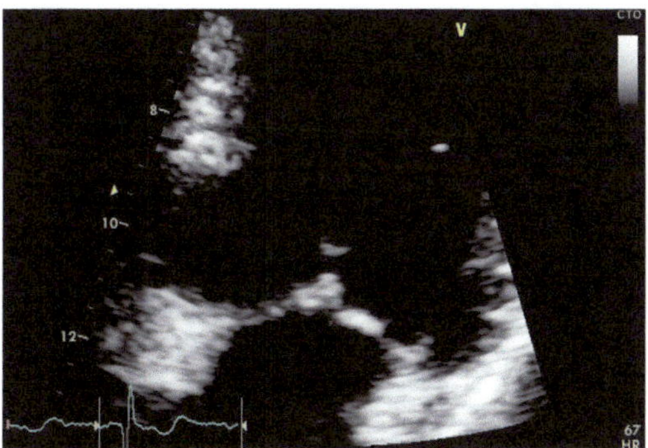

◘ **Abb. 11.16** Mitralklappe im Zoom

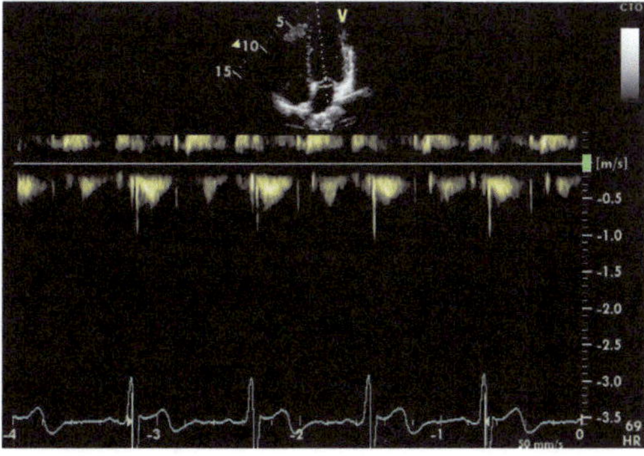

◘ **Abb. 11.17** Regurgitationsprofil der Mitralklappe

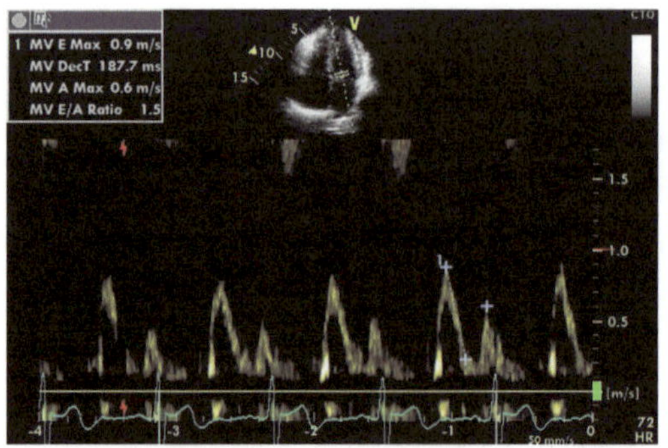

■ **Abb. 11.18** Diastolische Funktion: E/A-Verhältnis, Dezelerationszeit

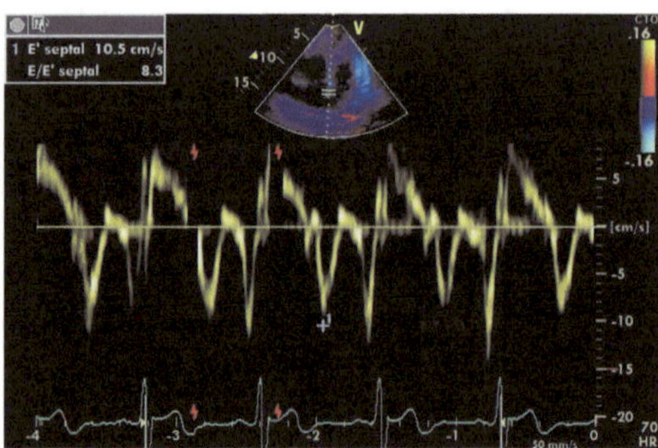

■ **Abb. 11.19** Diastolische Funktion: E‹ septal im Gewebedoppler

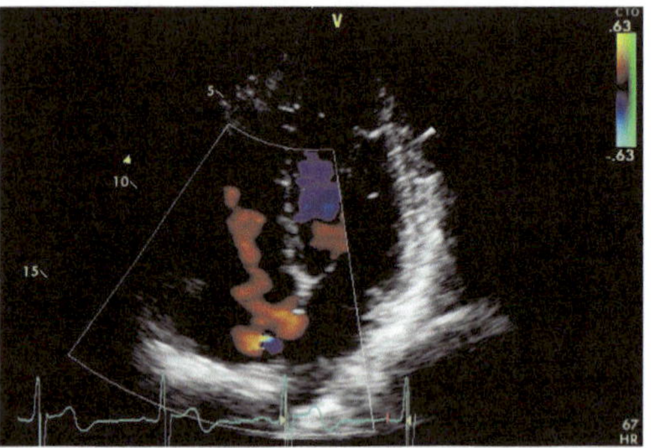

■ **Abb. 11.20** Trikuspidalklappe im Farbdoppler

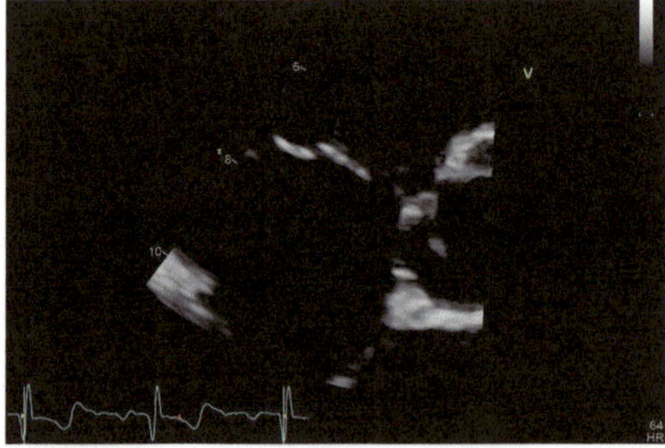

■ **Abb. 11.21** Trikuspidalklappe im Zoom

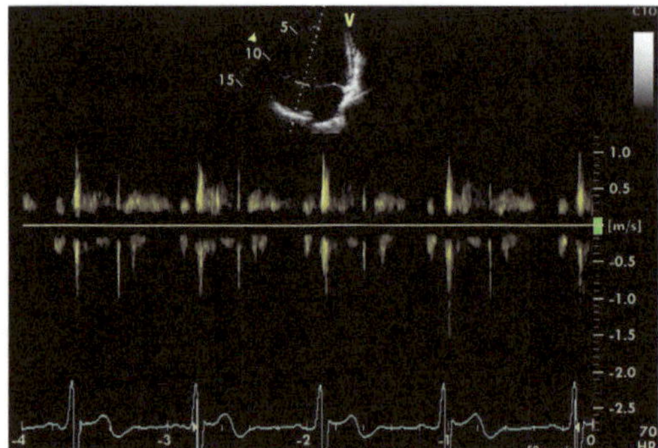

■ **Abb. 11.22** Regurgitationsprofil der Trikuspidalklappe

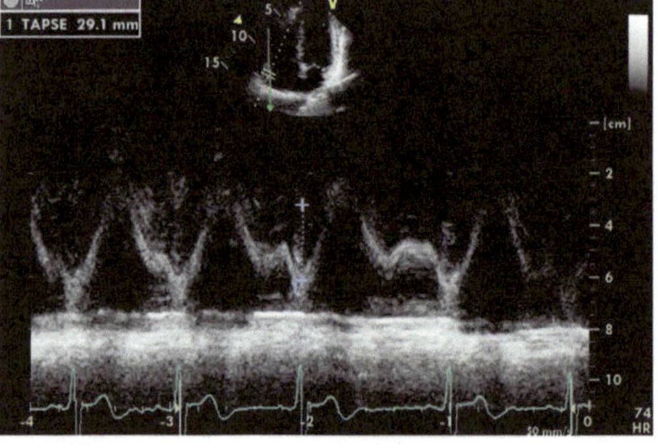

■ **Abb. 11.23** RV-Funktion: TAPSE

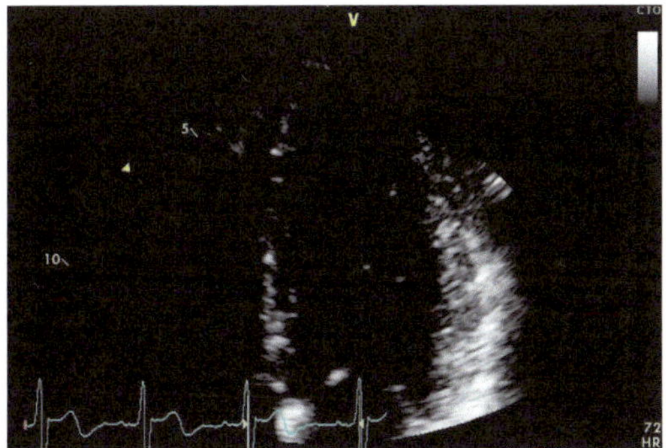

Abb. 11.24 Linker Ventrikel im Zoom

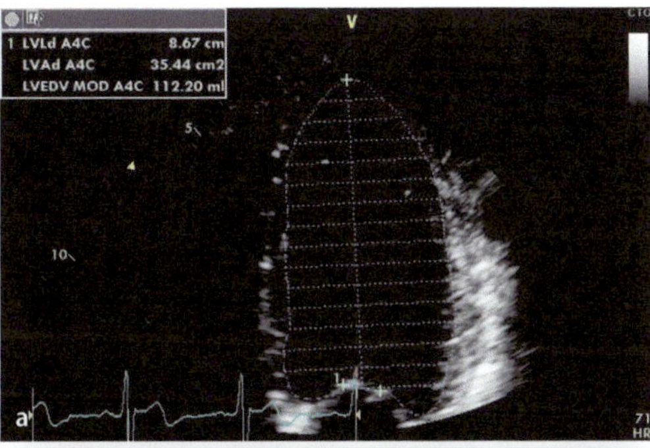

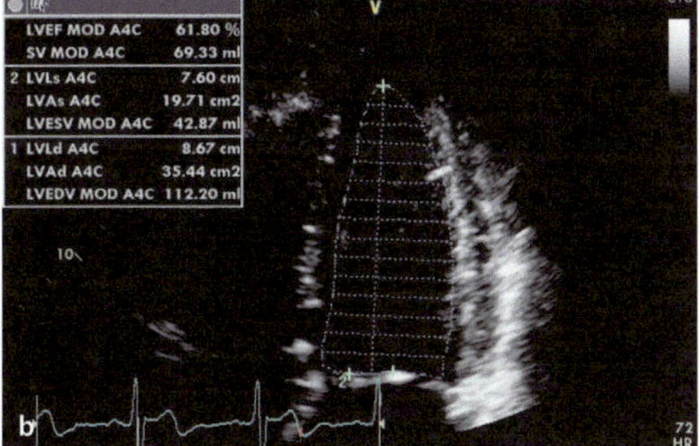

Abb. 11.25a,b Ejektionsfraktion nach Simpson

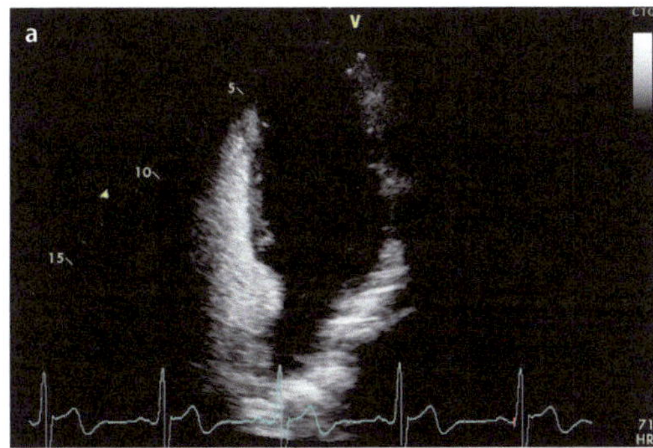

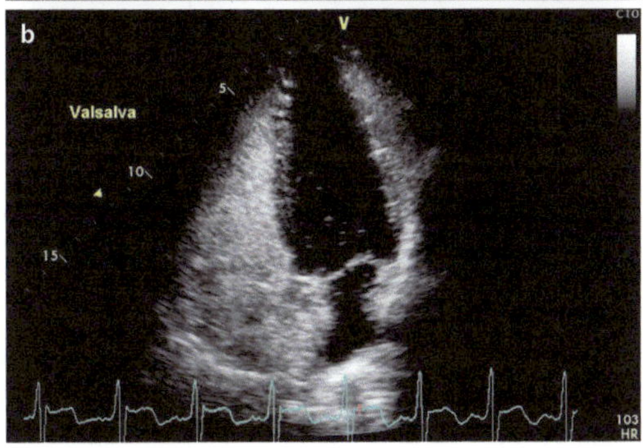

Abb. 11.26a,b Gabe agitierter Kochsalzlösung **a** in Ruhe und **b** unter Valsalva (am Ende der Gesamtuntersuchung durchzuführen

11.1.4 Apikaler Fünfkammerblick

1. Übersicht (◘ Abb. 11.27)
2. Aorten- und Mitralklappe im Farbdoppler (◘ Abb. 11.28)
3. Aorten- und Mitralklappe im Zoom (◘ Abb. 11.29)
4. Maximale Flussgeschwindigkeit in der Aorta, cw-Doppler (◘ Abb. 11.30)
5. Maximale Flussgeschwindigkeit im linksventrikulären Ausflusstrakt, pw-Doppler (◘ Abb. 11.31)

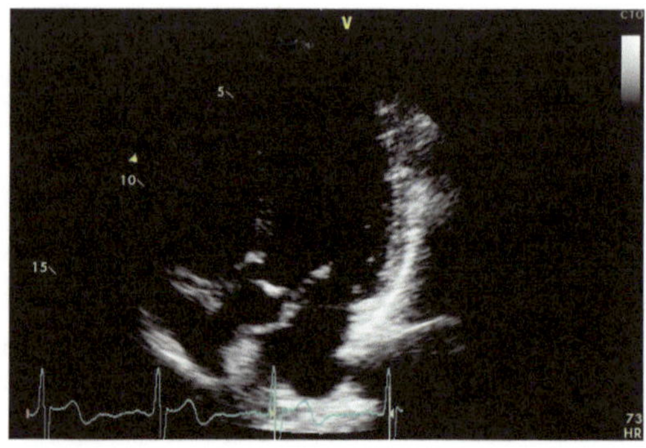

◘ **Abb. 11.27** Übersicht

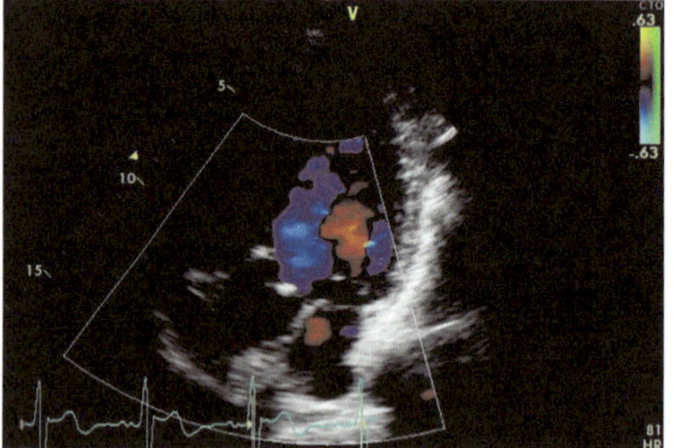

◘ **Abb. 11.28** Aorten- und Mitralklappe im Farbdoppler

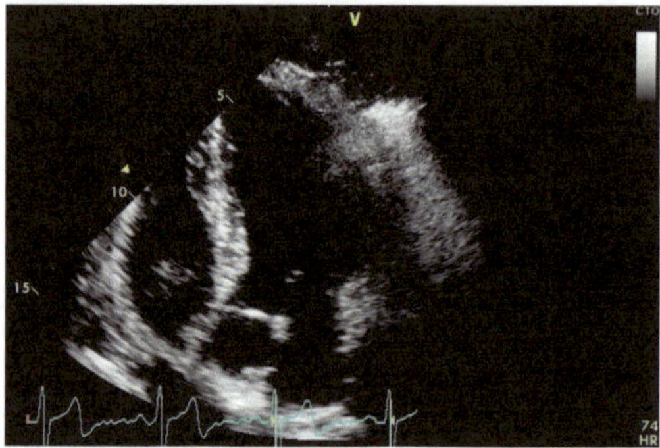

◘ **Abb. 11.29** Aorten- und Mitralklappe im Zoom

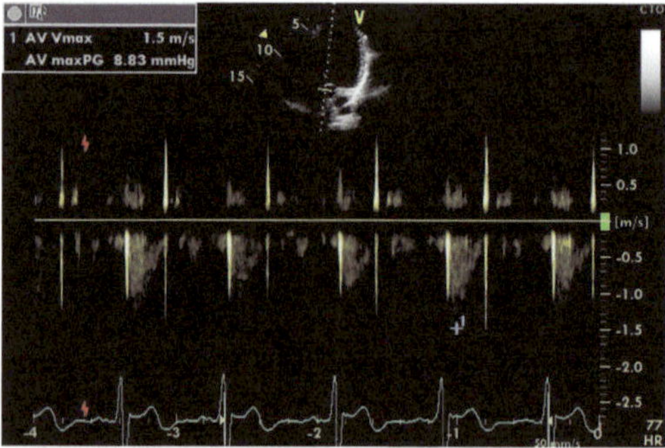

◘ **Abb. 11.30** Maximale Flussgeschwindigkeit in der Aorta, cw-Doppler

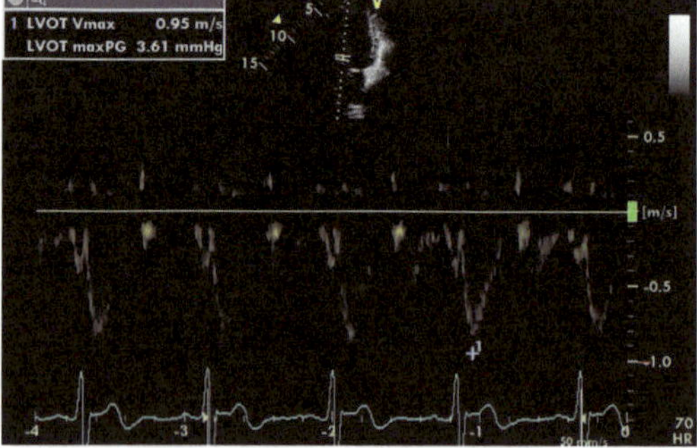

◘ **Abb. 11.31** Maximale Flussgeschwindigkeit im linksventrikulären Ausflusstrakt, pw-Doppler

11.1.5 Apikaler Dreikammerblick

1. Übersicht (▫ Abb. 11.32)
2. Aorten und Mitralklappe im Farbdoppler (▫ Abb. 11.33)
3. Aorten- und Mitralklappe im Zoom (▫ Abb. 11.34)
4. Flussprofile wie im Fünfkammerblick, d. h. maximale Flussgeschwindigkeiten in der Aorta und im LVOT im cw- bzw. pw-Doppler (ohne Bildbeispiele)

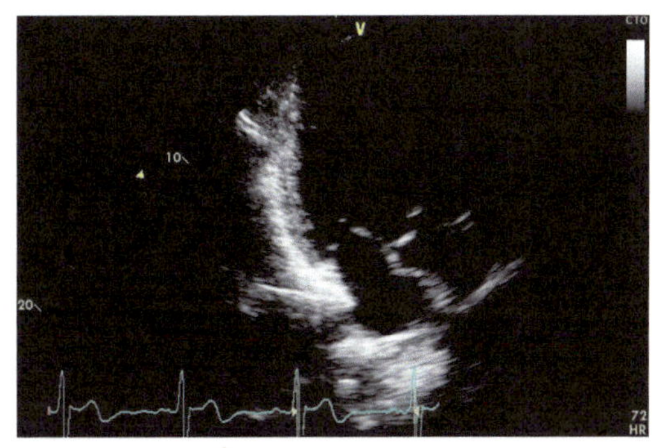

▫ **Abb. 11.32** Übersicht

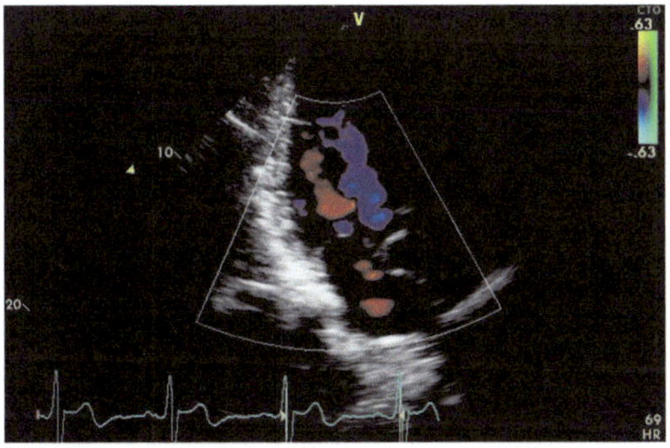

▫ **Abb. 11.33** Aorten und Mitralklappe im Farbdoppler

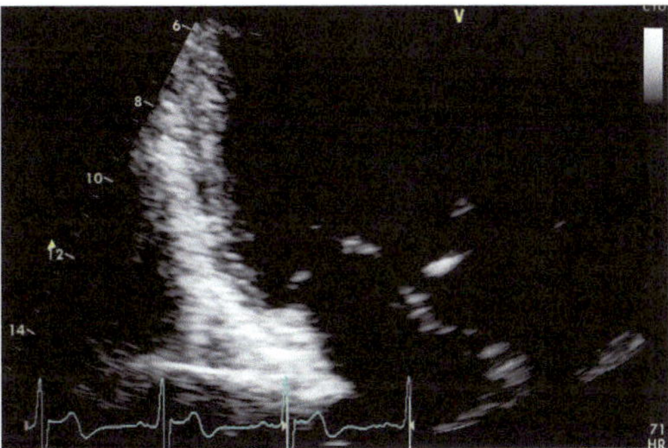

▫ **Abb. 11.34** Aorten- und Mitralklappe im Zoom

11.1.6 Apikaler Zweikammerblick

1. Übersicht (■ Abb. 11.35)
2. Mitralklappe im Farbdoppler (■ Abb. 11.36)
3. Mitralklappe im Zoom (■ Abb. 11.37)
4. Ejektionsfraktion nach Simpson als nun biplane EF-Bestimmung (analog zum Vierkammerblick, ohne Bildbeispiel)

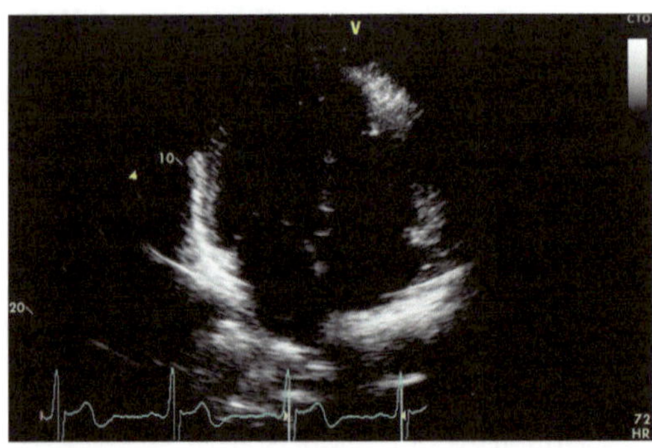

■ **Abb. 11.35** Übersicht

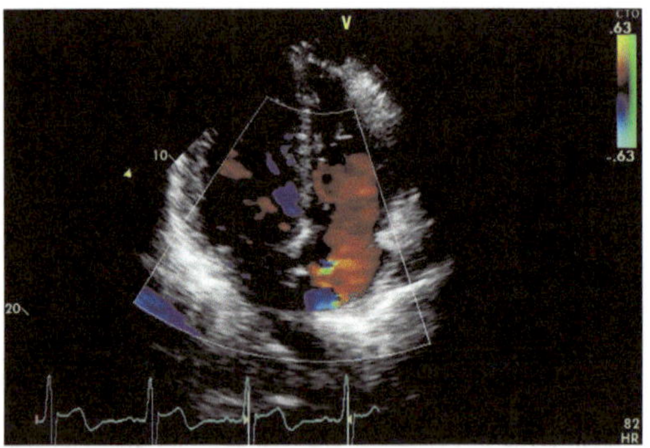

■ **Abb. 11.36** Mitralklappe im Farbdoppler

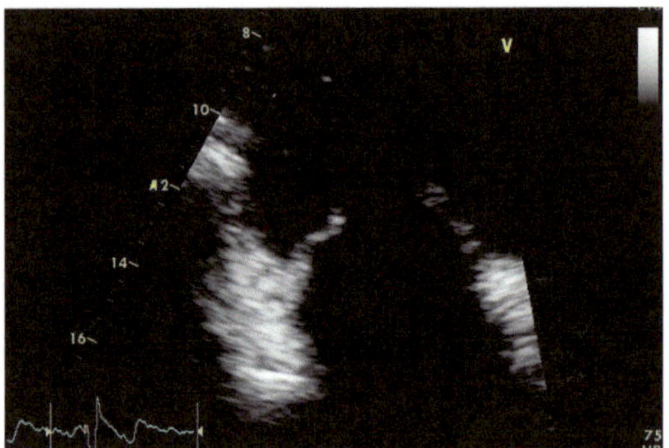

■ **Abb. 11.37** Mitralklappe im Zoom

11.1.7 Subkostale Anlotung

1. Vena cava inferior, Diameter und Atemvariabilität (■ Abb. 11.38)

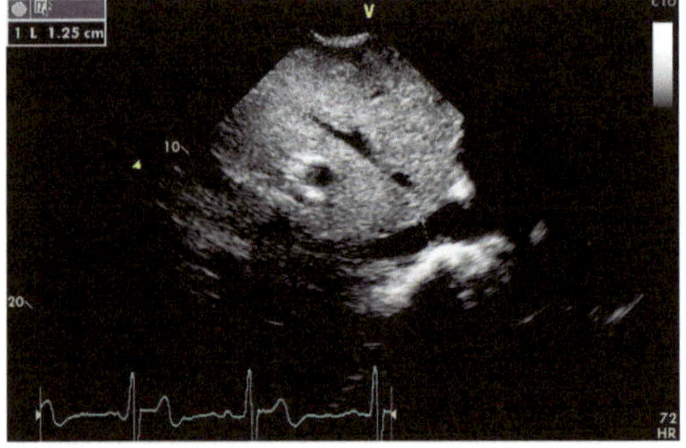

■ **Abb. 11.38** Vena cava inferior, Diameter und Atemvariabilität

11.2 Transösophageale Darstellungen

11.2.1 Transgastrale Anlotung

1. Kurze Achse, 0 Grad, Ventrikelquerschnitt (■ Abb. 11.39)
2. Lange Achse 90 Grad, Ventrikellängsschnitt, Mitralklappe (■ Abb. 11.40)
3. Lange Achse 90 Grad, Ventrikellängsschnitt, Mitralklappe mit Farbe (■ Abb. 11.41)
4. Lange Achse 120–140 Grad, insbesondere Darstellung der Aortenklappe, ggf. mit Bestimmung des Druckgradienten (■ Abb. 11.42)

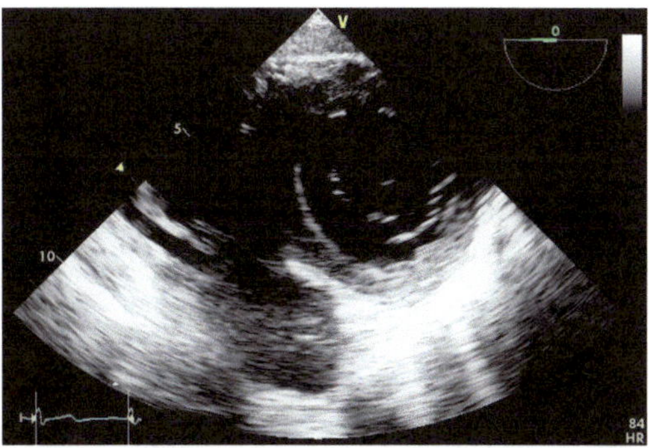

■ **Abb. 11.39** Kurze Achse, 0 Grad, Ventrikelquerschnitt

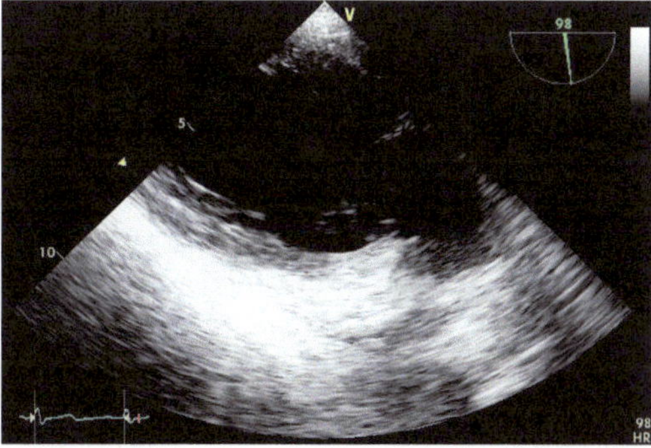

■ **Abb. 11.40** Lange Achse 90 Grad, Ventrikellängsschnitt, Mitralklappe

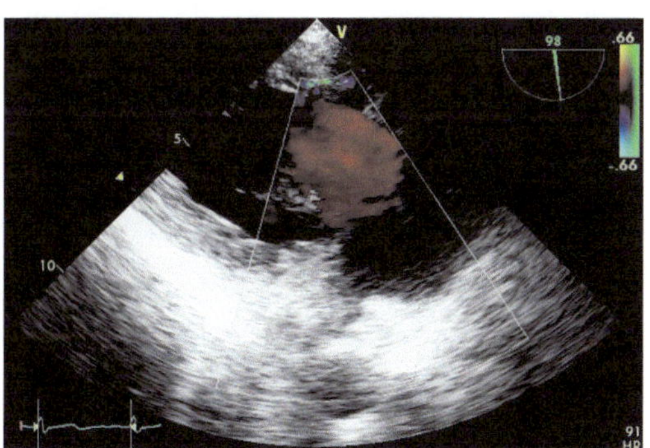

■ **Abb. 11.41** Lange Achse 90 Grad, Ventrikellängsschnitt, Mitralklappe mit Farbe

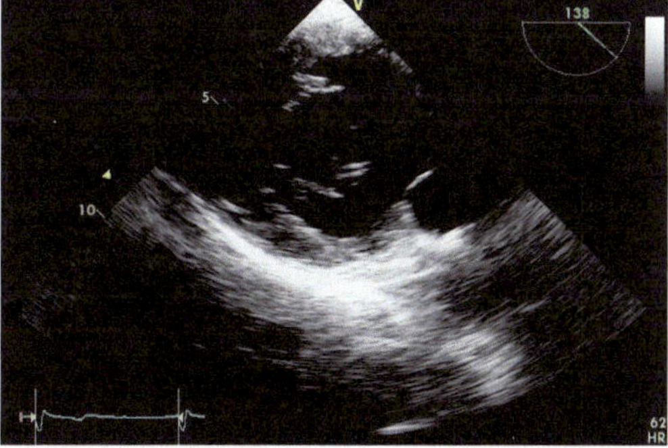

■ **Abb. 11.42** Lange Achse 120–140 Grad, insbesondere Darstellung der Aortenklappe, ggf. mit Bestimmung des Druckgradienten

11.2.2 Tief-transösophageale Anlotung

1. Kurze Achse 0 Grad, Vierkammerblick (◘ Abb. 11.43)
2. Kurze Achse 0 Grad, Mitralklappe im Farbdoppler (◘ Abb. 11.44)
3. Kurze Achse 0 Grad, Mitralklappe im Zoom (◘ Abb. 11.45)
4. Mitralklappeneinstromprofil (◘ Abb. 11.46)
5. Kurze Achse 0 Grad, Trikuspidalklappe im Farbdoppler (◘ Abb. 11.47)
6. Trikuspidalklappe im Zoom (◘ Abb. 11.48)
7. Kurze Achse 60 Grad, Übersicht (◘ Abb. 11.49)
8. Kurze Achse 60 Grad, LAA (◘ Abb. 11.50)
9. Kurze Achse 60 Grad, Flussgeschwindigkeit im LAA, zusätzliche Fächerung des LAA in 10- bis 20-Grad-Schritten (◘ Abb. 11.51)
10. Mitralklappe im Zoom und im Farbdoppler (ohne Bildbeispiel)
11. Lange Achse 90 Grad, Übersicht (◘ Abb. 11.52)
12. Lange Achse 90 Grad, Mitralklappe im Zoom und mit Farbe (ohne Bildbeispiel)
13. Lange Achse 130 Grad, Aorta, Aortenklappe und Mitralklappe, Übersicht (◘ Abb. 11.53)
14. Lange Achse 130 Grad, Aorta, Aortenklappe und Mitralklappe im Farbdoppler (◘ Abb. 11.54)
15. Lange Achse 130 Grad, Aorta, Aortenklappe und Mitralklappe im Zoom (◘ Abb. 11.55)

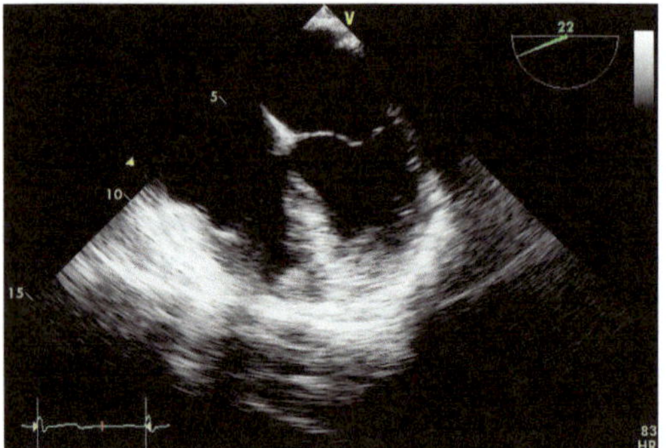

◘ **Abb. 11.43** Kurze Achse 0 Grad, Vierkammerblick

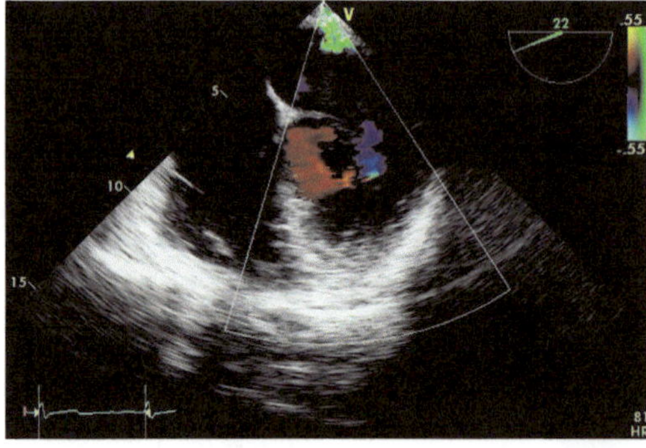

◘ **Abb. 11.44** Kurze Achse 0 Grad, Mitralklappe im Farbdoppler

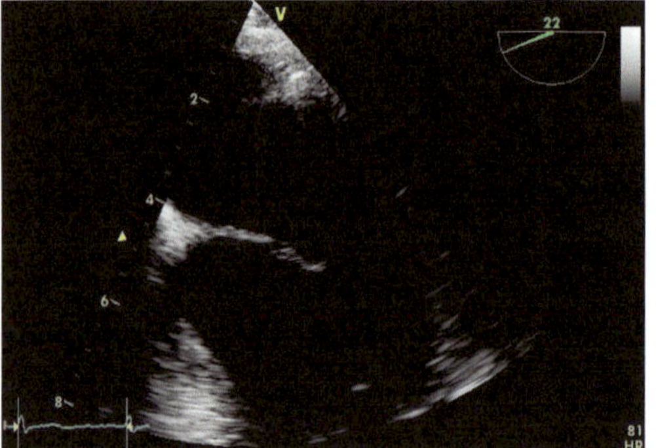

◘ **Abb. 11.45** Kurze Achse 0 Grad, Mitralklappe im Zoom

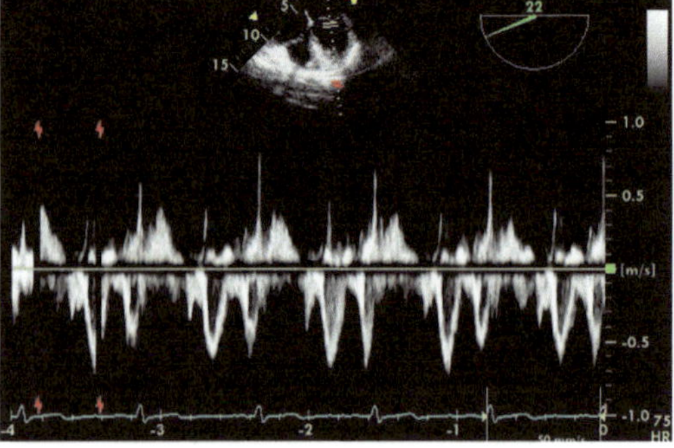

◘ **Abb. 11.46** Mitralklappeneinstromprofil

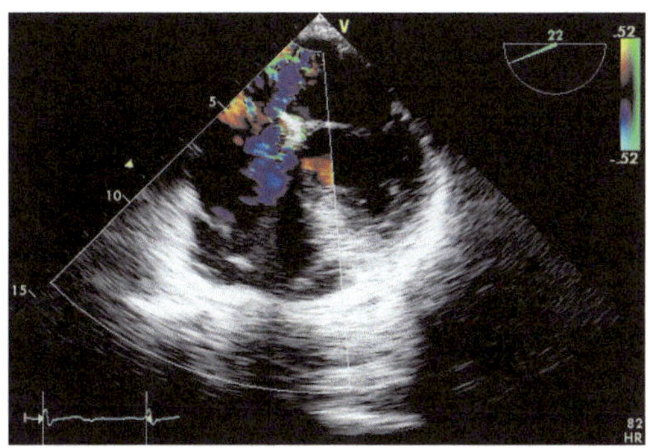

Abb. 11.47 Kurze Achse 0 Grad, Trikuspidalklappe im Farbdoppler

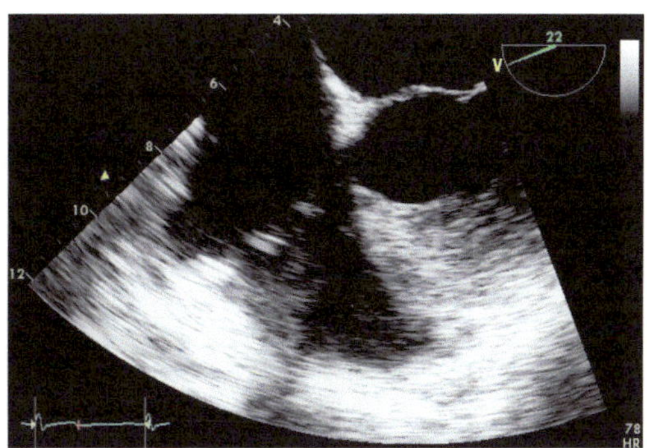

Abb. 11.48 Trikuspidalklappe im Zoom

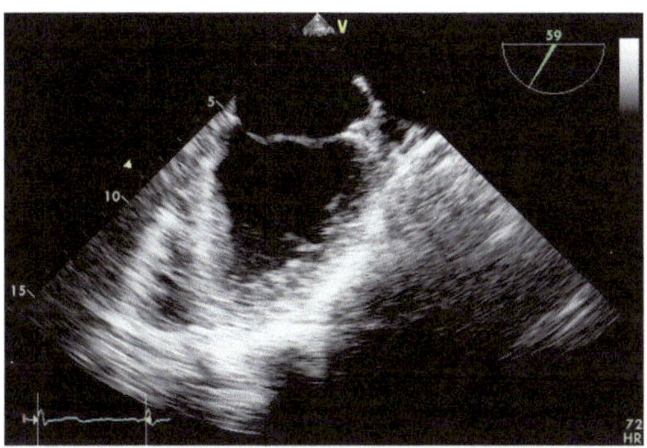

Abb. 11.49 Kurze Achse 60 Grad, Übersicht

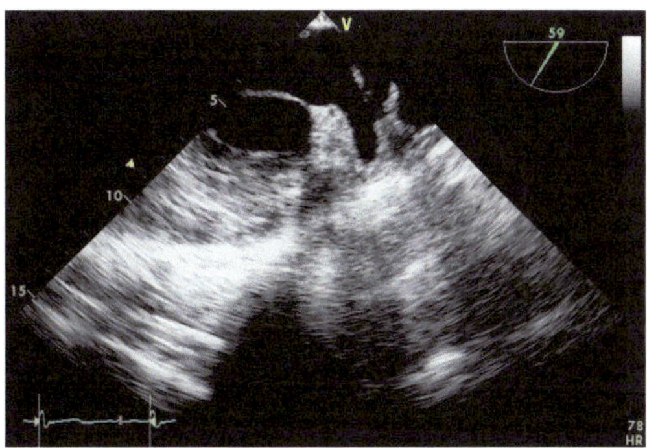

Abb. 11.50 Kurze Achse 60 Grad, LAA

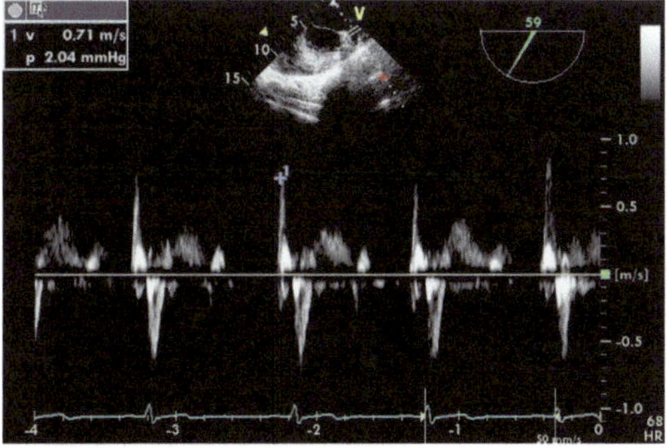

Abb. 11.51 Kurze Achse 60 Grad, Flussgeschwindigkeit im LAA, zusätzliche Fächerung des LAA in 10- bis 20-Grad-Schritten

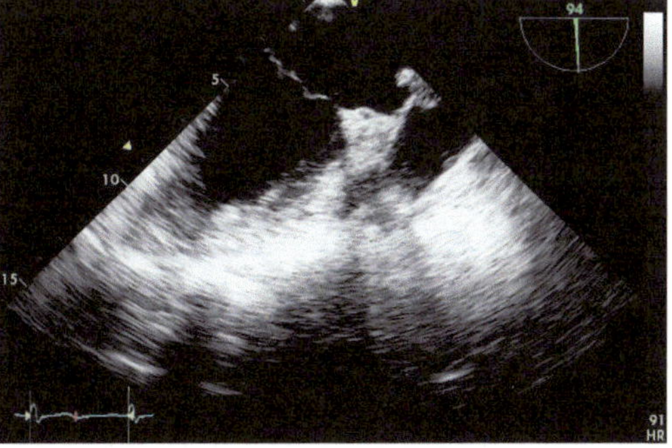

Abb. 11.52 Lange Achse 90 Grad, Übersicht

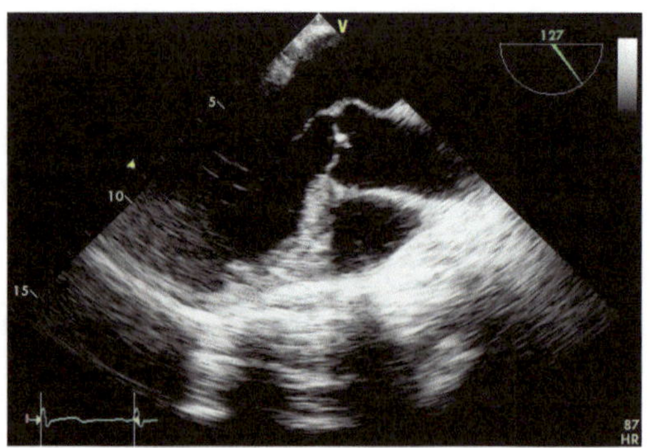

Abb. 11.53 Lange Achse 130 Grad, Aorta, Aortenklappe und Mitralklappe, Übersicht

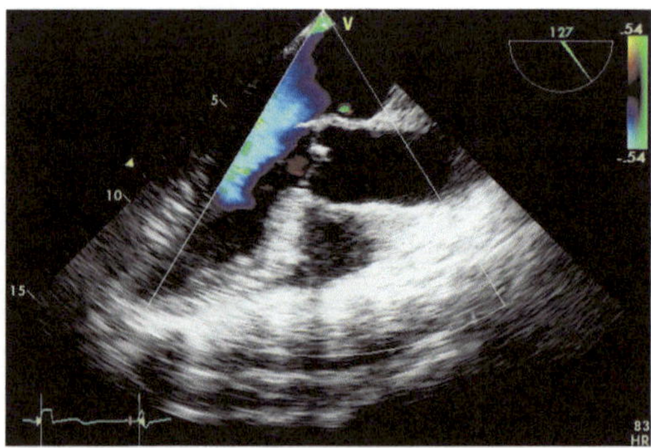

Abb. 11.54 Lange Achse 130 Grad, Aorta, Aortenklappe und Mitralklappe im Farbdoppler

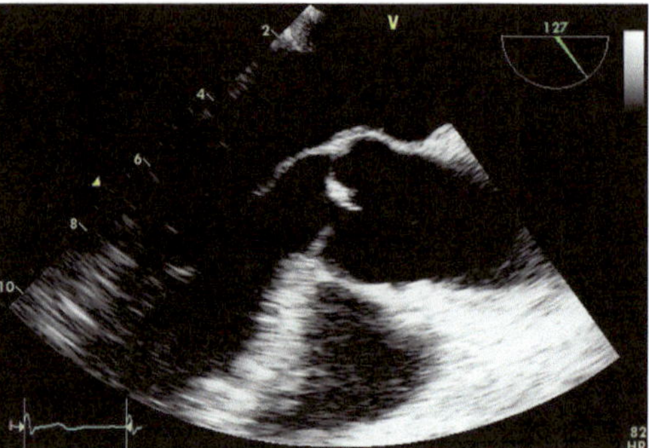

Abb. 11.55 Lange Achse 130 Grad, Aorta, Aortenklappe und Mitralklappe im Zoom

11.2.3 Mitt-transösophageale Anlotung

1. Kurze Achse, 30–50 Grad, Übersicht, Aortenklappe (■ Abb. 11.56)
2. Kurze Achse 30–50 Grad, Aortenklappe im Farbdoppler (■ Abb. 11.57)
3. Kurze Achse 30–50 Grad, Aortenklappe im Zoom und Planimetrie (■ Abb. 11.58)
4. Nochmalige LAA-Darstellung mit Flussgeschwindigkeit (■ Abb. 11.59)

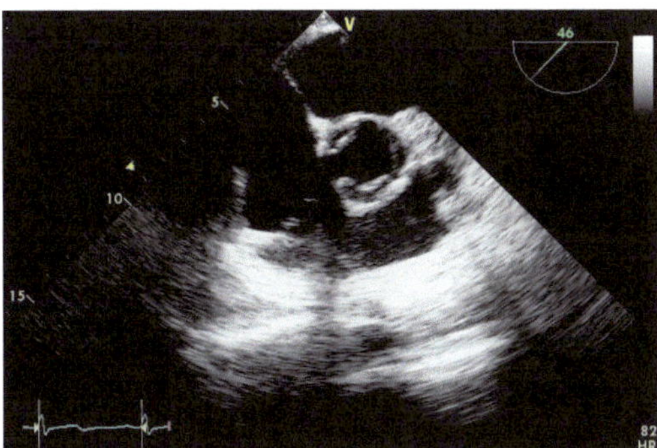

■ **Abb. 11.56** Kurze Achse, 30–50 Grad, Übersicht, Aortenklappe

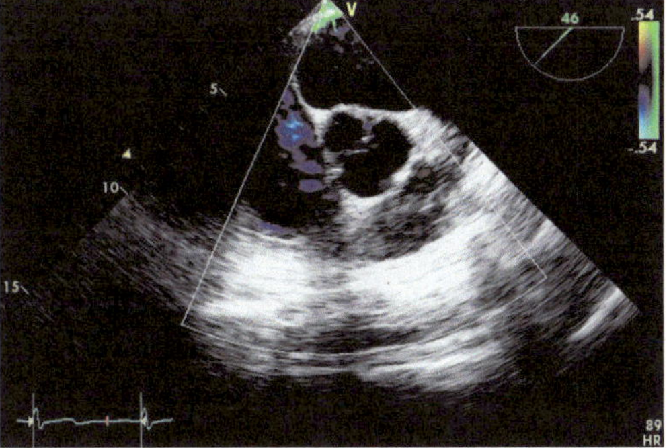

■ **Abb. 11.57** Kurze Achse 30–50 Grad, Aortenklappe im Farbdoppler

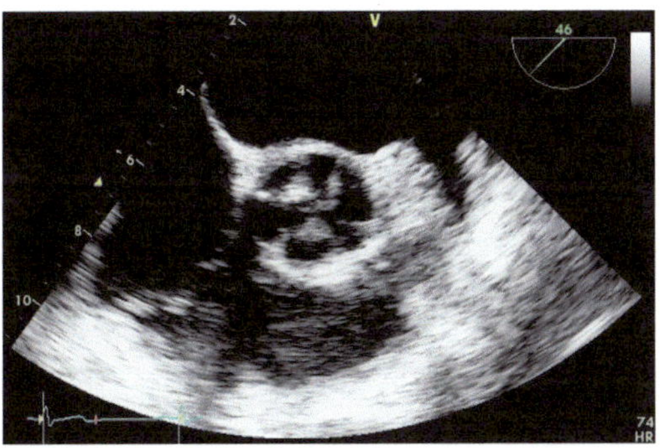

■ **Abb. 11.58** Kurze Achse 30–50 Grad, Aortenklappe im Zoom und Planimetrie

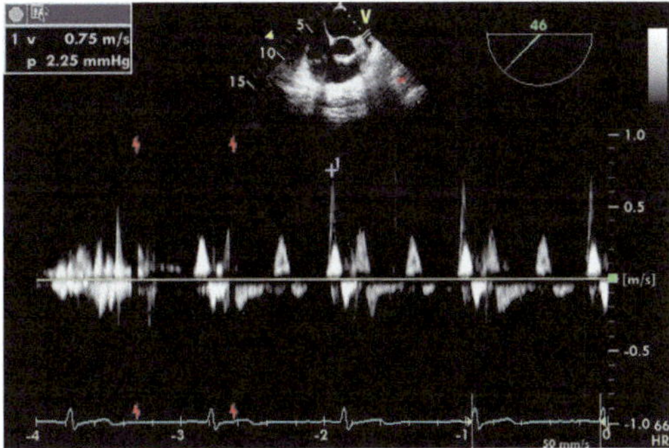

■ **Abb. 11.59** Nochmalige LAA-Darstellung mit Flussgeschwindigkeit

11.2.4 Hoch-transösophageale Anlotung

1. Kurze Achse, 50 Grad, Trikuspidalklappe, Pulmonalklappe, RVOT, Truncus pulmonalis, Übersicht (◘ Abb. 11.60)
2. Kurze Achse, 50 Grad, Trikuspidalklappe, Pulmonalklappe im Farbdoppler (◘ Abb. 11.61)
3. Kurze Achse, 50–110 Grad, Darstellung des IAS (◘ Abb. 11.62)
4. Kurze Achse, 50–110 Grad, Messung der IAS-Amplitude im M-Mode (◘ Abb. 11.63)
5. Kurze Achse, 50–110 Grad, IAS-Darstellung mit Farbe (◘ Abb. 11.64)
6. Kurze Achse, 50–110 Grad, nach Gabe agitierter Kochsalzlösung (◘ Abb. 11.65)
7. Kurze Achse, 50–110 Grad, nach Gabe agitierter Kochsalzlösung unter Valsalva (◘ Abb. 11.66)

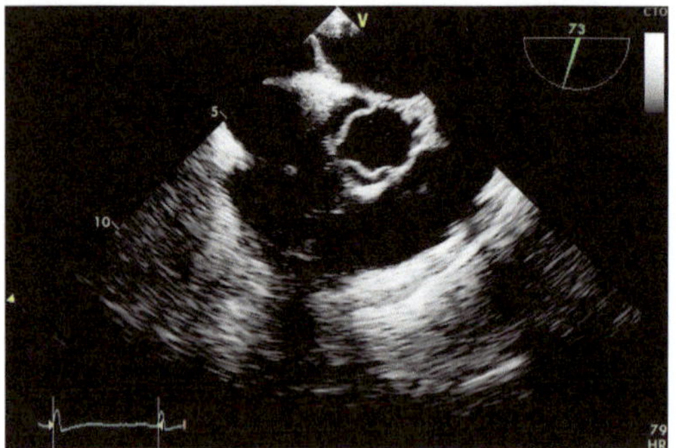

◘ **Abb. 11.60** Kurze Achse, 50 Grad, Trikuspidalklappe, Pulmonalklappe, RVOT, Truncus pulmonalis, Übersicht

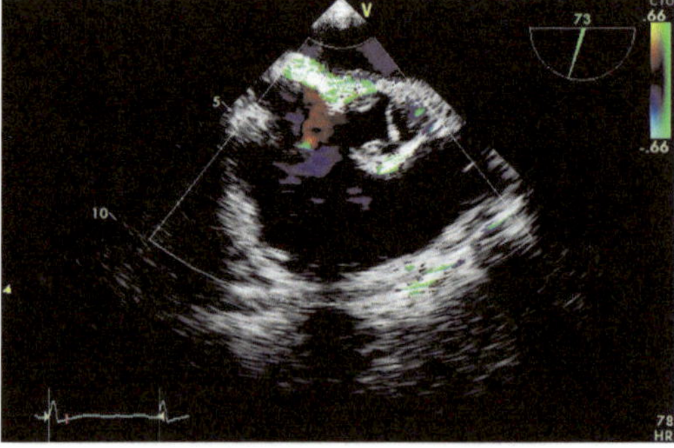

◘ **Abb. 11.61** Kurze Achse, 50 Grad, Trikuspidalklappe, Pulmonalklappe im Farbdoppler

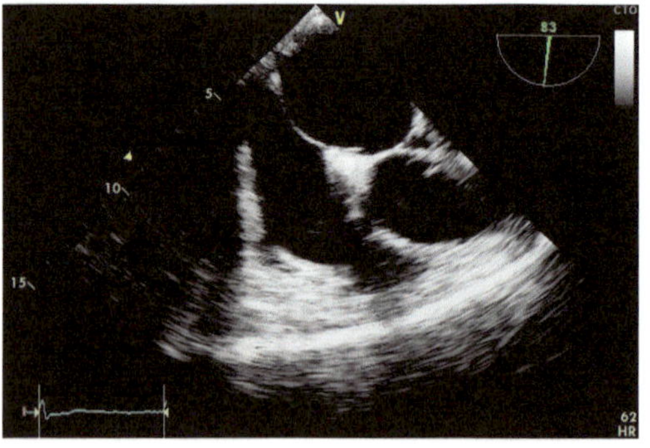

◘ **Abb. 11.62** Kurze Achse, 50–110 Grad, Darstellung des IAS

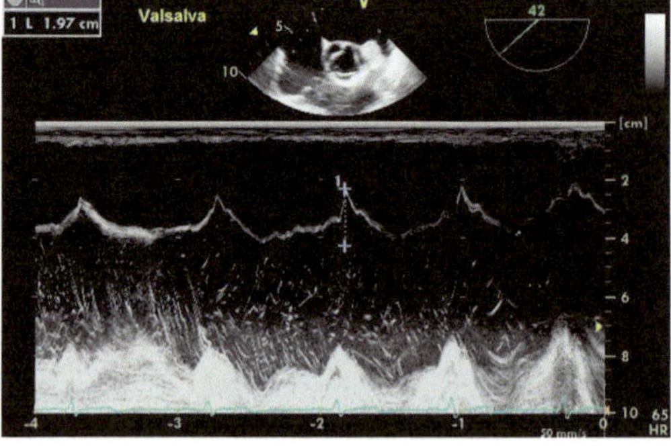

◘ **Abb. 11.63** Kurze Achse, 50–110 Grad, Messung der IAS-Amplitude im M-Mode

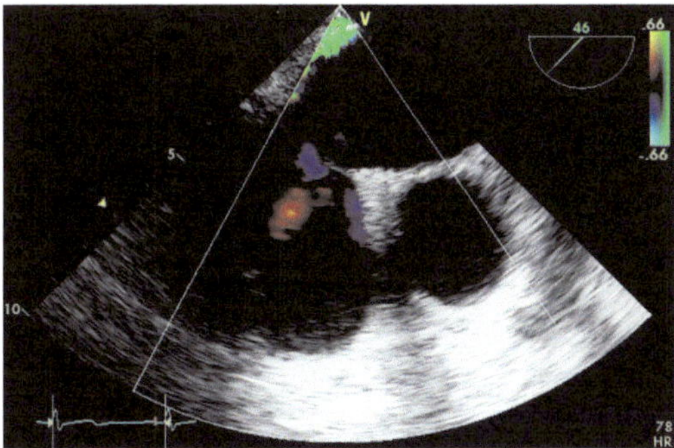

Abb. 11.64 Kurze Achse, 50–110 Grad, IAS-Darstellung mit Farbe

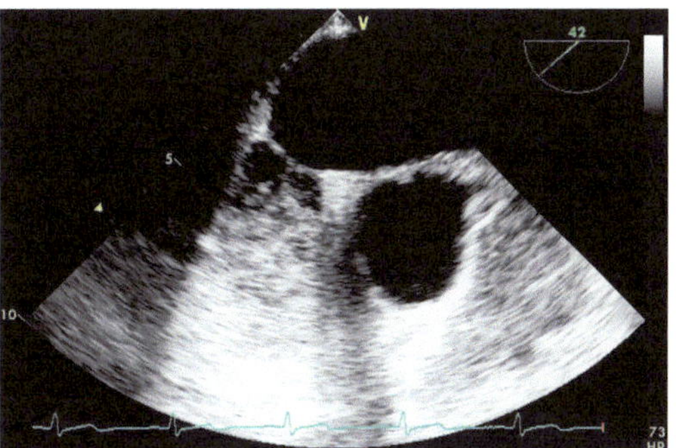

Abb. 11.65 Kurze Achse, 50–110 Grad, nach Gabe agitierter Kochsalzlösung

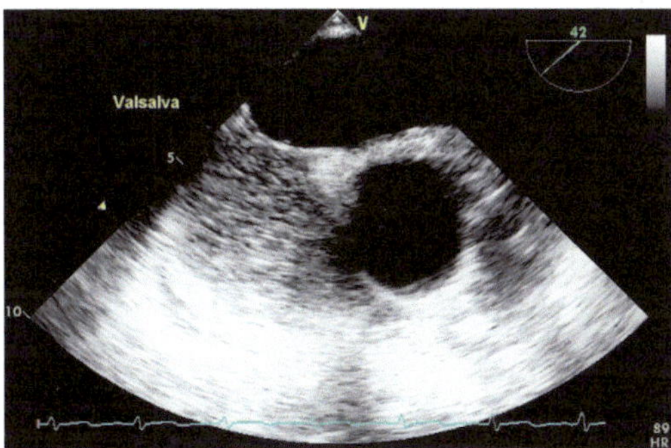

Abb. 11.66 Kurze Achse, 50–110 Grad, nach Gabe agitierter Kochsalzlösung unter Valsalva

11.2.5 Während des Rückzuges, Darstellung der Aorta

1. Längsdarstellung der Aorta (Abb. 11.67)
2. Aorta im Querschnitt (Abb. 11.68)

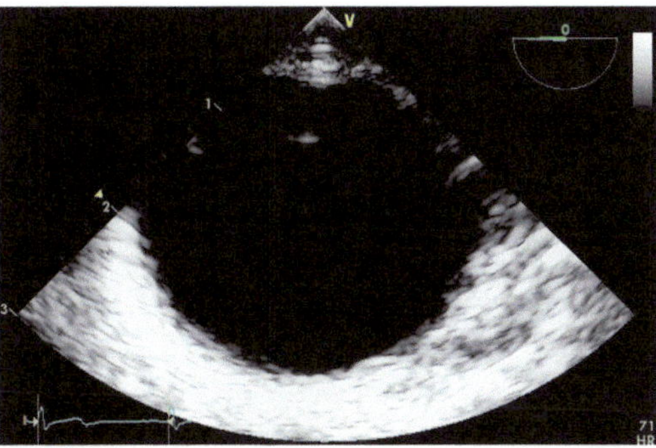

Abb. 11.67 Längsdarstellung der Aorta

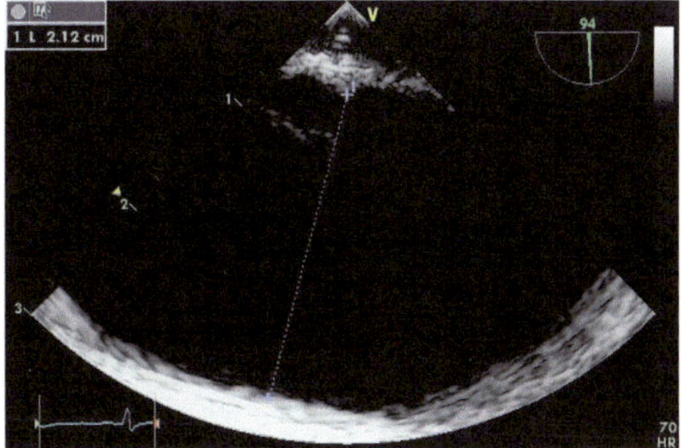

Abb. 11.68 Aorta im Querschnitt

Zusammenfassung und Ausblick: Herz und Hirn in der klinischen Praxis

J. Litmathe, *Neuro-Kardiologie*
https://doi.org/10.1007/978-3-662-57644-1_12

Die Ausführungen in dem vorliegenden Werk haben deutlich gemacht, dass durch eine Vielzahl an Verknüpfungen gemeinsame Ätiologien und sich gegenseitig begünstigende Faktoren für neurologische und kardiologische Erkrankungen existieren. Auf der einen Seite ist das Herz als Motor natürlich für die Perfusion des Gehirns als wichtiger Trigger in der Entstehung einer neurologischen Erkrankung von grundlegender Bedeutung. Umgekehrt erfährt das Herz durch die autonome Innervation eine substanzielle Steuerung aus dem Nervensystem, das jedoch glücklicherweise nicht der Willkür unterlegen ist. Frequenzautonomien sind zum Beispiel im Rahmen der GBS-Erkrankung möglich, selten auch mit der Folge pathologischer Überreaktionen bis hin zum Herzstillstand. Ein hilfreicher Marker ist hier das Holter-EKG (▶ Kap. 5).

Fokussiert man im Detail, so ist das Krankheitsbild Schlaganfall (▶ Kap. 1) als prominenteste neurovaskuläre Erkrankung zu einem wesentlichen Teil von kardialer Originalität, insbesondere durch

- Vorhofflimmern,
- PFO,
- linksventrikuläre Aneurysmen mit sekundär thrombotischer Besiedlung,
- Klappenthrombosen,
- Endokarditis,
- intrakardiale Tumoren,
- Erkrankungen der thorakalen Aorta, Aortendissektion, thrombogenen Aortenbogen (▶ Kap. 3),
- gemeinsame Pathogenese und Risikofaktoren von kardialer und zerebraler Atherosklerose.

Nicht zuletzt deshalb ist in diesem Buch das erste und umfangreichste Kapitel genau jenem Themenkomplex gewidmet.

Aber auch andere neurovaskuläre Erkrankungen, wie etwa Hirnblutungen, sind über Systemerkrankungen des kollagenen Bindegewebes kardiologisch verknüpft (▶ Kap. 2). Die Auswirkungen der oftmals notwendigen und kardiologisch indizierten Medikation auf mögliche zerebrale Blutungskomplikationen sind weitreichend und die Indikationsstellung muss im zeitlichen Ablauf einer neurologischen Erkrankung sorgsam geprüft werden. Besonders zu nennen sind in diesem Zusammenhang die klinisch häufigen Konstellationen „Pausierung einer eigentlich zwingend erforderlichen Antikoagulation bei Hirnblutung“ oder die Dauer bis zur Initiierung der Antikoagulationsbehandlung bei einem großen, einblutungsgefährdeten Insult.

Bewusstseinstrübungen werden in vielen Fällen von kardial vermittelt (▶ Kap. 4); allein dadurch ist die Triage eines Patienten dieser Kategorie zur inneren Medizin versus Neurologie nicht immer einfach. Die sich anschließende Diagnostik ist umfangreich und wird neurologisch sowie kardiologisch geführt.

Ein stattgehabter Kreislaufstillstand kann, wenn nicht innerhalb von Sekunden adäquat reanimiert wurde, desaströse neurologische Folgen haben (▶ Kap. 8) mit großen Herausforderungen für die Prognoseeinschätzung sowie für die neurologisch-kardiologische Rehabilitation (▶ Abschn. 10.4).

Weitere neurologisch-kardiologische Verknüpfungen ergeben sich durch eine Vielzahl neurologisch relevanter Medikamente, die Auswirkungen auf das EKG oder die sonstige kardiale Funktion besitzen (▶ Abschn. 7.6). Auch die Schlafmedizin (▶ Abschn. 7.2) und psychiatrische Erkrankungen, hier insbesondere Depressionen (▶ Abschn. 10.2) oder psychosomatische Krankheitsbilder wie die Herzneurose (▶ Abschn. 10.1) finden kardiologische Beachtung und bedürfen einer gemeinsamen Betreuung.

Schließlich haben auch hirnorganische Anfallsleiden in vielen Fällen, z. B. durch Ausbildung einer Stresskardiomyopathie (Tako-Tsubo) nachhaltige Folgen (▶ Kap. 6), und die Auswirkungen eines neurogen getriggerten SIRS-Sepsis-Syndroms auf Herz und Kreislauf mit den wichtigsten Kreislaufparametern werden in diesem Buch erläutert (▶ Kap. 9). Das zunächst orientierend gehaltene Umschlagsbild, das die Verknüpfung von Herz und Hirn illustrieren will, könnte also nach intensiver Lektüre die in ◘ Abb. 12.1 gezeigte Gestalt angenommen haben.

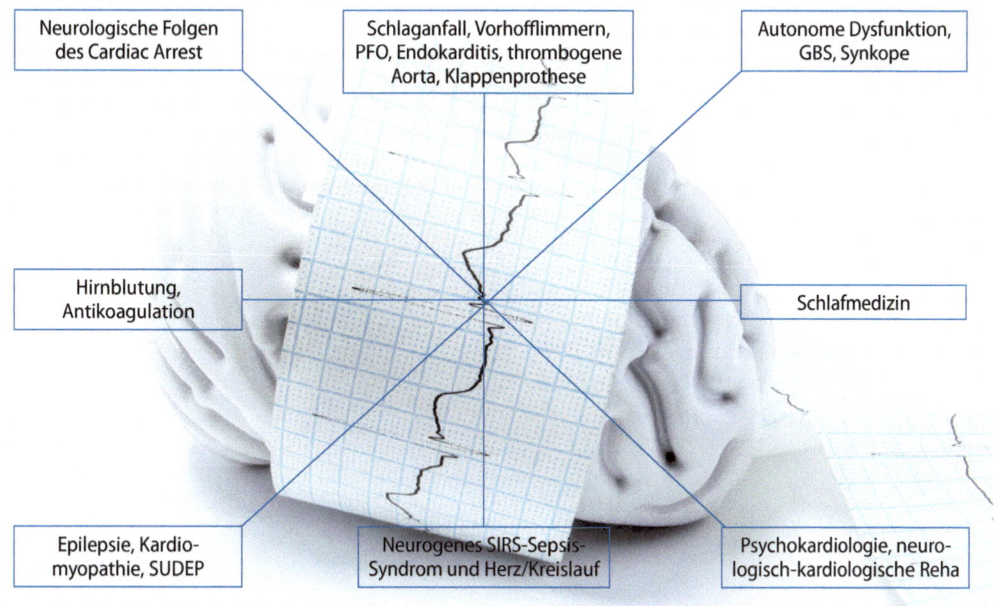

Abb. 12.1 Herz und Hirn in der klinischen Praxis

Eine zentrale Rolle in der Diagnostik dieser gemeinsamen Erkrankungen nimmt überdies neben CT und MRT die Echokardiografie, gerade bei dem neurovaskulären Krankheitsbild Schlaganfall, ein. Ein besonderer Fokus ruht in diesem Werk daher auf ihr (► Kap. 11).

Die Überlegungen, die hier angestellt wurden, sind nicht am grünen Tisch ersonnen worden, sondern vielmehr das Resultat patientenbezogener und praktischer ärztlicher Tätigkeit in einem multiprofessionellen Team. Dieses wurde verknüpft mit dem gegenwärtigen Stand der wissenschaftlichen Literatur und den aktuellen Leitlinien von Fachgesellschaften, vor allem DGN und DGK.

In Zukunft wird nicht zuletzt durch die demografische Entwicklung das klinische Feld der Neurokardiologie weitere Bedeutung erlangen. Schaut man allerdings zurück, so war das Krankheitsbild Schlaganfall früher einmal ein internistisches! Erst die Etablierung der Stroke Units mit einer immer detailgetreueren Aufarbeitung der Erkrankung hat es – wo immer möglich – in die Neurologie geführt. Die inhaltliche Betonung gemeinsamer Krankheitsätiologien kommt u. a. in entsprechenden Arbeitsgruppen der Fachgesellschaften (z. B. AG „Herz und Hirn" innerhalb der DGK) zum Ausdruck. Die DGN bietet seit geraumer Zeit auf ihren Jahrestagungen eine Session „Echokardiographie für Neurologen" an. Seit 2009 wird die Fachzeitschrift „Cardiovascular Psychiatry and Neurology" herausgegeben. Vorstellbar sind darüber hinaus auch Seminare und Symposien, die speziell diese Schnittmenge aufgreifen. Und schließlich haben es andere Fächer auch schon vorgemacht: So wurde beispielsweise erst jüngst an der RWTH Aachen eine Professur für Nephro-Kardiologie eingerichtet, zwei Organe, bei denen eine ähnlich intensive Überlappung vorliegt. Klinisch spiegelt sich dieses in einer „Herz- und Nieren-Station", die vor Ort vorgehalten wird, wider. Immer häufiger auch wird die kardiologische Expertise und Diagnostik über Spezialisten innerhalb der Neurologie im Sinne einer klinischen Festanstellung ebendort beigesteuert; etwas, was das reine Konsilwesen heute in der ganzen Fülle gar nicht mehr leisten könnte, und letztlich hängen auch die Vergütung und die Zertifizierung von Stroke-Patienten bzw. Stroke Units (sog. Schlaganfallkomplexbehandlung, OPS 8-891) u. a. genau von diesem Umstand ab. Im Bereich des Rehabilitationswesens werden längst kardiologische und neurologische Zentren unter einem Dach vereint. So darf konstatiert werden, dass die Schnittmenge „Herz und Hirn" von höchster klinischer Relevanz und Aktualität ist und dies mit Blick auf die „Manpower" und auf Forschungsaktivitäten noch viel Potenzial in sich birgt.

Serviceteil

J. Litmathe, *Neuro-Kardiologie*
https://doi.org/10.1007/978-3-662-57644-1

Sachverzeichnis

G

H

I

J

K

L

M

N

O

P

Q

R

S

T

V

Z